浙江省普通高校"十三五"新形态教材

人体形态

主　审　应志国

主　编　张玉琳　曾　斌

副主编　陶冬英　于纪棉　仲　锐

编　者　(以姓氏笔画为序)

于纪棉(宁波卫生职业技术学院)

万　勇(宁波卫生职业技术学院)

王永坤(长白山职业技术学院)

王衍君(长白山职业技术学院)

仲　锐(长白山职业技术学院)

任典寰(宁波卫生职业技术学院)

伊吉普(宁波卫生职业技术学院)

刘玉新(宁波卫生职业技术学院)

张玉琳(宁波卫生职业技术学院)

胡　真(宁波卫生职业技术学院)

俞　阳(宁波卫生职业技术学院)

陶冬英(宁波卫生职业技术学院)

韩　强(长白山职业技术学院)

曾　斌(宁波卫生职业技术学院)

华中科技大学出版社

中国·武汉

内 容 简 介

本教材是浙江省普通高校"十三五"新形态教材。

本教材除绪论外，共分为十八章，内容主要包括运动系统，消化系统，呼吸系统，泌尿系统，生殖系统，脉管系统，感觉器官，神经系统，内分泌系统，基本组织，脉管系统器官组织结构，内脏器官组织结构，内分泌系统器官组织结构，人体胚胎学概要，细胞、组织的适应、损伤与修复，局部血液循环障碍，炎症，肿瘤。

本教材适合护理、助产等专业学生使用。

图书在版编目(CIP)数据

人体形态/张玉琳，曾斌主编. —武汉：华中科技大学出版社，2022.7（2024.7重印）
ISBN 978-7-5680-8373-7

Ⅰ. ①人…　Ⅱ. ①张…　②曾…　Ⅲ. ①人体形态学-教材　Ⅳ. ①R32

中国版本图书馆 CIP 数据核字(2022)第 106356 号

人体形态　　　　张玉琳　曾　斌　主编
Renti Xingtai

策划编辑：周　琳
责任编辑：毛晶晶　丁　平
封面设计：廖亚萍
责任校对：李　琴
责任监印：周治超
出版发行：华中科技大学出版社(中国·武汉)　　电话：(027)81321913
武汉市东湖新技术开发区华工科技园　　邮编：430223
录　　排：华中科技大学惠友文印中心
印　　刷：武汉开心印印刷有限公司
开　　本：787mm×1092mm　1/16
印　　张：19.5
字　　数：459 千字
版　　次：2024 年 7 月第 1 版第 3 次印刷
定　　价：59.00 元

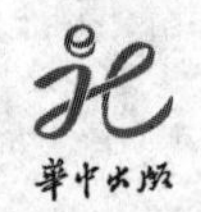

网络增值服务

使用说明

欢迎使用华中科技大学出版社医学资源网 yixue.hustp.com

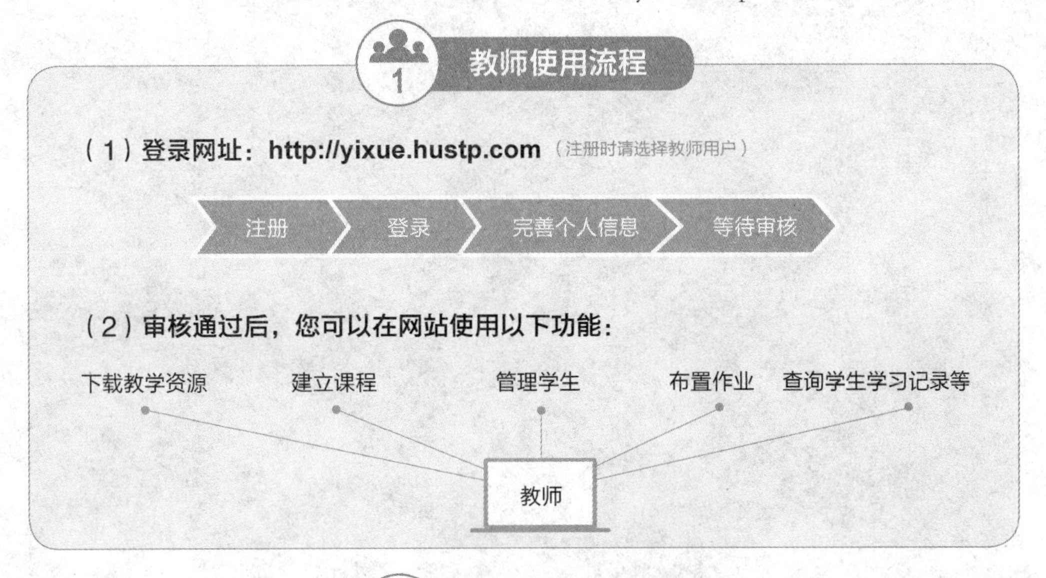

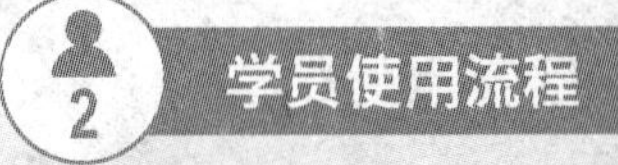

（建议学员在PC端完成注册、登录、完善个人信息的操作）

（1）PC 端操作步骤

①登录网址：http://yixue. hustp. com（注册时请选择普通用户）

注册 › 登录 › 完善个人信息

②查看课程资源：（如有学习码，请在个人中心－学习码验证中先验证，再进行操作）

选择课程

首页课程 › 课程详情页 › 查看课程资源

（2）手机端扫码操作步骤

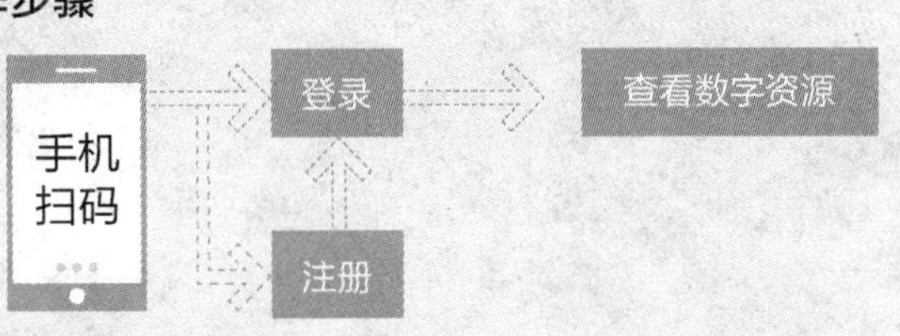

前言

Qianyan

人体形态是护理、助产专业的一门必修专业基础课程，是由人体解剖学、组织学、胚胎学和病理学有机地整合而成的医学基础课程。本教材以培养护理、助产专业人才为目标，有效对接护理、助产专业核心课程，并注重基础知识的应用、操作技能的规范，融传授知识、培养能力、提高素质为一体，以满足专业人才的培养需求。

本教材根据后续专业课程及岗位工作要求，结合护士执业资格考试大纲，以培养与专业相适应的应用性知识的学习能力和实际工作能力为目标进行编写。理论部分从整体入手，使学生掌握人体各系统的组成，各器官的位置、结构、毗邻关系和功能，病理学中的基本概念、基本病变特点，为后续课程的学习打下基础。实验部分借助人体生命科学馆、基础医学实验室展开，旨在实现理实一体化教学。从护理、助产岗位工作任务入手，帮助学生熟练掌握各器官的解剖要点及相应知识技能，并利用情景模拟、课外活动等进行反复训练，为学生的可持续发展奠定良好的基础。

本教材主动融入思政元素，以培养德才兼备，具有“仁爱”特质的护理、助产专业人才为目标，秉承“感恩、仁爱”的教育理念，弘扬“敬佑生命、救死扶伤、甘于奉献、大爱无疆”的新时代医疗卫生职业精神，培育学生的职业核心素养。

本教材为浙江省普通高校“十二五”新形态教材，以嵌入二维码的形式，将课程思政元素、课件、视频、习题等数字化教学资源融入其中，方便教师开展线上、线下混合式教学，方便学生利用碎片化时间学习。

由于时间和水平有限，教材中难免存在疏漏或错误之处，恳请广大师生批评指正。

编　者

目录

Mulu

绪论 /1

第一篇　人体解剖学

第一章　运动系统 /8
　第一节　概述 /8
　第二节　骨与骨连结 /9
　第三节　骨骼肌 /31
　运动系统实验指导 /42
第二章　消化系统 /45
　第一节　概述 /45
　第二节　消化管 /47
　第三节　消化腺 /56
　第四节　腹膜 /59
　消化系统实验指导 /63
第三章　呼吸系统 /65
　第一节　概述 /65
　第二节　呼吸道 /66
　第三节　肺 /69
　第四节　胸膜与纵隔 /71
　呼吸系统实验指导 /73
第四章　泌尿系统 /74
　第一节　概述 /74
　第二节　肾 /75
　第三节　输尿管、膀胱和尿道 /76
　泌尿系统实验指导 /79
第五章　生殖系统 /80
　第一节　概述 /80

第二节　男性生殖系统 /81
第三节　女性生殖系统 /85
第四节　会阴和乳房 /89
生殖系统实验指导 /92
第六章　脉管系统 /93
第一节　概述 /93
第二节　心血管系统 /94
第三节　淋巴系统 /106
脉管系统实验指导 /113
第七章　感觉器官 /115
第一节　视器 /115
第二节　前庭蜗器 /120
感觉器官实验指导 /123
第八章　神经系统 /124
第一节　概述 /124
第二节　中枢神经系统 /126
第三节　周围神经系统 /138
第四节　内脏神经 /151
第五节　神经系统传导通路 /154
第六节　脑和脊髓的被膜、血管及脑脊液循环 /159
神经系统实验指导 /165
第九章　内分泌系统 /166
第一节　概述 /166
第二节　甲状腺与甲状旁腺 /167
第三节　肾上腺与垂体 /168
内分泌系统实验指导 /169

第二篇　组织学与人体胚胎学概要

第十章　基本组织 /172
第一节　上皮组织 /172
第二节　结缔组织 /175
第三节　肌组织 /181
第四节　神经组织 /184
基本组织实验指导 /194
第十一章　脉管系统器官组织结构 /197
第一节　血管壁的组织结构 /197
第二节　心壁的组织结构 /201
第三节　淋巴结的组织结构 /202
第四节　脾和胸腺的组织结构 /204

脉管系统器官组织结构实验指导 /206
第十二章 内脏器官组织结构 /208
第一节 消化系统的组织结构 /208
第二节 呼吸系统的组织结构 /216
第三节 泌尿系统的组织结构 /218
第四节 生殖系统的组织结构 /220
内脏器官组织结构实验指导 /227
第十三章 内分泌系统器官组织结构 /231
第一节 概述 /231
第二节 甲状腺及甲状旁腺的组织结构 /231
第三节 肾上腺的组织结构 /233
第四节 垂体的组织结构 /234
内分泌系统器官组织结构实验指导 /236
第十四章 人体胚胎学概要 /237
第一节 胚胎早期发生 /237
第二节 胎膜和胎盘 /242
第三节 胎儿血液循环和出生后血液循环的变化 /245
第四节 双胎、多胎和联体双胎 /246
第五节 先天畸形与致畸因素 /247
第六节 生殖工程 /248
人体胚胎学概要实验指导 /250

第三篇 病理学基础

第十五章 细胞、组织的适应、损伤与修复 /252
第一节 细胞和组织的适应 /252
第二节 细胞和组织的损伤 /254
第三节 损伤的修复 /258
第四节 创伤愈合 /260
细胞、组织的适应、损伤与修复实验指导 /264
第十六章 局部血液循环障碍 /266
第一节 充血与出血 /266
第二节 血栓形成 /268
第三节 栓塞 /271
第四节 梗死 /272
局部血液循环障碍实验指导 /274
第十七章 炎症 /275
第一节 炎症概述 /275
第二节 炎症的类型 /281

第三节　炎症的经过和结局 /283
炎症实验指导 /285
第十八章　肿瘤 /286
第一节　肿瘤的概念 /286
第二节　肿瘤的形态特点 /287
第三节　肿瘤的生长、扩散与分期 /288
第四节　肿瘤对机体的影响 /290
第五节　良性肿瘤与恶性肿瘤的区别 /290
第六节　肿瘤的命名与分类 /291
第七节　癌前疾病(或病变)和原位癌 /292
第八节　常见肿瘤 /293
第九节　肿瘤的病因学与发病学 /295
肿瘤实验指导 /298
参考文献 /300

绪　论

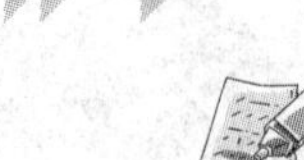

学习要点

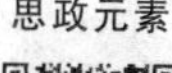

思政元素

本章课件

1. 人体形态的研究内容与分类。
2. 人体的组成。
3. 解剖学姿势及人体的方位术语。
4. 学习人体形态的方法和观点。

一、人体形态的研究内容及重要性

人体形态（human morphology）是由人体解剖学（human anatomy）、组织学（histology）、胚胎学（embryology）和病理学（pathology）合并而成的一门课程，是研究人体形态、结构和胚胎发生发展规律的一门学科，同时涉及疾病发生发展的一般性规律。

人体形态是一门重要的医学基础课程，是学习其他基础课程和专业课程的基础。学习人体形态的目的是理解和掌握人体各器官系统的正常形态结构、位置、毗邻关系、生长发育规律和功能，理解和掌握人体在疾病状态下异常的形态结构、功能和代谢，理解疾病的病因、发生机制、病理变化、经过和转归。只有在掌握人体正常形态结构的基础上，才能正确理解人体的正常生命活动过程（健康）和异常生命活动过程（疾病），从而对疾病进行正确的防治及护理。

二、人体形态的分类

人体形态可分为正常人体形态和异常人体形态。正常人体形态又分为巨视解剖学和微视解剖学。巨视解剖学即人体解剖学，主要通过肉眼观察来描述人体各器官的形态、结构及毗邻关系。按人体器官系统（如运动系统、消化系统、呼吸系统、泌尿系统、生殖系统、脉管系统、感觉器官、神经系统、内分泌系统）分别叙述各器官形态结构的科学，称系统解剖学；按人体各个局部（如头、颈、胸、腹、盆、上肢和下肢）由浅入深地对各器官构造、位置、毗邻关系等进行描述的科学，称局部解剖学。微视解剖学包括组织学和胚胎学。组织学主要通过显微镜来观察、研究人体的微细结构及其相关功能。胚胎学是研究个体发生和发育的科学。异常人体形态即病理学，是从人体形态结构变化的角度研究疾病发生发展规律的科学。

视频——
人体的组成

三、人体的组成

正常人体结构和功能的基本单位是细胞(cell)。细胞的形态和功能多种多样,许多形态相似、功能相近的细胞与细胞间质结合在一起,构成组织(tissue)。人体组织有四大类:上皮组织、结缔组织、肌组织和神经组织。几种不同的组织构成具有一定形态,并能发挥一定功能的结构,称器官(organ),如脑、心、肝、肺和肠等。许多功能相关的器官共同构成一系列有规律的功能单位,称系统(system),如运动系统、消化系统等。人体的各器官、系统在神经系统和内分泌系统的调节下,相互联系、紧密配合,使人体成为一个有机的统一体。

视频——
人体解剖
基本术语

四、人体的轴、面与方位

为了正确地描述人体各结构、各器官的形态、位置及相互关系,统一规定了标准姿势(解剖学姿势)、常用方位术语、轴和面等。

(一) 标准姿势(解剖学姿势)

身体直立,两眼向正前方平视,上肢下垂于躯干的两侧,手掌向前,两足并拢,足尖向前,这种姿势称为标准姿势(解剖学姿势)。

(二) 常用方位术语

按上述标准姿势,又规定了一些表示方位的术语。

1. 上和下 靠近头顶的为上,又称颅侧,靠近足底的为下,又称尾侧。

2. 前和后 近腹者为前,也称腹侧,近背者为后,也称背侧。

3. 内和外 常用于对空腔器官的描述,近内腔者为内,远离内腔者为外。

4. 内侧和外侧 近正中矢状面的为内侧,远正中矢状面的为外侧。

5. 近侧和远侧 多用于四肢。距肢体附着部较近者为近侧,较远者为远侧。

6. 浅和深 近皮肤或器官表面的为浅,远离皮肤或器官表面的为深。

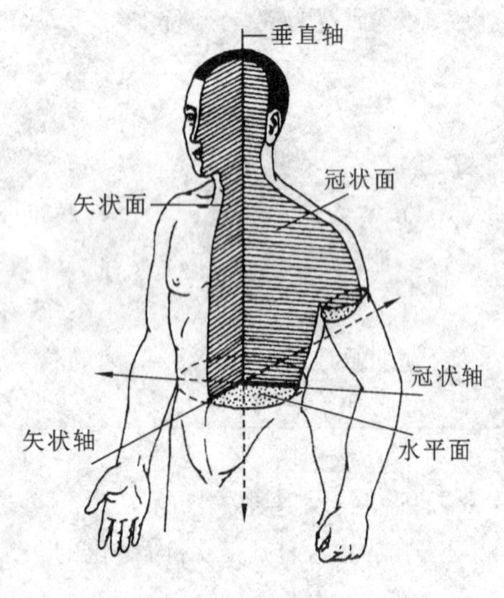

图 0-1 人体的轴

(三) 轴

根据标准姿势,人体可假设有三种互相垂直的轴(图 0-1)。

1. 矢状轴(sagittal axis) 前后方向,与身体的长轴垂直的轴。

2. 冠状轴(coronal axis) 左右方向,与矢状轴呈直角交叉的轴,又称额状轴。

3. 垂直轴(vertical axis) 与人体的长轴平行,即与地平面相垂直的轴。

(四) 面

根据上述三种轴,人体可假设有下列三种断面(图 0-2、图 0-3)。

1. 矢状面(sagittal plane) 按矢状轴方向,将人体纵切为左、右两部的面为矢状面。

通过人体正中线的矢状面为正中矢状面。

2. 冠状面(coronal plane) 按冠状轴方向，将人体纵切为前、后两部的面为冠状面，又称额状面。

3. 水平面(horizontal plane) 与矢状面和冠状面都互相垂直，将人体分为上、下两部的面为水平面，又称横断面。

器官的切面以器官本身的长轴为准，与器官长轴平行的切面称纵切面，与长轴垂直的切面称横切面。

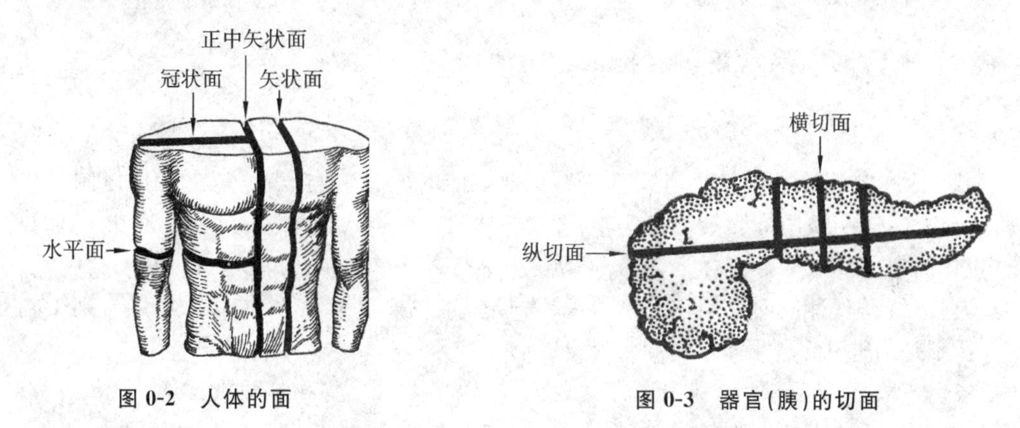

图 0-2 人体的面　　图 0-3 器官(胰)的切面

五、学习人体形态的基本观点和方法

人体形态是研究人体正常和异常形态结构的学科。人体形态结构的变化伴随着功能和代谢的变化，我们在学习过程中要以形态结构联系功能、代谢，以功能、代谢变化联想形态结构变化，并以动态的、辩证的思维进行学习。

（一）进化与发展的观点

人类是由低等动物经过长期进化发展而来的。因此，我们在学习过程中要联系必要的种系发生和个体发生的有关知识，了解影响人体各器官形态结构的各种因素。这既能增进我们对人体形态结构发生发展规律的认识，又能帮助我们理解人体各器官出现异常和返祖现象的原因。

（二）形态结构与功能联系的观点

要正确认识人体各器官的形态结构和机能活动之间的关系，二者相互影响、相互依赖。人们可以在生理范围内，有意识地改变机能条件或增强机能活动，使组织、器官发生有益于身体健康的变化。

（三）整体与局部相统一的观点

要从整体上理解各个局部结构的内在联系。人体的任何器官、系统都是整体中不可分割的有机组成部分，它们在神经系统的控制和调节下，进行机能活动。我们在学习过程中，必须注意从整体的角度来观察、认识各个器官、系统。

（四）理论联系实际的观点

人体形态是一门理论性和实践性较强的课程，学习本课程应坚持理论联系实际，采用理实一体化教学方法。理论是知识的积累和总结,必须重视课堂讲授和书本阅读,认真领会;在实验课上,要通过自己对尸体解剖的实践和对标本、模型、组织切片的观察实践,加深对理论课的理解,以更加牢固地掌握人体形态的基本知识。因此,既要重视理论课,又要重视实验课,并联系活体实际及临床知识,达到学以致用的目的。

(五) 正常联系异常的观点

人体形态包括人体解剖学、组织学、胚胎学和病理学四门学科。在学习过程中应以正常人体形态结构为基础,先掌握正常结构,然后认识疾病状态下结构的变化。

六、人体形态的常用研究技术和方法

(一) 人体解剖学与组织学的研究技术和方法

1. 标本制作技术 为了研究和学习正常人体的形态结构,需要把人的遗体制作成标本。人体标本常用的固定液为10%福尔马林液。标本经血管灌注后,浸泡在10%福尔马林液中可长久保存。标本上正确暴露各种器官、组织的形态结构,如神经、脉管、肌肉、内脏器官等,可帮助我们正确掌握人体的形态结构;制作好的解剖标本,可应用于临床,特别是为外科手术提供直观的参考依据。

2. 光学显微镜技术 利用光学显微镜(简称光镜),可将物体放大40～1500倍,以观察各种不同的正常细胞、组织的形态结构,如细胞膜、细胞质、细胞核、细胞器等,研究病变状态下损伤和变异的组织、细胞的形态结构。应用光学显微镜技术时,需要把组织制成切片,才能看到组织结构。最常用的是石蜡切片。

3. 苏木精-伊红染色(HE染色)技术 用染料使组织切片染色,便于在显微镜下观察,常用的染色方法为苏木精-伊红染色(又称HE染色)。苏木精与细胞核亲和力强,使细胞核被染成蓝紫色,称嗜碱性;伊红与细胞质及间质内的胶原纤维亲和力强,使其被染成粉红色,称嗜酸性。用HE染色,可使细胞核与细胞质对比分明、色彩鲜艳、层次丰富。

4. 电子显微镜技术 电子显微镜(简称电镜)与光镜的基本原理相似。电镜以电子发射器为光源,以电子束为光线,以电磁透镜代替光学透镜,将放大的物像投射到荧光屏上进行观察。常用的电镜有透射电镜和扫描电镜。

(二) 病理学的研究方法

1. 活体组织检查(简称活检) 活检是目前临床上最常用的检查方法,即用手术方法(包括钳取、切取、细针吸取和摘取等)获取患者病变部位的组织,制成切片,在光学显微镜下观察,做出病理诊断。特别是对良、恶性肿瘤的判别,活检是一种可靠的诊断方法。

2. 尸体解剖检查(简称尸检) 尸检是对死者的遗体进行病理解剖,通过具体的、系统的观察和研究脏器的病理变化,以查明死亡原因的一种方法。此方法对临床疑难病症诊疗水平的提高,医学资料的积累,传染病的及时发现,以及教学标本的收集等都具有积极作用。

3. 细胞学检查 通过采集病变处组织表面脱落的细胞,穿刺、抽取的细胞或浆膜腔积液中的细胞制成涂片,染色后进行镜下检查,做出细胞学诊断。细胞学检查设备简单，操作简便，患者疼痛轻而易于接受，多用于肿瘤筛查，但要进一步检查，并做活检以确诊。

4. 动物实验和相关技术 通过在动物身上复制各种疾病模型，采用病原学、生物化学、免疫形态学等实验方法，以研究疾病的病因、发病机制、病理变化及疾病的转归等，为临床防治疾病提供依据。

5. 组织和细胞培养及相关技术 包括组织和细胞培养、免疫组织化学等。组织和细胞培养是将某种组织或单细胞在体外用适宜的培养基进行培养的技术，可以研究在各种病因作用下不同细胞、组织病变的发生和发展与疾病的关系。免疫组织化学是一种将免疫学原理用于研究组织、细胞形态的技术。该技术在病理学研究方面发挥了非常重要的作用，极大地推动了免疫病理学研究的发展，并使人们对疾病的认识发生了根本性改变。

6. 临床观察和病例分析 在不影响和损害人体身心健康的前提下，进行临床观察和必要的试验，可获得宝贵的临床资料。对探讨疾病的规律与机制，寻求行之有效的防治措施是非常重要的。

能力检测

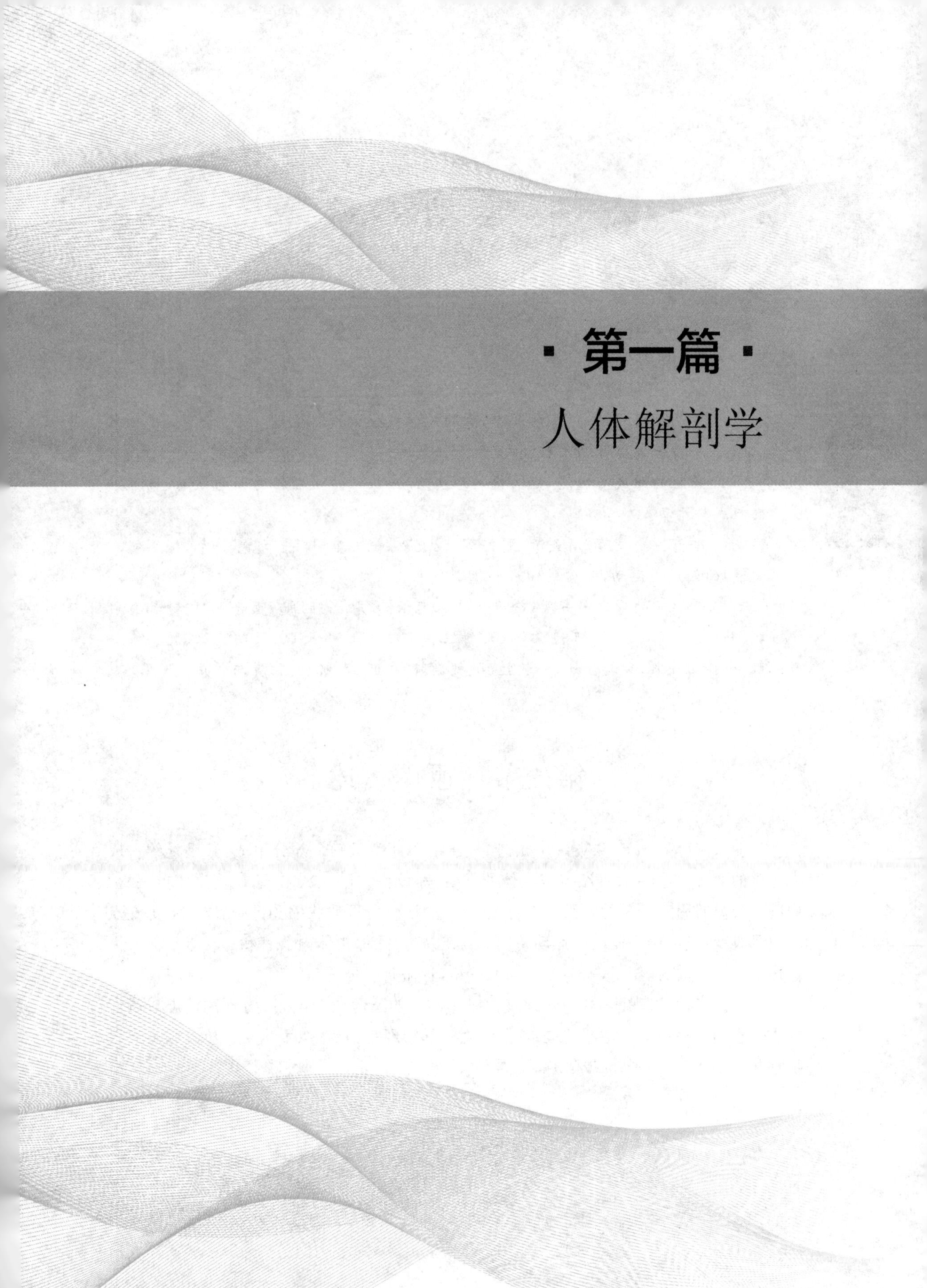

·第一篇·

人体解剖学

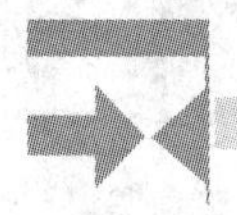

第一章　运动系统

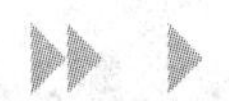

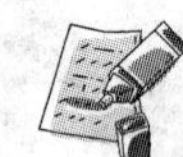

学习要点

思政元素

本章课件

1. 骨的分类和形态，骨的构造，骨的化学成分和物理性质。

2. 全身各部位骨的名称、位置及形态结构。

3. 脊柱的组成与功能，椎间盘的形态结构；脊柱的生理性弯曲与运动；胸廓的组成与运动。

4. 全身主要关节（肩关节、肘关节、腕关节、髋关节、膝关节、踝关节、颞下颌关节）的组成与运动，骨盆的组成和性别差异。

5. 骨骼肌的形态与分类，全身主要肌肉（斜方肌、背阔肌、竖脊肌、胸锁乳突肌、肋间肌、膈肌、三角肌、肱二头肌、肱三头肌、手肌、臀大肌、股四头肌、股二头肌、小腿三头肌、口轮匝肌、眼轮匝肌、枕额肌、咬肌、颞肌）的位置与作用。

第一节　概　　述

运动系统（locomotor system）由骨、骨连结和骨骼肌三个部分组成，其重量约占成人体重的60%。骨和骨连结构成人体的支架，称骨骼（图1-1）。骨骼能支撑体重、保护内脏。骨骼肌附着于骨的表面。在神经系统支配下，骨骼肌收缩和舒张，以关节为支点牵引骨改变位置，产生运动。运动系统具有支持人体、保护体内器官和运动等功能。人体运动时，骨起杠杆作用，关节是运动的枢纽，骨骼肌则是运动的动力。

在人体表面，可观察、触摸到骨或骨骼肌形成的隆起或凹陷，称为骨性标志或肌性标志。它们常被作为确定器官位置、判定血管和神经走向、选取手术切口位置以及进行护理相关操作（如穿刺、导尿等）的依据。

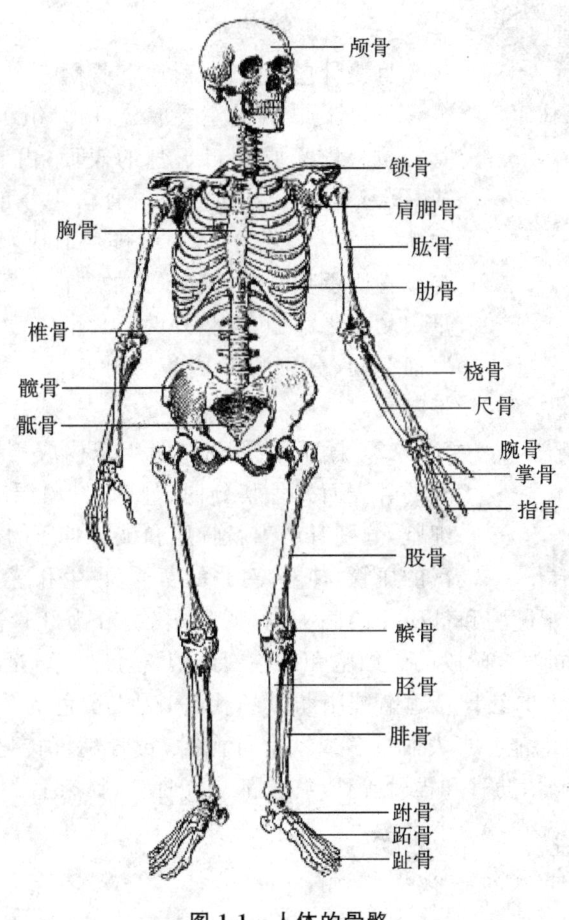

图 1-1 人体的骨骼

第二节 骨与骨连结

一、概述

骨(bone)是一种器官,坚硬而有弹性和韧性,主要由骨组织构成,外被骨膜,内容骨髓,不断进行新陈代谢和生长发育,并具有修复、再生和改建自身结构的能力。

(一) 骨的分类和形态

视频——骨的分类和形态

成人有206块骨。根据所在部位,骨可分为躯干骨、颅骨和附肢骨三个部分。根据骨的形态,骨可分为长骨、短骨、扁骨和不规则骨。长骨呈长管状,分一体两端,体又称为骨干,内有空腔称髓腔,容纳骨髓。两端膨大称骺,有光滑的关节面。长骨(如肱骨和股骨等)主要分布于四肢。短骨短小,近似立方形,多成群分布于连接牢固、运动灵活、承重比较大的部位,如手的腕骨和足的跗骨。扁骨扁薄呈板状,如颅盖各骨、胸骨和肋骨等。不规则骨形状不规则,如椎骨。有些不规则骨内含有空腔,称含气骨,如上颌骨、蝶骨等。

视频——
骨的构造和
理化性质

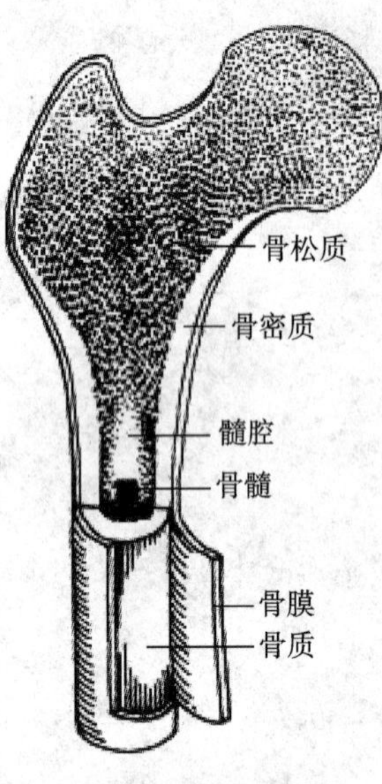

图 1-2　长骨的结构

（二）骨的构造

每块骨包括骨质、骨膜和骨髓三个部分(图 1-2)。

(1) 骨质:骨的主要成分,由骨组织构成,分骨密质和骨松质。骨密质分布于骨的表面,由紧密排列的骨板构成,致密坚实,耐压性较大。骨松质分布于骨的内部,呈海绵状,由相互交织的骨小梁排列而成,骨小梁的排列方向与该骨所承受的压力和张力的方向一致,能承受较大的重量。颅盖诸扁骨有内、外两层骨密质,内层薄而松脆,外层厚而坚韧,分别称为内板和外板。二板之间的骨松质称板障。

(2) 骨膜:由致密结缔组织构成。覆盖于除关节面以外的骨表面。骨膜分内、外两层,内层有成骨细胞和破骨细胞,分别有产生新骨质和破坏骨质的作用。骨膜含有丰富的血管、神经,对骨的营养、再生和感觉有重要作用。

(3) 骨髓:充填于髓腔和骨松质的间隙内,质地柔软,分为红骨髓和黄骨髓。胎儿及幼儿的骨髓含不同发育阶段的红细胞和某些白细胞,呈深红色,是造血的场所。约自5 岁开始,长骨髓腔内的红骨髓逐渐被脂肪组织代替,变成黄色的黄骨髓,不具有造血功能,但仍保持造血潜能。当失血过多或重度贫血时,黄骨髓可转化为红骨髓,恢复造血功能。在髂骨、胸骨、肋骨和椎骨等处,终生都是红骨髓,临床上常在这些骨的一定部位(如髂结节)进行穿刺,检查骨髓象。

（三）骨的化学成分和物理性质

骨的化学成分包括有机质和无机质。有机质主要是骨胶原纤维和黏多糖蛋白,使骨具有韧性和弹性。无机质主要是碱性磷酸钙,使骨坚硬。有机质与无机质的比例随年龄增长而发生变化。幼儿的骨,有机质和无机质各占一半,骨的弹性和韧性较大,易弯曲变形,故儿童应养成良好的坐、立姿势,以免骨弯曲变形。成年人骨两种成分的比例约为 3∶7,最为合适,使骨既有很大的硬度,又有一定的弹性和韧性,能承受较大的压力而不变形。老年人的骨,无机质的占比增高,弹性和韧性小,脆性较大,易骨折。

（四）骨连结

骨与骨之间的连结结构称骨连结,可分为直接连结和间接连结两类。

1. 直接连结　骨与骨之间借致密结缔组织、软骨或骨直接相连,相连的骨面之间没有腔隙(图 1-3),运动幅度很小或完全不活动。如颅骨之间的缝、椎骨之间的椎间盘及骶椎间的融合等。

2. 间接连结　间接连结又称滑膜关节(synovial joint),简称关节,是骨连结的主要形式,骨与骨之间借结缔组织囊相连,相连的骨面之间有一定的间隙,内含滑液。滑膜关节具有较大的运动幅度。

视频——
关节的
基本结构

(1) 滑膜关节的结构:包括关节面、关节囊和关节腔三个基本结构(图 1-4)。①关节面是构成关节各骨的接触面,无骨膜,其表面覆盖一层透明软骨,称关节软骨,表面光滑,可减小运动时的摩擦,并有缓冲作用。②关节囊是附着于关节面周缘的骨面的结缔组织囊，可分内、外两层。外层由致密结缔组织构成，称纤维膜，厚而坚韧，富含血管、淋巴管和神经；内层由疏松结缔组织膜构成，称滑膜，薄而柔软，能产生滑液。滑液具有润滑关节、营养关节软骨等作用。③关节腔是关节软骨和关节囊的滑膜层所围成的密闭性潜在腔隙，腔内含少量滑液，腔内为负压，对增加关节的稳固性有重要作用。

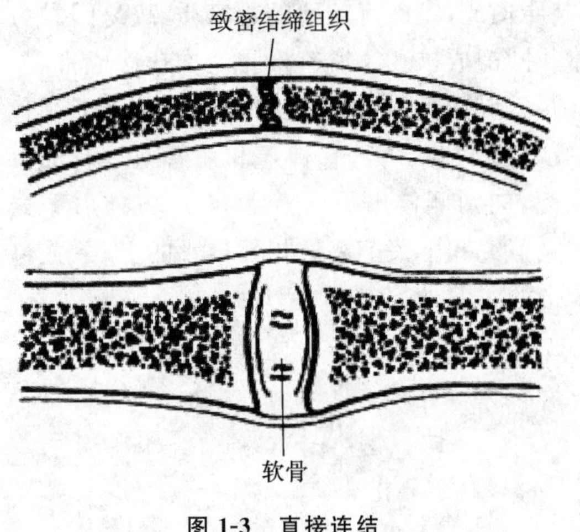

图 1-3 直接连结

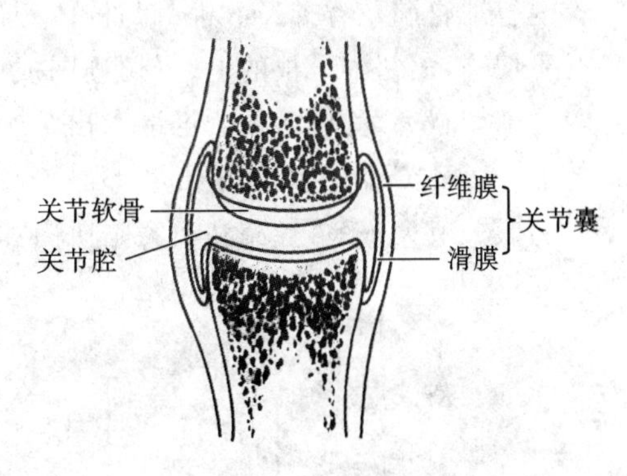

图 1-4 滑膜关节的基本结构模式图

视频——关节的辅助结构

(2) 关节的辅助结构：主要有韧带、关节盘或关节唇等特殊结构。韧带是连于相邻两骨间的致密结缔组织束，可增强关节的稳固性和限制关节的运动幅度。关节盘是位于两关节面之间的纤维软骨，呈圆盘状，其周缘附着于关节囊的内面，将关节腔分成两个部分，能使相邻关节面的形态更相适应，增加关节的稳固性和灵活性。膝关节内的半月板是最典型的关节盘。关节唇是附着于关节凹周缘的纤维软骨环，可加深关节凹，增大关节面，增加关节的稳固性。

(3) 滑膜关节的运动形式：①屈和伸：关节沿冠状轴进行的运动。两骨之间角度变小的动作称为屈，角度增大的动作称为伸。膝关节运动时，小腿向后贴近大腿称屈，反之称为伸。②收和展：关节沿矢状轴进行的运动。运动时骨向正中矢状面靠拢称为收或内收；反之为展或外展。手指的收展是以中指为准的靠拢、散开运动，足趾的收展是以第二趾为准的靠拢、散开运动。③旋转：关节沿垂直轴进行的运动。运动时骨向前内侧的旋转称旋内，反之称旋外。在前臂，将手背转向前方的运动，称旋前；将手掌恢复到向前而手背转向后方的运动，称旋后。④环转：骨的近侧端在原位转动，远侧端做圆周运动，运动时描绘出一圆锥形的轨迹，实际上是屈、展、伸、收依次连续运动。能沿两轴以上运动的关节都可以做环转运动，如肩关节、髋关节。

二、躯干骨及其连结

躯干骨共 51 块，由椎骨、胸骨和肋组成，它们借骨连结构成脊柱和胸廓。

(一) 脊柱

脊柱位于躯干背侧正中，由 26 块椎骨(包括 1 块骶骨、1 块尾骨)借椎间盘、韧带和关节连结而成。脊柱是躯干的中轴，参与构成胸、腹、盆腔的壁，具有支持、保护、传递重力和运动等功能。

视频——椎骨

1. **椎骨(vertebrae)** 在幼年时，椎骨为32块或33块，即颈椎7块、胸椎12块、腰椎5块、骶椎5块和尾椎3～4块。成年后，5块骶椎融合成1块骶骨，3～4块尾椎融合成1块尾骨。

(1) 椎骨的一般形态：椎骨由前方的椎体和后方的椎弓组成(图1-5、图1-6)。椎体呈短圆柱状，是负重的主要结构，主要由骨松质构成，表面有较薄的骨密质，故易因暴力而引起压缩性骨折。椎弓为半环形，与椎体共同围成椎孔。所有椎骨的椎孔连成椎管，管内容纳脊髓及脊神经。椎弓与椎体相连的部分较细，称椎弓根。椎弓根的上、下缘各有一切迹，相邻椎弓根的上、下切迹围成的孔称椎间孔，内有脊神经和血管通过。椎弓的后部较宽大，称椎弓板。椎弓发出7个突起，向两侧伸出一对横突，向后方或后下方伸出一个棘突，向上方和下方各伸出一对上关节突和下关节突。相邻椎骨的上、下关节突构成关节突关节，棘突和横突是肌肉和韧带的附着处。

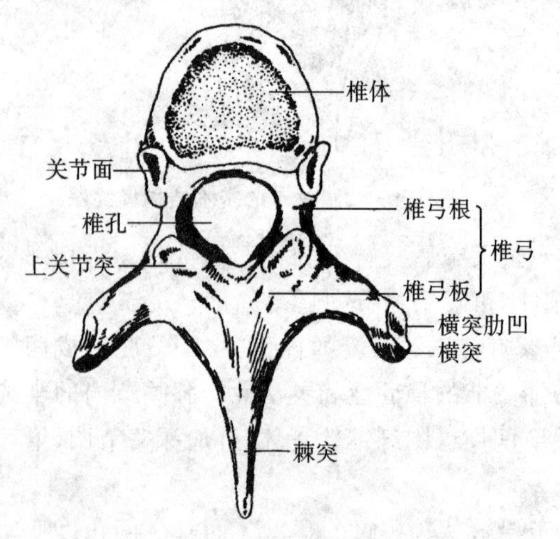

图1-5 胸椎(上面)

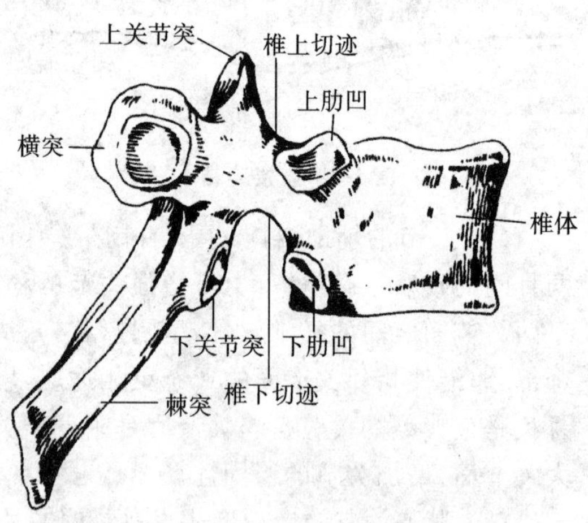

图1-6 胸椎(侧面)

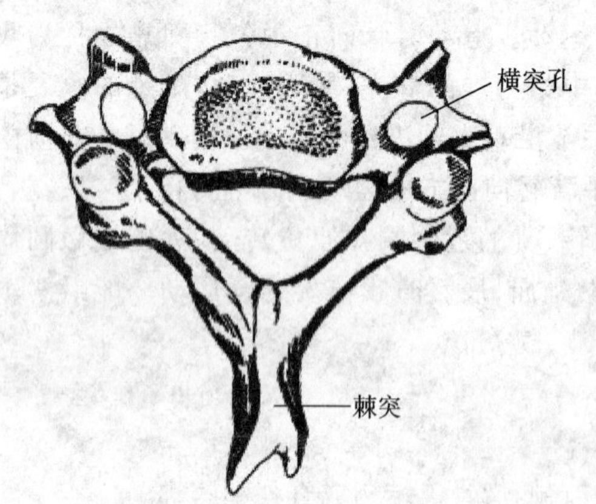

图1-7 颈椎(上面)

(2) 各部椎骨的主要特点。

①颈椎(cervical vertebrae)(图1-7)：椎体较小，横突根部有横突孔，孔内有椎动脉和椎静脉通过。上、下关节突几乎成水平位。第2～6颈椎的棘突较短，末端分叉。

第1颈椎也称寰椎(atlas)，呈环状，无椎体、棘突和关节突，由前弓、后弓和侧块组成，前弓后面正中有齿突凹，与枢椎的齿突形成关节。两侧上、下各有一对上、下关节面，分别与枕髁和枢椎上关节面形成关节(图1-8)。第2颈椎也称枢椎(axis)，其椎体上方伸出一突起，称齿突，与寰椎齿突凹形成关节(图1-9)。第7颈椎也称隆椎(vertebra prominens)，棘突较长，末端无分叉，易在体表触及，临床上是计数椎骨序数的标志。

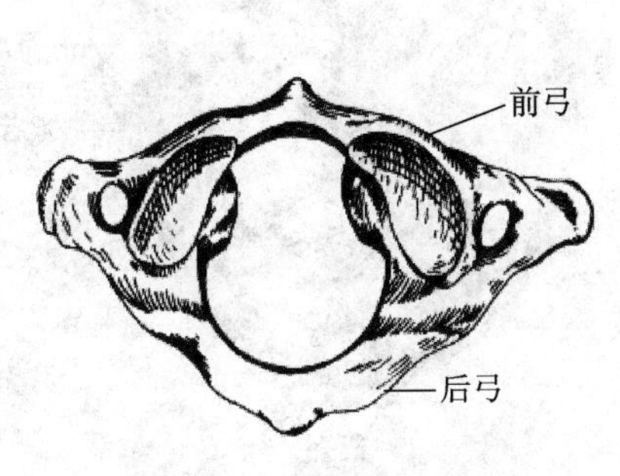

图 1-8 寰椎(上面)

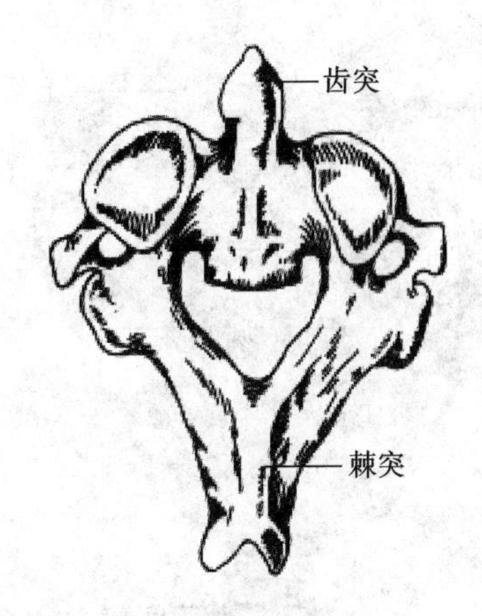

图 1-9 枢椎(上面)

②胸椎(thoracic vertebrae)(图 1-5、图 1-6):椎体自上而下依次增大,横断面呈心形,侧面和横突末端前面均有关节面,与肋骨相连结,称肋凹。棘突较长,倾向后下方,呈叠瓦状排列。

③腰椎(lumbar vertebrae)(图 1-10、图 1-11):椎体粗壮,横断面呈肾形。棘突短而宽,向后平伸,各棘突的间隙较宽,临床上常经此做腰椎穿刺术。

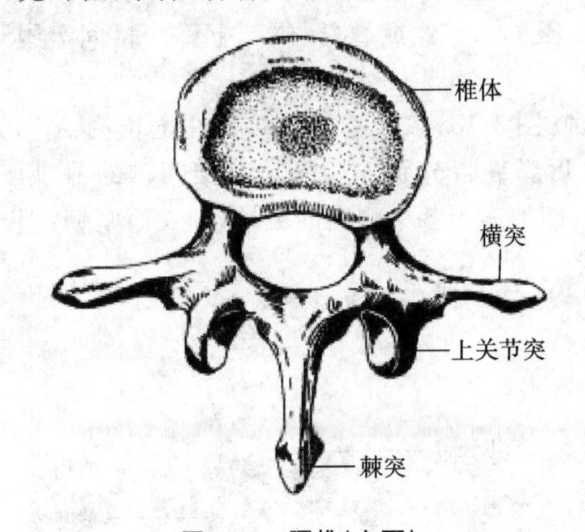

图 1-10 腰椎(上面)

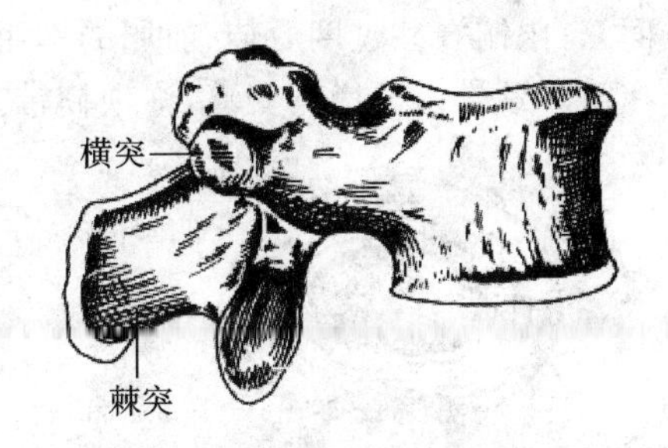

图 1-11 腰椎(侧面)

④骶骨(sacrum)(图 1-12、图 1-13):由 5 块骶椎融合而成,呈三角形,底向上,尖朝下。骶骨底的前缘中部向前突出称岬。女性骶骨岬是测量骨盆上口的重要标志。骶骨前、后面分别有 4 对骶前孔和 4 对骶后孔。骶骨两侧的上部各有一个关节面,称耳状面,与髂骨的耳状面形成关节。骶骨内的纵行管道称骶管,上通椎管,并与骶前、后孔相通。骶管下端的裂孔称骶管裂孔,其两侧各有一个向外下的突起,称骶角,骶角是临床上确定骶管位置的重要标志。

⑤尾骨(coccyx)(图 1-12、图 1-13):呈三角形,由 3～4 块退化的尾椎融合而成。上接骶骨,下端游离,为尾骨尖。

2. 椎骨间的连结 各椎骨之间借椎间盘、韧带和滑膜关节相连。

(1) 椎间盘:连接相邻两个椎体之间的纤维软骨盘,由周围的纤维环和中央的髓核两

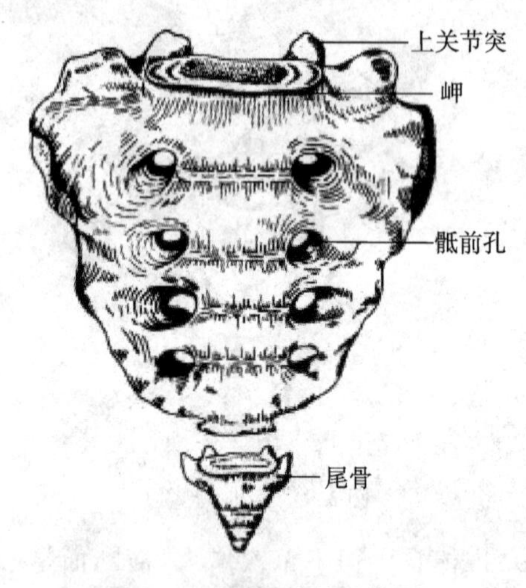

图 1-12 骶骨和尾骨(前面)

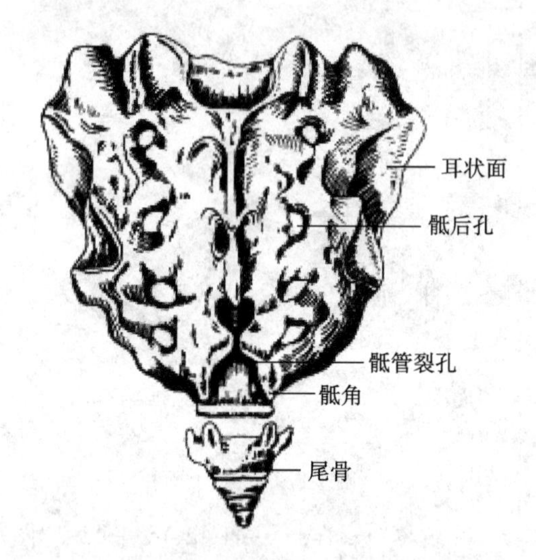

图 1-13 骶骨和尾骨(后面)

视频——椎骨间的连结

视频——椎间盘解剖实验

个部分构成(图 1-14),纤维环为多层同心圆状排列的纤维软骨,髓核为富有弹性的胶状物。椎间盘坚韧而富有弹性,它既能牢固地连结椎体,又允许椎体间有小幅度的运动。颈部和腰部的纤维环前厚后薄,尤其是后外侧部缺乏韧带加强,故当猛力弯腰或劳损引起纤维环破裂时,髓核可突入椎间孔或椎管,压迫脊神经或脊髓,临床上称为椎间盘脱出症。

(2) 韧带:连结椎骨的韧带有长、短两种(图 1-15)。长韧带连接脊柱全长,共有 3 条,即前纵韧带、后纵韧带和棘上韧带。前、后纵韧带分别连于椎体和椎间盘的前、后面,有限制脊柱过度后伸、前屈的作用。棘上韧带连于各个棘突的尖端,细长而坚韧,但在第 7 颈椎以上增宽变薄,称项韧带。

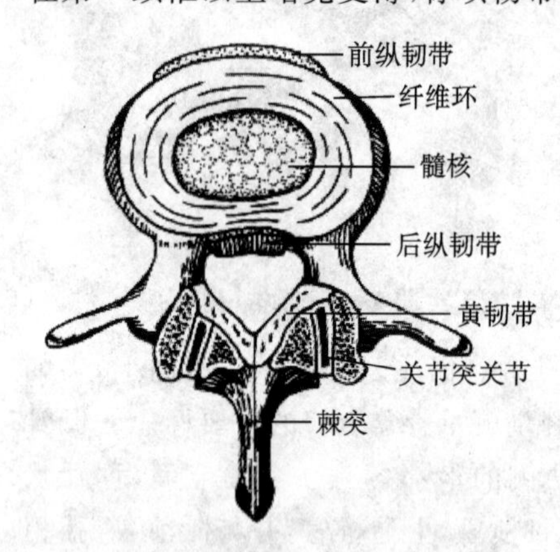

图 1-14 椎间盘和关节突关节(上面)

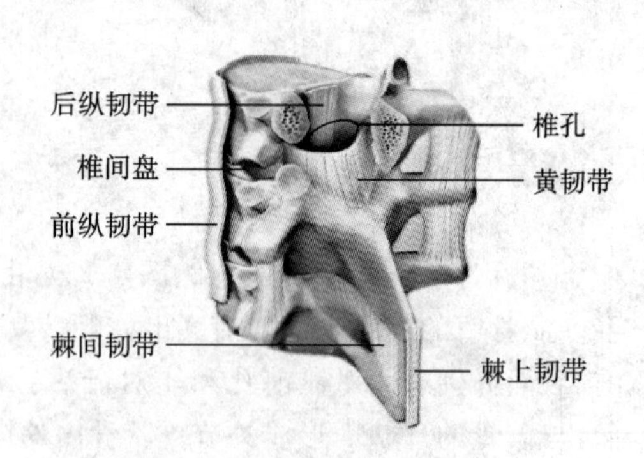

图 1-15 椎骨间的连结(侧面)

短韧带连接相邻的两个椎骨。①黄韧带:连于相邻两椎弓板之间,有限制脊柱过度前屈的作用。②棘间韧带:较薄弱,连于相邻棘突之间,前接黄韧带,后续棘上韧带和项韧带。

(3) 滑膜关节:种类较多,包括椎骨与椎骨之间的关节突关节和椎骨与颅骨之间的寰枢关节。关节突关节由相邻椎骨的上、下关节突的关节面构成,运动幅度很小。寰枢关节由寰椎与枢椎构成，以齿突为轴，可使寰椎连同头部做旋转运动。此外，寰椎的上关节凹与颅骨枕髁之间有寰枕关节，可使头做俯仰和侧屈运动。

3. 脊柱的整体观

视频——脊柱的整体观和运动

（1）前面观：可见椎体自上而下逐渐增大，第 2 骶椎最宽，从骶骨耳状面以下又渐次缩小，这与脊柱承受的重力变化有关。

（2）侧面观：可见脊柱有颈、胸、腰、骶四个生理性弯曲（图 1-16）。颈曲、腰曲凸向前，胸曲、骶曲凸向后。这些弯曲增大了脊柱的弹性，可稳定重心、减轻震荡，对脑和胸、腹腔脏器具有保护作用。

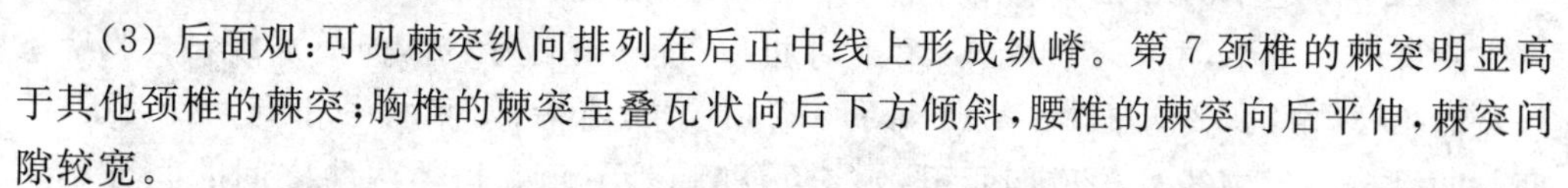

（3）后面观：可见棘突纵向排列在后正中线上形成纵嵴。第 7 颈椎的棘突明显高于其他颈椎的棘突；胸椎的棘突呈叠瓦状向后下方倾斜，腰椎的棘突向后平伸，棘突间隙较宽。

4. 脊柱的运动　相邻两个椎骨之间的运动幅度很小，但整个脊柱合起来运动幅度加大。脊柱可做前屈、后伸、侧屈、旋转和环转运动。颈、腰部运动幅度大，损伤也较多见。

（二）胸廓

胸廓由 12 块胸椎、12 对肋和 1 块胸骨连结而成，主要参与呼吸运动，此外还具有支持和保护胸腔脏器的作用。

1. 胸骨(sternum)　位于胸前壁正中，自上而下依次分为胸骨柄、胸骨体和剑突三个部分（图 1-17）。胸骨柄上缘中份微凹，称颈静脉切迹。胸骨柄和胸骨体的连结处微向前凸，称胸骨角，两侧平对第 2 肋，是临床上计数肋骨序数的重要标志。剑突扁而薄，下端游离。

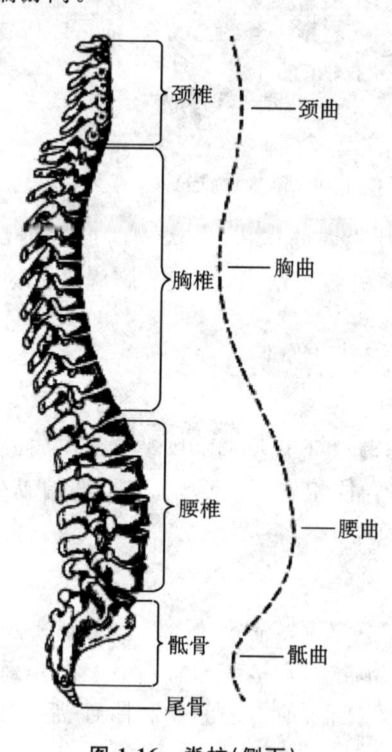

图 1-16　脊柱（侧面）

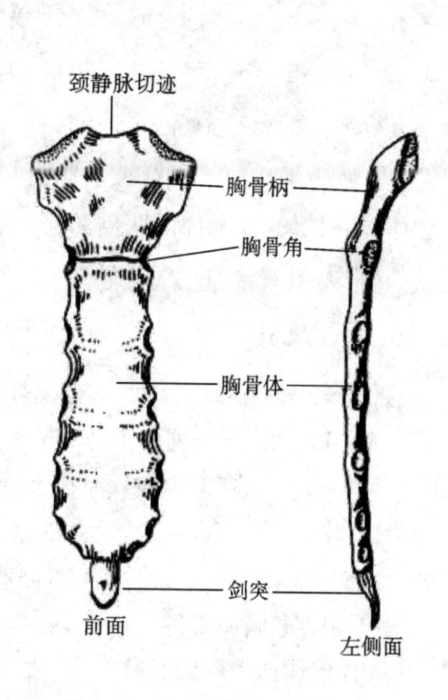

图 1-17　胸骨（前面、左侧面）

2. 肋(rib)及其连结 肋呈弓形,包括前部的肋软骨和后部的肋骨两个部分。肋骨(图 1-18)(costal bone)属于扁骨,细长,分为体和前、后两端。后端膨大称肋头,与胸椎体侧面形成关节。肋头后外方的粗糙突起称肋结节,与胸椎横突肋凹形成关节。肋体内面近下缘处有一浅沟称肋沟,沟内有肋间神经和血管走行。肋骨的前端与肋软骨相连。

肋前端的连结形式各异,第 1 肋与胸骨柄直接相连;第 2～7 肋软骨与胸骨体外侧缘形成微动的胸肋关节;第 8～10 肋软骨的前端依次连于上位肋软骨的下缘,形成肋弓;第 11 肋和第 12 肋的前端游离于腹肌中,称浮肋。

3. 胸廓的整体观 成人胸廓呈前后略扁、上窄下宽的圆锥形(图 1-19),有上、下两口。胸廓上口较小,由第 1 胸椎体、第 1 对肋和颈静脉切迹围成,向前下倾斜。胸廓下口宽而不整,由第 12 胸椎体、第 12 对肋、第 11 对肋前端、两侧肋弓和胸骨剑突围成。两侧肋弓在前正中线处构成向下开放的角,称胸骨下角。相邻两肋之间的间隙称肋间隙。

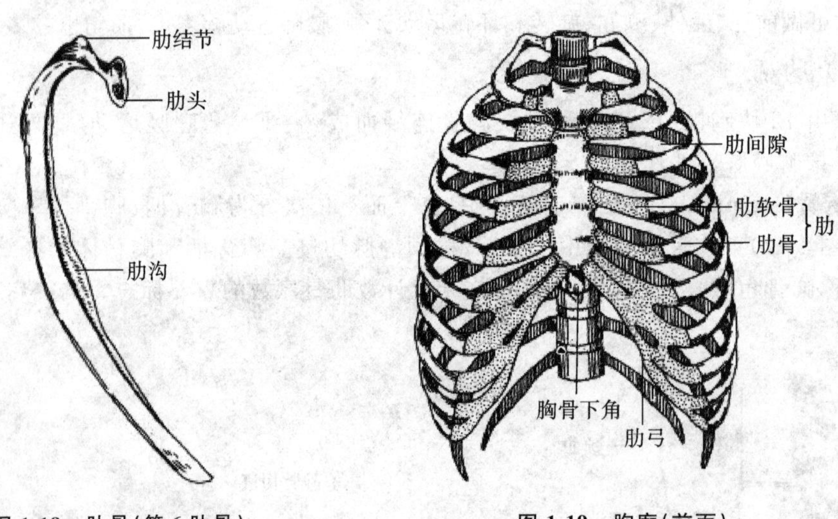

图 1-18 肋骨(第 6 肋骨)　　**图 1-19 胸廓(前面)**

4. 胸廓的运动 主要是参与呼吸运动。在呼吸肌的作用下,吸气时肋的前部上提,肋体向外扩展,使胸廓向两侧和前方扩大,胸腔的容积增大;呼气时胸廓恢复原状,胸腔的容积缩小。

三、颅骨及其连结

颅骨共 23 块(中耳 3 对听小骨未计入),为扁骨和不规则骨,由骨连结连成颅(图 1-20)。颅(skull)位于脊柱的上方,借寰枕关节与脊柱相连,可分为位于上部的脑颅和位于下部的面颅,以眶上缘和外耳门上缘的连线为界。

(一) 脑颅骨

视频——颅骨

脑颅骨位于颅的后上部,由 8 块颅骨组成,包括额骨、筛骨、蝶骨、枕骨各 1 块,顶骨、颞骨各 2 块。脑颅骨围成颅腔,腔内容纳脑。颅腔的顶呈穹隆状,称颅盖,由额骨、枕骨和顶骨构成。颅腔的底称颅底,由位于中央的蝶骨、前方的额骨和筛骨、后方的枕骨以及两侧的颞骨构成。

1. 颞骨(temporal bone)(图 1-21) 以外耳门为中心分为三个部分:外耳门前上方呈鳞片状的鳞部,从前、下、后三面围绕外耳门的鼓部,呈三棱锥状、尖朝前内方的岩部。岩部的后下份有呈圆锥形的突起,位于外耳门的后方,称乳突。

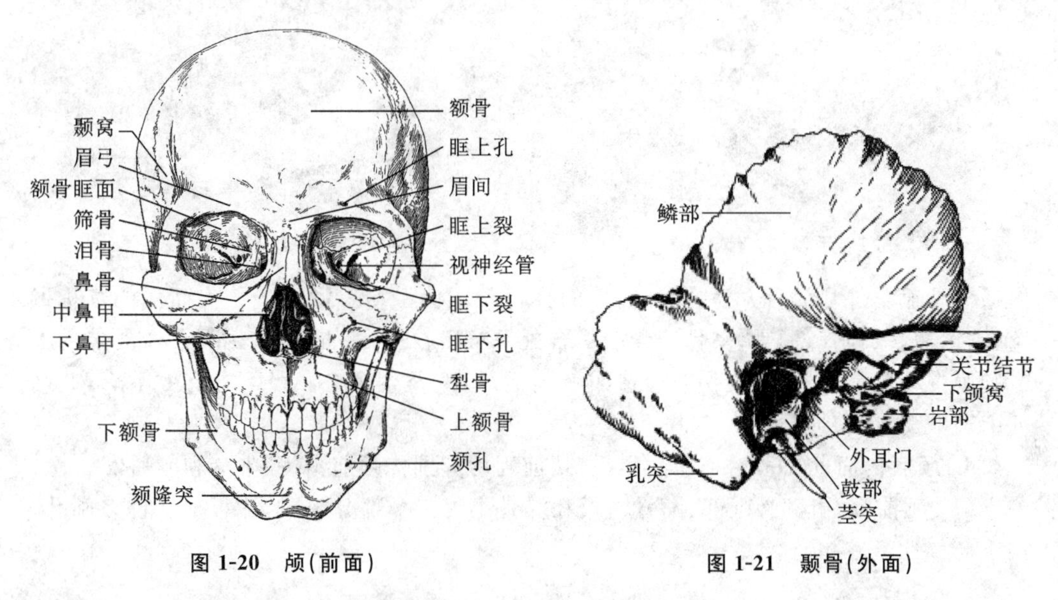

图 1-20 颅(前面)　　图 1-21 颞骨(外面)

2. 筛骨(ethmoid bone) 冠状面呈"巾"字形,分三个部分:水平位多孔的筛板,正中矢状位的垂直板,两侧下垂且膨大的筛骨迷路。筛板的前方向上垂直伸出的骨突称鸡冠,垂直板构成骨性鼻中隔的上部。筛骨迷路内侧壁上有两对向下卷曲的骨片,上方一对较小,称上鼻甲;下方一对较大,称中鼻甲。

(二)面颅骨

面颅骨(图 1-20)有 15 块,包括不成对的犁骨、下颌骨、舌骨和成对的上颌骨、鼻骨、泪骨、颧骨、腭骨、下鼻甲。它们构成面部的骨性基础,围成眶、鼻腔和口腔。上颌骨(maxilla)位于颜面中央。上颌骨的内上方,内接鼻骨(nasal bone),后接泪骨(lacrimal bone)。上颌骨的外上方为颧骨(zygomatic bone),后内方为腭骨(palatine bone)。上颌骨和腭骨的内面附有下鼻甲(inferior nasal concha)。下鼻甲的内侧为犁骨(vomer)。上颌骨的下方为下颌骨。下颌骨的后下方为舌骨(hyoid bone)(图 1-22)。

视频——面颅骨解剖实验

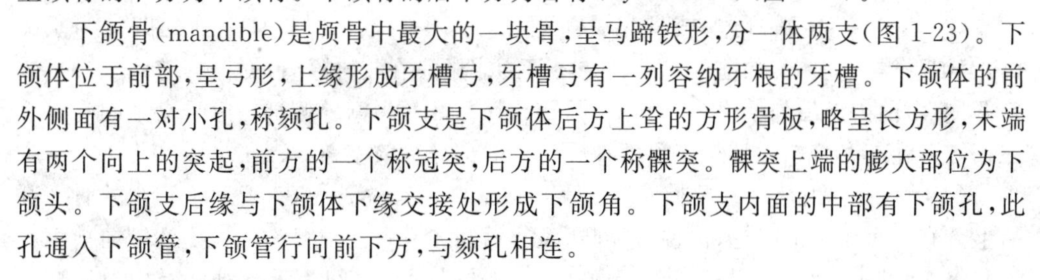

下颌骨(mandible)是颅骨中最大的一块骨,呈马蹄铁形,分一体两支(图 1-23)。下颌体位于前部,呈弓形,上缘形成牙槽弓,牙槽弓有一列容纳牙根的牙槽。下颌体的前外侧面有一对小孔,称颏孔。下颌支是下颌体后方上耸的方形骨板,略呈长方形,末端有两个向上的突起,前方的一个称冠突,后方的一个称髁突。髁突上端的膨大部位为下颌头。下颌支后缘与下颌体下缘交接处形成下颌角。下颌支内面的中部有下颌孔,此孔通入下颌管,下颌管行向前下方,与颏孔相连。

(三)颅的整体观

1. 颅的顶面 各骨之间借缝紧密相连。前方位于额骨与两侧顶骨之间的称冠状缝,两侧顶骨之间的称矢状缝,后方两侧顶骨与枕骨之间的称人字缝。

视频——颅的整体观

2. 颅的侧面(图 1-24) 由额骨、蝶骨、顶骨、颞骨和枕骨组成。中部有外耳门,向

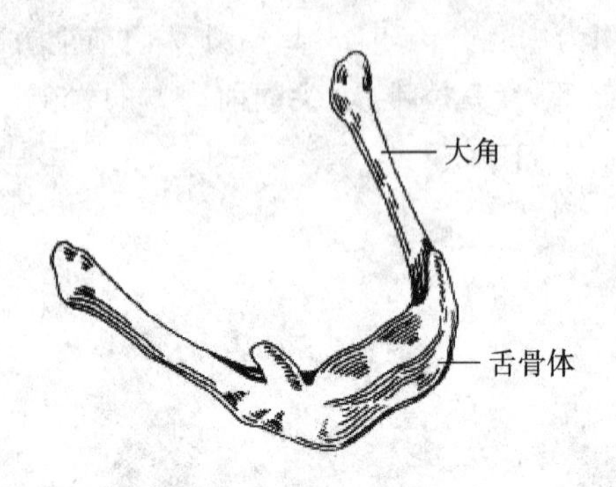

图 1-22　舌骨(右上观)

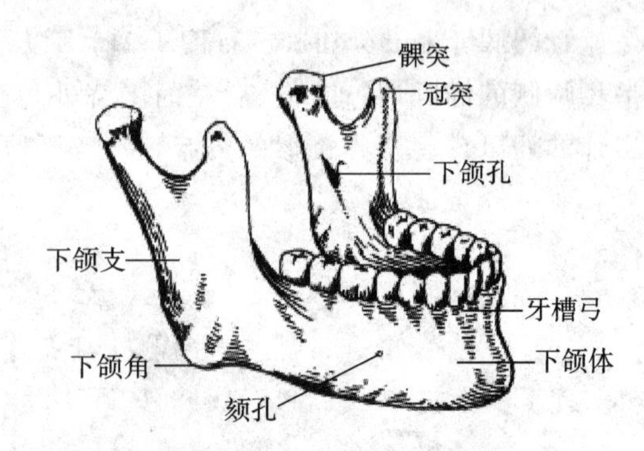

图 1-23　下颌骨(右上观)

内通外耳道。外耳门后方为乳突,前方的横行骨梁为颧弓。颧弓上方大而浅的窝称颞窝,窝内额骨、顶骨、颞骨、蝶骨四骨的汇合处呈"H"形缝,骨质薄弱,称翼点。翼点内面有脑膜中动脉前支通过,损伤时会造成颅内血肿,危及生命。颧弓下方有颞下窝,此窝向上通颞窝,向前通眶。

3. 颅底内面(图 1-25)　凹凸不平,从前到后分别称颅前窝、颅中窝和颅后窝。

(1) 颅前窝:由额骨眶部、筛骨筛板和蝶骨小翼三个部分组成,筛板上有许多筛孔,向下与骨性鼻腔相通。

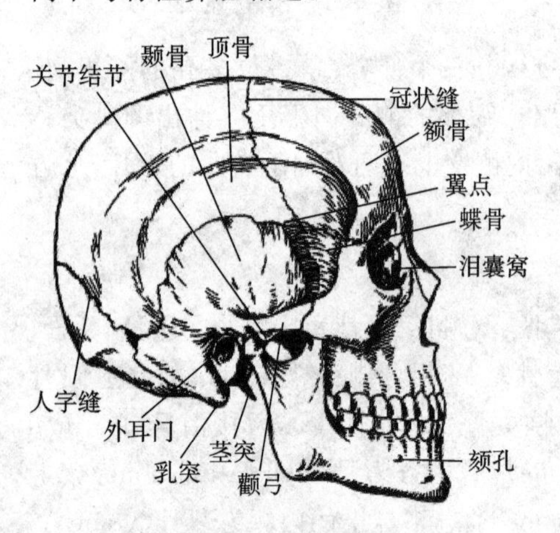

图 1-24　颅的侧面

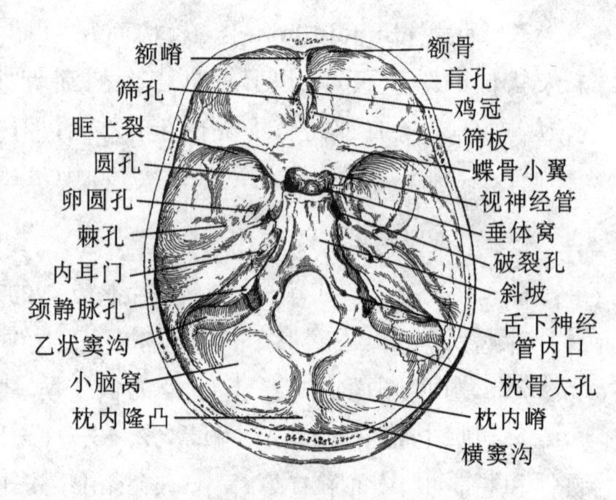

图 1-25　颅底内面

(2) 颅中窝:由蝶骨体、蝶骨大翼和颞骨岩部等构成。蝶骨体上面的凹窝为垂体窝,容纳垂体。垂体窝的前外侧有视神经管通眼眶。在视神经管的外侧,有眶上裂。蝶鞍两侧,由前内向后外依次为圆孔、卵圆孔和棘孔。颅中窝外侧部与颅后窝之间有一个三棱锥形隆起,为颞骨岩部,其前面骨质薄弱的部分称鼓室盖。

(3) 颅后窝:由枕骨和颞骨岩部后面组成。中央有枕骨大孔,下通椎管。枕骨大孔后上方有一个十字形隆起,称枕内隆凸,隆凸两侧各有一条横窦沟。横窦沟转向前下称乙状窦沟,其末端终于颈静脉孔。颈静脉孔与枕骨大孔之间为舌下神经管内口。颞骨岩部后面的中央有一孔称内耳门,通向内耳道。

4. 颅底外面(图 1-26)　高低不平,孔裂甚多,分前、后两部。前部边缘的蹄铁形隆起是上颌骨的牙槽弓。牙槽弓围绕的水平骨板称为骨腭,它构成骨性口腔的顶,也是骨性鼻腔的底。颅底后部中央有枕骨大孔。枕骨大孔后上方有一隆起称枕外隆凸。枕骨大孔两侧的椭圆形关节面称枕髁。枕髁外侧为颈静脉孔。颈静脉孔前方的圆形孔为颈动脉管外口。颈静脉孔后外侧有细长的突起，称茎突。茎突根部后方有茎乳孔，此孔向上通面神经管。茎突后外侧为乳突，乳突前方为外耳门。外耳门前方的凹窝称下颌窝，下颌窝的前缘有一隆起，称关节结节，两者均与下颌骨构成颞下颌关节。

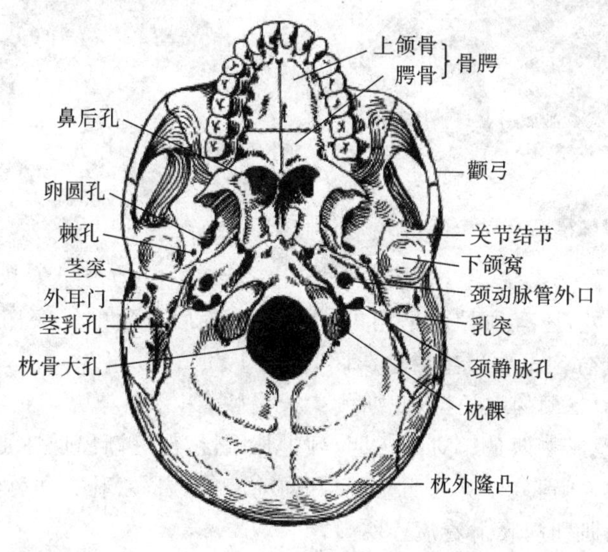

图 1-26 颅底外面

5. 颅的前面（图 1-20）

（1）眶：呈四棱锥形，容纳视器。眶尖向后内，经视神经管与颅中窝相连。底称眶口，呈四边形，在眶上缘的内、中 1/3 交界处，有眶上切迹或眶上孔，眶下缘中份下方有眶下孔。眶的上壁与颅前窝相邻，其前外侧有一泪腺窝，容纳泪腺。眶内侧壁最薄，其前下份有一泪囊窝，此窝向下经鼻泪管与鼻腔相通。眶的下壁有眶下沟，向前经眶下管与眶下孔相通。眶外侧壁较厚，由颧骨和蝶骨组成，它与上、下壁交界处的后份，分别有眶上裂和眶下裂。

（2）骨性鼻腔：位于面部中央，正中有骨性鼻中隔，由犁骨和筛骨垂直板构成，将鼻腔分为左、右两半。骨性鼻腔的顶为筛板，底为骨腭，外侧壁自上而下有 3 块向下卷曲的骨片，称上、中、下鼻甲（图 1-27、图 1-28）。每个鼻甲的下方为相应的鼻道，分别称上、中、下鼻道。上鼻甲后上方与蝶骨体之间的浅窝称蝶筛隐窝。骨性鼻腔前方的开口称梨状孔，后方开口称鼻后孔。

（3）鼻旁窦：为额骨、筛骨、蝶骨和上颌骨内的含气空腔，共有 4 对，位于鼻腔周围并与其相通。

（四）新生儿颅骨的特征

视频——新生儿颅骨

胎儿时期由于脑及感觉器官发育早，而咀嚼和呼吸器官，尤其是鼻旁窦尚不发达，所以脑颅比面颅大得多。新生儿面颅占全颅的 1/8，而成人为 1/4。从颅顶观察，新生儿颅呈五角形。额骨正中缝尚未愈合，额窦尚未发育，眉弓及眉间不明显。颅顶各骨尚未完全发育，骨缝间充满纤维组织膜，在多骨交接处，间隙的膜较大，称颅囟。前囟（额

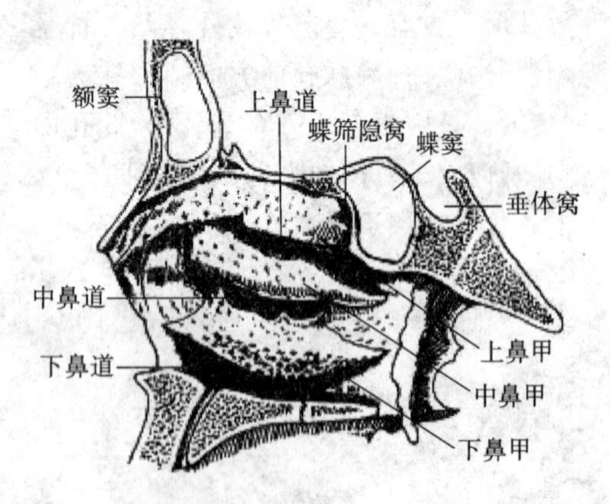

图 1-27　骨性鼻腔的外侧壁

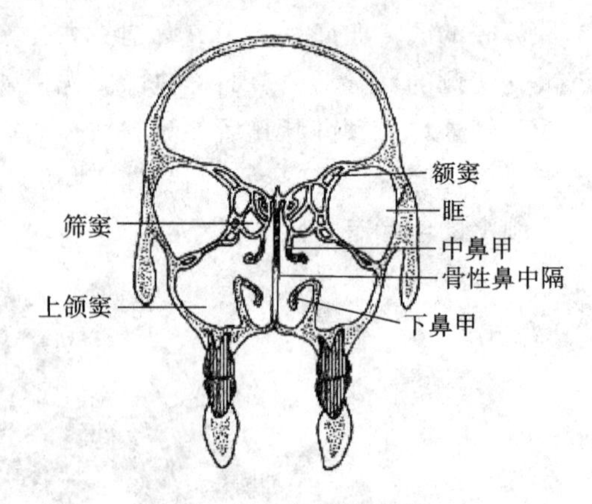

图 1-28　颅(冠状面)

囟)最大,呈菱形,位于矢状缝与冠状缝相接处。后囟(枕囟)位于矢状缝与人字缝汇合处,呈三角形。另外,还有顶骨前下角的蝶囟和顶骨后下角的乳突囟。前囟在出生后1～2年闭合,其余各囟都在出生后不久闭合(图 1-29)。

从出生到7岁是颅的生长期,此期颅生长最快,因牙和鼻旁窦相继出现,面颅迅速扩大。从7岁到性成熟期是相对静止期,颅生长缓慢,但逐渐出现性别差异。性成熟期至25岁为成长期,性别差异更加明显,额部向前凸出,眉弓、乳突和鼻旁窦发育迅速,下颌角显著,骨面的肌和筋膜附着痕迹明显。

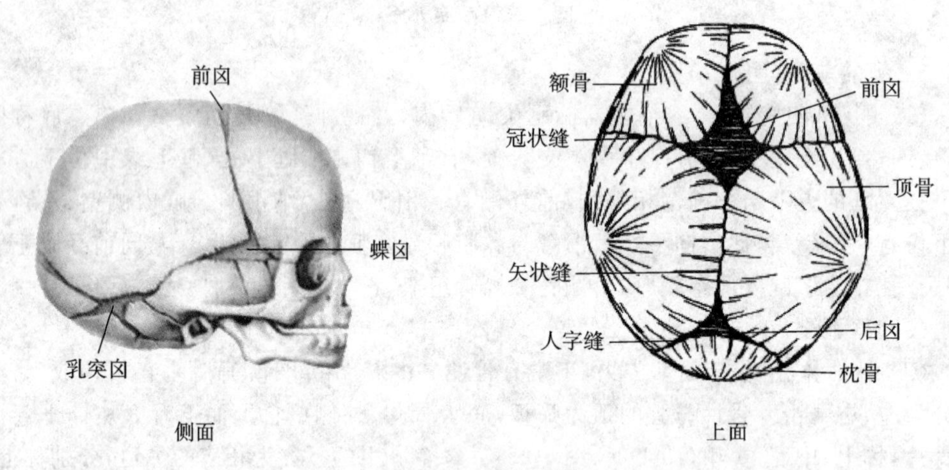

图 1-29　新生儿颅

视频——颅骨的连结

(五) 颅骨的连结

颅骨之间多以缝或软骨直接相连,而下颌骨与颞骨之间以颞下颌关节相连,舌骨与颅骨之间以韧带相连。

颞下颌关节(temporomandibular joint)由颞骨的下颌窝、下颌骨的下颌头及关节结节构成(图 1-30)。关节囊松弛,囊外有外侧韧带加强。关节腔内有一关节盘,将关节腔分为上、下两个空间。两侧颞下颌关节联合运动,可使下颌骨上提(闭口)、下降(张口)、前移、后退和侧移。张口过大且关节囊过分松弛时,下颌头可滑脱至关节结节前方,造成颞下颌关节脱位。

四、四肢骨及其连结

人类由于身体直立，上肢成为灵活的劳动器官，故上肢骨纤细轻巧，关节灵活；下肢的功能主要是支持和移动身体，因而下肢骨粗大坚实，关节稳固。

（一）上肢骨及其连结

视频——上肢骨

1. 上肢骨 上肢骨包括锁骨、肩胛骨、肱骨、桡骨、尺骨和手骨，共计 64 块。

(1) 锁骨(clavicle)(图 1-31)：位于颈、胸交界处，呈"～"形。锁骨内侧 2/3 凸向前，外侧 1/3 凸向后，中、外 1/3 交界处易发生骨折。锁骨的内侧端圆钝称胸骨端，与胸骨柄构成胸锁关节；外侧端扁平称肩峰端，与肩胛骨的肩峰构成肩锁关节。

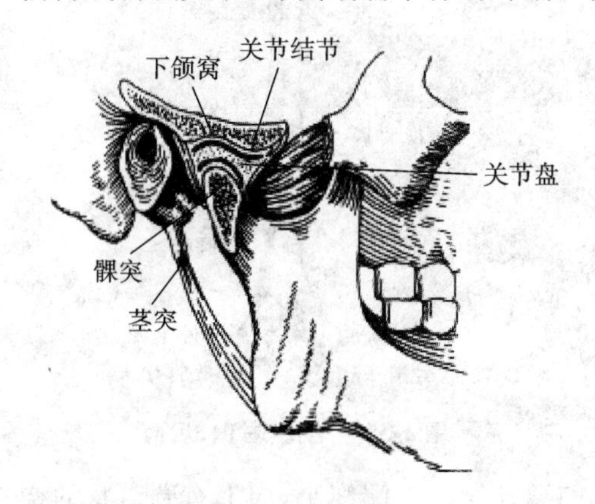

图 1-30 颞下颌关节

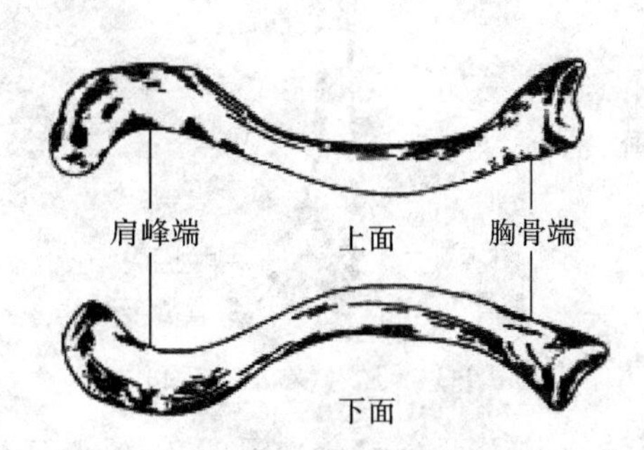

图 1-31 锁骨(右侧)

(2) 肩胛骨(scapula)(图 1-32、图 1-33)：位于胸廓背外侧上方，略呈三角形，分两面、三缘和三角。肩胛骨前面微凹称为肩胛下窝。后面有一斜向外上方的骨嵴称肩胛冈，其末端向外延伸的扁平突起称肩峰，是肩部最高点。肩胛冈的上、下各有一凹陷，分别称冈上窝和冈下窝。肩胛骨的内侧缘较薄；外侧缘钝厚；上缘短薄，其外侧端有一弯向前外方的指状突起称喙突。肩胛骨的外侧角肥大，有一朝向外侧的浅窝，称关节盂，与肱骨头构成肩关节。肩胛骨的上角平对第 2 肋，下角平对第 7 肋或第 7 肋间隙，常作为背部计数肋和肋间隙的标志。

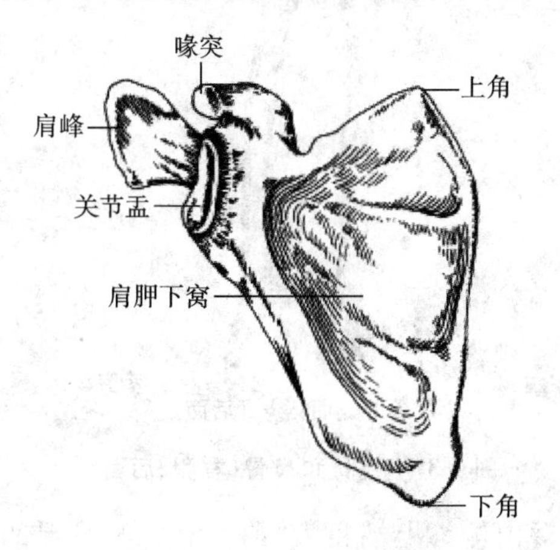

图 1-32 肩胛骨(右侧、前面)

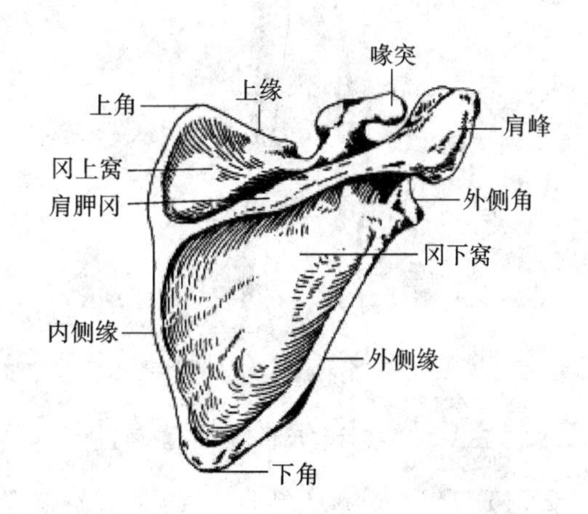

图 1-33 肩胛骨(右侧、后面)

(3) 肱骨(humerus)(图1-34、图1-35):位于臂部,典型的长骨,分一体两端。上端膨大,其内上部呈半球形,称肱骨头,与肩胛骨关节盂形成关节。肱骨头的前外侧有两个隆起,分别称小结节和大结节。上端与肱骨体交界处较细,称外科颈,是骨折的好发部位。肱骨体中部的前外侧面有一粗糙微隆区,称三角肌粗隆,其后方有一条自内上斜向外下的浅沟,为桡神经沟。肱骨下端较宽扁,外侧部前面有呈半球形的肱骨小头,内侧部有肱骨滑车。下端两侧各有一个突起,称内上髁和外上髁。

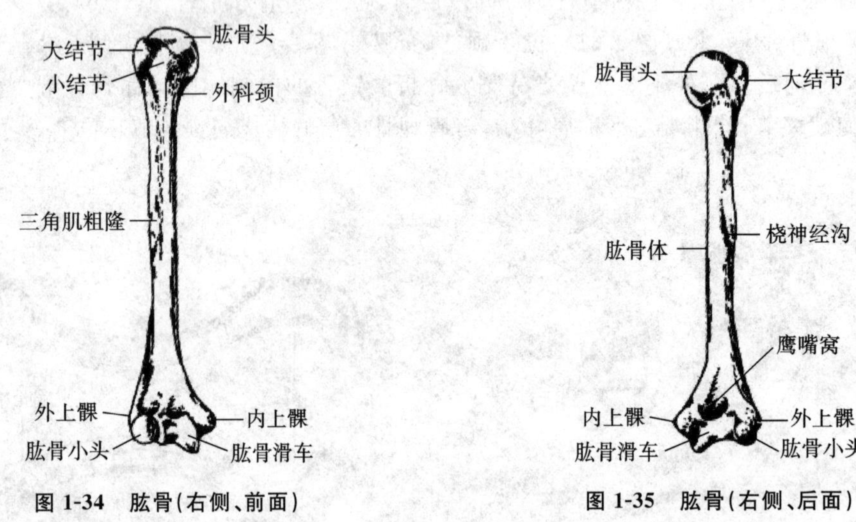

图1-34　肱骨(右侧、前面)

图1-35　肱骨(右侧、后面)

(4) 桡骨(radius)(图1-36、图1-37):位于前臂外侧。上端细小,向上有圆盘状的桡骨头,其上面有关节凹,与肱骨小头形成关节;周围有环状关节面,与尺骨形成关节。头下方略细为桡骨颈。桡骨颈的内下侧有突起的桡骨粗隆。桡骨下端膨大,下面有腕关节面,与腕骨形成关节;内侧面有一凹面称尺切迹,与尺骨头形成关节;外侧向下的突起称桡骨茎突,在体表易摸到。

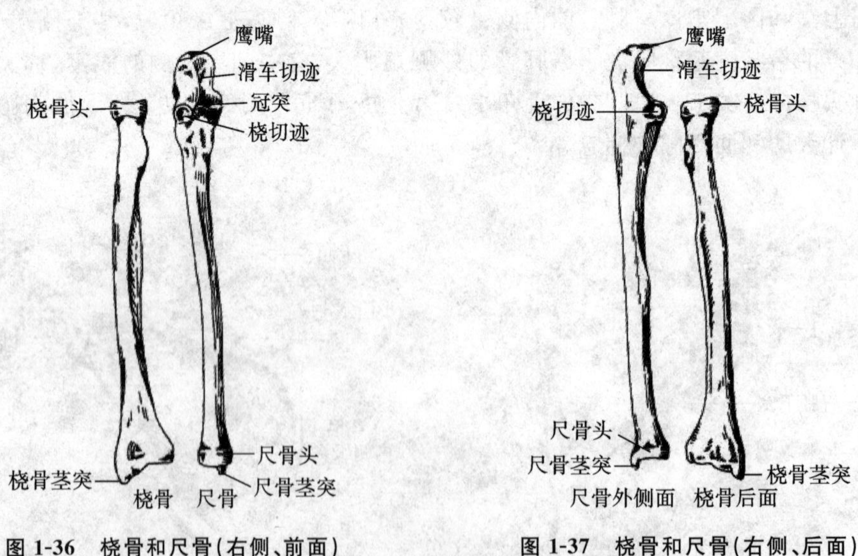

图1-36　桡骨和尺骨(右侧、前面)

图1-37　桡骨和尺骨(右侧、后面)

(5) 尺骨(ulna)(图1-36、图1-37):位于前臂内侧。上端粗大,前面有一半月形凹陷称滑车切迹,与肱骨滑车形成关节。滑车切迹后上方的突起为鹰嘴,在体表易摸到;

前下方的突起为冠突。冠突外侧面有桡切迹，与桡骨头环状关节面形成关节。冠突下方的粗糙隆起称尺骨粗隆。尺骨下端为尺骨头，与桡骨的尺切迹形成关节。尺骨头的后内侧向下的锥状突起，称尺骨茎突。

（6）手骨：手骨包括腕骨、掌骨和指骨（图 1-38）。

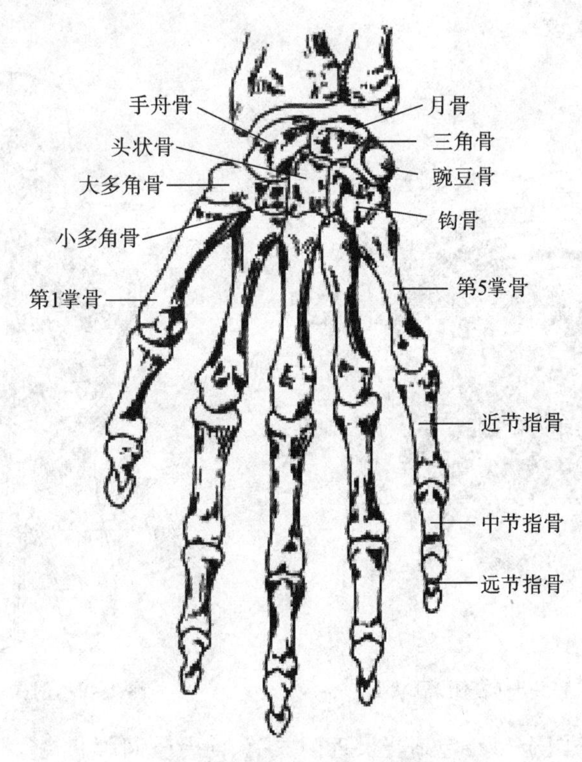

图 1-38 手骨（右侧、前面）

①腕骨（carpal bones）：属短骨，共 8 块，排列成近、远两列。由桡侧向尺侧，近侧列依次是手舟骨、月骨、三角骨和豌豆骨；远侧列为大多角骨、小多角骨、头状骨和钩骨。②掌骨（metacarpal bones）：属长骨，共 5 块，由桡侧至尺侧，依次为第 1～5 掌骨。掌骨的近端为底，接腕骨；中间为体；远端为头，与指骨形成关节。③指骨（phalanges of fingers）：属长骨，共 14 块。除拇指为 2 块外，其余各指均为 3 块，分别称为近节指骨、中节指骨和远节指骨。

2. 上肢骨的连结 除胸锁关节和肩锁关节外，主要有以下几个。

视频——上肢骨的连结

（1）肩关节（shoulder joint）（图 1-39）：由肱骨头与肩胛骨关节盂构成。肩关节的形态特点如下：肱骨头大，关节盂浅而小（虽附于其周缘的关节唇使关节盂略增大加深，仍仅能容纳肱骨头的 1/4～1/3），关节囊薄而松弛。囊内有肱二头肌长头腱从肱骨头前上方跨过。关节囊的前、后、上壁都有腱纤维编入而使其加强，唯下壁薄弱，因此肩关节损伤或脱位时肱骨头常从下壁脱出。

肩关节是人体运动幅度最大、最灵活的关节，可做屈、伸、收、展、旋内、旋外和环转运动。

（2）肘关节（elbow joint）（图 1-40）：由肱骨下端与桡、尺骨的上端共同构成，包括 3 组关节：肱骨滑车与尺骨的滑车切迹构成的肱尺关节，肱骨小头与桡骨头关节凹构成的肱桡关节，以及桡骨头环状关节面与尺骨桡切迹构成的桡尺近侧关节。这3组关节包在一个关节囊内，共用一个关节腔。肘关节囊前、后壁薄而松弛，内、外侧壁厚而紧张，并有韧带增强。此关节可做屈、伸运动。伸肘时，肱骨内、外上髁和尺骨鹰嘴三者位于一条直线上；屈肘时，三者成一等腰三角形。在肘关节脱位时，尺骨鹰嘴常向后上方移位，三者的关系发生改变。

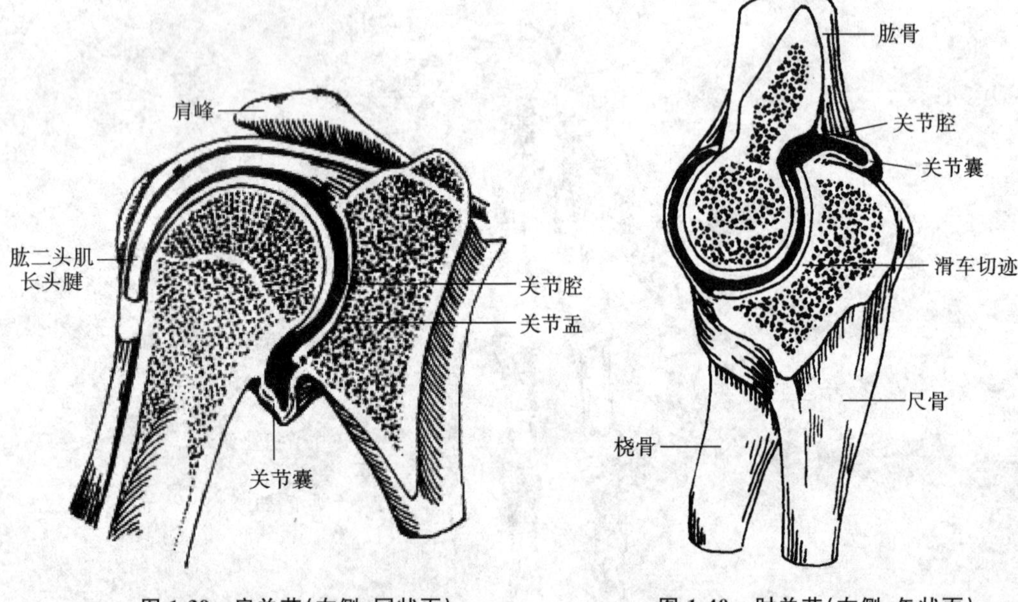

图1-39　肩关节(右侧、冠状面)　　图1-40　肘关节(右侧、矢状面)

(3) 桡尺连结(图1-41)：包括桡尺近侧关节、前臂骨间膜和桡尺远侧关节。桡尺近侧关节是肘关节的一部分。前臂骨间膜是连结桡骨体与尺骨体相对缘的坚韧纤维膜。桡尺远侧关节由桡骨的尺切迹及尺骨头下方的关节盘与尺骨头构成。桡尺近侧关节和桡尺远侧关节必须同时运动，运动时可使前臂旋前、旋后。

(4) 手关节(图1-42)：包括桡腕关节、腕骨间关节、腕掌关节、掌骨间关节、掌指关节和指骨间关节。

桡腕关节(radiocarpal joint)：也称腕关节，由桡骨下端的腕关节面、尺骨头下方的关节盘与手舟骨、月骨、三角骨的近侧关节面构成。关节囊松弛，周围有韧带加强，可做屈、伸、收、展和环转运动。

腕骨间关节位于各相邻腕骨之间，活动度很小。腕掌关节由远侧列腕骨与5块掌骨的底构成；其中拇指腕掌关节可做屈、伸、收、展和对掌运动，其他4个腕掌关节活动度很小。掌指关节由掌骨头与近节指骨底构成，可做屈、伸、收、展及环转运动。指骨间关节连接相邻指骨，只能做屈、伸运动。

视频——下肢骨

(二) 下肢骨及其连结

1. 下肢骨　下肢骨包括髋骨、股骨、髌骨、胫骨、腓骨和足骨，共计62块。

(1) 髋骨(hip bone)(图1-43、图1-44)：属不规则骨，位于盆部。髋骨由髂骨、耻骨和坐骨构成，16岁左右完全融合。三骨融合处有一深窝，称髋臼，其前下方有一卵圆形大孔，称闭孔。

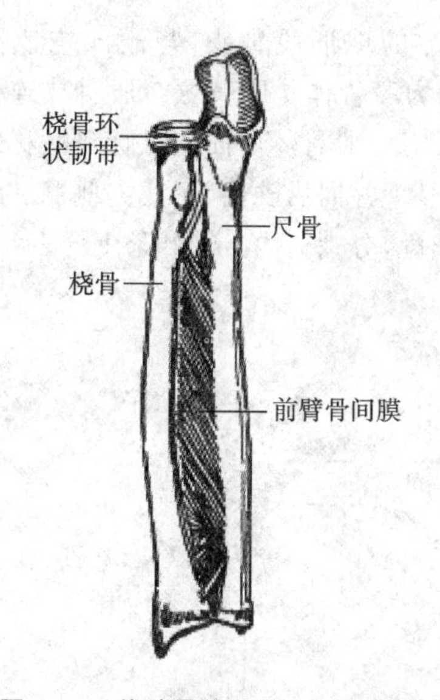

图 1-41 前臂骨的连结(右侧、前面)

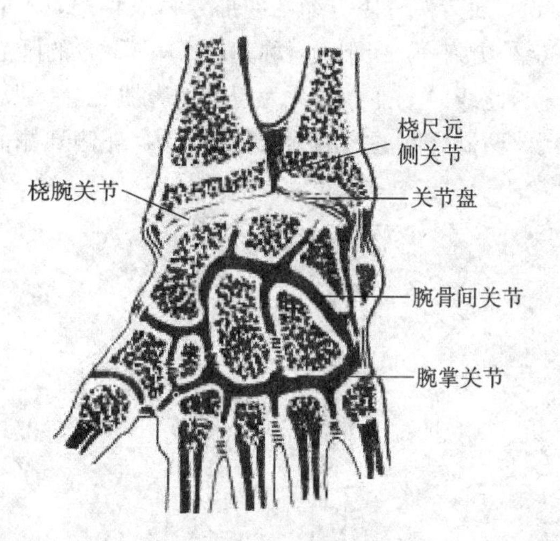

图 1-42 手关节(右侧、冠状面)

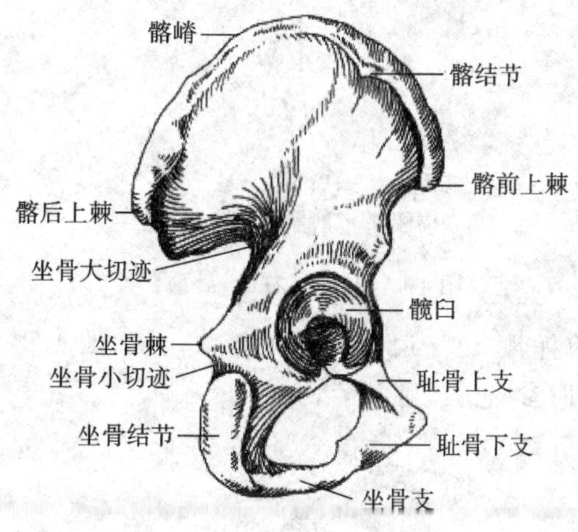

图 1-43 髋骨(右侧、外面)

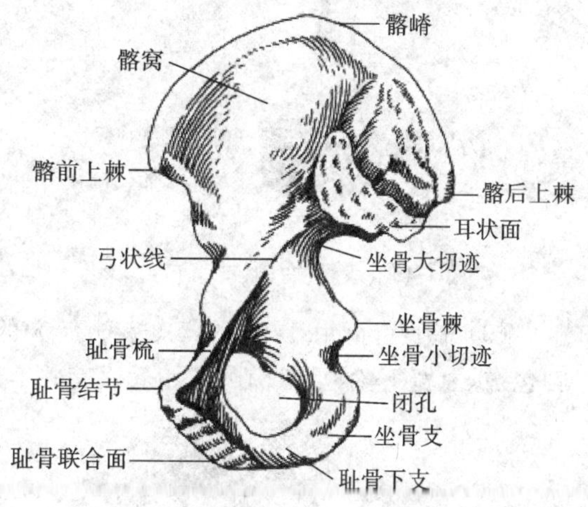

图 1-44 髋骨(右侧、内面)

髂骨位于髋骨的上部,分为体和翼两个部分。髂骨翼的上缘肥厚,称髂嵴。两侧髂嵴最高点的连线,约平对第 4 腰椎棘突,是腰椎穿刺时的定位标志。髂嵴前、后端的突起,分别称为髂前上棘和髂后上棘。髂嵴外缘有一突起称髂结节。髂骨翼的内面微凹称髂窝;其后下方有粗糙的耳状面,与骶骨的耳状面构成骶髂关节。髂窝下界有圆钝骨嵴,称弓状线。

坐骨位于髋骨的后下部,分为体和支两个部分,两者移行处的后部有粗糙的坐骨结节,位于坐骨最低部,体表易摸到。坐骨结节后上方的尖形突起称坐骨棘,坐骨棘的上、下方各有一切迹,分别称坐骨大切迹和坐骨小切迹。

耻骨位于髋骨的前下部,分为体、上支和下支。耻骨上、下支移行处的内侧面粗糙,为耻骨联合面。耻骨上支上面有一条锐嵴,为耻骨梳,其后端与弓状线相续,前端终于耻骨结节。耻骨结节与耻骨联合面之间的上缘粗钝,称耻骨嵴。

(2) 股骨(femur)(图 1-45、图 1-46):位于大腿内,是人体最长、最粗壮的长骨,其长度约占体长的1/4,分一体两端。上端有朝向内上方的球形股骨头,与髋臼构成髋关节。股骨头外下方缩细的部分为股骨颈,股骨颈以下为股骨体。股骨颈与股骨体连接部上外方有一方形隆起,称大转子,内下方的隆起称小转子。股骨体后面的纵行骨嵴称为粗线,此线向上外方延续为粗糙的臀肌粗隆。股骨下端膨大并向后凸出,形成内侧髁和外侧髁,两髁之间的凹陷称髁间窝。内、外侧髁侧面最凸出处,分别为内上髁和外上髁。

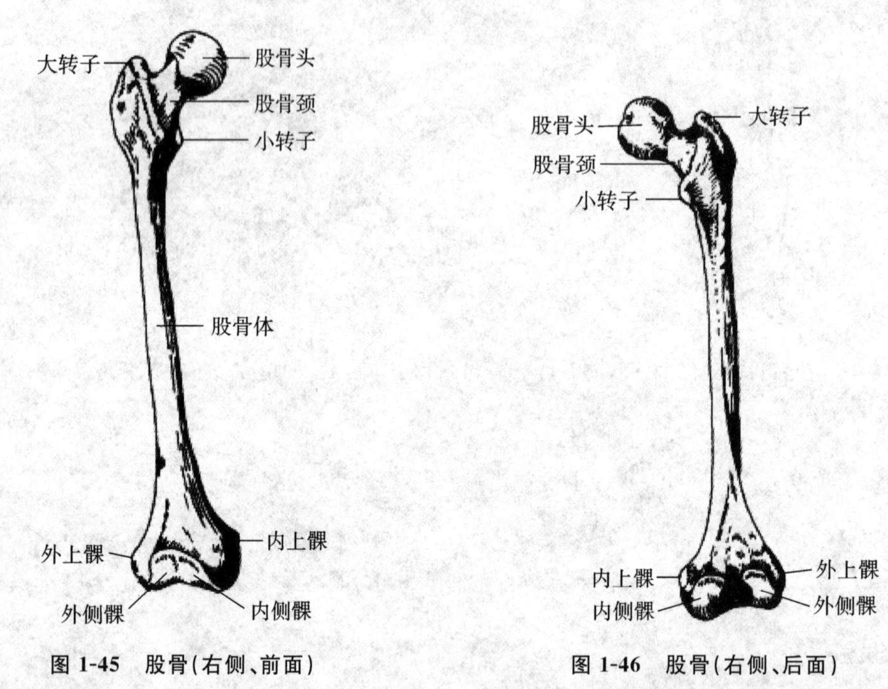

图 1-45　股骨(右侧、前面)　　**图 1-46　股骨(右侧、后面)**

(3) 髌骨(patella)(图 1-47):人体最大的籽骨,位于股骨下端的前面,由股四头肌腱包被,上宽下尖,呈扁椭圆形。后面有关节面参与构成膝关节。

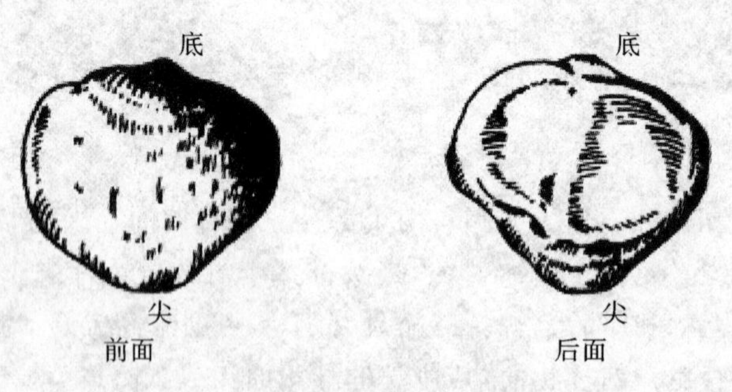

图 1-47　髌骨(右侧)

(4) 胫骨(tibia)(图 1-48、图 1-49):位于小腿内侧,为粗壮的长骨。上端粗大,向两侧凸出,称内侧髁和外侧髁,两髁上面均有微凹的关节面,分别与股骨内、外侧髁形成关节。外侧髁后下方有腓关节面,与腓骨头形成关节。上端前面的隆起为胫骨粗隆。胫骨下端略膨大,其内下方有一突起,称为内踝。下端下面和内踝外侧面有关节面与距骨形成关节。

(5) 腓骨(fibula)(图 1-48、图 1-49):位于小腿外侧,细长。上端略膨大,称腓骨头,有关节面与胫骨的腓关节面形成关节。下端膨大称外踝,其内侧有外踝关节面,与距骨

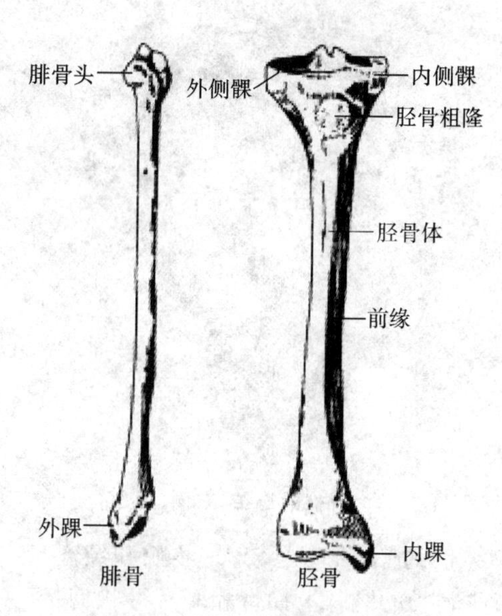

图 1-48 胫骨和腓骨(右侧、前面)

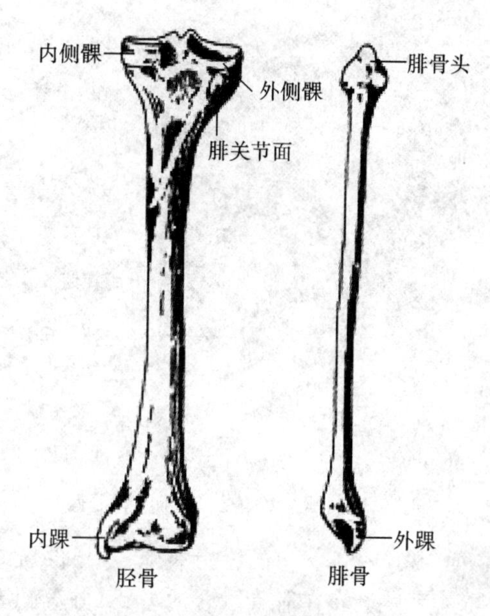

图 1-49 胫骨和腓骨(右侧、后面)

形成关节。

(6) 足骨:包括跗骨、跖骨和趾骨(图 1-50)。

①跗骨:属短骨,共 7 块。位于胫、腓骨下方的为距骨。位于距骨前方的是足舟骨。足舟骨前面有 3 块并列的骨,分别为内侧楔骨、中间楔骨和外侧楔骨。距骨的后下方是跟骨,跟骨后端隆突,称跟骨结节。跟骨的前方为骰骨。

②跖骨:属长骨,共 5 块,自内向外,依次为第 1～5 跖骨。跖骨的近端为底,接跗骨;中间为体;远端为头,与趾骨形成关节。

③趾骨:属长骨,共 14 块。踇为 2 块,其余各趾均为 3 块。趾骨的命名与指骨相同。第 5 趾的远节指骨很小,往往与中节指骨相融合。

2. 下肢骨的连结

(1) 髋骨的连结:两侧髋骨的后部借骶髂关节、韧带与骶骨相连;前部借耻骨联合相互连结(图 1-51、图 1-52)。

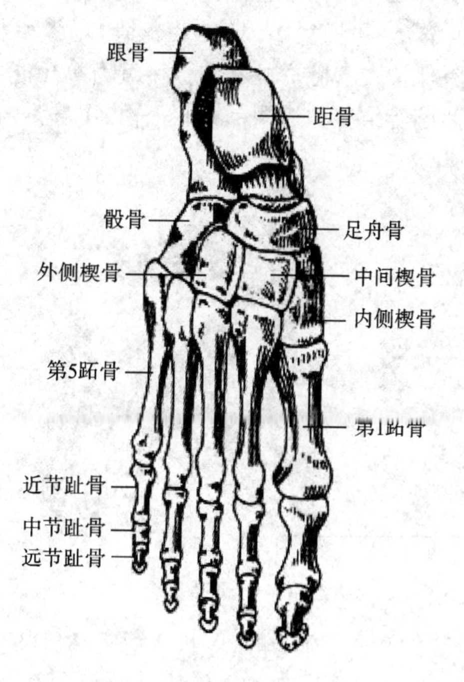

图 1-50 足骨(右侧、上面)

视频——下肢骨的连结

①骶髂关节(sacroiliac joint):由骶骨、髂骨的耳状面构成,关节囊厚而坚韧,其前、后均有韧带加强,十分稳固,以利支持体重。产妇分娩时骶髂关节能做小幅度运动,使骨盆腔稍扩大。在骶髂关节的后方,有两条强大的韧带。骶、尾骨的侧缘至坐骨结节的韧带呈扇形,称骶结节韧带;骶、尾骨侧缘至坐骨棘的韧带称骶棘韧带。这两条韧带与坐骨大、小切迹分别围成坐骨大孔和坐骨小孔。②耻骨联合(pubic symphysis):由两侧耻骨联合面借耻骨间盘连结构成,上、下方均有韧带加强。耻骨间盘由纤维软骨构成,

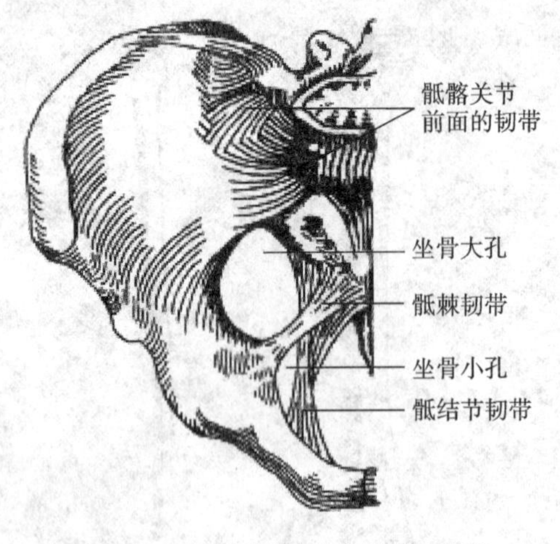

图 1-51　骨盆的连结（右侧、前上面）

图 1-52　骨盆的连结（右侧、后面）

其内有一矢状位的纵行裂隙，女性的耻骨间盘较男性的厚，裂隙也较大，孕妇和经产妇尤为显著。在耻骨联合的上、下方分别有连结两侧耻骨的耻骨上韧带和耻骨弓状韧带。耻骨联合的活动甚微，但在分娩过程中，耻骨间盘内裂隙增宽，以增大骨盆的径线（图 1-53）。③骨盆（pelvis）：由骶骨、尾骨和左、右髋骨以及其间的骨连结构成（图 1-54），具有保护骨盆腔内脏器和传递重力等功能。人体直立时，骨盆向前倾斜，两侧髂前上棘与两耻骨结节位于同一冠状面内，尾骨尖与耻骨联合上缘位于同一水平面上。

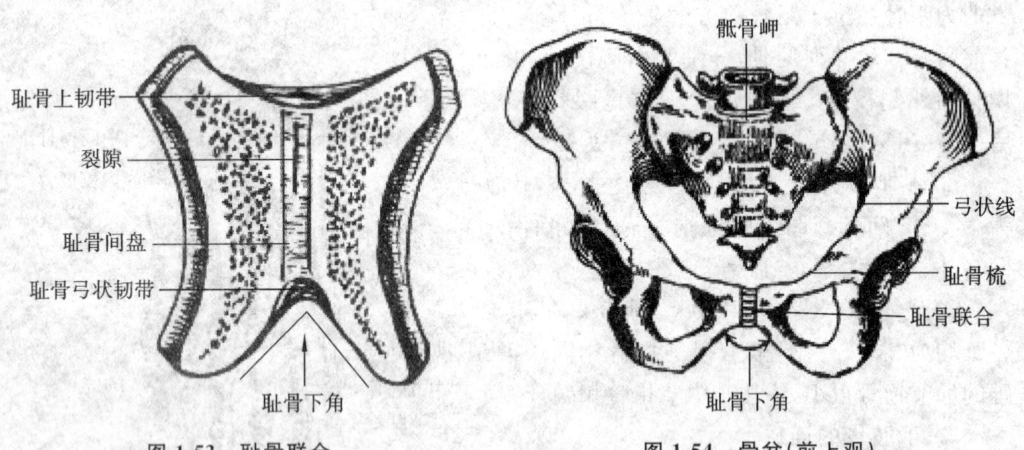

图 1-53　耻骨联合　　图 1-54　骨盆（前上观）

骨盆被骶骨岬、弓状线、耻骨梳、耻骨结节至耻骨联合上缘所围成的界线分为上部的大骨盆和下部的小骨盆。大骨盆由界线上方的髂骨翼和骶骨构成。骨盆向前倾斜，故大骨盆几乎没有前壁。小骨盆有上、下两口，上口即界线，下口由尾骨尖、骶结节韧带、坐骨结节、坐骨支、耻骨下支和耻骨联合下缘围成。两侧坐骨支和耻骨下支连成耻骨弓，其间的夹角称耻骨下角。骨盆上、下口之间的腔称骨盆腔。小骨盆腔也称为固有盆腔，该腔内有直肠、膀胱和部分生殖器官。小骨盆腔是一前壁短、侧壁和后壁较长的弯曲通道，其中轴为骨盆轴，分娩时，胎儿循此轴娩出。

视频——骨盆的组成解剖实验

骨盆是躯干与自由下肢之间的骨性成分，起着传导重力和支持、保护盆腔脏器的作用。人体直立时，体重自第 5 腰椎、骶骨经两侧的骶髂关节、髋臼传导至两侧的股骨头，

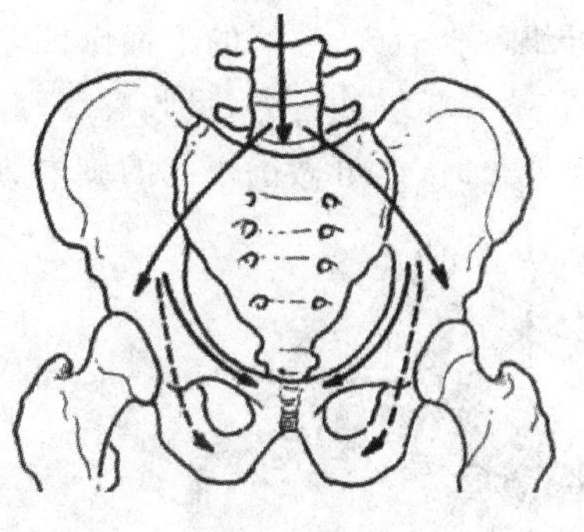

图 1-55 骨盆的力传导方向

再由股骨头往下传导至下肢，这种弓形的力传递线称为股骶弓。当人在坐位时，重力由骶髂关节传导至两侧坐骨结节，此种弓形的力传递线称为坐骶弓。骨盆前部还有两条约束弓，以防止上述两弓向两侧分开。一条在耻骨联合处连结两侧耻骨上支，可防止股骶弓被压挤。另一条为两侧耻骨、坐骨下支连成的耻骨弓，能约束坐骶弓不致散开。约束弓不如重力弓坚强有力，外伤时，约束弓的耻骨上支较下支更易骨折(图 1-55)。

骨盆的性别差异：由于女性骨盆要适应妊娠、分娩的需要，与男性骨盆比较，其形态有明显的差别(表 1-1)。

表 1-1 男、女性骨盆形态的差别

项　目	男　性	女　性
骨盆外形	较窄长	较宽短
骨盆上口	心形	较大，近似圆形
骨盆下口	较狭小	较宽大
骨 盆 腔	高而窄，呈漏斗形	短而宽，呈圆桶形
耻骨下角	70°～75°	90°～100°

(2) 髋关节(hip joint)(图 1-56)：由髋臼和股骨头构成。股骨头大，髋臼深，关节囊厚而坚韧，股骨颈除其后面的外侧部 1/3 外，均被包入囊内，故股骨颈骨折有囊内、囊外之分。关节囊外有韧带增强，其中位于囊前壁的髂股韧带最为强大，它限制髋关节过度后伸，对维持人体直立姿势有重要作用。关节囊内有股骨头韧带，连于股骨头与髋臼横韧带之间，内有营养股骨头的血管通过。

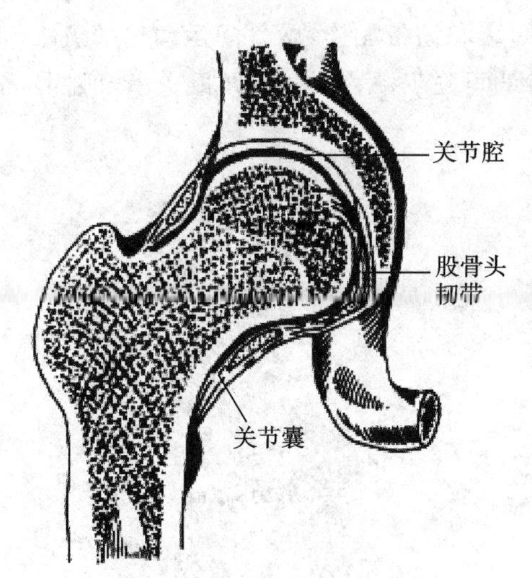

图 1-56 髋关节(右侧、冠状面)

髋关节可做屈、伸、收、展、旋内、旋外和环转运动。但由于股骨头深藏于髋臼内，关节囊紧张而坚韧，韧带又强大，故其运动幅度远比肩关节小，但具有较大的稳固性，以适应其承重和行走的功能。

(3) 膝关节(knee joint)(图 1-57、图 1-58)：由股骨下端、胫骨上端以及髌骨组成，是人体最大、最复杂的关节。关节囊薄而松弛，周围有韧带加强，关节囊前壁有强大的髌韧带，它是股四头肌肌腱从髌骨下缘延续至胫骨粗隆的部分。关节囊的两侧分别有胫侧副韧带和腓侧副韧带。关节囊内有牢固地连于股骨与胫骨之间的前、后交叉韧带，以及分别位于股骨与胫骨同名髁之间的内、外侧半月板。前交叉韧带可阻止胫骨向前移位，后交叉韧带可限制胫骨向后移位。内侧半月板呈“C”形，外侧半月板呈“O”形，均由纤维软骨构成；它们的上面微凹，下面平坦，外缘厚，内缘薄，使股骨、胫骨的关节面更为适应，并能缓冲压力，吸收震荡，起弹性垫作用。膝关节可做屈、伸运动；当膝关节处于半屈位时，还可做小幅度的旋内、旋外运动。

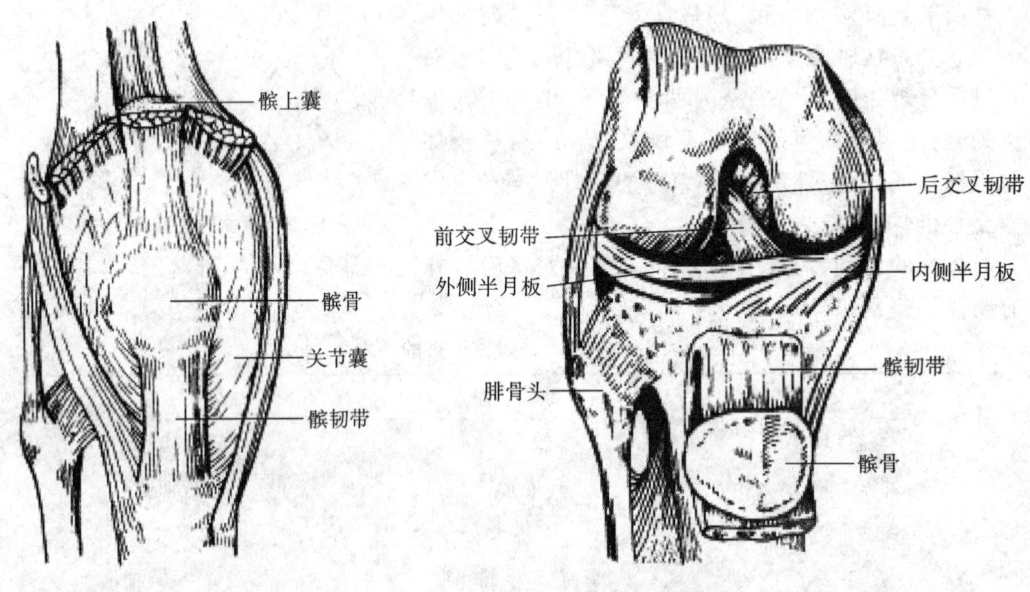

图 1-57 膝关节(右侧、前面)

图 1-58 膝关节囊内结构(右侧、前面)

(4) 胫腓连结(图 1-59)：胫、腓骨连结紧密，上端由腓骨头关节面与胫骨腓关节面构成微动的胫腓关节，体和下端分别以小腿骨间膜和韧带相连，两骨间运动幅度极小。

(5) 足关节(图 1-60)：包括距小腿关节、跗骨间关节、跗跖关节、跖趾关节和趾骨间关节。

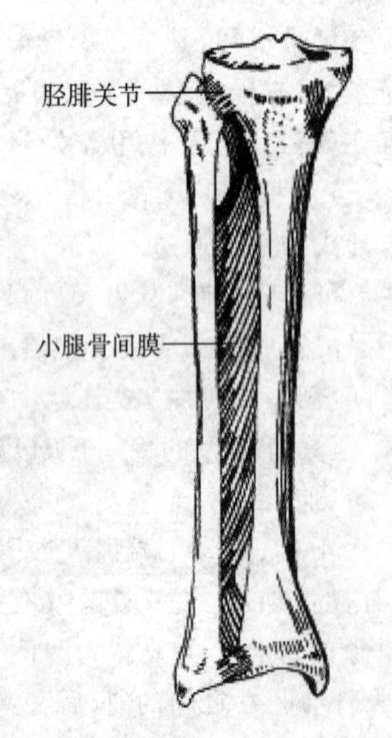

图 1-59 胫腓连结(右侧、前面)

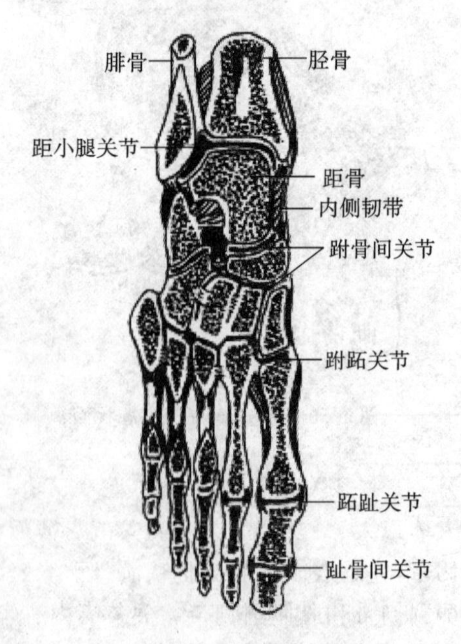

图 1-60 足关节(右侧、前面)

距小腿关节(talocrural joint)(又称踝关节)由胫、腓骨的下端和距骨组成。关节囊的前、后壁薄弱而松弛,但两侧壁都有韧带增强。内侧韧带较强大,外侧韧带较薄弱,在踝关节跖屈且足过度内翻时易发生损伤。踝关节可做背屈(伸)和跖屈(伸)运动;与跗骨间关节协同作用时,可使足内翻和外翻。足底转向内侧的运动称为内翻,足底转向外侧的运动称为外翻。

(6) 足弓:跗骨和跖骨借关节和韧带紧密相连,在纵、横方向上都形成凸向上方的弓形,称足弓(图 1-61)。足弓增加了足的弹性,在行走、跑跳和负重时,可缓冲地面对人体的冲击力,以保护体内器官。此外,足弓还能使足底血管、神经免受压迫。足弓主要由足底的韧带、肌腱等结构来维持。这些结构发育不良、慢性劳损或足部骨折,均可导致足弓塌陷,成为扁平足。

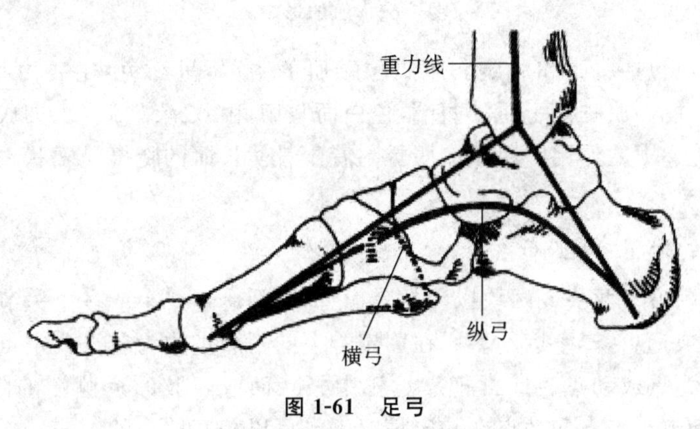

图 1-61　足弓

第三节　骨　骼　肌

、概述

骨骼肌(skeletal muscle)属横纹肌,在人体内广泛分布,共有 600 余块,约占成人体重的 40%,大多附着于骨骼,可以根据人的意志收缩或舒张。每块肌都具有一定的形态、结构和功能,含丰富的血管、淋巴管,受一定的神经支配,故每块肌都可看作一个器官。若肌的血液供应受阻或支配肌的神经遭受损伤,可分别引起肌的坏死或瘫痪。

(一) 肌的形态和构造

骨骼肌一般附着在骨骼上,其舒缩活动受意识控制,迅速而有力,但不持久,易疲劳,故称随意肌。骨骼肌的形态多种多样,可分长肌、短肌、扁肌和轮匝肌 4 种(图 1-62)。长肌的肌束与肌的长轴平行,呈长梭形或带状,收缩时明显缩短,能产生幅度较大的运动,多见于四肢。有些长肌的起端有两个或两个以上的头,称为二头肌、三头肌或四头肌。短肌短而小,具有明显的节段性,收缩幅度较小,多见于躯干深层。扁肌扁薄宽阔,除运动功能外,还有保护和支持体内器官的作用,多见于躯干浅层。轮匝肌呈环形,位于孔裂的四周,收缩时可关闭孔裂。

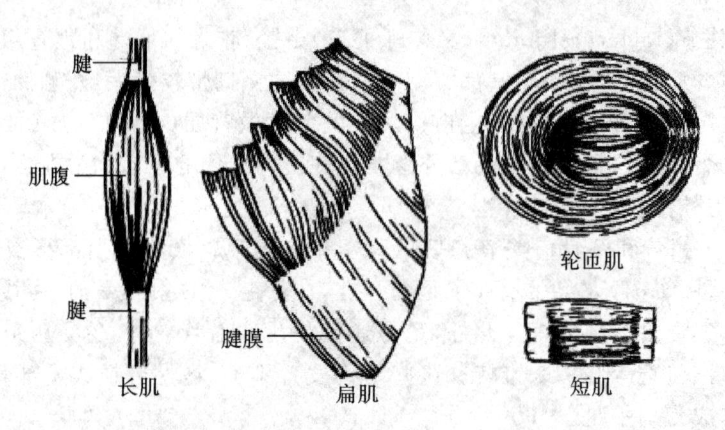

图 1-62　肌的形态

每块骨骼肌包括肌腹和肌腱。肌腹位于肌的中部，呈红色，主要由骨骼肌纤维构成，具有收缩功能。肌腱位于肌的两端，色白而坚韧，由致密结缔组织构成，没有收缩功能，主要发挥传递力的作用。肌腹借肌腱附着于骨。长肌的腱多呈索状，扁肌的腱呈薄片状，称腱膜。

（二）肌的起止和配布

肌的两端附着于两块或两块以上的骨面上，中间跨过一个或多个关节。肌收缩时，两骨位置靠近或远离，产生运动。肌在固定骨上的附着点称为起点或定点，在移动骨上的附着点称为止点或动点。通常把靠近正中矢状面或四肢的近侧端的附着点看作定点，另一端为动点。定点和动点在一定情况下是可以相互转换的。

肌的配布与关节的运动类型密切相关，在每一个运动轴的两侧配布有作用相反的两群肌，它们互称拮抗肌。例如，肘关节的前面有屈肌，后面有伸肌，它们既相互拮抗，又相互协调。当屈肌收缩时，伸肌舒张；而伸肌收缩时，屈肌舒张，这样才能协调地完成肘关节的屈、伸动作。在运动轴同侧，作用相同的肌称为协同肌。

（三）肌的辅助结构

肌的辅助结构包括筋膜、滑膜囊和腱鞘，具有保持肌的位置、减少运动时的摩擦及保护等功能。

1. 筋膜(fascia)　遍布全身，分浅筋膜和深筋膜两类(图 1-63)。

(1) 浅筋膜：位于皮肤深面，又称皮下筋膜，包被全身各处，由疏松结缔组织构成，内含脂肪、浅动脉、皮下静脉、浅淋巴管和皮神经等。浅筋膜具有保护深部的肌、血管、神经及维持体温的作用。

(2) 深筋膜：又称固有筋膜，位于浅筋膜的深面，包被体壁、四肢的肌肉以及血管、神经等。深筋膜深入肌群之间并附着于骨上，形成肌间隔；包绕肌群形成筋膜鞘，有利于肌群的独立活动。深筋膜包绕血管、神经，形成血管神经鞘。某些部位的深筋膜可作为肌的起点。

2. 滑膜囊(synovial bursa)　密闭的结缔组织囊，壁薄，内含滑液，多位于肌腱与骨面之间，可减小摩擦。

3. 腱鞘(tendinous sheath)　包绕长肌腱的鞘管，多位于手、足部，分为外周的纤维

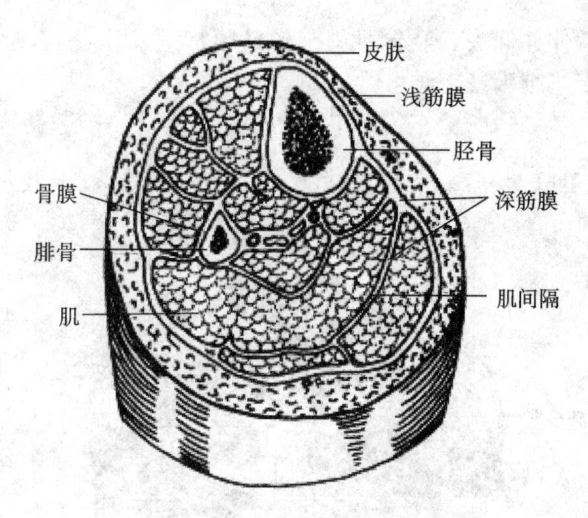

图 1-63　小腿横切面模式图(示筋膜)

层和其内的滑膜层。滑膜层又称腱滑膜鞘，呈双层套管状，内层包在肌腱的表面，外层贴于纤维层内面和骨面。内、外两层相互移行，围成一个封闭的腔隙，其内含有少量的滑液，使肌腱在腱滑膜鞘内能自由滑动。

二、躯干肌

躯干肌分为背肌、胸肌、膈、腹肌和会阴肌。会阴肌在生殖系统中描述。

(一) 背肌

视频——背肌

背肌位于躯干背面，分浅、深两群(图 1-64)。

1. 背浅层肌　起自脊柱的不同部位，止于上肢骨，主要有斜方肌和背阔肌等。

(1) 斜方肌(trapezius)：位于项部和背上部浅层，一侧呈三角形，两侧合成斜方形。斜方肌起自枕骨、项韧带和全部胸椎棘突，上、中、下三部肌束分别行向外下、外侧和外上，止于锁骨的外侧 1/3、肩峰和肩胛冈，收缩时使肩胛骨向脊柱靠拢。如肩胛骨固定，两侧斜方肌同时收缩可使头后仰。斜方肌瘫痪时，出现“塌肩”。

(2) 背阔肌(latissimus dorsi)：全身最大的扁肌，位于背下部和胸侧壁，起自下 6 个胸椎棘突、全部腰椎棘突、骶正中嵴以及髂嵴后份等处，肌束向外上方集中，止于肱骨小结节的下方，收缩时使上臂内收、旋内和后伸；当上肢上举固定时，可做引体向上。

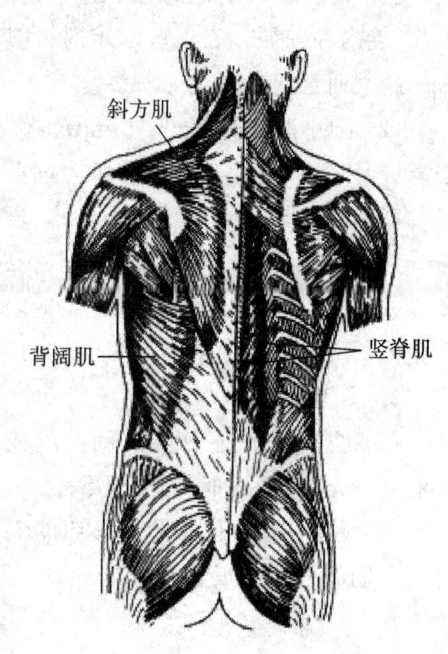

图 1-64　背肌

2. 背深层肌　位于脊柱两侧、背浅层肌深面。背深层肌中最重要的是竖脊肌(erector spinae)，它纵列于棘突两侧的沟内，起自骶骨背面及髂嵴的后部，向上分出三群肌束，沿途止于椎骨、肋骨，并上达颞骨乳突。竖脊肌对维持人体直立姿势起重要作用，收缩时使脊柱后伸并仰头。竖脊肌周围的筋膜特别发达，称胸腰筋膜，其浅层在腰部显著增厚，与背阔肌腱膜紧密结合。

视频——胸肌

（二）胸肌

胸肌（图 1-65）可分两群：一群起自胸廓，止于上肢骨，称胸上肢肌；另一群起止均在胸廓上，称胸固有肌。

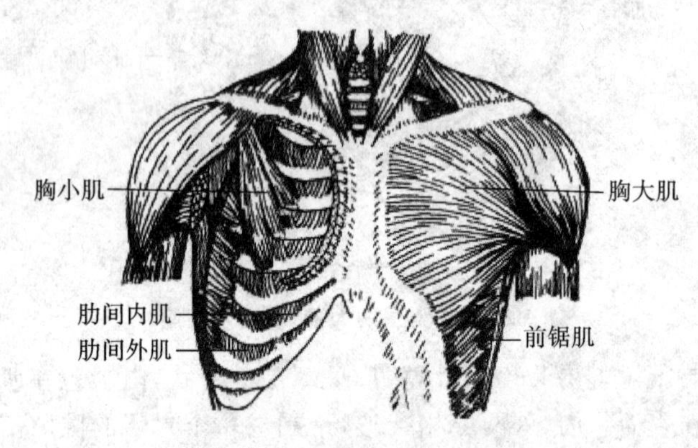

图 1-65 胸肌

1. 胸上肢肌

（1）胸大肌（pectoralis major）：位于胸前壁浅层，较宽厚，呈扇形，起自锁骨的内侧半、胸骨和第 1～6 肋软骨，肌束向外侧集中，止于肱骨大结节的下方。此肌收缩可使臂内收、旋内和前屈。当上肢固定时，此肌可上提躯干，与背阔肌共同完成引体向上的动作。胸大肌还可提肋助吸气。

（2）胸小肌（pectoralis minor）：位于胸大肌深面，呈三角形，起自第 3～5 肋骨，止于肩胛骨喙突，收缩时牵引肩胛骨向前下方运动。

（3）前锯肌（serratus anterior）：位于胸廓侧壁，起自第 1～8 肋，肌束斜向后上方，止于肩胛骨的内侧缘和下角，收缩时拉肩胛骨向前贴紧胸廓，下部肌束收缩使肩胛骨下角旋外，助臂上举。当肩胛骨固定时，此肌可提肋助深吸气。若前锯肌瘫痪，则肩胛骨下角向后突出，称为“翼状肩”。

2. 胸固有肌

（1）肋间外肌：位于各肋间隙的浅层，起自上位肋的下缘，肌束斜向前下方，止于下一肋骨的上缘，收缩时提肋助吸气。

（2）肋间内肌：位于肋间外肌的深面，起自下位肋的上缘，止于上位肋的下缘，肌束方向与肋间外肌相反，收缩时降肋助呼气。

视频——膈

（三）膈

膈（diaphragm）是一块向上膨隆成穹隆形的扁肌，位于胸、腹腔之间，构成胸腔的底和腹腔的顶。膈的周围为肌腹，中央为腱膜，称中心腱（图 1-66）。膈上有 3 个裂孔：位于第 12 胸椎体前方的是主动脉裂孔，内有主动脉和胸导管通过；在主动脉裂孔的左前上方，约第 10 胸椎水平有食管裂孔，有食管和迷走神经通过；在食管裂孔右前上方的中心腱内有腔静脉孔，约在第 8 胸椎水平，内有下腔静脉通过。

膈是主要的呼吸肌，收缩时膈穹隆下降，胸腔容积扩大，助吸气；松弛时膈穹隆升复原位，胸腔容积缩小，助呼气。

（四）腹肌

腹肌位于胸廓与骨盆之间，是腹壁的主要组成部分，可分前外侧群和后群（图 1-66、图 1-67）。

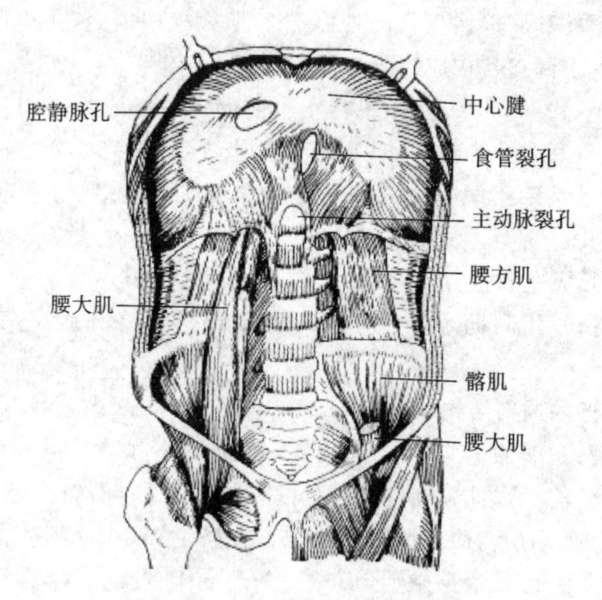

图 1-66 膈和腹后壁肌

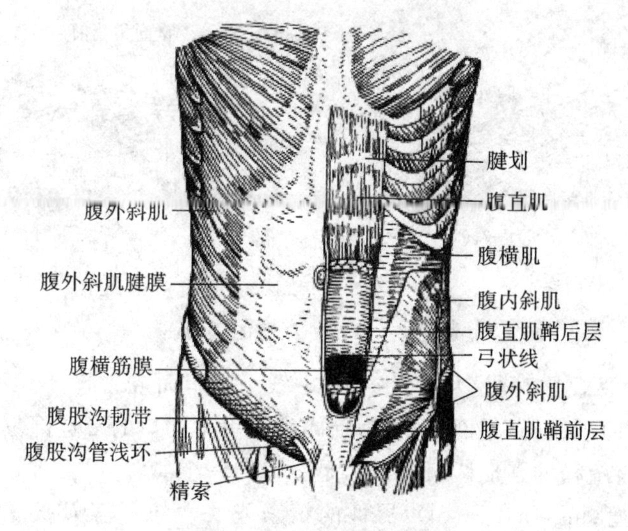

图 1-67 腹前外侧壁肌

1. 前外侧群 构成腹前外侧壁的肌群，包括三层扁肌和长带形的腹直肌。

（1）腹外斜肌（obliquus externus abdominis）：位于腹前外侧壁浅层的扁肌，起自下位 8 条肋骨的外面，肌束斜向前下方，移行为腱膜。腱膜的下缘卷曲增厚，连于髂前上棘和耻骨结节之间，称腹股沟韧带。在耻骨结节的外上方，腱膜形成一个三角形的裂孔，称腹股沟管浅（皮下）环。

(2) 腹内斜肌(obliquus internus abdominis):位于腹外斜肌的深面,起自胸腰筋膜、髂嵴和腹股沟韧带的外侧 1/2,肌束呈扇形,大部分肌束行向前上方,在腹直肌外侧缘附近移行为腱膜。腱膜的下部与其深面的腹横肌腱膜的相应部分结合,形成腹股沟镰(联合腱)。

(3) 腹横肌(transversus abdominis):位于腹内斜肌的深面,起自下位 6 条肋软骨内面、胸腰筋膜、髂嵴和腹股沟韧带的外侧 1/3,肌束横向内侧,在腹直肌外侧缘附近移行为腱膜。腱膜的下部参与构成腹股沟镰。

(4) 腹直肌(rectus abdominis):纵列于腹前壁正中线的两侧,上宽下窄,周围包有腹直肌鞘,起自耻骨联合和耻骨嵴,向上止于胸骨剑突和第 5～7 肋软骨前面。肌的全长被 3～4 条横行的结缔组织构成的腱划分成几个肌腹,腱划与腹直肌鞘的前层紧密结合。

2. 后群 有腰大肌和腰方肌,腰大肌在下肢肌中描述。腰方肌呈长方形,位于脊柱的两侧,起自髂嵴后部,向上止于第 12 肋,收缩时下降和固定第 12 肋,并使脊柱侧屈。

3. 腹前外侧壁的局部结构

(1) 腹直肌鞘:包裹腹直肌的纤维性鞘,由腹前外侧壁三层扁肌的腱膜构成(图 1-68)。腹直肌鞘分前、后两层。前层由腹外斜肌腱膜与腹内斜肌腱膜的前层构成,后层由腹内斜肌腱膜的后层与腹横肌腱膜构成。在脐下 4～5 cm 处,由于三层扁肌的腱膜均转至腹直肌的前面,故后层缺如,形成一条凸向上的弧形线,称弓状线。弓状线以下的腹直肌的后面直接与腹横筋膜相贴。

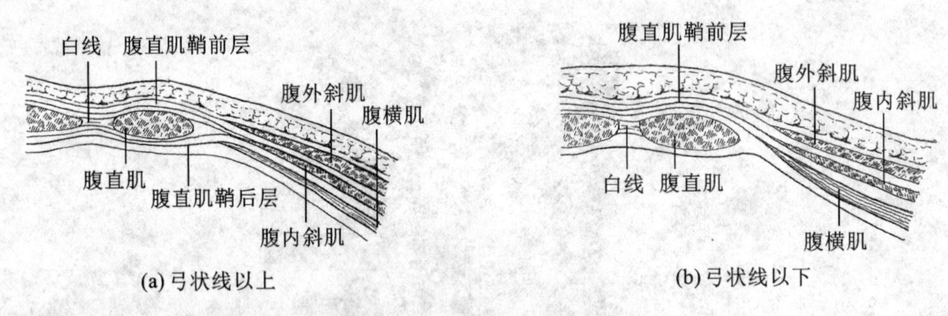

图 1-68 腹前外侧壁的横切面

(2) 白线:由两侧腹直肌鞘的纤维在正中线上交织而成。起自胸骨剑突,止于耻骨联合。白线坚韧而少血管,上部较宽,为临床腹部手术切口的常选部位。在白线近中点处即脐的周围,有疏松的圆形区,称脐环,是腹壁的一个薄弱点。

(3) 腹股沟管(inguinal canal):男性的精索或女性的子宫圆韧带所通过的腹前外侧壁下部肌和腱膜之间的潜在性裂隙,位于腹股沟韧带内侧半的上方,长 4～5 cm,是腹壁下部的一个薄弱区。腹股沟管有两口、四壁:内口称腹股沟管深(腹)环,位于腹股沟韧带中点上方约 1.5 cm 处,是腹横筋膜向外突出而形成的裂隙;外口即腹股沟管浅环。前壁是腹外斜肌腱膜和腹内斜肌,后壁是腹横筋膜和腹股沟镰,上壁是腹内斜肌和腹横肌的弓形下缘,下壁是腹股沟韧带。

三、头颈肌

(一) 头肌

头肌分面肌和咀嚼肌两个部分(图 1-69)。

1. 面肌 面肌位置表浅,位于面部和颅顶,大多起自颅骨,止于面部皮肤,收缩时牵动皮肤,显示各种表情,故又称表情肌。

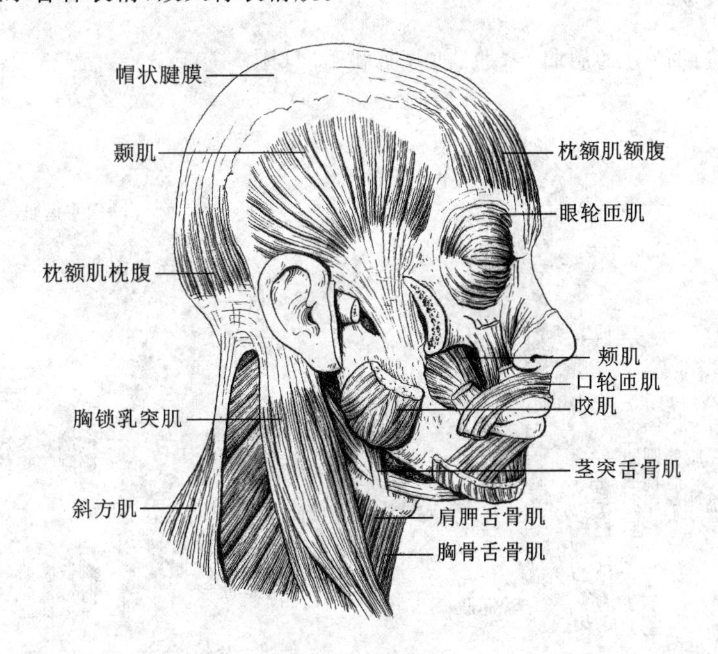

图 1-69 头颈肌

(1) 位于面部的面肌:多呈环形或辐射状,分布于睑裂、口裂和鼻孔的周围。环形肌有眼轮匝肌和口轮匝肌,收缩时分别闭合睑裂和口裂。辐射状肌主要分布在口唇的上、下方,可开大口裂或改变口裂的外形。在颊区深部有颊肌,收缩时使颊部紧贴牙,协助咀嚼和吸吮。

(2) 位于颅顶的面肌:枕额肌有两个肌腹,即额腹和枕腹,分别位于额部和枕部皮下,两肌腹之间以帽状腱膜相连。枕额肌额腹收缩可提眉并使额部皮肤出现皱纹。枕额肌枕腹收缩可向后牵拉帽状腱膜。

2. 咀嚼肌 咀嚼肌位于颞下颌关节的周围,包括咬肌、颞肌(图 1-69)、翼内肌和翼外肌。咬肌起自颧弓,止于下颌角的外面。咬肌、颞肌和翼内肌收缩可上提下颌骨。

(二) 颈肌

颈肌可分浅群和深群。

1. 浅群

(1) 颈阔肌(platysma):位于浅筋膜内,属于表情肌,薄而宽阔,有紧张颈部皮肤和下拉口角的作用。

(2) 胸锁乳突肌:位于颈外侧部,被颈阔肌遮盖,粗壮强劲,起自胸骨柄和锁骨的胸骨端，肌束斜向后上方，止于颞骨乳突。一侧胸锁乳突肌收缩，使头向同侧倾斜，面部转向对侧；两侧胸锁乳突肌同时收缩，使头后仰（图 1-69）。

2. 深群 颈深肌群主要有前、中、后斜角肌。它们均起自颈椎横突，前、中斜角肌止于第 1 肋，后斜角肌止于第 2 肋。前、中斜角肌与第 1 肋之间围成三角形的斜角肌间隙，内有锁骨下动脉和臂丛通过。

视频——上肢肌

四、上肢肌

上肢肌按部位分为肩肌、臂肌、前臂肌和手肌（图 1-70）。

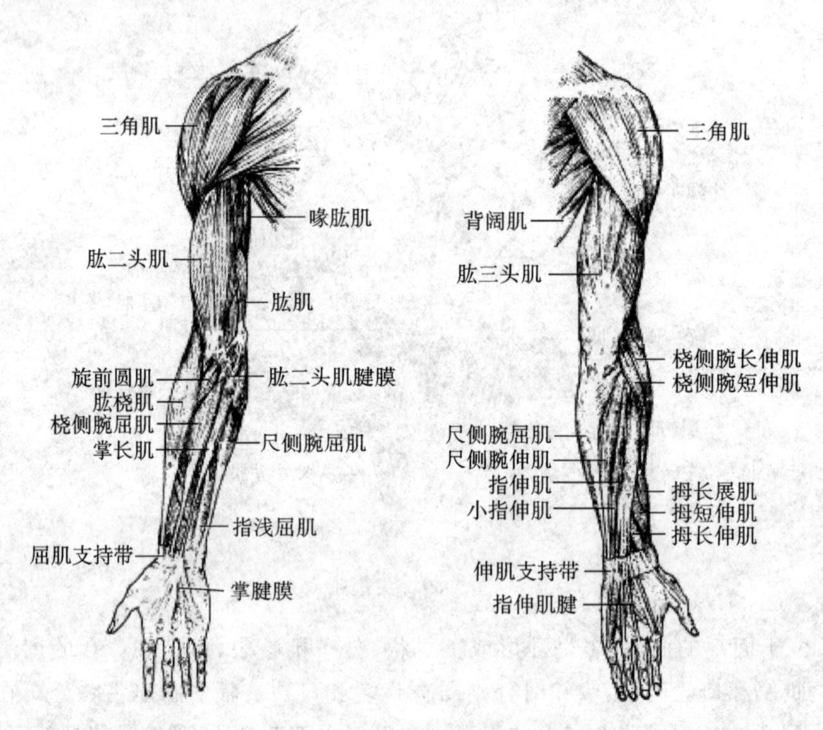

图 1-70 上肢肌（右侧）

（一）肩肌

肩肌配布于肩关节的周围，起自上肢带骨，止于肱骨的三角肌粗隆，能运动肩关节，并可增加肩关节的稳固性。肩肌主要有三角肌（deltoid），位于肩外侧部，呈三角形，形成肩部的膨隆外形。三角肌收缩使肩关节外展。

（二）臂肌

臂肌分前、后两群，配布于肱骨周围，前群是屈肌，后群是伸肌。

1. 前群 有浅层的肱二头肌及其深面的喙肱肌和肱肌。肱二头肌（biceps brachii）呈梭形，起端有长、短两头，长头起自肩胛骨关节盂的上方，经肩关节囊内下降，短头起自肩胛骨喙突，两头合成一个肌腹，向下移行为肌腱，止于桡骨粗隆。肱二头肌收缩可屈肘关节并使前臂旋后，还可协助屈肩关节。

2. 后群 肱三头肌（triceps brachii）起端有三个头，长头起自肩胛骨关节盂的下方，内侧头和外侧头起自肱骨的后面，三个头汇合后以扁腱止于尺骨鹰嘴。肱三头肌收缩时伸肘关节，长头还可使肩关节后伸和内收。

（三）前臂肌

前臂肌位于桡、尺骨的周围，分前、后两群，多数为起自肱骨下端（深层起自桡、尺骨及前臂骨间膜）的长肌，肌腱细长，向下止于腕骨、掌骨或指骨。前臂肌前群是屈肌和旋前肌，后群是伸肌和旋后肌。前臂肌的作用大多与其名称相一致。对于少数肌，名称不能提示其作用者则予以描述。

1. 前群 共 9 块肌，分四层排列。

第一层有 5 块肌，自桡侧向尺侧依次为肱桡肌、旋前圆肌、桡侧腕屈肌、掌长肌和尺侧腕屈肌。第二层为指浅屈肌。第三层有 2 块肌，即拇长屈肌和指深屈肌。第四层为旋前方肌，是方形的小肌。

2. 后群 共 10 块肌，分浅、深两层。

浅层有 5 块肌，由桡侧向尺侧依次为桡侧腕长伸肌、桡侧腕短伸肌、指伸肌、小指伸肌、尺侧腕伸肌。深层有 5 块肌，由外上向内下依次为旋后肌、拇长展肌、拇短伸肌、拇长伸肌、示指伸肌。

（四）手肌

手肌位于手的掌侧面，分为外侧群、内侧群和中间群。

1. 外侧群 较发达，位于手掌的外侧部，形成明显的隆起，称鱼际（thenar）。此群肌可使拇指做收、展、屈和对掌运动（拇指指腹与其他各指指腹相对的动作称对掌）。

2. 内侧群 位于手掌的内侧部，形成的隆起称小鱼际（hypothenar）。此群肌可使小指做屈、展和对掌运动。

3. 中间群 位于手掌心，包括蚓状肌和骨间肌。蚓状肌 4 块，可屈掌指关节、伸指骨间关节。骨间肌包括 3 块骨间掌侧肌和 4 块骨间背侧肌，它们分别使第 2、4、5 指做收和展运动（各指向中指靠拢称收，反之称展），并协助屈掌指关节、伸指骨间关节。

（五）上肢的局部结构

1. 腋窝 位于胸外侧壁与臂上部之间的锥形腔隙，有顶、底和四壁。腋窝的顶由第 1 肋、锁骨和肩胛骨的上缘围成，从颈部通向上肢的血管、神经等经此进入腋窝。底被筋膜和皮肤所封闭。四壁主要由肌构成。腋窝内除有血管、神经外，还有大量脂肪和淋巴结等。

2. 肘窝 位于肘关节前面，为尖朝向远侧的三角形凹窝，内有血管、神经和肱二头肌肌腱等。

五、下肢肌

视频——下肢肌

下肢肌按部位分为髋肌、大腿肌、小腿肌和足肌（图 1-71）。

（一）髋肌

髋肌分前、后两群，多数起自骨盆，跨过髋关节，止于股骨上部，主要运动髋关节。

1. 前群 主要有髂腰肌和阔筋膜张肌。

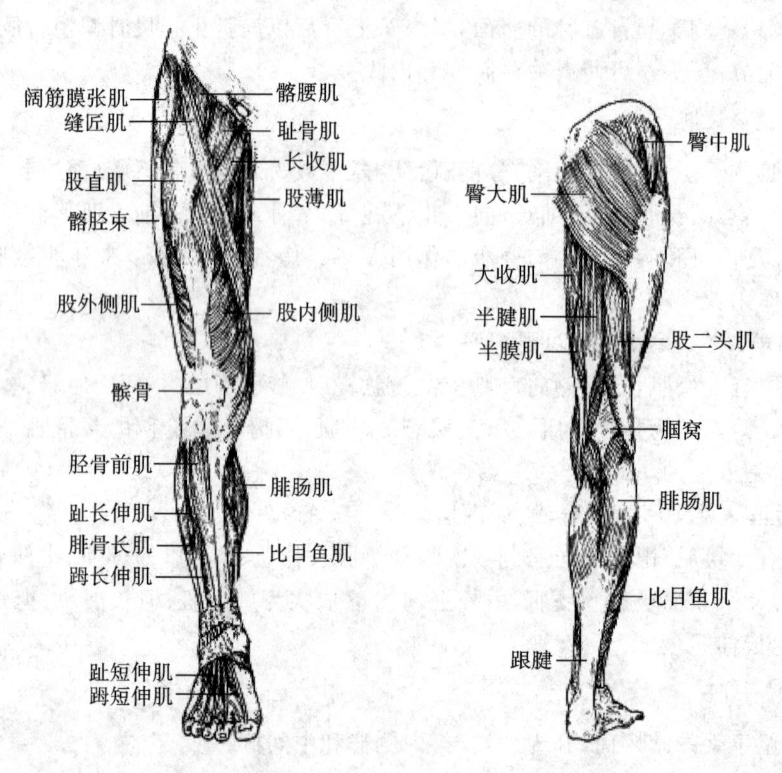

图 1-71　下肢肌(右侧)

(1) 髂腰肌(iliopsoas):由髂肌和腰大肌合成。髂肌起自髂窝,腰大肌起自腰椎体侧面和横突,两肌向下汇合,经腹股沟韧带深面,止于股骨小转子。髂腰肌收缩时,髋关节前屈和旋外;下肢固定时,髂腰肌收缩可使躯干前屈,与腹直肌等共同完成仰卧起坐的动作。

(2) 阔筋膜张肌(tensor fasciae latae):位于大腿上部的前外侧,起自髂前上棘,肌腹包于阔筋膜两层之间,向下移行为髂胫束,止于胫骨外侧髁,收缩时紧张阔筋膜并屈髋关节。

2. 后群　主要有臀大肌、臀中肌、臀小肌和梨状肌。

(1) 臀大肌(gluteus maximus):位于臀部浅层,略呈四边形,大而肥厚,起自髂骨翼外面和骶骨背侧面,肌束斜向外下方,止于股骨的臀肌粗隆及髂胫束。臀大肌收缩可使髋关节后伸并旋外;人体直立时,可制止躯干前倾。臀大肌的外上部为肌内注射的常选部位。

(2) 臀中肌和臀小肌:臀中肌(gluteus medius)位于臀大肌的深面,臀小肌(gluteus minimus)位于臀中肌的深面。两肌收缩时,髋关节外展。两肌的前上部也是肌内注射的常选部位。

(3) 梨状肌(piriformis):位于臀大肌的深面和臀中肌的下方,梨状肌收缩可使髋关节外展、旋外。

(二) 大腿肌

大腿肌位于股骨周围,分前群、内侧群和后群。

1. 前群 位于股前部，有缝匠肌和股四头肌。

(1) 缝匠肌：人体最长的肌，扁带状，起自髂前上棘，止于胫骨上端的内侧面，此肌收缩可屈髋关节和膝关节。

(2) 股四头肌(quadriceps femoris)：全身体积最大的肌，有四个头，分别称为股直肌、股内侧肌、股外侧肌和股中间肌。股直肌起自髂前下棘，其他均起自股骨，四个头汇合后向下移行为肌腱，包绕髌骨的前面和两侧，向下延续为髌韧带，止于胫骨粗隆。股四头肌收缩可伸膝关节，股直肌收缩可屈髋关节。

2. 内侧群 位于股内侧部，共有5块肌，浅层由外向内依次为耻骨肌、长收肌、股薄肌，深层有短收肌和大收肌。股内侧群肌收缩可使髋关节内收和旋外。

3. 后群 位于股后部，包括外侧的股二头肌和内侧的半腱肌、半膜肌。股后群肌收缩可屈膝关节、伸髋关节。

（三）小腿肌

小腿肌分布于胫、腓骨周围，分为前群、外侧群和后群。

1. 前群 有3块肌，从内侧向外侧依次为胫骨前肌、趾长伸肌和踇长伸肌。收缩时均可伸(背屈)踝关节。此外，胫骨前肌收缩时还能使足内翻，踇长伸肌和趾长伸肌收缩时还可分别伸踇和伸第2～5趾。

2. 外侧群 有2块，由浅层的腓骨长肌和深层的腓骨短肌组成。收缩时屈(跖屈)踝关节并使足外翻。

3. 后群 有5块，分浅、深两层。

(1) 浅层：有强大的小腿三头肌(triceps surae)，它由浅面的腓肠肌(gastrocnemius)和深面的比目鱼肌(soleus)组成。腓肠肌有两个头，分别起自股骨内、外侧髁。比目鱼肌位于腓肠肌深面，起自胫、腓骨上部后面。两肌结合形成膨大的肌腹，向下移行为粗大的跟腱止于跟骨。小腿三头肌收缩时可屈(跖屈)踝关节和膝关节。在站立时，小腿三头肌能固定踝关节和膝关节，防止身体前倾。

(2) 深层：主要有3块肌，自内侧向外侧依次是趾长屈肌、胫骨后肌和踇长屈肌。收缩时均可屈(跖屈)踝关节。此外，胫骨后肌收缩还能使足内翻，踇长屈肌和趾长屈肌收缩时还可分别屈踇和屈第2～5趾。

（四）足肌

足肌分为足背肌和足底肌。足背肌收缩时协助伸趾。足底肌分内侧群、中间群和外侧群，其作用是维持足弓并能协助屈趾。

（五）下肢的局部结构

1. 股三角 位于股前内侧区上部，呈倒置三角形，由腹股沟韧带、长收肌内侧缘和缝匠肌内侧缘合围而成。股三角内有股神经、股血管和淋巴结等结构。

2. 腘窝 膝关节后方的菱形凹窝，其四条边分别为股二头肌、半腱肌和半膜肌、腓肠肌内侧头、腓肠肌外侧头，窝内有腘血管、胫神经、腓总神经和淋巴结等。

（六）下肢筋膜

股部的深筋膜最厚，称为阔筋膜。阔筋膜在耻骨结节外下方约3 cm处，有一个卵圆形的薄弱区，称隐静脉裂孔，大隐静脉穿过此处后注入股静脉。

运动系统实验指导

实验报告

一、骨与骨连结

请同学们结合标本及模型指出以下结构。

(一) 骨的概述与躯干骨及其连结

(1) 骨的分类:长骨、短骨、扁骨、不规则骨。
(2) 骨的构造:骨质(骨密质、骨松质)、骨髓(红骨髓、黄骨髓)、骨膜。
(3) 椎骨:
①一般形态:椎体、椎弓、椎孔、椎管、棘突、横突、上关节突、下关节突。
②颈椎:横突孔、寰椎、枢椎、隆椎。
③胸椎:肋凹。
④腰椎。
⑤骶骨:岬、骶前孔、骶后孔、骶管、骶管裂孔、骶角、耳状面。
⑥尾骨。
(4) 胸骨:胸骨柄、胸骨体、剑突、颈静脉切迹、胸骨角。
(5) 肋:真肋、假肋、浮肋、肋沟。
(6) 关节:关节面、关节囊、关节腔、韧带、关节盘、关节唇。
(7) 椎骨的连结:
①椎间盘:纤维环、髓核。
②韧带:前纵韧带、后纵韧带、黄韧带、棘间韧带、棘上韧带。
③关节:关节突关节、寰枢关节。
(8) 脊柱的整体观:颈曲、胸曲、腰曲、骶曲。
(9) 肋的连结:肋椎关节、胸肋关节。
(10) 胸廓的整体观:胸廓上口、胸廓下口、胸骨下角、肋间隙、胸骨角。
(11) 活体触摸:隆椎棘突、胸椎棘突、腰椎棘突、肋、肋间隙、胸骨角。

(二) 颅骨及其连结

(1) 脑颅骨:顶骨、颞骨、额骨、枕骨、蝶骨、筛骨。
(2) 面颅骨:上颌骨、颧骨、下鼻甲、腭骨、泪骨、鼻骨、下颌骨、舌骨、犁骨。
(3) 颞骨。
(4) 蝶骨:蝶骨体、蝶窦。
(5) 筛骨:筛板。
(6) 下颌骨:下颌角。
(7) 颅的整体观:
①顶面观:矢状缝、人字缝、冠状缝。
②颅底内面观:a. 颅前窝:筛板、筛孔。b. 颅中窝:垂体窝、视神经管、眶上裂。c. 颅

后窝:枕骨大孔、横窦沟、乙状窦沟、颈静脉孔。

③颅底外面观:枕骨大孔、枕外隆凸、枕髁、颈静脉孔、下颌窝、关节结节。

④颅侧面观:外耳门、外耳道、乳突、颧弓、颞窝、翼点。

⑤前面观:a. 眼眶:眶上缘、眶下缘、眶上切迹、眶上裂、眶下裂。b. 骨性鼻腔:骨性鼻中隔、梨状孔、鼻后孔、上鼻甲、中鼻甲、下鼻甲、上鼻道、中鼻道、下鼻道。c. 鼻旁窦:上颌窦、额窦、筛窦、蝶窦。

(8) 颞下颌关节。

(9) 新生儿颅:颅囟(前囟、后囟)。

(三) 四肢骨及其连结

(1) 锁骨。

(2) 肩胛骨:喙突、上角、下角、外侧角、关节盂、肩胛下窝、肩胛冈、冈上窝、冈下窝、肩峰。

(3) 肱骨:肱骨头、大结节、小结节、外科颈、三角肌粗隆、桡神经沟、肱骨小头、肱骨滑车、鹰嘴窝、内上髁、外上髁。

(4) 桡骨:桡骨头、环状关节面、茎突、腕关节面。

(5) 尺骨:滑车切迹、鹰嘴、冠突、尺骨头、茎突。

(6) 手骨:腕骨、掌骨、指骨。

(7) 髋骨:髋臼、闭孔。

①髂骨:髂骨翼、髂嵴、髂前上棘、髂后上棘、髂结节、髂窝、弓状线、耳状面。

②坐骨:坐骨结节、坐骨棘、坐骨小切迹、坐骨大切迹、坐骨支。

③耻骨:耻骨上支、耻骨下支、耻骨梳、耻骨结节、耻骨联合面。

(8) 股骨:股骨头、股骨颈、大转子、小转子、内侧髁、外侧髁、内上髁、外上髁。

(9) 髌骨。

(10) 胫骨:内侧髁、外侧髁、胫骨粗隆、内踝。

(11) 腓骨:腓骨头、腓骨颈、外踝。

(12) 足骨:跗骨、跖骨、趾骨。

(13) 肩关节。

(14) 肘关节:肱尺关节、肱桡关节、桡尺近侧关节。

(15) 手的连结:桡腕关节。

(16) 耻骨联合、骶髂关节、骶结节韧带、骶棘韧带、坐骨大孔、坐骨小孔。

(17) 骨盆:界线、大骨盆、小骨盆、骨盆上口、骨盆下口、骨盆腔、耻骨弓、耻骨下角、骨盆的性别差异。

(18) 髋关节:髋臼、股骨头韧带。

(19) 膝关节:前交叉韧带、后交叉韧带、内侧半月板、外侧半月板。

(20) 小腿骨的连结。

(21) 足的连结:踝关节、足弓。

(22) 活体触摸:肩胛骨下角、肩峰、锁骨、肱骨内上髁、肱骨外上髁、桡骨茎突、尺骨鹰嘴、髂嵴、髂前上棘、耻骨结节、坐骨结节、股骨大转子、髌骨、胫骨粗隆、内踝、外踝、腓骨头。

二、骨骼肌

请同学们结合标本及模型指出以下结构。

(1) 肌的形态和构造:肌腹、肌腱,长肌、短肌、阔肌、轮匝肌。

(2) 肌的辅助结构:筋膜、滑膜囊、腱鞘。

(3) 躯干肌:斜方肌、背阔肌、竖脊肌、胸锁乳突肌、胸大肌、肋间内肌、肋间外肌、膈(中心腱、食管裂孔、主动脉裂孔、腔静脉孔)、腹直肌(腱划)、腹外斜肌(腹股沟韧带、腹股沟管浅环)、腹内斜肌(腹股沟镰)、腹横肌、腹直肌鞘、白线、腹肌沟管(位置、内容)。

(4) 头肌:

①面肌:枕额肌(帽状腱膜)、眼轮匝肌、口轮匝肌。

②咀嚼肌:咬肌、颞肌。

(5) 四肢肌:三角肌、肱二头肌、肱三头肌、前臂肌、髂腰肌、臀大肌、臀中肌、臀小肌、梨状肌、缝匠肌、股四头肌、长收肌、股二头肌、小腿肌前群、小腿肌外侧群、小腿肌后群(小腿二头肌)、小腿三头肌、足肌。

(6) 活体触摸:咬肌、颞肌、胸锁乳突肌、胸大肌、斜方肌、背阔肌、竖脊肌、腹直肌、三角肌、肱二头肌、臀大肌、股四头肌、髌韧带、小腿三头肌、跟腱等肌性标志。

能力检测
测试一

能力检测
测试二

能力检测
测试三

第二章　消化系统

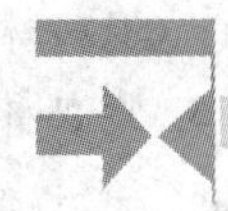

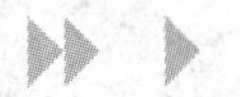

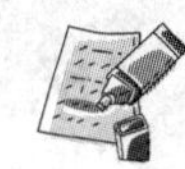

学习要点

1. 消化系统的组成，上、下消化道的划分。

2. 口腔的构造与分部，腭的分部和形态，咽峡的概念，舌的形态与构造，牙的形态和结构，牙的名称与排列。

3. 咽的位置、分部及各部的交通。

4. 食管的位置、长度、狭窄部位及其临床意义，胃的形态、分部和位置。

5. 小肠的位置、分部及主要形态结构。

6. 大肠的分部与位置，大肠的形态特点，阑尾的位置及根部体表投影，直肠的位置和形态。

7. 肝的形态、位置及体表投影，胆囊的位置、形态、分部与功能，胆囊底的体表投影，肝外胆道的组成及开口部位。

8. 胰的位置、形态及胰管的开口。

9. 腹膜、腹膜腔的概念，腹膜的形态结构。

第一节　概　述

一、消化系统的组成与功能

视频——消化系统的组成与功能

消化系统(alimentary system)由消化管和消化腺组成(图 2-1)。消化系统的基本功能是摄取食物进行物理和化学性消化，并吸收营养物质和形成粪便排出体外。

消化管是一条从口腔到肛门的管道，其各部的功能不同，形态各异，可分为口腔、咽、食管、胃、小肠(十二指肠、空肠、回肠)和大肠(盲肠、阑尾、结肠、直肠、肛管)。临床上通常把口腔到十二指肠的这部分管道称为上消化道，空肠以下的部分称为下消化道。

视频——消化系统

消化腺有大消化腺和小消化腺两种。大消化腺为独立的器官，如大唾液腺、肝和胰；小消化腺是指消化管壁内的许多小腺体，如颊腺、胃腺和肠腺等。

二、胸部的标志线

消化系统的大部分器官位于胸腹腔内，为了便于描述内脏器官的正常位置及其体表投影，通常在胸腹部体表确定若干标志线和分区（图 2-2）。

1. 前正中线　沿身体前面正中所作的垂直线。

2. 胸骨线　沿胸骨外侧缘所作的垂直线。

3. 锁骨中线　通过锁骨中点所作的垂直线，在男性，与通过乳头所作的垂直线相当。

4. 胸骨旁线　通过胸骨线与锁骨中线之间连线中点所作的垂直线。

5. 腋前线　沿腋前襞向下所作的垂直线。

6. 腋后线　沿腋后襞向下所作的垂直线。

7. 腋中线　通过腋前线、腋后线之间连线中点所作的垂直线。

8. 肩胛线　上肢下垂时经肩胛骨下角所作的垂直线。

9. 后正中线　沿身体后面正中所作的垂直线。

三、腹部的分区

在腹部前面，用两条横线和两条纵线将腹部分成 9 区（图 2-2）。上横线一般采用通过两侧肋弓最低点所作的连线。下横线多采用通过两侧髂结节所作的连线。两条纵线为通过两侧腹股沟韧带中点向上所作的垂直线。上述 4 条线将腹部分为 9 区：上腹部分为中间的腹上区和两侧的左、右季肋区，中腹部分为中间的脐区和两侧的左、右腹外侧区（腰区），下腹部分为中间的耻区（腹下区）和两侧的左、右腹股沟区（髂区）。

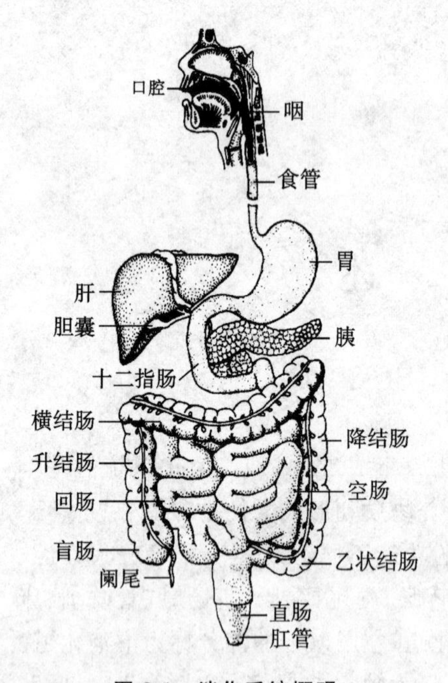

图 2-1　消化系统概观

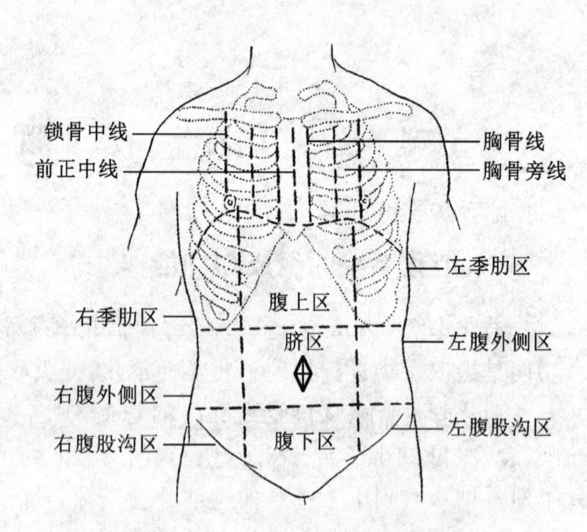

图 2-2　胸部标志线和腹部分区

临床上，有时通过脐所作的纵、横两条相互垂直的线将腹部分为左、右上腹部和左、右下腹部 4 个区。

第二节　消　化　管

一、口腔

口腔(oral cavity)是消化管的起始部,向前经口裂通外界,向后经咽峡与咽相通。口腔前为上、下唇,两侧为颊,上为腭,下为口底。口腔内有牙、舌等器官。口腔以上、下牙弓(包括牙槽突、牙列)和牙龈为界分为口腔前庭和固有口腔两个部分。当上、下牙列咬合时,口腔前庭可经第 3 磨牙后方的间隙与固有口腔相通,临床上患者牙关紧闭时可经此插管或注入营养物质。

(一) 口唇和颊

口唇和颊均由皮肤、皮下组织、肌(口轮匝肌、颊肌等)及黏膜组成。上、下唇间的裂隙称口裂,其左、右结合处称口角。上唇两侧以弧形的鼻唇沟与颊部分界,在上唇外面正中线处有一纵行浅沟,称为人中,是人类特有的结构,昏迷患者急救时常在此处进行指压或针刺。

在上颌第 2 磨牙牙冠相对的颊黏膜上有腮腺管乳头,上有腮腺管开口。

(二) 腭

腭(palate)(图 2-3)构成口腔的上壁,分隔鼻腔和口腔,腭分前 2/3 的硬腭及后 1/3 的软腭。硬腭(hard palate)以骨质为基础,表面覆以黏膜,黏膜与骨紧密结合。软腭(soft palate)是硬腭向后延伸的柔软部分,由横纹肌和黏膜构成,其后部斜向后下称为腭帆。腭帆后缘游离,中央有一向下的突起称腭垂或悬雍垂。自腭帆向两侧各有两条弓形皱襞,前方一对向下延续于舌根,称腭舌弓,后方一对向下延伸至咽侧壁,称腭咽弓。腭垂,腭帆游离缘,左、右腭舌弓及舌根共同围成咽峡,是口腔和咽的分界处。

(三) 舌

舌(tongue)位于口腔底,是肌性器官,表面覆有黏膜。具有协助咀嚼、吞咽食物,感受味觉和辅助发音的功能。

1. 舌的形态　舌分舌尖、舌体和舌根三个部分。舌有上、下两面。上面称舌背,其后部可见“∧”形的界沟将舌分为前 2/3 的舌体和后 1/3 的舌根。舌体的前端称舌尖(图 2-3)。

2. 舌的黏膜　呈淡红色,覆于舌的表面。在舌背黏膜上有许多小突起,称舌乳头,按形状可分为丝状乳头、菌状乳头、轮廓乳头、叶状乳头四种。丝状乳头数量最多,如丝绒状,具有一般感觉功能。除丝状乳头外,其他舌乳头均含有味觉感受器,称味蕾,能感受甜、酸、苦、咸等味觉。在舌背根部的黏膜内,有许多由淋巴组织集聚而成的突起,称舌扁桃体。舌下面的黏膜在舌的中线处有连于口腔底的黏膜皱襞,称舌系带。在舌系带根部的两侧有 1 对小圆形隆起,称舌下阜,是下颌下腺管和舌下腺大管的开口处。由舌下阜向后外侧延续成舌下襞,舌下腺位于襞深面,舌下腺小管开口于襞上(图 2-4)。

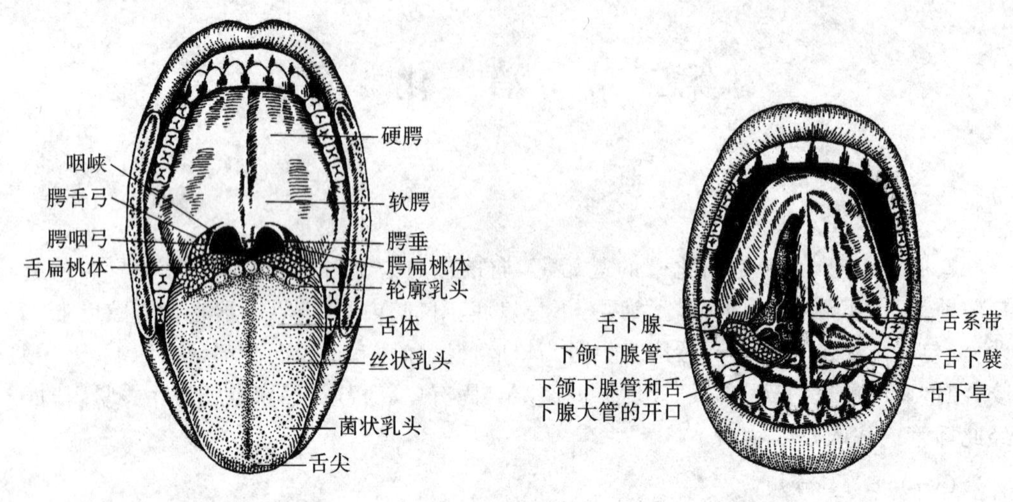

图 2-3　口腔与咽峡　　　图 2-4　口腔底和舌下面

3. 舌肌　为骨骼肌,可分为舌内肌和舌外肌。舌内肌起止均在舌内,其肌纤维分纵行、横行和垂直三种,收缩时,分别可使舌缩短、变窄或变薄。舌外肌起自舌外,止于舌内,收缩时可改变舌的位置。其中颏舌肌(图 2-5)在临床上较重要,其起自下颌骨的颏棘,肌纤维呈扇状进入舌内,止于舌中线两侧。两侧颏舌肌同时收缩,拉舌向前下方(伸舌);一侧收缩则使舌尖伸向对侧。如一侧颏舌肌瘫痪,伸舌时健侧颏舌肌收缩使舌尖歪向瘫痪侧。

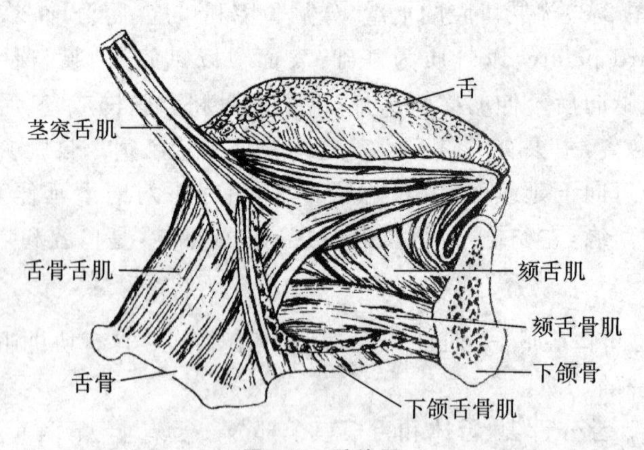

图 2-5　舌外肌

(四) 牙

牙(teeth)嵌于上、下颌骨的牙槽内,是人体最坚硬的器官。

1. 牙的形态　每个牙在外形上可分为牙冠、牙颈和牙根三个部分(图 2-6)。暴露在口腔内的称牙冠,嵌于牙槽内的称牙根,介于牙冠与牙根之间的部分称牙颈。牙冠内部的腔隙称牙冠腔,牙根内的细管称牙根管,牙根管与牙冠腔合称牙腔或髓腔。

2. 牙的分类　牙是对食物进行机械加工的器官,有协助发音等作用。根据牙的形态和功能,可分为切牙、尖牙、前磨牙和磨牙(图 2-7、图 2-8)。切牙牙冠呈凿形,尖牙牙冠呈锥形,它们都只有一个牙根。前磨牙牙冠呈方圆形,一般也只有 1 个牙根。磨牙牙冠最大,呈方形,上颌磨牙有 3 个牙根,而下颌磨牙只有 2 个牙根。

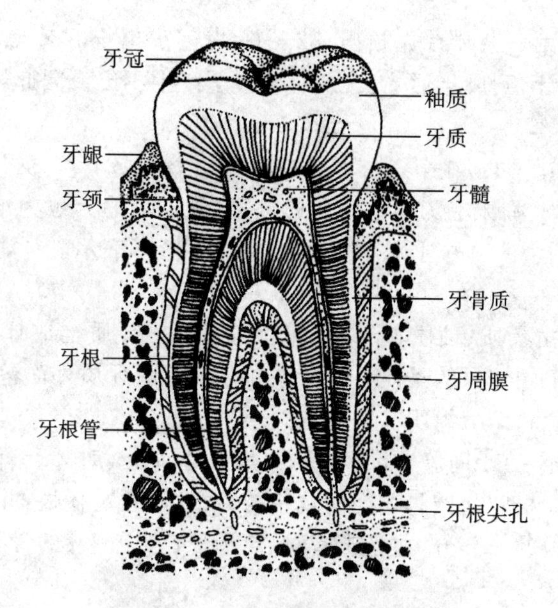

图 2-6 牙的构造模式图(纵切面)

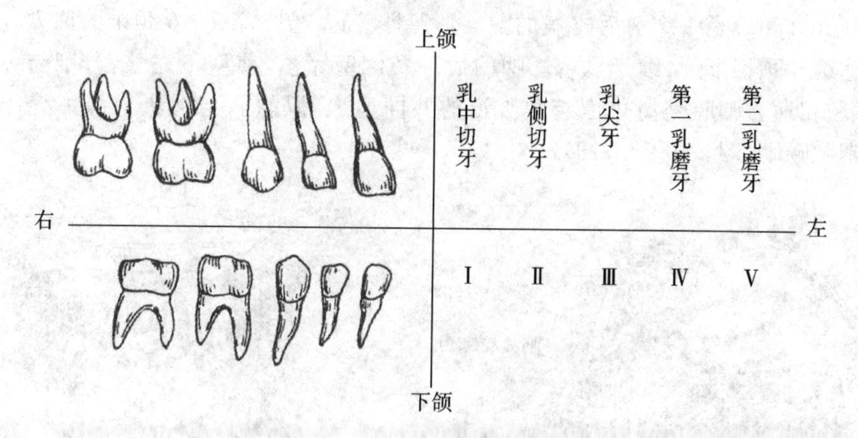

图 2-7 乳牙的名称和符号

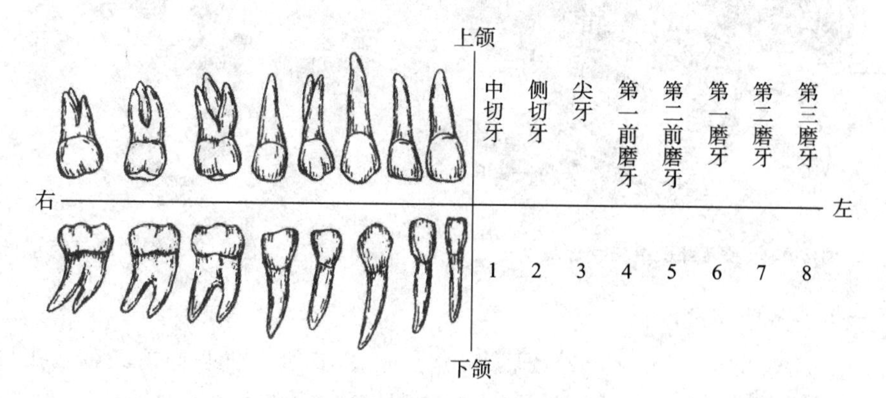

图 2-8 恒牙的名称和符号

人一生有两套牙齿。第一套牙称乳牙(deciduous teeth),一般在出生后 6～7 个月开始萌出,3 岁左右出全,共 20 个。第二套牙称恒牙(permanent teeth),6～7 岁时乳牙开始脱落，恒牙中的第一磨牙首先长出，12～14 岁逐步出全并替换全部乳牙。而第三磨牙萌出最迟，称迟牙，到成年后才长出，有的甚至终生不出。因此恒牙数在 28～32 个均属正常。

3. 牙的排列 乳牙共 20 个，上、下颌左右各 5 个(图 2-7)。恒牙共 32 个，上、下颌左右各 8 个(图 2-8)。临床上为了记录牙的位置，常以人的方位为准，以"十"记号划分 4 区表示左、右侧及上、下颌的牙位，并以罗马数字Ⅰ～Ⅴ表示乳牙，用阿拉伯数字 1～8 表示恒牙。

4. 牙组织 牙由牙质、釉质、牙骨质和牙髓组成。牙质构成牙的大部分。在牙冠部的牙质表面覆有坚硬洁白的釉质。在牙颈和牙根部的牙质外面包有牙骨质。牙腔内有牙髓，由神经、血管和结缔组织共同构成。

5. 牙周组织 包括牙周膜、牙槽骨和牙龈三个部分，对牙起保护、固定和支持作用。牙周膜是介于牙根和牙槽骨之间的致密结缔组织，固定牙根，并可缓冲咀嚼时的压力。牙龈是口腔黏膜的一部分，血管丰富，包被牙颈，与牙槽骨的骨膜紧密相连。

二、咽

咽(pharynx)是一个前后略扁的漏斗形肌性管道，位于第 1～6 颈椎的前方，上起颅底，下达第 6 颈椎下缘，续于食管。咽的后壁及侧壁完整，前壁不完整，分别与鼻腔、口腔和喉腔相通。咽腔是消化道与呼吸道的共同通道，以软腭与会厌上缘为界，分为鼻咽、口咽和喉咽(图 2-9、图 2-10)。

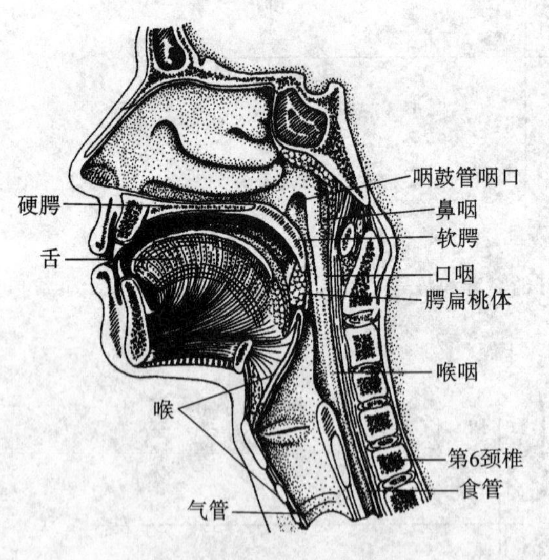

图 2-9 头颈部(正中矢状面)

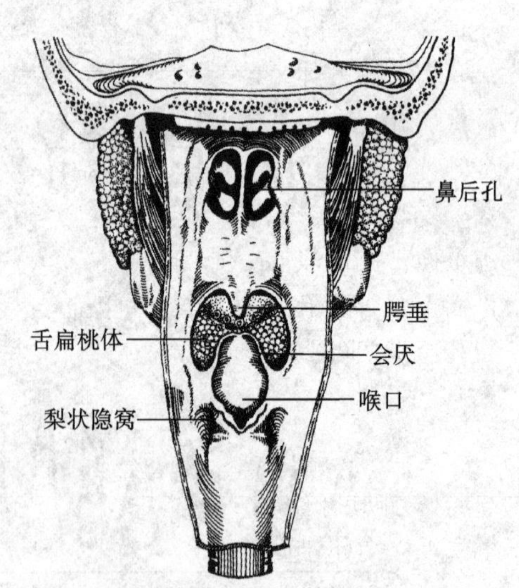

图 2-10 咽的后面观

(一) 鼻咽

鼻咽(nasopharynx)位于鼻腔的后方，介于颅底与软腭之间，向前经鼻后孔与鼻腔相通。顶壁后部黏膜下有丰富的淋巴组织，称咽扁桃体，在婴幼儿时期较发达，6～7 岁开始萎缩，10 岁后几乎完全退化。

在鼻咽的两侧壁相当于下鼻甲后方 1.5 cm 处，各有一个咽鼓管咽口，借咽鼓管通中耳鼓室。该口的前、上、后方有明显的半环形隆起，称咽鼓管圆枕，它是咽鼓管吹张术时寻找咽鼓管咽口的标志。咽鼓管圆枕后上方有一凹陷称咽隐窝，是鼻咽癌的好发部位。

（二）口咽

口咽（oropharynx）位于口腔的后方，介于软腭与会厌上缘之间，向上通鼻咽，向下通喉咽，向前经咽峡通口腔。口咽外侧壁在腭舌弓与腭咽弓之间的凹陷称扁桃体窝，窝内容纳腭扁桃体。

腭扁桃体（palatine tonsil）是由淋巴组织与上皮紧密连接构成的淋巴器官。腭扁桃体内侧面朝向咽腔，表面有黏膜覆盖，黏膜内陷形成10～20个小凹，称扁桃体小窝。腭扁桃体发生炎症时常有红肿疼痛，扁桃体小窝可有脓液。

咽扁桃体、腭扁桃体和舌扁桃体等共同围成咽淋巴环，是呼吸道和消化道上端的防御结构。

（三）喉咽

喉咽（laryngopharynx）位于喉的后方，上起会厌上缘，下至第6颈椎体下缘平面，续于食管。向前经喉口通喉腔。喉咽是咽腔中最狭窄的部分，在喉口两侧各有一个深凹，称梨状隐窝，常为食物滞留的部位。

三、食管

视频——食管

（一）食管的位置和分部

食管（esophagus）为前后扁窄的肌性管道，上端于第6颈椎体下缘平面与咽相接，下行穿过膈的食管裂孔，下端约于第11胸椎左侧与胃贲门连接，全长约25 cm。按其行程可分为颈部、胸部和腹部。颈部较短，长约5 cm，自始端至胸骨颈静脉切迹平面。胸部较长，为18～20 cm，自颈静脉切迹平面至食管裂孔。腹部最短，长1～2 cm，自食管裂孔至贲门（图2-11）。

（二）食管的狭窄

食管有三个生理性狭窄：第一个狭窄在食管的起始处，距切牙约15 cm。第二个狭窄在食管与左主支气管交叉处，距切牙约25 cm。第三个狭窄为食管穿过膈的食管裂孔处，距切牙约40 cm。这些狭窄尤其是第二个狭窄为异物易滞留之处和食管癌的好发部位。当进行食管内插管时，要注意这三个狭窄。

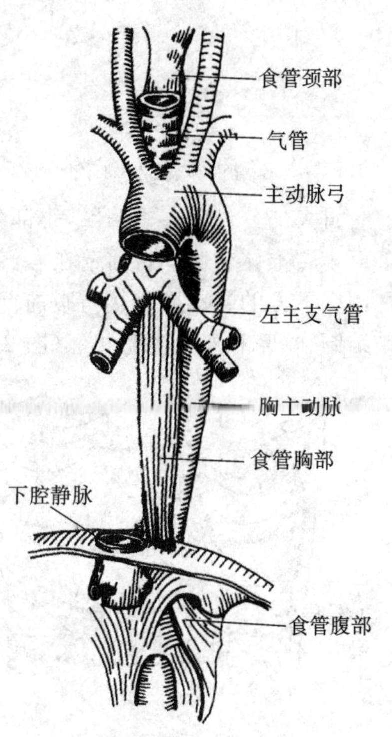
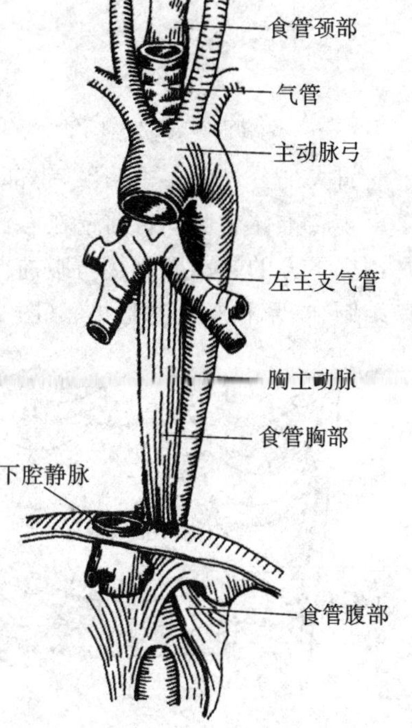

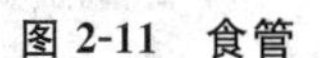
图2-11 食管

四、胃

视频——胃的大体结构

胃（stomach）是消化管中最膨大的部分，上接食管，下续十二指肠。胃有容纳食物、分泌胃液和初步消化食物的功能。成人胃的容量约1500 mL，新生儿胃的容量约为30 mL。

（一）胃的形态和分部

胃有前、后两壁，大、小两弯和上、下两口。上缘凹而短，朝向右上，称胃小弯，行胃钡餐造影时，在胃小弯的最低处，可见一明显切迹，称角切迹，它是胃体与幽门部在胃小弯的分界。下缘凸而长，朝向左下，称胃大弯。胃的上口称贲门，接食管。下口称幽门，通十二指肠。在幽门的表面常有缩窄的环形沟，为幽门括约肌所在之处。

胃可分为四个部分：位于贲门附近的部分称贲门部，位于贲门平面向左上方凸出的部分称胃底，胃的中间部分称胃体，位于角切迹与幽门之间的部分称幽门部。在幽门部大弯侧有一不太明显的浅沟，称中间沟，此沟将幽门部分为右侧呈管状的幽门管和左侧较为扩大的幽门窦（图 2-12）。

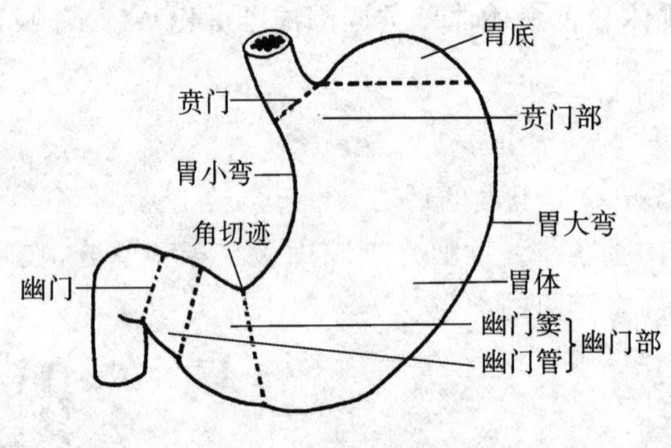

图 2-12　胃的形态和分部

（二）胃的位置和毗邻

胃大部分位于左季肋区，小部分位于腹上区。贲门位于第 11 胸椎体左侧，幽门位于第 1 腰椎体右侧。胃前壁在右侧与肝左叶靠近；在左侧与膈相邻，为左肋弓所遮盖；在剑突下方的胃前壁直接与腹前壁相贴（图 2-13），该处是胃的触诊部位。胃后壁与胰、横结肠、左肾和左肾上腺相邻（图 2-14）。胃底与膈和脾相邻。

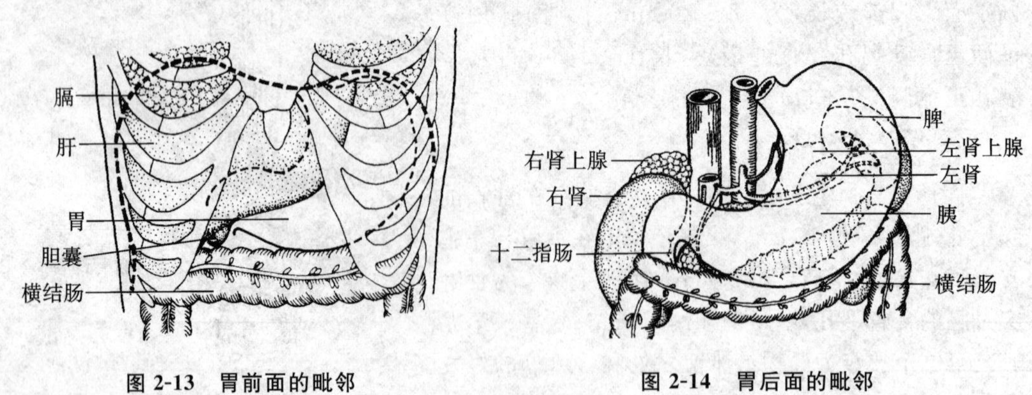

图 2-13　胃前面的毗邻　　图 2-14　胃后面的毗邻

视频——小肠

五、小肠

小肠（small intestine）是消化管中最长的一段，也是机体进行消化吸收的重要部位。上起幽门，下连盲肠，成人的小肠全长为 4～6 m，分十二指肠、空肠和回肠三个部分。

(一) 十二指肠

十二指肠(duodenum)介于胃与空肠之间,成人长约 25 cm,呈"C"形包绕胰头,按其位置不同可分为上部、降部、水平部和升部四个部分(图 2-15)。

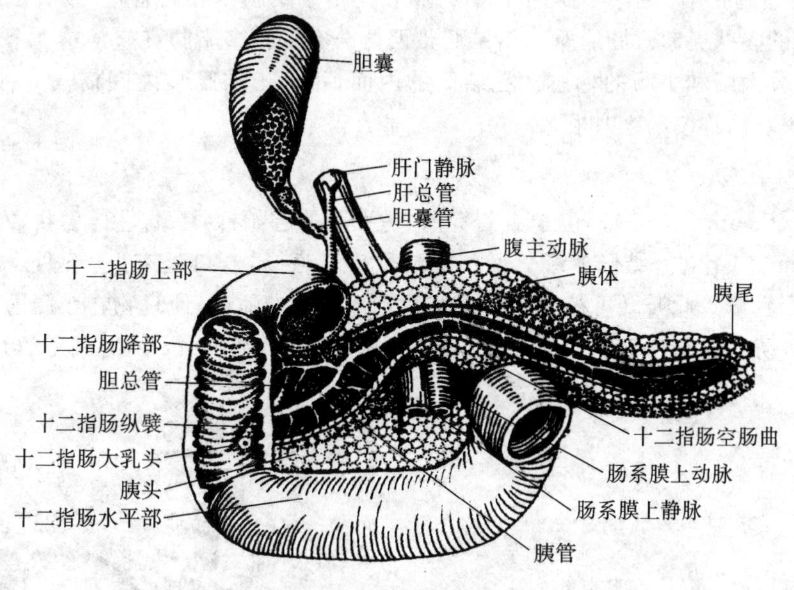

图 2-15 十二指肠和胰

1. 上部 起自胃的幽门,行向右后方,至肝门下方急转向下移行为降部,转折处为十二指肠上曲。上部是与幽门相接,长约 2.5 cm 的一段肠管,壁较薄,黏膜面较光滑,无环状襞,称十二指肠球,是十二指肠溃疡的好发部位。

2. 降部 起自十二指肠上曲,沿右肾内侧缘下降,至第 3 腰椎水平弯向左侧,续于水平部。降部内面黏膜环状皱襞发达,在其后内侧壁上有一纵行皱襞称十二指肠纵襞,纵襞下端有一突起称十二指肠大乳头,是胆总管和胰管的共同开口处,距切牙约 75 cm。有时在十二指肠大乳头稍上方可见十二指肠小乳头,其是副胰管的开口之处。

3. 水平部 又称下部,向左横行达第 3 腰椎左侧续于升部。肠系膜上动脉与肠系膜上静脉紧贴此部前面下行。

4. 升部 最短,自第 3 腰椎左侧斜向左上方,达第 2 腰椎左侧急转向前下方,形成十二指肠空肠曲,移行为空肠。

十二指肠空肠曲被十二指肠悬肌连于膈右脚。十二指肠悬肌和包绕其表面的腹膜皱襞共同构成十二指肠悬韧带,又称 Treitz 韧带,是确定空肠起始的重要标志。

(二) 空肠和回肠

空肠(jejunum)和回肠(ileum)全部为腹膜包被。空、回肠在腹腔内迂曲盘旋形成肠袢。空肠和回肠均由肠系膜连于腹后壁,活动度较大。空肠与回肠的黏膜形成许多环状襞,襞上有大量小肠绒毛,因而极大地增加了小肠的吸收面积。

六、大肠

大肠(large intestine)全长约 1.5 m,分盲肠、阑尾、结肠、直肠和肛管五个部分。大肠的功能是吸收水分,分泌黏液,使食物残渣形成粪便排出体外。

大肠口径较粗,除直肠、肛管与阑尾外,结肠和盲肠具有 3 种特征性结构,即结肠带、结肠袋和肠脂垂(图 2-16)。结肠带有 3 条,由肠壁的纵行肌增厚而成,沿肠的纵轴排列,3 条结肠带均汇集于阑尾根部。结肠袋是由于结肠带较肠管短,肠管形成许多由横沟隔开的囊状突起。肠脂垂为沿结肠带两侧分布的许多脂肪突起。这 3 个形态特点可作为区分大肠和小肠的标志。在结肠的内面,相当于结肠袋之间横沟处,环形肌增厚,肠黏膜皱褶称结肠半月襞。

(一) 盲肠

盲肠(cecum)(图 2-17)位于右髂窝内,是大肠的起始部,下端呈盲囊状,左接回肠,长 6～8 cm,向上与升结肠相续。回肠末端开口于盲肠,开口处有上、下两片唇样黏膜皱襞,称回盲瓣。此瓣既可控制小肠内容物进入盲肠的速度,使食物在小肠内充分消化吸收,又可防止大肠内容物逆流到回肠。在回盲瓣下方约 2 cm 处,有阑尾的开口。

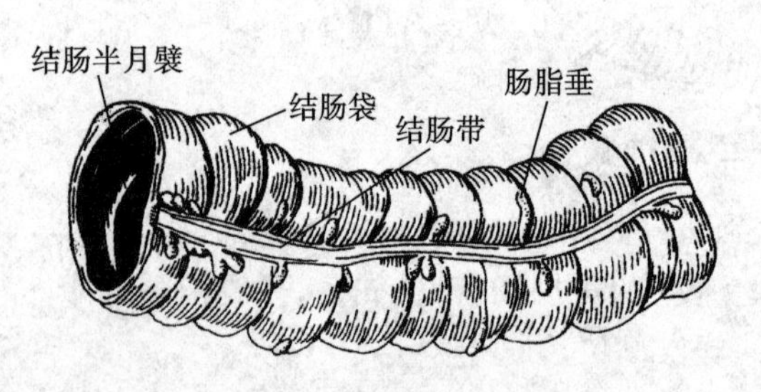

图 2-16 结肠的形态特征

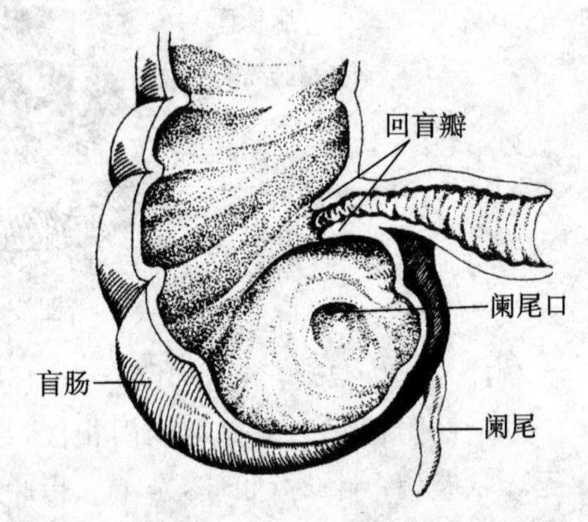

图 2-17 回盲部的内面观

视频——阑尾

(二) 阑尾

阑尾(vermiform appendix)(图 2-17)为一蚓状突起,根部连于盲肠的后内侧壁,远端游离,一般长 6～8 cm。

阑尾的位置变化很大,根据我国人体调查资料,阑尾以回肠后位和盲肠后位较多见。3 条结肠带汇集于阑尾根部,临床上施行阑尾手术时,可沿结肠带向下寻找阑尾。

阑尾根部的体表投影,通常在脐与右髂前上棘连线的中、外 1/3 交点处,称 McBurney 点(麦氏点)。急性阑尾炎时,此点附近有明显压痛,具有一定的诊断价值。

(三) 结肠

结肠(colon)围绕在小肠周围,始于盲肠,终于直肠。可分为升结肠、横结肠、降结肠和乙状结肠四个部分。

1. 升结肠(ascending colon) 在右髂窝起于盲肠,沿右侧腹后壁上升,至肝右叶下方,转向左形成结肠右曲(或称肝曲),移行为横结肠。

2. 横结肠(transverse colon) 起自结肠右曲,向左横行至脾下方,转折向下形成结肠左曲(或称脾曲),移行为降结肠。横结肠由横结肠系膜连于腹后壁,活动度大,常形成一下垂的弓形弯曲。

3. 降结肠(descending colon) 起自结肠左曲,沿左侧腹后壁向下,至左髂嵴处移行为乙状结肠。

4. 乙状结肠(sigmoid colon) 呈"乙"字形弯曲,于左髂嵴处上接降结肠,沿左髂窝转入盆腔内,至第3骶椎平面移行为直肠。乙状结肠借乙状结肠系膜连于骨盆侧壁,系膜较长,易造成乙状结肠扭转。

(四) 直肠

直肠(rectum)长10～14 cm,位于小骨盆腔的后部、骶骨的前方。其上端在第3骶椎前方接续乙状结肠,沿骶骨和尾骨前面下行穿过盆膈,移行为肛管。直肠并非笔直,在矢状面上有两个弯曲,即骶曲和会阴曲,骶曲是直肠在骶骨、尾骨前面下降形成的凸向后的弯曲;会阴曲是直肠绕过尾骨尖形成的凸向前的弯曲(图2-18)。临床上进行直肠镜或乙状结肠镜检查时,必须注意这些弯曲,以免损伤肠壁。

直肠下段肠腔膨大,称直肠壶腹(ampulla of rectum)。直肠内面常有三个直肠横襞,由黏膜和环形肌构成(图2-19)。其中最大且位置恒定的一个横襞在直肠壶腹上份,位于直肠右前壁,距肛门6～7 cm,可作为直肠镜检查的定位标志。男、女性直肠的毗邻不同,男性直肠的前方有膀胱、前列腺、精囊腺,女性直肠的前方有子宫及阴道。直肠指诊时可触及这些器官。

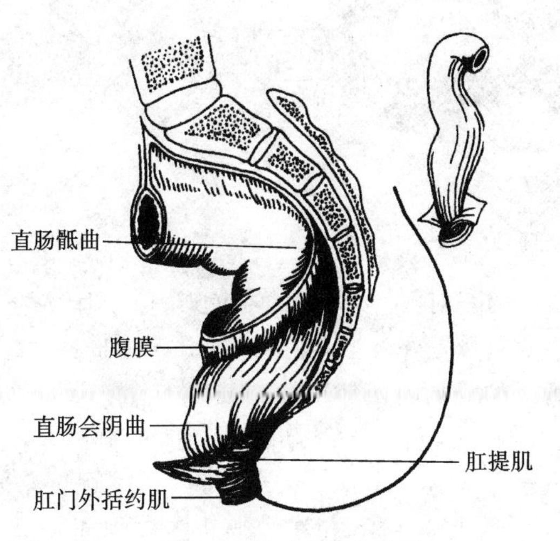

图 2-18 直肠的位置和外形

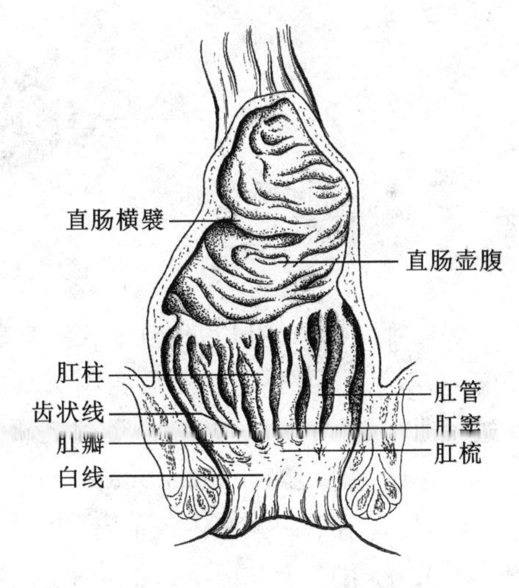

图 2-19 直肠和肛管的内面观

(五) 肛管

肛管(anal canal)是盆膈以下的消化管,长约4 cm,上续直肠,末端终于肛门。肛管内面有6～10条纵行的黏膜皱襞,称肛柱(anal column)。肛柱下端之间有半月状的黏膜皱襞相连,称肛瓣(anal valve)。肛瓣与相邻肛柱下端共同围成的小隐窝,称肛窦(图2-19),粪屑易积存在肛窦内,如发生感染可引起肛窦炎。

肛瓣与肛柱下端共同连成锯齿状的环形线,称齿状线(dentate line),此线以上为黏膜,以下为皮肤。在肛管的黏膜下和皮下有丰富的静脉丛,病理情况下静脉丛曲张而形成的突起称为痔。发生在齿状线以上的称内痔,发生在齿状线以下的为外痔。

肛管周围有内、外括约肌环绕。肛门内括约肌属平滑肌,是肠壁环形肌增厚而成,有协助排便的作用。肛门外括约肌为横纹肌，围绕在肛门内括约肌周围，可随意扩张肛门，控制排便。

第三节 消 化 腺

一、唾液腺

唾液腺分泌唾液，有清洁口腔和帮助消化食物的功能。唾液腺可分大、小两种，小唾液腺数目多，如唇腺、颊腺、腭腺等，大唾液腺有腮腺、下颌下腺和舌下腺三对(图2-20)。

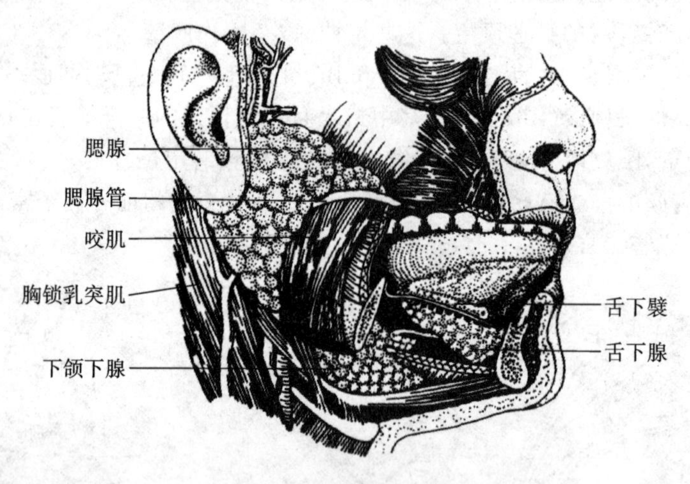

图 2-20 唾液腺

1. 腮腺(parotid gland) 大唾液腺中最大的一对，呈不规则的三角形，位于耳廓的前下方，上达颧弓，下至下颌角附近。腮腺管自腮腺前缘穿出，在颧弓下方一横指处，横过咬肌表面，穿颊肌，开口于平对上颌第二磨牙的颊黏膜处。

2. 下颌下腺(submandibular gland) 呈卵圆形，位于下颌骨体内面的下颌下三角内，其导管沿下颌下腺内侧前行，开口于舌下阜。

3. 舌下腺(sublingual gland) 大唾液腺中最小的一对，位于口底舌下襞深面。腺管分大、小两种，舌下腺小管约 10 条，开口于舌下襞；舌下腺大管 1 条，与下颌下腺管共同开口于舌下阜。

视频——肝

二、肝

肝(liver)是人体最大的腺体，血管极为丰富，呈红褐色，质软而脆。肝除接受肝固有动脉的血液供应外，还接受肝门静脉的注入。肝具有分泌胆汁、参与代谢、储存糖原、解毒和吞噬、防御等功能，在胚胎时期还有造血功能。我国成年男性的肝脏重量平均为 1300 g，成年女性的肝脏重量平均为 1220 g。

(一) 肝的形态

肝呈楔形，可分为膈面、脏面和下缘。膈面隆凸，贴于膈下(图 2-21)，膈面的前部由镰状韧带分为大而厚的肝右叶和小而薄的肝左叶。膈面的后部无腹膜被覆的部分称裸区，裸区的左侧有一较宽的沟称腔静脉沟，有下腔静脉通过。

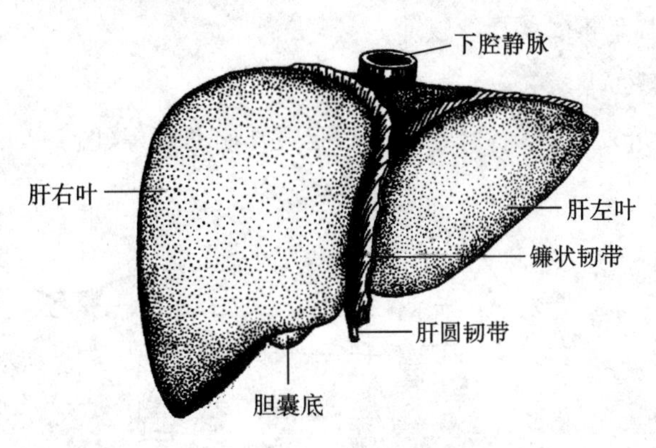

图 2-21 肝的膈面

脏面朝向下后方，与腹腔器官邻接，凹凸不平（图 2-22）。脏面有一近似“H”形的沟，左纵沟的前部有肝圆韧带，是胎儿时期脐静脉闭锁后的遗迹。肝圆韧带离开此沟后即被包于镰状韧带的游离缘中，连至脐；左纵沟的后部有静脉韧带，是胎儿时期静脉导管闭锁后的遗迹。右纵沟的前部为一凹窝，称胆囊窝，容纳胆囊；右纵沟的后部为腔静脉沟，有下腔静脉经过。横沟称为肝门（porta hepatis），是肝固有动脉左、右支，肝门静脉左、右支，肝左、右管以及神经和淋巴管出入之处，这些结构被结缔组织包绕，共同构成肝蒂。肝的脏面借“H”形沟分为 4 叶，右纵沟右侧为右叶，左纵沟左侧为左叶，位于左、右纵沟之间、横沟前方的为方叶，横沟后方为尾状叶。

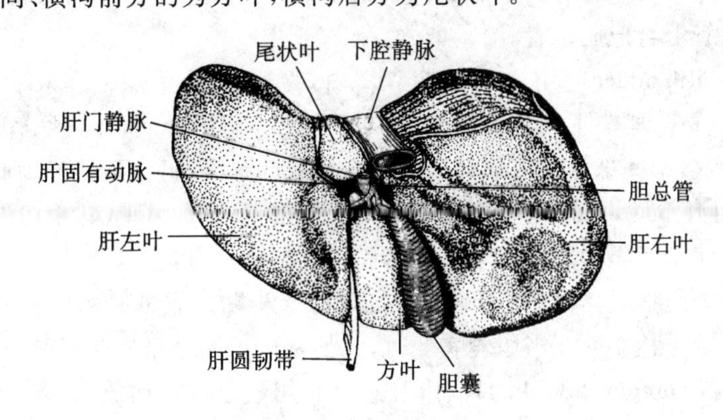

图 2-22 肝的脏面

（二）肝的位置和毗邻

肝大部分位于右季肋区及腹上区，小部分位于左季肋区，被胸廓所掩盖，仅在腹上区左、右肋弓之间直接与腹前壁接触。肝的上界与膈穹隆一致，在右侧锁骨中线上平第 5 肋或第 5 肋间，在正中线上平胸骨体下端，在左锁骨中线附近平第 5 肋间。肝下界即肝下缘，在右锁骨中线的右侧与右肋弓一致，但在腹上区左、右肋弓之间，肝下缘居剑突下约 3 cm。因此，成人在右肋弓下缘不应触到肝，但在左、右肋弓之间，剑突下方约 3 cm 处可触及。3 岁以下健康幼儿，由于腹腔的容积较小，而肝体积相对较大，肝下缘常低于右肋弓下 2 cm。7 岁以上儿童右肋弓下不能触及肝。

肝的脏面在右叶从前向后分别邻接结肠右曲、十二指肠、右肾和右肾上腺；在左叶与胃前壁相邻，后上部邻接食管的腹部。

（三）肝外胆道

肝外胆道包括肝左管、肝右管、肝总管、胆囊与胆总管等（图 2-23、图 2-24）。

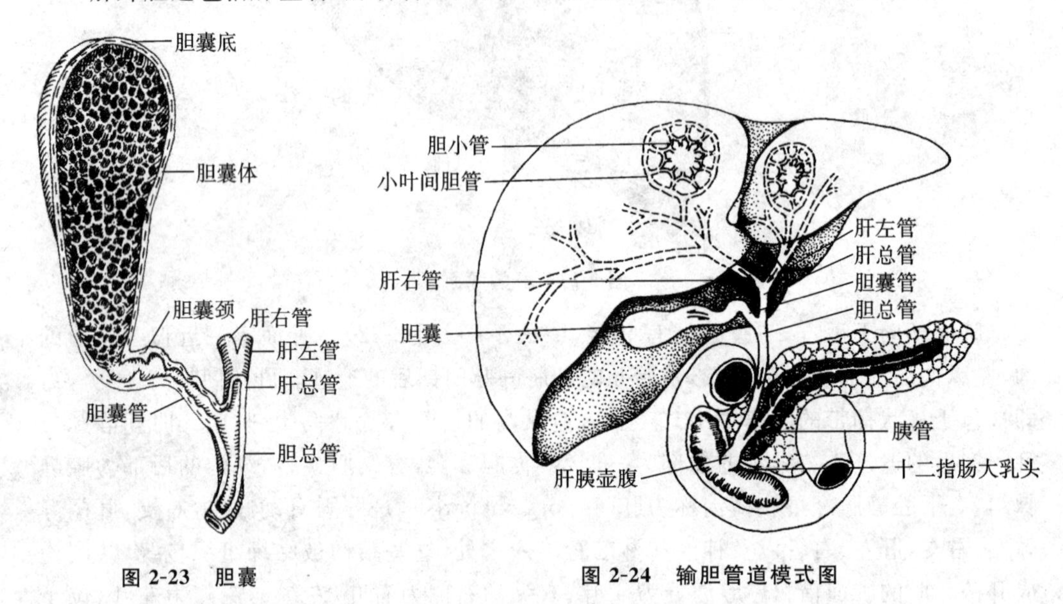

图 2-23　胆囊　　　　图 2-24　输胆管道模式图

1. 肝总管(common hepatic duct)　长约 3 cm，由肝左管和肝右管汇合而成，肝总管下端与胆囊管汇合成胆总管。

视频——胆囊解剖实验

2. 胆囊(gallbladder)　位于肝的胆囊窝内，为长茄形，为储存和浓缩胆汁的器官。容积为 40～60 mL，胆囊上面借结缔组织与肝相连。胆囊分底、体、颈、管四个部分：前端钝圆称胆囊底，中间部分称胆囊体，后端变细称胆囊颈，胆囊颈移行为胆囊管(cystic duct)。胆囊管长 3～4 cm，直径约 0.3 cm。胆囊内面衬有黏膜，其中胆囊底和胆囊体的黏膜呈蜂窝状。而胆囊颈和胆囊管的黏膜形成螺旋襞，可控制胆汁的进出，胆囊结石易嵌顿于此处。胆囊底露出于肝下缘，并与腹前壁相贴。胆囊底的体表投影位置在右锁骨中线与右肋弓相交处。当胆囊病变时，此处常出现明显压痛和反跳痛。

3. 胆总管(common bile duct)　由肝总管与胆囊管汇合而成，长 4～8 cm，直径为 0.3～0.6 cm。胆总管在肝十二指肠韧带内下降，经十二指肠上部后方，至胰头与十二指肠降部之间与胰管汇合，汇合处形成略膨大的肝胰壶腹，共同斜穿十二指肠降部的后内侧壁，开口于十二指肠大乳头。肝胰壶腹周围有增厚的环形平滑肌，称肝胰壶腹括约肌，又称 Oddi 括约肌。

在胆总管和胰管末段的周围也有少量平滑肌环绕，分别称胆总管括约肌和胰管括约肌。平时肝胰壶腹括约肌保持收缩状态，而胆囊舒张，肝细胞分泌的胆汁经肝左、右管，肝总管，胆囊管进入胆囊储存和浓缩。进食(尤其是高脂肪食物)后，食物和消化液的刺激可反射性地引起胆囊收缩，肝胰壶腹括约肌舒张，使胆囊内的胆汁经胆囊管、胆总管排入十二指肠，参与消化食物。

三、胰

胰(pancreas)是人体第二大消化腺,兼有内分泌部、外分泌部。胰的外分泌部(腺细胞)能分泌胰液,内含多种消化酶(如蛋白酶、脂肪酶及淀粉酶等),有分解和消化蛋白质、脂肪和糖类等作用;其内分泌部即胰岛,散在于胰实质内,主要分泌胰岛素,调节血糖浓度。

(一) 胰的位置、毗邻

胰是位于腹上区和左季肋区,横置于第 1～2 腰椎体前方,紧贴于腹后壁的狭窄腺体。胰质地柔软,色灰红,全长 17～20 cm,宽 3～5 cm,厚 1.5～2.5 cm,重量为 82～117 g。胰的前面与胃相邻,后方有下腔静脉、胆总管、肝门静脉和腹主动脉等重要结构。右端被十二指肠环抱,左端达脾门。

(二) 胰的分部

胰可分头、颈、体、尾四个部分,各部无明显分界。胰头较膨大,被十二指肠"C"形包绕,并向左下方伸出一钩突。胰头后面与胆总管、肝门静脉相邻。胰颈是位于胰头与胰体之间的狭窄扁薄部分,胃幽门位于其前上方。胰体位于胰颈和胰尾之间,占胰的大部分。胰体前面隔网膜囊与胃相邻。胰尾为伸向左上方较细的部分,紧贴脾门。胰管位于胰的实质内,贯穿胰的全长,它与胆总管汇合成肝胰壶腹,开口于十二指肠大乳头。在胰头上部,胰管上方常有一条副胰管,开口于十二指肠小乳头。

第四节　腹　　膜

一、腹膜和腹膜腔

腹膜(peritoneum)是覆盖腹、盆腔壁内面,腹、盆腔脏器表面的一层浆膜。其中衬于腹、盆腔壁内面的部分称壁腹膜,被覆于腹、盆腔脏器表面的部分称脏腹膜。壁腹膜和脏腹膜相互移行,共同围成一个不规则的潜在性的浆膜间隙,称为腹膜腔(peritoneal cavity)(图 2-25)。男性腹膜腔为一封闭的腔隙,女性借生殖管道与外界相通。因此,女性腹膜腔感染机会大于男性。

腹膜腔和腹腔在解剖学上是两个不同而又相关的概念。腹腔是指膈以下、盆膈以上,腹前壁和腹后壁之间的腔,而腹膜腔则指脏腹膜和壁腹膜之间的潜在性腔隙,腹膜腔内仅含少量浆液。实际上,腹膜腔套在腹腔内,腹、盆腔脏器均位于腹腔之内、腹膜腔之外。

腹膜具有分泌、吸收、支持固定、修复和防御等功能。腹膜可分泌浆液(100～200 mL),润滑脏器,在脏器活动时可减小摩擦。腹膜有广阔的表面积,具有很强的吸收能力。一般认为,腹膜腔上部腹膜不仅表面积大,而且邻接膈,膈运动可促进其吸收,故该部腹膜吸收能力强;相比之下,盆腹膜吸收能力就较差。因此腹膜炎患者或腹腔手术患

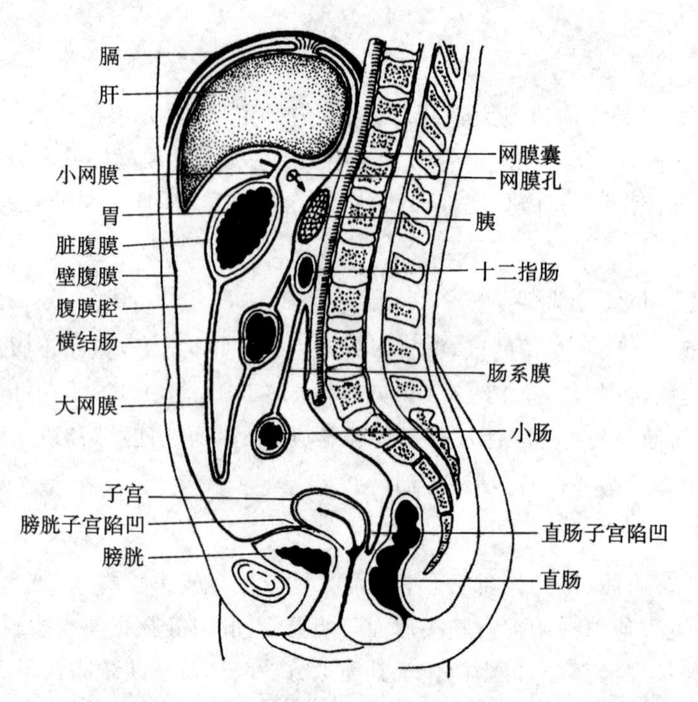

图 2-25 女性腹膜腔模式图(正中矢状面)

者多采用半卧位,以减少身体对有害物质的吸收。腹膜可通过其形成物如系膜、韧带等结构,对腹腔脏器起支持固定作用。腹膜还有防御和包裹作用,可防止炎症扩散。

二、腹膜与脏器的关系

根据脏器被腹膜覆盖的程度不同,腹、盆腔脏器可归为三类。各面几乎均被腹膜包被的脏器称腹膜内位器官。这类器官活动性较大,如胃、十二指肠上部、空肠、回肠、盲肠、阑尾、横结肠、乙状结肠、卵巢、输卵管和脾等。表面大部分或三面被腹膜覆盖的脏器称腹膜间位器官,如肝、胆囊、升结肠、降结肠、直肠上段、充盈的膀胱、子宫等。只有一面被腹膜覆盖的脏器称腹膜外位器官,包括十二指肠降部、水平部和升部,直肠中段、胰、肾、肾上腺、输尿管和空虚的膀胱等,这些脏器位于腹膜后间隙内,又称腹膜后位器官。

三、腹膜形成的结构

腹膜在脏器与脏器之间以及脏器与腹、盆壁之间相互移行,形成了网膜、系膜、韧带和陷凹等结构。这些腹膜形成物大多是双层腹膜结构,内含血管、神经、淋巴结和淋巴管等。

(一) 网膜

由双层腹膜构成,薄而透明,两层腹膜间夹有血管、神经、淋巴管和结缔组织等,包括小网膜、大网膜及网膜囊(图 2-26)。

1. 小网膜(lesser omentum) 由肝门向下移行于胃小弯和十二指肠上部的双层腹膜结构。其左侧部从肝门连于胃小弯的部分称肝胃韧带,其内含有胃左、右血管,胃左、

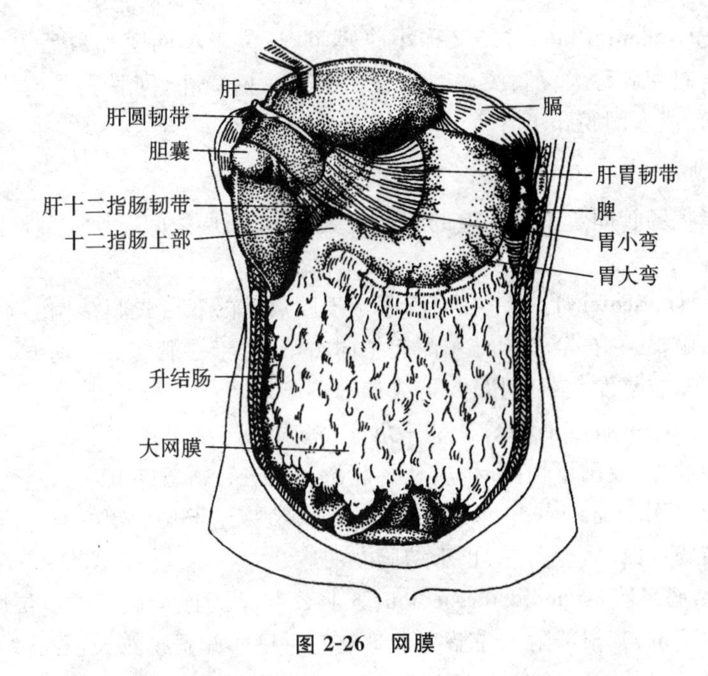

图 2-26 网膜

右淋巴结和神经等。其右侧部从肝门连于十二指肠上部的部分称肝十二指肠韧带，其内有进出肝门的三个重要结构通过：胆总管位于右前方，肝固有动脉位于左前方，两者之后为肝门静脉。小网膜的右缘游离，其后方为网膜孔，经此孔可进入网膜囊(图 2-27)。

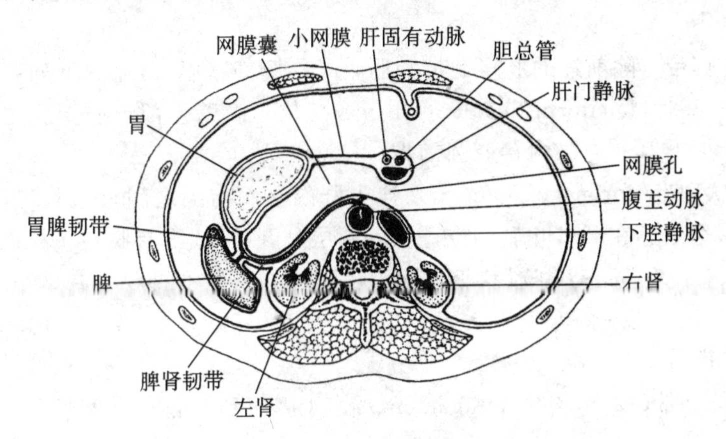

图 2-27 腹腔水平切面(示网膜囊和网膜孔)

2. 大网膜(greater omentum) 胃大弯连至横结肠的腹膜结构。它形似围裙，悬覆于横结肠和空、回肠的前方。大网膜前后共四层：前两层是胃的前、后壁脏腹膜自胃大弯和十二指肠起始部下垂而成，内有胃网膜左、右静脉；大网膜的前两层下行至脐平面稍下方，自后返折向上形成大网膜的后两层，至横结肠移行为横结肠的脏腹膜和横结肠系膜。成人大网膜的四层多已愈合在一起，连于胃大弯与横结肠之间的大网膜前两层形成胃结肠韧带。大网膜呈网状，富有血管、脂肪和巨噬细胞，具有防御功能。成人大网膜较长，可包裹腹膜腔内所有的炎性病灶，使炎症局限，故手术时可据此来探查病变部位。小儿大网膜较短，一般位于脐平面以上，因此下腹部炎性病灶(如阑尾炎穿孔病灶)，不易被大网膜包裹，炎症易扩散，甚至引起弥漫性腹膜炎。

3. 网膜囊(omental bursa) 又称小腹膜腔,是位于小网膜和胃后方的扁窄间隙。网膜囊以外的腹膜腔称大腹膜腔。网膜囊的右侧为网膜孔,网膜孔是网膜囊与大腹膜腔的唯一通道,成人网膜孔可容1~2指。

(二)系膜

系膜是指把肠管固定于腹后壁的双层腹膜结构,两层之间有血管、神经、淋巴管、淋巴结和脂肪等。

1. 肠系膜(mesentery) 将空、回肠固定于腹后壁的双层腹膜结构。附着于腹后壁的部分称肠系膜根,它自第2腰椎左侧起斜向右下,止于右骶髂关节前方。肠系膜的全貌呈扇形,较长,容易发生系膜扭转,造成绞窄性肠梗阻。

2. 阑尾系膜(mesoappendix) 呈三角形,将阑尾连于肠系膜下方。阑尾的血管走行于系膜的游离缘,故阑尾切除时,应从系膜游离缘进行血管结扎。

3. 横结肠系膜(transverse mesocolon) 将横结肠连于腹后壁的双层腹膜结构。系膜根部起自结肠右曲,横行向左,止于结肠左曲。

4. 乙状结肠系膜(sigmoid mesocolon) 将乙状结肠连于盆壁的双层腹膜结构,位于腹膜腔的左下份,其根部附于左髂窝和骨盆左后壁。此系膜较长,乙状结肠有较大活动度,故易发生乙状结肠扭转,导致肠梗阻,尤以儿童多见。

(三)韧带

韧带是连于腹、盆壁与器官之间或连接相邻器官之间的腹膜结构,对器官有固定作用。

1. 肝的韧带 除前述的肝胃韧带和肝十二指肠韧带以外,还有下列韧带。

(1) 镰状韧带(falciform ligament of liver):位于腹壁上部与肝上面之间呈矢状位的双层腹膜结构,其游离缘内含肝圆韧带。

(2) 冠状韧带(coronary ligament):连于肝的上面与膈之间呈冠状位的腹膜结构,由前、后两层组成。在肝右叶后上方,前、后两层分开,形成没有腹膜包被的肝裸区。

(3) 左、右三角韧带:由冠状韧带前、后两层在肝上面的左、右端处彼此连合而形成。

2. 脾的韧带

(1) 胃脾韧带(gastrosplenic ligament):连于脾门到胃底和胃大弯上份之间的双层腹膜结构。

(2) 脾肾韧带(splenorenal ligament):自脾门连至左肾前面的双层腹膜结构。

(四)隐窝和陷凹

1. 肝肾隐窝(hepatorenal recess) 位于肝右叶下面与右肾和结肠右曲之间,仰卧时为腹膜腔最低处,为液体易于积聚的部位。

2. 陷凹(pouch) 主要位于盆腔内。男性在直肠与膀胱之间有直肠膀胱陷凹。女性在膀胱与子宫之间有膀胱子宫陷凹;直肠与子宫之间有直肠子宫陷凹,也称Douglas腔,较深,与阴道后穹间仅隔一薄层的阴道后壁和腹膜壁层。站立或半卧位时,男性直肠膀胱陷凹和女性直肠子宫陷凹是腹膜腔最低处,故液体常积存在这些陷凹内。临床上可经直肠前壁或阴道后穹触诊、穿刺或切开,以诊断或治疗盆腔疾病。

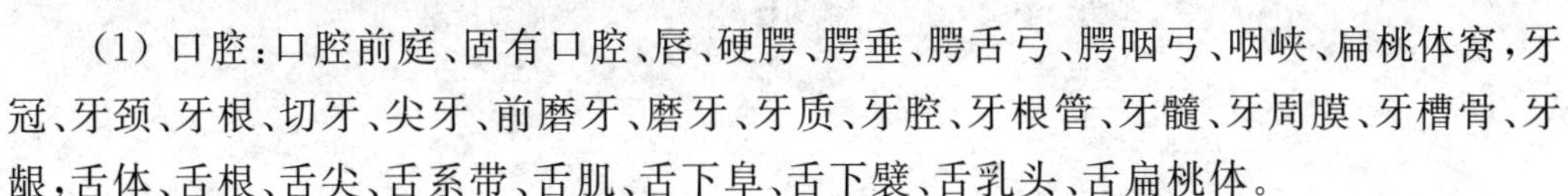

消化系统实验指导

实验报告

一、消化管

请同学们结合标本及模型指出以下结构。

(1) 口腔：口腔前庭、固有口腔、唇、硬腭、腭垂、腭舌弓、腭咽弓、咽峡、扁桃体窝，牙冠、牙颈、牙根、切牙、尖牙、前磨牙、磨牙、牙质、牙腔、牙根管、牙髓、牙周膜、牙槽骨、牙龈，舌体、舌根、舌尖、舌系带、舌肌、舌下阜、舌下襞、舌乳头、舌扁桃体。

(2) 咽：鼻咽部，咽扁桃体、咽鼓管咽口、咽隐窝；口咽部，腭扁桃体；喉咽部，梨状隐窝。

(3) 食管：颈部、胸部、腹部，三处狭窄。

(4) 胃：前壁、后壁、贲门、幽门、角切迹、胃大弯、胃小弯、贲门部、胃底、胃体、幽门部、幽门管、幽门窦。

(5) 小肠：十二指肠的上部、降部、水平部、升部，十二指肠球部、十二指肠大乳头、十二指肠空肠曲、十二指肠悬肌；空肠、回肠。

(6) 大肠：结肠带、结肠袋、肠脂垂、盲肠、回盲瓣、麦氏点、升结肠、结肠右曲、横结肠、结肠左曲、降结肠、乙状结肠、直肠、直肠壶腹、骶曲、会阴曲、直肠襞、肛管、肛柱、肛窦、肛瓣、齿状线、肛梳、白线。

(7) 在活体上观察口腔的境界、口腔前庭、固有口腔、硬腭、软腭、腭垂、咽峡、腭扁桃体、舌系带、牙的形态和排列。

(8) 在活体上画出腹部分区，指出胃的位置以及阑尾根部的体表投影。

二、消化腺

请同学们结合标本及模型指出以下结构。

(1) 腮腺、腮腺管。

(2) 肝：膈面、脏面、肝左叶、肝右叶、裸区、肝圆韧带、胆囊窝、腔静脉沟、肝门(肝左管、肝右管、肝门静脉、肝固有动脉)。

(3) 肝外胆道：胆囊底、体、颈、管；肝左、右管，肝胰壶腹、胆总管、肝总管。

(4) 胰：胰头、胰体、胰尾、胰管。

(5) 在肝的离体标本上，观察肝的形态结构、胆囊的形态和肝外胆道的组成。

(6) 在胰及十二指肠标本上，观察胰的形态、胰管的行程和开口位置。

(7) 在活体上指出肝的位置，画出肝的上界和下界，以及胆囊底的体表投影。

三、腹膜

请同学们结合标本及模型指出以下结构。

(1) 腹膜：脏腹膜、壁腹膜、腹膜腔。

（2）网膜：大网膜、小网膜、网膜孔。

（3）系膜：肠系膜、横结肠系膜、乙状结肠系膜、阑尾系膜。

（4）陷凹：直肠子宫陷凹、膀胱子宫陷凹、直肠膀胱陷凹。

（5）在标本上指出脏腹膜、壁腹膜以及腹膜形成的结构。

能力检测

测试一

能力检测

测试二

能力检测

测试三

第三章　呼 吸 系 统

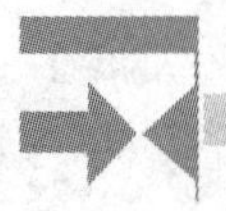

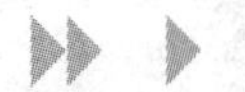

学习要点 ▌...

思政元素

本章课件

1. 呼吸系统的组成与功能；上、下呼吸道的概念。
2. 外鼻的形态结构，鼻腔的分部和形态结构。
3. 喉的位置、喉软骨及其连结，喉腔的形态结构和分部。
4. 气管的位置、形态，左、右主支气管的形态特点及其临床意义。
5. 肺的位置和形态，肺下缘和胸膜下界的体表投影，胸膜和胸膜腔的概念。

第一节　概　　述

呼吸系统（respiratory system）由呼吸道和肺组成。其主要功能是进行气体交换，即从外界吸入氧，呼出二氧化碳。此外，鼻还是嗅觉器官，喉具有发音的功能。

呼吸道是传送气体的通道，包括鼻、咽、喉、气管和各级支气管（图 3-1），临床上常将鼻、咽、喉称为上呼吸道，气管、主支气管及其在肺内的各级支气管称为下呼吸道。肺由

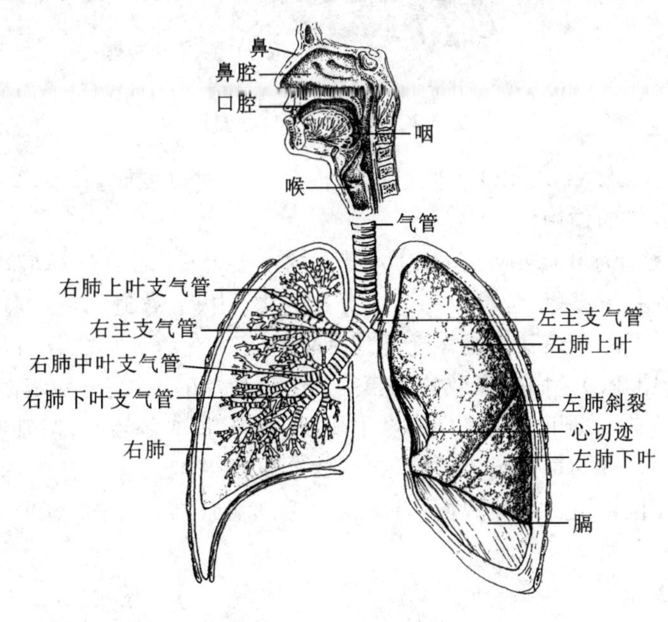

图 3-1　呼吸系统全貌

肺实质(支气管树和肺泡)及肺间质(血管、神经、淋巴管和结缔组织)组成。

第二节 呼 吸 道

一、鼻

鼻(nose)是呼吸道的起始部,也是嗅觉器官,分为外鼻、鼻腔和鼻旁窦三个部分。

(一) 外鼻

外鼻(external nose)位于面部中央。上端狭窄,位于两眶之间,称鼻根,鼻根向下延伸为鼻背,其末端隆起为鼻尖,鼻尖两侧膨大的部分称鼻翼。外鼻下方的开口称鼻孔,主要由鼻翼和鼻柱围成。外鼻上部以鼻骨为支架,下部以软骨作基础,外被皮肤,内覆黏膜。

(二) 鼻腔

鼻腔(nasal cavity)(图 3-2)位于颅前窝下方、腭的上方,由骨和软骨作支架,内面衬以黏膜和皮肤。鼻腔被鼻中隔分为左、右两半。鼻中隔由犁骨、筛骨垂直板和鼻中隔软骨等覆以黏膜组成。鼻腔向前经鼻孔通外界,向后经鼻后孔通鼻咽。

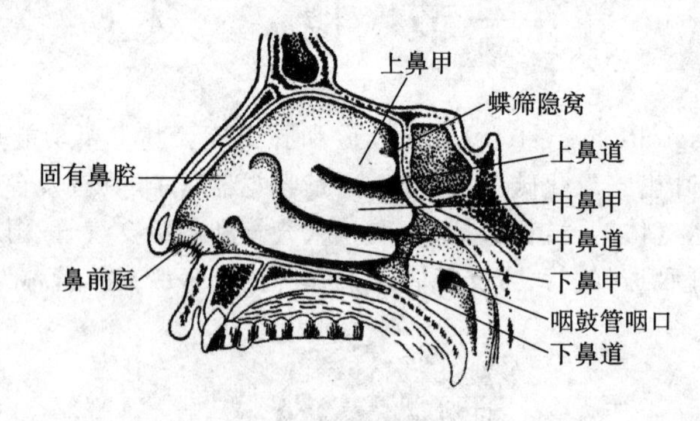

图 3-2 鼻腔外侧壁(右侧)

1. 鼻前庭(nasal vestibule) 鼻腔的前下部,内面衬以皮肤,长有鼻毛,有过滤灰尘和净化吸入的空气的作用。

2. 固有鼻腔(nasal cavity proper) 鼻腔的主要部分,由骨性鼻腔内衬黏膜构成。外侧壁上有上、中、下鼻甲,各鼻甲的下方分别为上、中、下鼻道。在上鼻甲的后上方与鼻腔顶壁间有一凹陷称蝶筛隐窝。上鼻道和中鼻道内有鼻旁窦的开口,下鼻道前端有鼻泪管的开口(图 3-3)。固有鼻腔的黏膜按其生理功能的不同,分为嗅区和呼吸区两个部分。嗅区指覆盖上鼻甲及其对应的鼻中隔以上部分的黏膜,内含嗅细胞,能感受气味的刺激。除嗅区以外的鼻黏膜为呼吸区,内含丰富的毛细血管和鼻腺,能温暖、湿润吸入的空气。鼻中隔前下部的黏膜内,有丰富的毛细血管吻合丛,是鼻出血的好发部位,称易出血区(Little 区)。

(三) 鼻旁窦

鼻旁窦又称副鼻窦,由骨性鼻旁窦内衬黏膜构成,共 4 对,包括上颌窦、额窦、筛窦

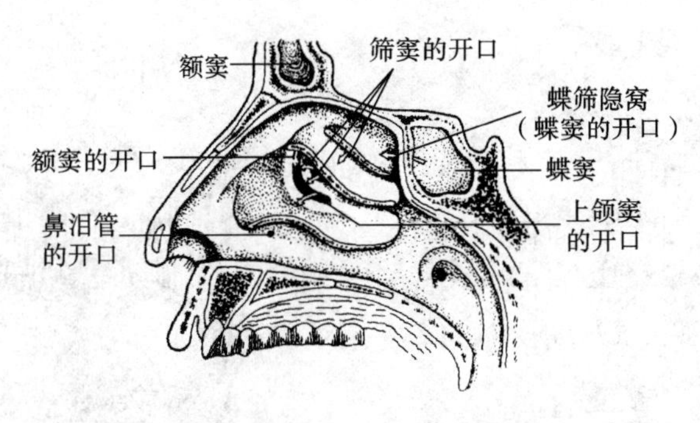

图 3-3 鼻旁窦的开口(右侧)

和蝶窦(图 3-3)。额窦、上颌窦及筛窦前群、中群开口于中鼻道,筛窦后群开口于上鼻道,蝶窦开口于蝶窦隐窝。

由于鼻旁窦的黏膜与固有鼻腔的黏膜相延续,因此鼻腔的炎症常可蔓延至鼻旁窦。上颌窦是鼻旁窦中最大的一对,窦的开口位置高于窦底,分泌物不易流出,故上颌窦的慢性炎症较多见。鼻旁窦的黏膜具有丰富的血管,可调节吸入空气的温度和湿度,对发音还有共鸣作用。

二、咽

参见消化系统。

三、喉

视频——喉

喉(larynx)既是呼吸的通道,又是发音的器官。

(一) 喉的位置

喉位于颈前部中份,成年人的喉在第 3～6 颈椎之间。喉上通咽,下续气管,前方有皮肤、颈筋膜和舌骨下肌群覆盖,后方是喉咽部,喉的两侧与颈部大血管、神经和甲状腺相邻。喉可随吞咽或发音而上下移动。

(二) 喉的结构

喉由数块喉软骨借关节和韧带连成支架,周围附有喉肌,内面衬以喉黏膜构成(图 3-4、图 3-5)。

1. 喉软骨及其连结 喉软骨包括不成对的甲状软骨、环状软骨、会厌软骨和成对的杓状软骨。

(1) 甲状软骨(thyroid cartilage):最大,位于舌骨的下方,构成喉的前外侧壁。甲状软骨的上缘正中向前突出的部分称喉结,成年男性的喉结特别明显。喉结上方呈“V”形的切迹称上切迹。甲状软骨上缘借甲状舌骨膜与舌骨相连,甲状软骨下缘两侧与环状软骨构成环甲关节,甲状软骨下缘正中与环状软骨弓上缘之间由环甲正中韧带相连。当患者发生急性喉阻塞,来不及进行气管切开时,可切开环甲正中韧带或在此穿刺,建立临时的通气道,以抢救患者生命。

(2) 环状软骨(cricoid cartilage):位于甲状软骨下方,是喉软骨中唯一呈环形的软骨。环状软骨前窄后宽,环状软骨弓后方平对第 6 颈椎,是颈部重要的体表标志之一。

(3) 会厌软骨(epiglottic cartilage):形似树叶,其上端宽而游离,下端窄细,附着于

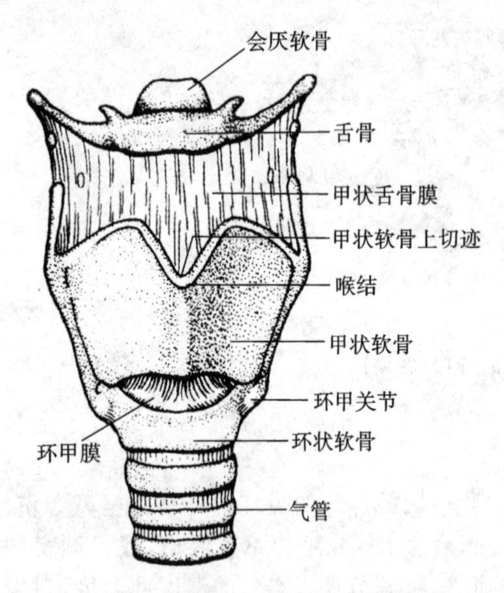

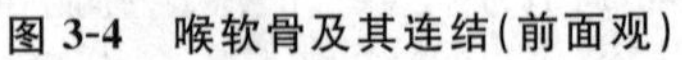
图 3-4 喉软骨及其连结(前面观)

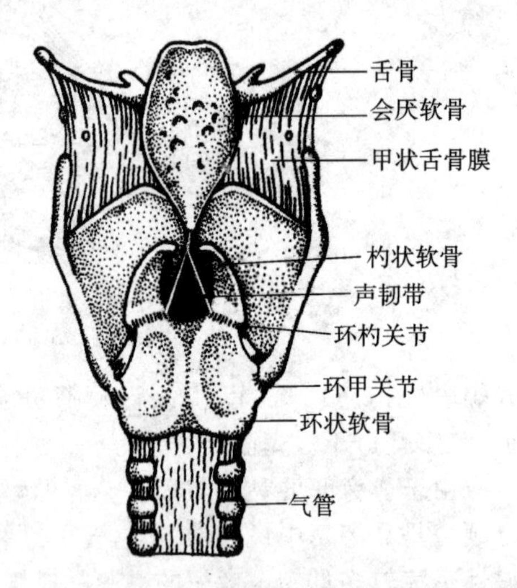

图 3-5 喉软骨及其连结(后面观)

甲状软骨上切迹的后下方。会厌软骨连同表面覆盖的黏膜构成会厌。吞咽时,喉上提,会厌可盖住喉口,以防止食物误入喉腔。

(4) 杓状软骨(arytenoid cartilage):左、右各一,呈三棱锥体形,其尖向上,底朝下,位于环状软骨后部的上方,与环状软骨构成环杓关节。每侧杓状软骨与甲状软骨间都有一条声韧带相连。声韧带是发音的重要结构。

2. 喉腔及喉黏膜 喉的内腔称喉腔(laryngeal cavity)(图 3-6、图 3-7),喉腔的入口称喉口。喉向上经喉口与喉咽相通,向下通气管。喉腔壁的内面衬有黏膜,与咽、气管的黏膜相延续,喉腔中部的两侧壁上,有上、下两对呈前后方向的黏膜皱襞:上方的一对称前庭襞,两侧前庭襞之间的裂隙称前庭裂;下方的一对称声襞,由喉黏膜覆盖声韧带构成,两侧声襞之间的裂隙称声门裂。声门裂是喉腔最狭窄的部位。

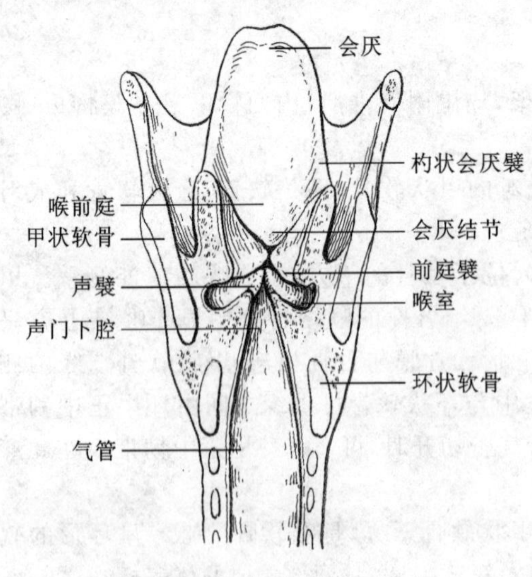

图 3-6 喉腔(冠状面)

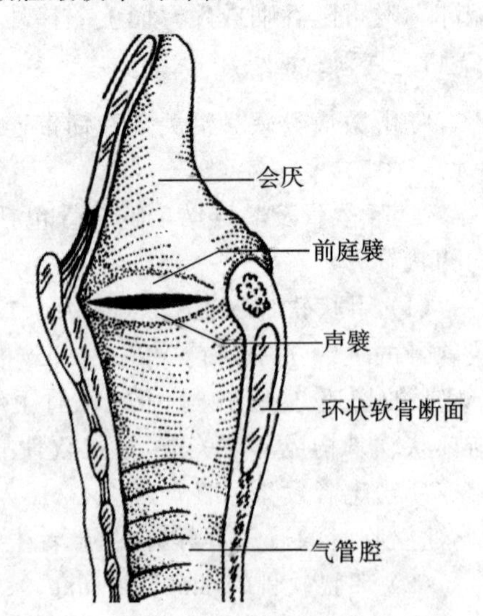

图 3-7 喉腔(矢状面)

喉腔借两对皱襞分为三个部分:喉前庭、喉中间腔和声门下腔。声门下腔的黏膜下组织比较疏松,炎症时易发生水肿。幼儿喉腔较狭小,水肿时易出现阻塞而造成呼吸困难。

3. 喉肌 为骨骼肌,附着于喉软骨。喉肌舒缩使环甲关节和环杓关节运动,引起声襞松弛或紧张、声门裂开大或缩小,从而调节音调的高低和声音的强弱。

四、气管与主支气管

气管和主支气管是连接喉与肺之间的通气管道。

气管(trachea)和主支气管是后壁平坦的通气管道(图 3-8)。气管上接环状软骨,沿食管前面降入胸腔,在胸骨角平面分为左、右主支气管,其分叉处称气管杈,在气管杈内面有一凸向上的半月状嵴,称气管隆嵴,是支气管镜检查的定位标志。气管在颈部的位置表浅,在颈部正中可以触摸到。临床上做气管切开术,常在第 3~5 气管软骨处进行。左主支气管较细长,走行方向接近水平位;右主支气管略粗短,走行方向较垂直,加之气管隆嵴略偏左侧,因此,误入气管的异物,易坠入右主支气管内。

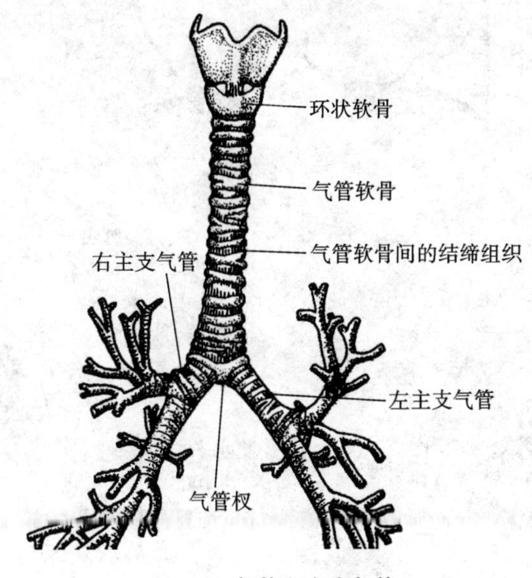

图 3-8 气管和主支气管

第三节 肺

一、肺的位置和形态

视频——肺的位置和形态

肺(lung)是进行气体交换的器官,位于胸腔内纵隔两侧,左、右各一(图 3-9、图 3-10、图 3-11)。肺的质地柔软,富有弹性。幼儿的肺呈淡红色,随着年龄的增长,空气中的尘埃、炭末等颗粒被吸入肺内,肺的颜色逐步变为暗红色或深红色。肺呈半圆锥形,左肺稍狭长,右肺略宽短。肺的上端钝圆,称肺尖,突入颈根部,肺尖高出锁骨内侧 1/3 部上方 2~3 cm。肺的下面凹陷,称肺底,与膈相贴,故肺底又称膈面。肺的外侧面与肋和肋间肌相邻,故称肋面。肺的内侧面朝向纵隔,其近中央处有一凹陷为肺门。肺门是主支气管、肺动脉、肺静脉、支气管动脉、支气管静脉、淋巴管和神经等出入肺的部位，出入肺门的结构被结缔组织包绕称为肺根。肺的前缘和下缘薄而锐利，左肺前缘下份有一明显的凹陷，称心切迹。肺下缘在体表的投影：在锁骨中线处与第 6 肋相交，在腋中线处与第 8 肋相交，在肩胛线处与第 10 肋相交，在后正中线处平对第 10 胸椎棘突。左肺被斜裂分为上、下两叶，右肺被斜裂和水平裂分为上、中、下三叶。

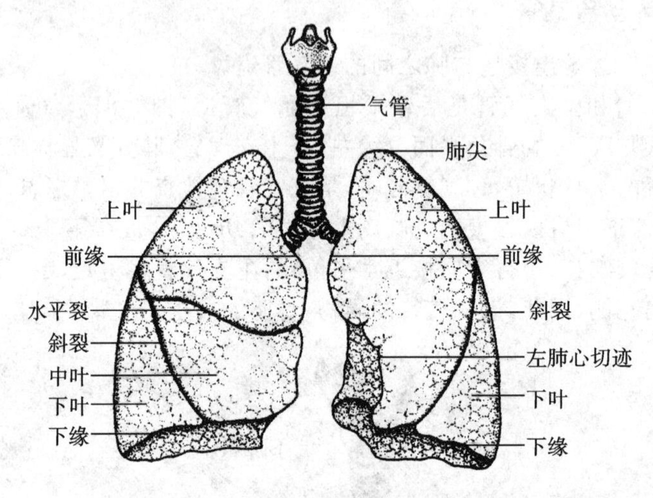

图 3-9 肺的形态

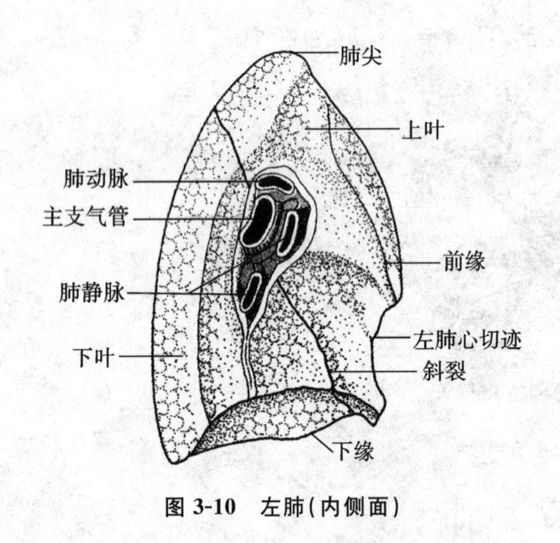

图 3-10 左肺(内侧面)

图 3-11 右肺(内侧面)

视频——肺内支气管和支气管肺段

二、肺内支气管和支气管肺段

(一) 肺内支气管

主支气管进入肺门后，左主支气管分为上、下两支，右主支气管分为上、中、下三支，进入相应的肺叶，构成肺叶支气管。肺叶支气管再分支成为肺段支气管。支气管在肺内反复分支，形成支气管树(bronchial tree)。

(二) 支气管肺段

每一肺段支气管及其分支所分布的肺组织构成一个支气管肺段，简称肺段。肺段呈椎体形,尖朝向肺门,底朝向肺的表面。

三、肺的血管

肺有两套血管,即功能血管和营养血管。

(一) 功能血管

肺的功能血管与肺的气体交换有关,由肺动脉和肺静脉组成。

(二) 营养血管

肺的营养血管营养肺组织和各级支气管,由支气管动脉和支气管静脉组成。

第四节 胸膜与纵隔

一、胸膜

胸膜(pleura)是由间皮和薄层结缔组织构成的浆膜,分为互相移行的脏胸膜和壁胸膜两个部分。脏胸膜又称肺胸膜,紧贴在肺表面,并伸入斜裂、水平裂内。壁胸膜衬贴在胸壁的内面、膈的上面及纵隔的两侧面,按其贴附部位的不同,分别称肋胸膜、膈胸膜和纵隔胸膜。壁胸膜覆盖在肺尖上方的部分称胸膜顶。

脏胸膜与壁胸膜在肺根处互相移行,围成一个潜在性的密闭腔隙,称胸膜腔(pleural cavity)(图 3-12)。胸膜腔左、右各一,互不相通,腔内呈负压,内含少量浆液。呼吸时,浆液可减小脏胸膜与壁胸膜之间的摩擦。

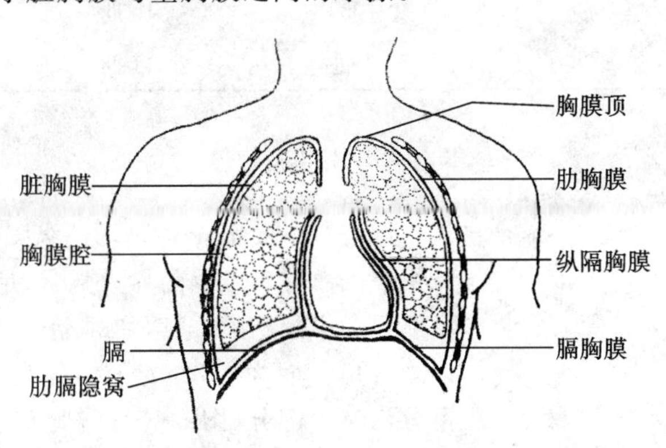

图 3-12 胸膜和胸膜腔示意图

在肋胸膜与膈胸膜转折处,形成较深的半环形间隙,在深呼吸时,肺的下缘也不能深入其内,此间隙称肋膈隐窝。肋膈隐窝是胸膜腔最低的部位,当胸膜腔内有积液时,液体首先积聚于此。

二、肺和胸膜的体表投影

(一) 肺的体表投影(图 3-13、图 3-14)

肺尖的体表投影在锁骨内侧 1/3 部上方 2～3 cm 处。肺下缘的体表投影在锁骨中线上与第 6 肋相交，在腋中线上与第 8 肋相交，在肩胛线上与第 10 肋相交，在后正中线上平对第 10 胸椎棘突。

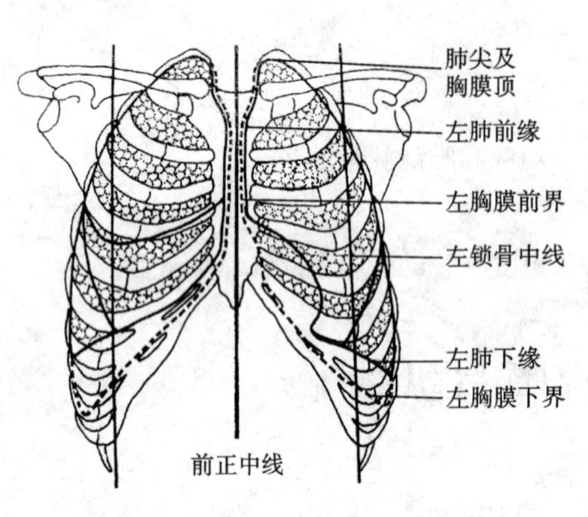

图 3-13　肺和胸膜的体表投影(前面)

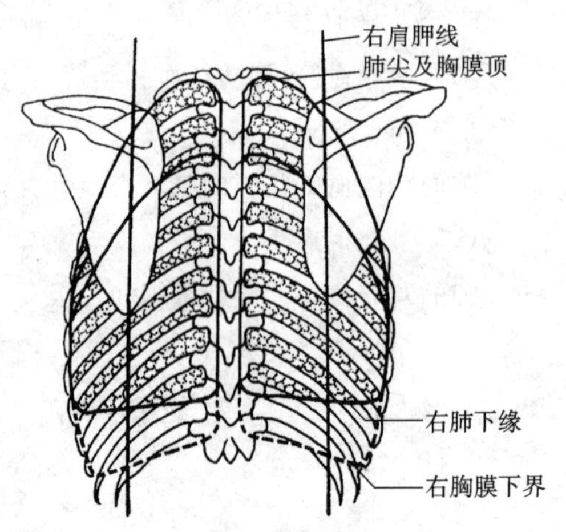

图 3-14　肺和胸膜的体表投影(后面)

(二) 胸膜下界的体表投影(图 3-13、图 3-14、表 3-1)

胸膜下界是肋胸膜与膈胸膜的反折线，较肺下缘约低两个肋骨。在锁骨中线处与第 8 肋相交，在腋中线处与第 10 肋相交，在肩胛线处与第 11 肋相交，在近后正中线处位于第 12 胸椎棘突平面。

表 3-1　肺下缘与胸膜下界的体表投影

	锁骨中线	腋中线	肩胛线	后正中线
肺下缘	第 6 肋	第 8 肋	第 10 肋	第 10 胸椎棘突
胸膜下界	第 8 肋	第 10 肋	第 11 肋	第 12 胸椎棘突

三、纵隔

纵隔(mediastinum)是两侧纵隔胸膜之间所有器官和组织的总称。纵隔前界为胸骨，后界为脊柱的胸部，两侧界为纵隔胸膜，上达胸廓上口，下至膈。纵隔通常以胸骨角平面为界，分为上纵隔和下纵隔。下纵隔又可分为三个部分(图 3-15)：胸骨与心包之间的部分称前纵隔，心及大血管所在部位称中纵隔，心包与脊柱胸部之间的部分称后纵隔。纵隔内有心、出入心的大血管、胸腺、膈神经、气管和主支气管、迷走神经、食管、胸导管、奇静脉、胸主动脉、交感干以及淋巴结等。

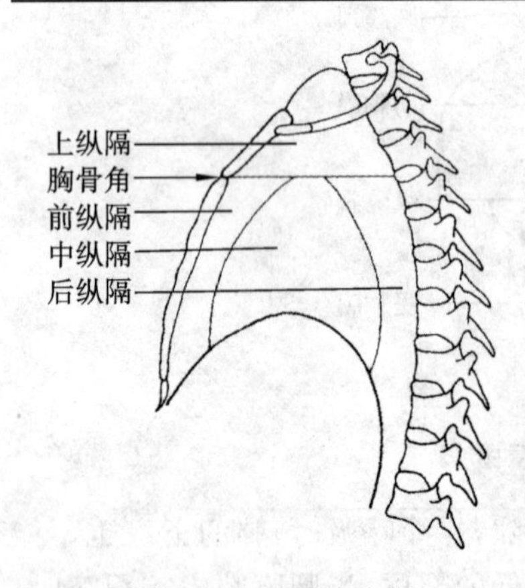

图 3-15　纵隔的分部

呼吸系统实验指导

实验报告

一、呼吸道

请同学们结合标本及模型指出以下结构。

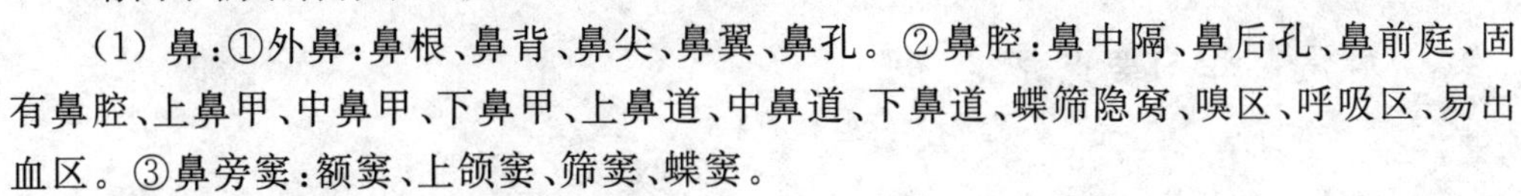

(1) 鼻:①外鼻:鼻根、鼻背、鼻尖、鼻翼、鼻孔。②鼻腔:鼻中隔、鼻后孔、鼻前庭、固有鼻腔、上鼻甲、中鼻甲、下鼻甲、上鼻道、中鼻道、下鼻道、蝶筛隐窝、嗅区、呼吸区、易出血区。③鼻旁窦:额窦、上颌窦、筛窦、蝶窦。

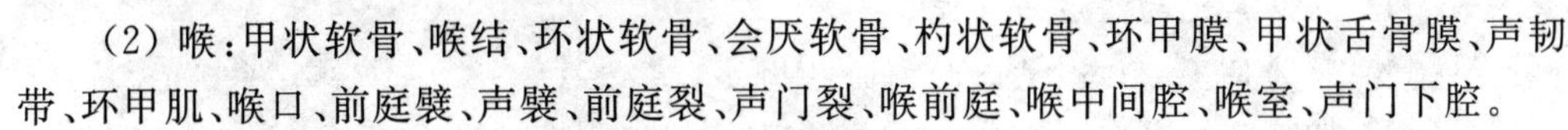

(2) 喉:甲状软骨、喉结、环状软骨、会厌软骨、杓状软骨、环甲膜、甲状舌骨膜、声韧带、环甲肌、喉口、前庭襞、声襞、前庭裂、声门裂、喉前庭、喉中间腔、喉室、声门下腔。

(3) 气管:气管杈、左主支气管、右主支气管。

二、肺

请同学们结合标本及模型指出以下结构。

肺:肺尖、肺底、肋面、纵隔面、内侧面、肺门、肺根、前缘、左肺心切迹、后缘、下缘、斜裂、水平裂、肺叶。

三、胸膜与纵隔

请同学们结合标本及模型指出以下结构。

(1) 胸膜:脏胸膜、壁胸膜(胸膜顶、肋胸膜、纵隔胸膜、膈胸膜)、胸膜腔、肋膈隐窝、肺和胸膜的体表投影。

(2) 纵隔:上纵隔、下纵隔(前、中、后纵隔)。

能力检测

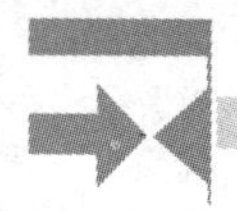

第四章 泌尿系统

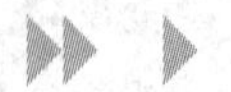

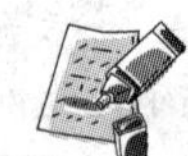

学习要点

思政元素

本章课件

1. 泌尿系统的组成与功能。
2. 肾的位置、形态、被膜和剖面结构。
3. 输尿管的行程和分部，三个狭窄的部位及临床意义。
4. 膀胱的位置、形态、构造，膀胱三角的位置及临床意义。
5. 女性尿道的形态特点，尿道外口的开口位置及其临床意义。

第一节 概述

泌尿系统由肾、输尿管、膀胱和尿道组成(图 4-1)，其主要功能是排出机体新陈代谢产生的废物(如尿素、尿酸、肌酐)和多余的无机盐、水等，从而保持机体内环境的平衡和稳定。肾生成尿液，经输尿管输送到膀胱储存，膀胱中尿液达到一定量后，经尿道排出体外。此外，肾还有内分泌功能，能产生肾素等物质。

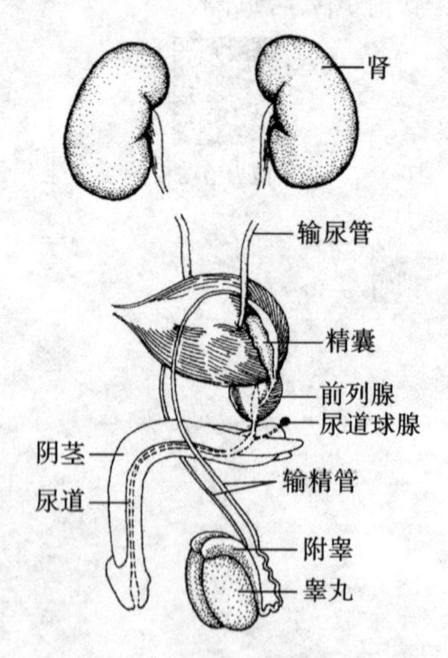

图 4-1 男性泌尿系统全貌

第二节 肾

一、肾的形态和位置

视频——肾的位置和毗邻

肾(kidney)为实质性器官,形似蚕豆,左、右各一(图 4-2)。肾分上、下两端,前、后两面,内侧、外侧两缘。肾的内侧缘中部凹陷称肾门(renal hilum),是肾盂、肾动脉、肾静脉、淋巴管和神经出入肾的部位。出入肾门的结构被结缔组织所包裹,称肾蒂(renal pedicle)。肾门向肾实质的凹陷称肾窦(renal sinus),内有肾小盏、肾大盏、肾盂、肾血管、淋巴管、神经及脂肪组织等。

视频——肾的形态

肾位于腹腔的后上部,脊柱两侧。左肾的位置在第 11 胸椎体的下缘至第 2～3 腰椎椎间盘之间,右肾的位置在第 12 胸椎体的上缘至第 3 腰椎椎体上缘之间。成人肾门约平对第 1 腰椎体。在腰背部,竖脊肌外侧缘与第 12 肋所形成的夹角处,称肾区(renal region),为肾门的体表投影。肾病患者触压或叩击该处可引起疼痛。

视频——肾的被膜与固定

二、肾的被膜与固定

肾的表面有三层被膜,由内向外依次为纤维囊、脂肪囊和肾筋膜(图 4-3)。

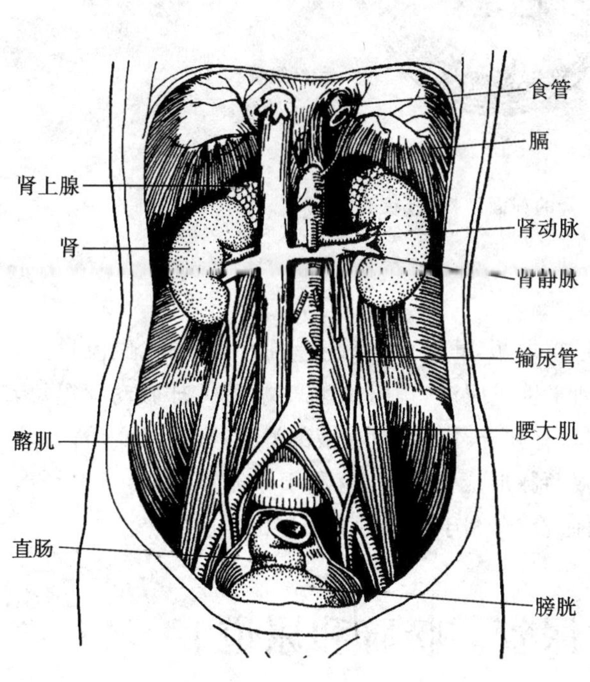

图 4-2 肾和输尿管

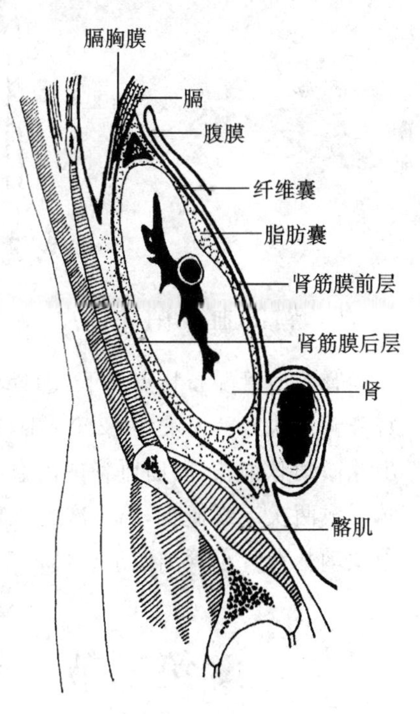

图 4-3 肾的被膜(矢状面)

肾的正常位置由多种因素来维持,如肾筋膜、脂肪囊、肾血管、腹膜、肾的邻近器官的承托以及腹内压等。当肾的固定因素不健全时,可造成肾下垂或游走肾。

三、肾的剖面结构

视频——肾的剖面结构

在肾的冠状面上，肾实质可分为肾皮质(renal cortex)和肾髓质(renal medulla)两个部分(图4-4)。肾皮质在浅层，富含血管，呈红褐色。肾髓质位于肾皮质的深部，色较淡，由15～20个肾锥体(renal pyramid)组成。肾皮质伸入肾锥体之间的部分称肾柱(renal column)。肾锥体的尖端呈钝圆形，称肾乳头，其顶端有许多小孔，称乳头孔。肾乳头被漏斗状的肾小盏(minor renal calice)包绕，2～3个肾小盏汇合成一个肾大盏(major renal calice)，2～3个肾大盏汇合成肾盂(renal pelvis)。肾盂出肾门后逐渐变细，移行为输尿管。

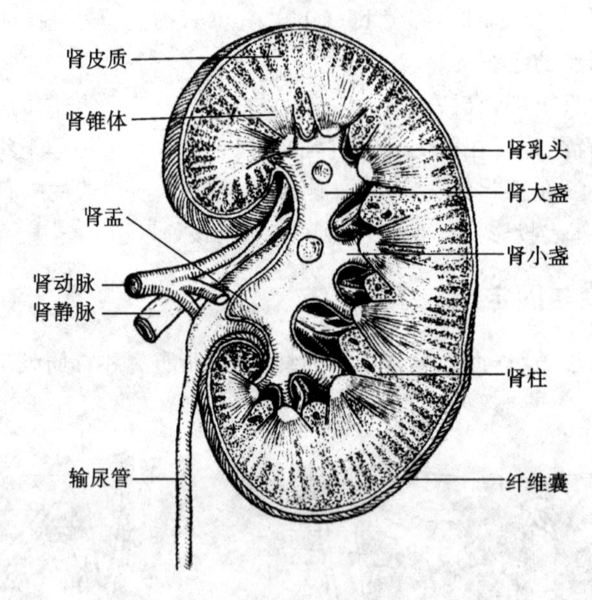

图4-4　右肾的剖面结构(冠状面)

四、肾的血液循环特点

肾的血管配布特点如下：①肾动脉粗而短，直接发自腹主动脉，血压高，血流量大，每分钟进入肾的血液约1200 mL，有利于生成尿液，排出代谢产物；②入球微动脉粗短，出球微动脉细长，因而血管球内血压高，有利于肾小球对血液的滤过；③在肾实质内，动脉形成两次毛细血管，第一次是入球微动脉形成血管球，有利于原尿形成，第二次是出球微动脉在肾小管周围形成球后毛细血管，有利于肾小管对原尿的重吸收。

第三节　输尿管、膀胱和尿道

视频——输尿管

一、输尿管

输尿管(ureter)是将尿液输送到膀胱的肌性管道，左、右各一。输尿管起自肾盂，在腹后壁沿腰大肌前面下行，至骨盆上口跨过髂总动脉分叉处，进入骨盆腔(图 4-2)，在膀胱底斜穿膀胱壁，开口于膀胱底内面的输尿管口，全长为 25～30 cm。根据走行，输尿管可分为腹段、盆段和壁内段。输尿管全长有三处狭窄，分别在输尿管起始处、跨过髂总动脉分叉处(左)和髂外动脉起始处(右)、斜穿膀胱壁处。肾和输尿管的结石易滞留在这些狭窄处。

二、膀胱

视频——膀胱

膀胱(urinary bladder)是储存尿液的肌性囊状器官，其形状、大小、位置和壁的厚度随尿液的充盈程度而异。成人膀胱容量为 300～500 mL，新生儿膀胱容量约为成人的1/10。女性膀胱容量小于男性，老年人由于肌张力下降而膀胱容量增大。

(一) 膀胱的形态和位置

空虚的膀胱呈三棱锥体形(图 4-5)，其尖朝前上方称膀胱尖，底朝后下方称膀胱底，尖与底之间的部分称膀胱体，膀胱的最下部称膀胱颈。膀胱颈的下端有尿道内口，通尿道。

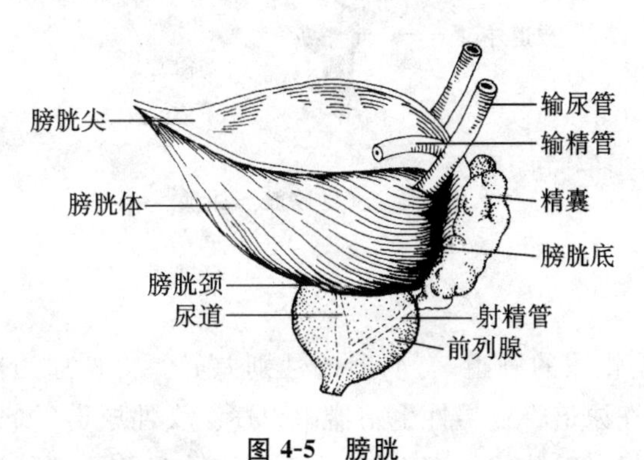

图 4-5 膀胱

膀胱位于骨盆腔的前部、耻骨联合的后方。空虚时，膀胱尖不超过耻骨联合的上缘。膀胱充盈时，其上部膨入腹腔，膀胱与腹前壁之间的腹膜反折线也随之上移。因此，可沿耻骨联合上缘做膀胱穿刺术，而不致损伤腹膜。男性膀胱的后面与精囊、输精管壶腹和直肠相邻(图 4-6)，女性膀胱的后面与子宫和阴道相邻(图 4-7)。

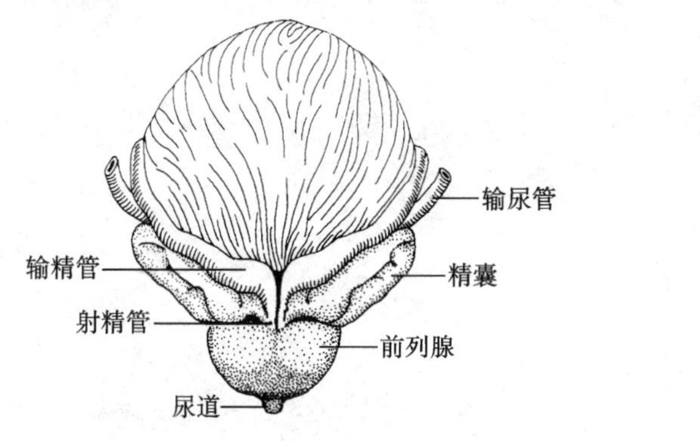

图 4-6 男性膀胱后面的毗邻

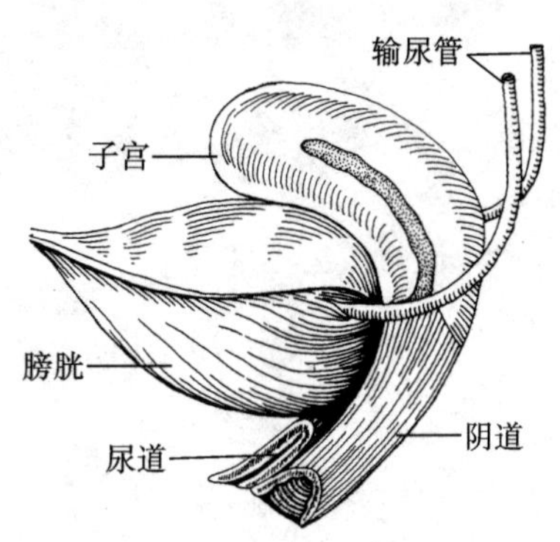

图 4-7 女性膀胱后面的毗邻

（二）膀胱的构造

膀胱空虚时，黏膜形成许多皱襞（图 4-8），在膀胱充盈时消失。在膀胱底的内面，左、右输尿管口与尿道内口间的三角形区域称膀胱三角（trigone of bladder）。此处黏膜平滑无皱襞，是膀胱肿瘤和膀胱结核的好发部位。

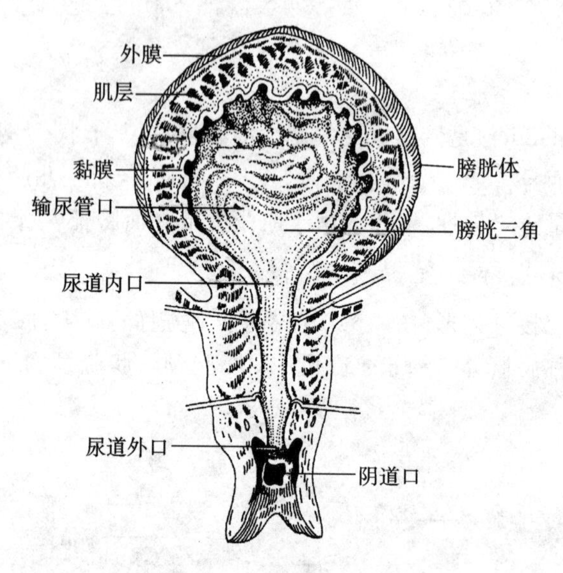

图 4-8　女性膀胱和尿道

三、尿道

尿道（urethra）是排尿的管道，有明显的性别差异。男性尿道除具有排尿功能外，还有排精功能，故男性尿道将在男性生殖器中叙述。女性尿道（female urethra）（图4-8）较男性尿道短而直，起自膀胱的尿道内口，止于阴道前庭的尿道外口，长 3～5 cm，直径约 0.6 cm。女性尿道前方为耻骨联合，后方紧贴阴道前壁，穿过尿生殖膈时，被尿道阴道括约肌环绕，可控制排尿。由于女性尿道短而直，且开口于阴道前庭，距阴道口和肛门较近，故易发生逆行性泌尿系统感染。

泌尿系统实验指导

实验报告

一、肾

请同学们结合标本及模型指出以下结构。

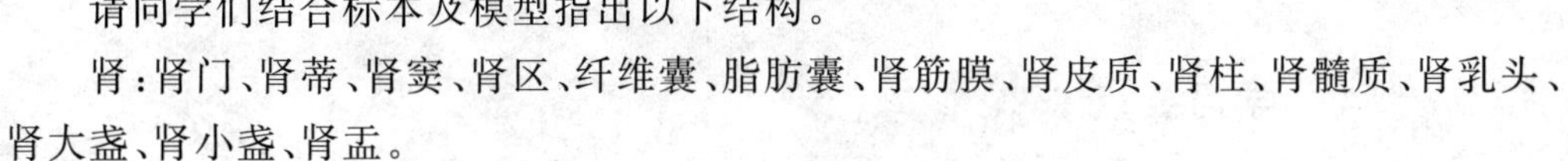

肾：肾门、肾蒂、肾窦、肾区、纤维囊、脂肪囊、肾筋膜、肾皮质、肾柱、肾髓质、肾乳头、肾大盏、肾小盏、肾盂。

二、输尿管、膀胱与尿道

请同学们结合标本及模型指出以下结构。

（1）输尿管：三处狭窄、腹段、盆段、壁内段、输尿管口。

（2）膀胱：膀胱尖、体、颈、底，膀胱三角、尿道内口。

（3）尿道：女性尿道、尿道外口。

能力检测

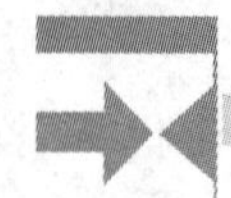

第五章 生殖系统

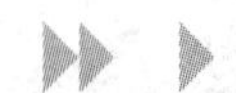

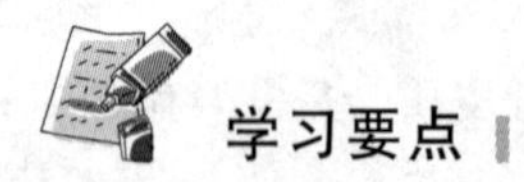

学习要点

思政元素

本章课件

1. 男、女性生殖系统的组成和功能。
2. 睾丸和附睾的位置、功能与形态结构。
3. 输精管的行程和分部，精索的位置和组成，射精管的合成和开口部位。
4. 前列腺的位置和主要毗邻，精液的组成。
5. 阴茎的分部和构造，男性尿道的分部、狭窄和弯曲及其临床意义。
6. 卵巢的位置、功能和形态。
7. 输卵管的位置、分部及其临床意义。
8. 子宫的形态、分部、位置和固定装置。
9. 阴道的位置和形态，阴道穹后部的位置及其临床意义。
10. 女阴的组成，会阴的概念，乳房的位置、形态和构造。

第一节 概 述

生殖系统(reproductive system)包括男性生殖系统和女性生殖系统，其功能是繁殖后代、形成并保持第二性征。按器官所在部位不同，生殖系统又可分为内生殖器和外生殖器两个部分(表5-1)。内生殖器多位于盆腔内，包括生殖腺、输送管道和附属腺；外生殖器显露于体表，主要为两性的交接器官。

表5-1 生殖系统的组成

		男性生殖系统	女性生殖系统
	生殖腺	睾丸	卵巢
内生殖器	输送管道	附睾、输精管、射精管、尿道	输卵管、子宫、阴道
	附属腺	精囊、前列腺、尿道球腺	前庭大腺
外生殖器		阴囊、阴茎	女阴

第二节 男性生殖系统

男性生殖系统(male genital system)的内生殖器由生殖腺(睾丸)、输送管道(附睾、输精管、射精管和尿道)和附属腺(精囊、前列腺、尿道球腺)组成。睾丸产生精子和分泌雄激素,精子先储存于附睾内,当机体射精时经输精管、射精管和尿道排出体外。精囊、前列腺、尿道球腺的分泌液参与构成精液,并供给精子营养,有利于精子的活动。外生殖器包括阴囊和阴茎(图 5-1)。

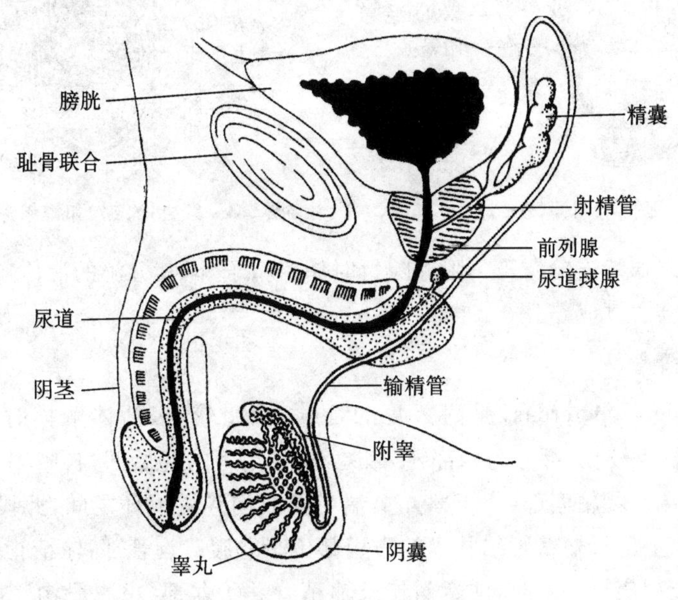

图 5-1 男性生殖系统概观

一、睾丸

视频——睾丸形态

睾丸(testis)是男性生殖腺,呈扁椭圆形,位于阴囊内,左、右各一(图 5-2、图 5-3),具有产生精子和分泌雄激素的功能。睾丸分上、下两端,内、外两面,前、后两缘。后缘有血管、神经和淋巴管出入,并与附睾、输精管起始部相接触。上端被附睾头遮盖。除后缘外,睾丸其余部位均被覆鞘膜。鞘膜由浆膜构成,分脏、壁两层,脏层紧贴睾丸表面,壁层贴附于阴囊内面。脏、壁两层在睾丸后缘相互移行,围成密闭的腔隙,称鞘膜腔。鞘膜腔内含少量浆液,起润滑作用,病理状态下腔内液体增多而形成睾丸鞘膜腔积液。睾丸在男婴出生后仍未降至阴囊,而停滞于腹腔或腹股沟管内的病症,称隐睾症。

二、附睾、输精管、射精管

视频——附睾、输精管、射精管

(一) 附睾

附睾(epididymis)紧贴睾丸的上端和后缘,可分为头、体、尾三部(图 5-2、图 5-3)。头部由睾丸输出小管盘曲而成,睾丸输出小管的末端连接一条附睾管,构成体部和尾

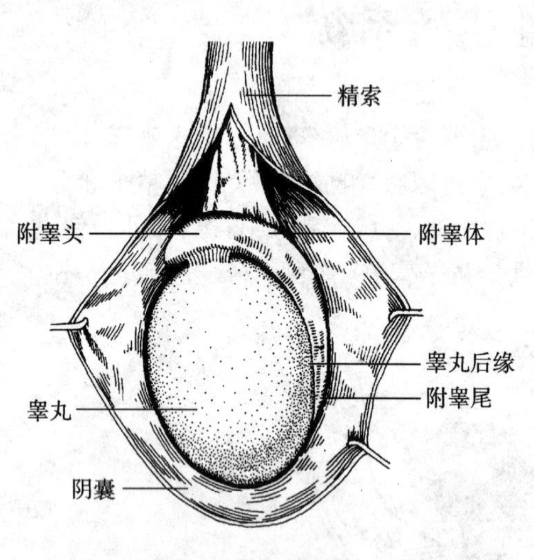

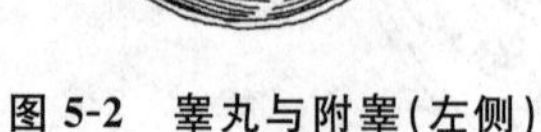
图 5-2 睾丸与附睾(左侧)

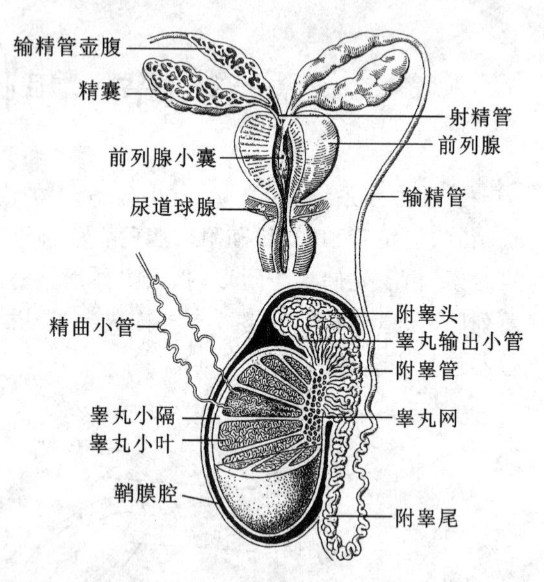

图 5-3 睾丸的结构和排精途经模式图

部。附睾管的末端续连输精管。附睾除暂时储存精子外,其分泌的液体还供精子营养,并促进精子继续发育成熟。

(二) 输精管

输精管(ductus deferens)是附睾管的延续,管壁较厚,活体触摸时呈圆索状(图 5-3)。输精管行程较长,可分为四部:①睾丸部:输精管的起始部,自附睾尾沿睾丸后缘上行至睾丸上端。②精索部:介于睾丸上端与腹股沟管皮下环之间,此段位置表浅,容易触及,是临床上施行输精管结扎术的常用部位。③腹股沟管部:输精管位于腹股沟管内的部分,在施行疝修补术时,注意勿伤及输精管。④盆部:由腹股沟管腹环至输精管末端,此段最长。输精管盆部经腹股沟管腹环入盆腔,沿骨盆外侧壁向后下,经输尿管末端的前上方到膀胱底的后面,位居精囊的内侧,在此膨大形成输精管壶腹。壶腹下端变细,并与精囊的排泄管汇合成射精管。

精索(spermatic cord)为一对柔软的圆索状结构,从腹股沟管腹环穿经腹股沟管,出皮下环后延至睾丸上端。它由输精管、睾丸动脉、输精管动脉、蔓状静脉丛、神经、淋巴管等结构外包三层被膜构成。

(三) 射精管

射精管(ejaculatory duct)由输精管末端和精囊的排泄管汇合而成,长约 2 cm,穿过前列腺实质,开口于尿道前列腺部(图 5-1)。

三、精囊、前列腺和尿道球腺

(一) 精囊

精囊(seminal vesicle)又名精囊腺(图 5-4),为一对扁椭圆形囊状腺体,位于膀胱底部后方、输精管壶腹的外侧,其排泄管与输精管末端汇合成射精管。

(二) 前列腺

前列腺(prostate gland)(图 5-4)为一实质性器官,位于膀胱颈和尿生殖膈之间,尿道从中央穿过。前列腺呈栗子形,上端宽大称底,下端尖细称尖,两者之间称为体。体后面有一纵行浅沟为前列腺沟,活体直肠指诊时可扪及此沟。

前列腺一般分成五叶,即前、中、后叶和两个侧叶。前叶位于尿道前方;中叶呈上宽下尖的楔形,位于尿道与射精管之间;后叶位于射精管的后下方;两个侧叶紧贴尿道的两侧。

前列腺由腺组织、平滑肌和结缔组织构成,表面包有坚韧的前列腺囊。小儿的前列腺甚小,腺组织不发育。性成熟期腺组织迅速生长。老年期腺组织退化萎缩,腺内结缔组织增生,则形成前列腺肥大(中叶和侧叶多见),可压迫尿道,引起排尿困难。

(三) 尿道球腺

尿道球腺(bulbourethral gland)(图 5-4)是一对豌豆大的球形腺体,位于尿生殖膈内,其排泄管开口于尿道球部。

精液由输精管各部及附属腺(特别是前列腺和精囊)的分泌物组成,内含精子。精液呈乳白色,弱碱性,适合精子的生存和活动。正常成年男性一次射精 2～5 mL,含精子 3 亿～5 亿个。输精管结扎后,阻断了精子的排出路径,但附属腺的分泌液排出和雄激素的释放不受影响,射精时仍有不含精子的精液排出。

视频——精子的产生与排出

四、阴囊、阴茎和男性尿道

(一) 阴囊

阴囊(scrotum)是位于阴茎后下方的皮肤囊袋(图 5-5)。阴囊壁由皮肤、肉膜、精索外筋膜、提睾肌和精索内筋膜组成。肉膜是阴囊的浅筋膜,含平滑肌纤维,其随外界温度变化而舒缩,以调节阴囊内的温度,有利于精子的发育和生存。肉膜在正中线上形成阴囊中隔,将阴囊腔分为两个,各容纳一侧的睾丸和附睾。

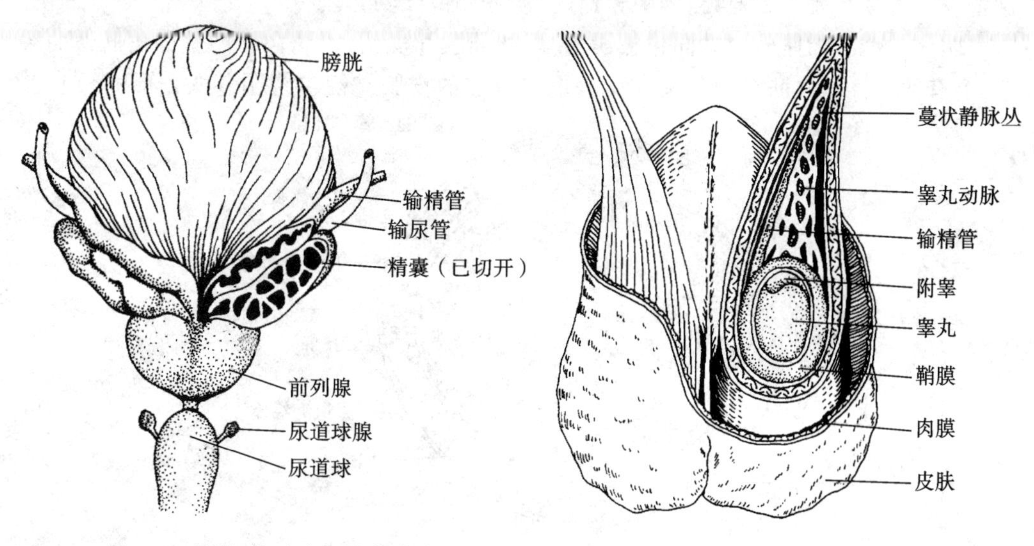

图 5-4 精囊、前列腺和尿道球腺

图 5-5 阴囊和精索

（二）阴茎

阴茎(penis)可分为头、体、根三个部分(图 5-6)。前端膨大为阴茎头，尖端有矢状位的尿道外口。中部为阴茎体，呈圆柱形，悬于耻骨联合的前下方。后端为阴茎根，固定于耻骨下支和坐骨支。

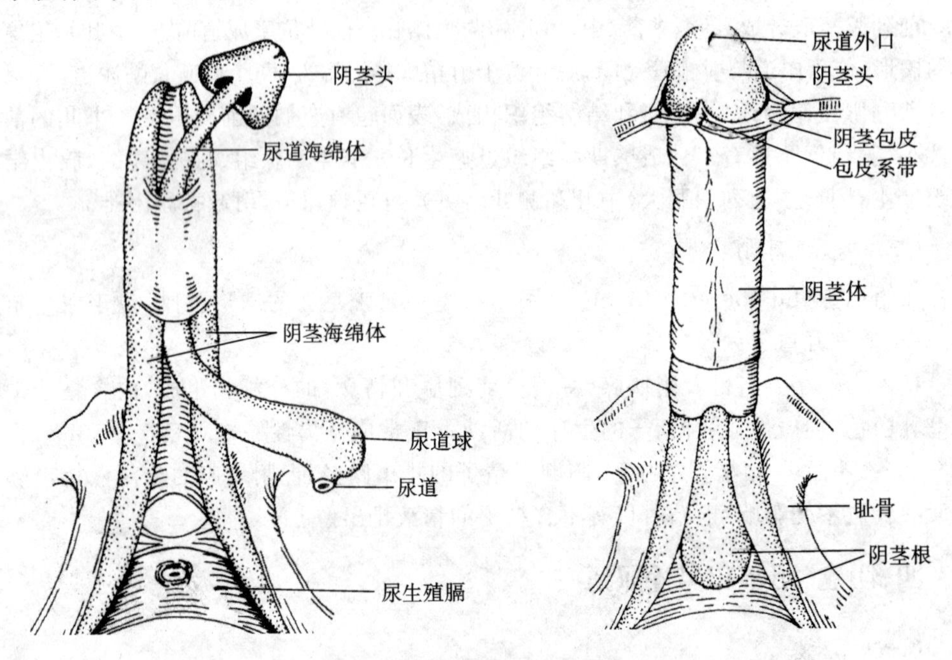

图 5-6 阴茎的外形和海绵体

阴茎由两个阴茎海绵体和一个尿道海绵体组成，外包筋膜和皮肤。阴茎海绵体位于阴茎的背侧，左、右各一。尿道海绵体位于阴茎海绵体的腹侧，有尿道贯穿其全长，前端膨大即阴茎头，后端膨大形成尿道球。海绵体为勃起组织，由许多小梁和腔隙组成，这些腔隙直接与血管相通，当腔隙充血时，阴茎则变硬勃起。

阴茎三个海绵体外面共同包被阴茎深、浅筋膜和皮肤(图 5-7)。阴茎的皮肤薄而柔软，富有伸展性。皮肤在阴茎头处反折形成双层的皮肤皱褶包绕阴茎头，称阴茎包皮。

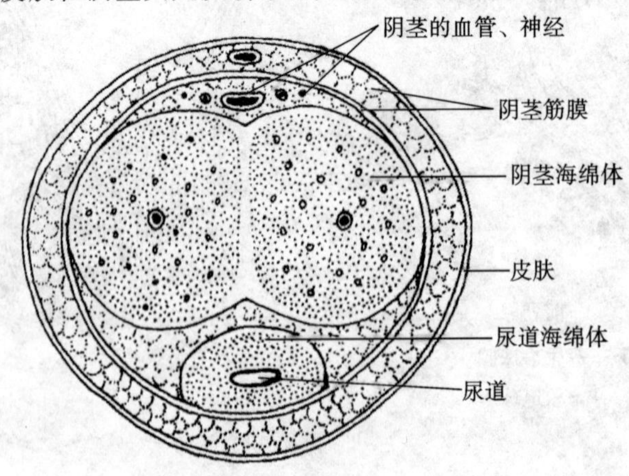

图 5-7 阴茎横切面

在阴茎头腹侧中线上，包皮与尿道外口下端相连的皮肤皱襞，称包皮系带。在做包皮环切手术时，注意勿伤及包皮系带，以免影响阴茎的正常勃起。幼儿包皮较长，包绕整个阴茎头，随年龄增长，包皮逐渐退缩。若成年后包皮仍包绕阴茎头，包皮不能自然退缩，称包皮过长或包茎。包皮腔内易积存包皮垢，可引起阴茎包皮炎，甚至诱发阴茎癌。

（三）男性尿道

男性尿道(male urethra)兼有排尿和排精功能(图 5-8)，起自膀胱的尿道内口，止于阴茎头的尿道外口，成人长 16～22 cm，管径平均为 5～7 mm。男性尿道全程可分为三个部分：前列腺部、膜部和海绵体部。临床上将尿道的前列腺部和膜部称为后尿道，海绵体部称为前尿道。

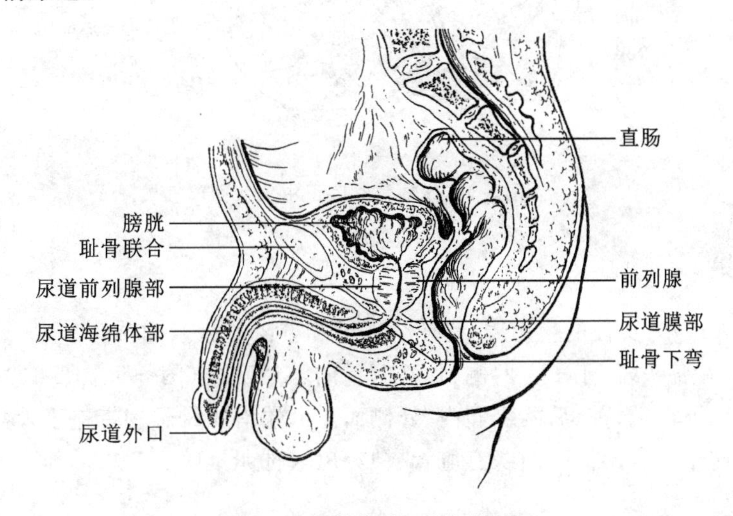

图 5-8 男性盆腔正中矢状面

1. 前列腺部(prostatic part) 尿道穿过前列腺的部分，长约 3 cm，是尿道中最宽和最易扩张的部分，其后壁上有射精管和前列腺排泄管的开口。

2. 膜部(membranous part) 尿道穿过尿生殖膈的部分，短而窄，长约 1.5 cm，其周围有尿道膜部括约肌环绕，可控制排尿。

3. 海绵体部(cavernous part) 尿道穿过尿道海绵体的部分，长 12～17 cm。尿道球内的尿道最宽，称尿道球部，尿道球腺开口于此。

男性尿道在行程中粗细不一，它有三处狭窄和两个弯曲。三处狭窄分别是尿道内口、尿道膜部和尿道外口，其中尿道外口最为狭窄。尿道结石易滞留于狭窄处。阴茎自然悬垂时，有两个弯曲。一个弯曲位于耻骨联合下方，凹向上，称耻骨下弯，在耻骨联合下方 2 cm 处，包括前列腺部、膜部和海绵体部的起始段。此弯曲恒定，不可改变。另一个弯曲在耻骨联合前下方，凹向下，在阴茎根与阴茎体之间，称耻骨前弯，当将阴茎提向腹前壁时，此弯曲可变直。临床上向尿道插入导尿管时，即采取此位置，以免损伤尿道。

第三节 女性生殖系统

女性生殖系统(female genital system)包括内生殖器和外生殖器。内生殖器由生殖腺(卵巢)、输送管道(输卵管、子宫、阴道)和附属腺(前庭大腺)组成(图 5-9)。外生殖器即女阴。

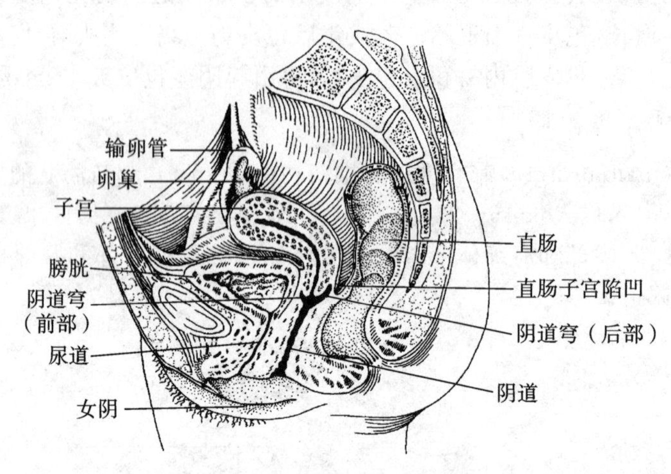

图 5-9 女性骨盆腔正中矢状面

视频——卵巢

一、卵巢

卵巢(ovary)为女性的生殖腺,是产生卵子和分泌雌激素的器官。

卵巢左、右各一,位于子宫两侧、骨盆侧壁的卵巢窝内(图 5-9、图 5-10)。卵巢呈扁椭圆形,分上、下两端,前、后两缘和内、外侧面。上端借卵巢悬韧带连于骨盆,下端借卵巢固有韧带连于子宫两侧。前缘有血管、神经出入称卵巢门。

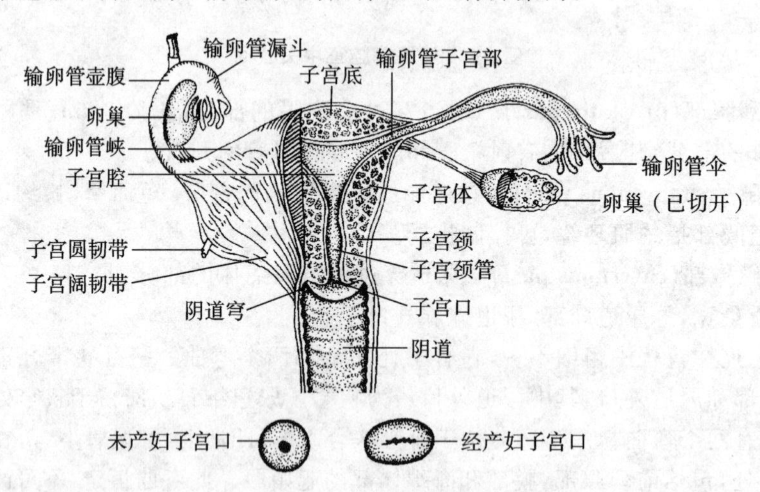

图 5-10 女性内生殖器官

卵巢的大小和形态随年龄不同而异。幼女的卵巢较小,性成熟期卵巢最大,并由于多次排卵,卵巢表面形成瘢痕,45 岁以后卵巢开始萎缩。

二、输卵管

输卵管(uterine tube)是一对输送卵细胞的肌性管道(图 5-9、图 5-10)。临床上将卵巢和输卵管合称为子宫附件。输卵管连于子宫底的两侧，包裹在子宫阔韧带上缘内，长 10～14 cm。输卵管内侧端以输卵管子宫口与子宫腔相通，外侧端以输卵管腹腔口开口于腹膜腔。输卵管由内侧向外侧分为四个部分。

1. 输卵管子宫部 输卵管穿经子宫壁的一段，以输卵管子宫口开口于子宫腔。

2. 输卵管峡 紧接输卵管子宫部的外侧，短而狭窄，壁较厚，输卵管结扎常在此处进行。

3. 输卵管壶腹 约占输卵管全长的 2/3，粗而弯曲，血管丰富，是卵细胞受精的场所。

4. 输卵管漏斗 输卵管外侧端的膨大部，其末端的中央有输卵管腹腔口开口于腹膜腔，卵巢排出的卵即由此进入输卵管。漏斗末端的边缘形成许多细长的指状突起，称输卵管伞，是手术时识别输卵管的标志。

三、子宫

子宫(uterus)是孕育胎儿和产生月经的器官。

(一) 子宫的形态和分部

视频——子宫

成年未孕的子宫呈倒置的梨形，长 7～8 cm，最宽径为 4 cm，厚 2～3 cm。子宫形态可分为底、体、颈三部(图 5-10)。上端在输卵管子宫口以上的圆凸部分为子宫底，下端变细部分为子宫颈，底与颈之间的部分为子宫体。子宫颈下端伸入阴道内的部分，称子宫颈阴道部，是子宫颈癌和子宫颈糜烂的好发部位；在阴道以上的部分为子宫颈阴道上部。子宫颈阴道上部与子宫体相接处较狭细，称子宫峡。非妊娠期，子宫峡不明显，长仅 1 cm；在妊娠期，子宫峡逐渐伸展变长，可达 7～11 cm，形成子宫下段，产科常在此进行剖腹取胎术。

子宫的内腔较狭窄，分上、下两部。上部在子宫体内，称子宫腔，为倒置的三角形，其两侧通输卵管子宫口；尖向下，通子宫颈管。下部位于子宫颈内，呈梭形，称子宫颈管，其上口通子宫腔，下口通阴道，称子宫口。未产妇的子宫口为圆形，经产妇的子宫口呈横裂状(图 5-10)。

(二) 子宫的位置和固定装置

子宫位于小骨盆腔的中央，在膀胱和直肠之间，下端接阴道，两侧有输卵管和卵巢。成年女性子宫的正常位置是轻度的前倾前屈位。前倾是指子宫长轴向前倾斜，与阴道间形成凹向前的弯曲。前屈是指子宫颈的长轴与子宫体的长轴之间形成向前开放的夹角。

子宫的正常位置依赖盆底肌的承托和韧带的牵拉固定。维持子宫正常位置的韧带有以下几种(图 5-10、图 5-11)。

1. 子宫阔韧带(broad ligament of uterus) 由子宫两侧缘延至骨盆侧壁的双层腹膜皱襞，其上缘游离，内包输卵管。前层覆盖子宫圆韧带，后层包被卵巢，两层内含血管、神经、淋巴管和结缔组织等。子宫阔韧带可限制子宫向两侧移位。

2. 子宫圆韧带(round ligament of uterus) 为圆索状结构，起自子宫前面的两侧，输卵管子宫口的下方，向前下方穿腹股沟管，止于大阴唇皮下，是维持子宫前倾的重要结构。

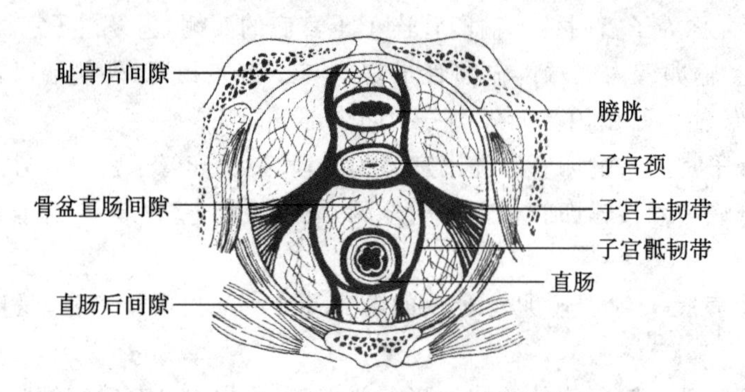

图 5-11　子宫的固定装置

3. 子宫主韧带　从子宫颈两侧连至骨盆侧壁，有固定子宫颈、阻止子宫下垂的作用。

4. 子宫骶韧带(uterosacral ligament)　起自子宫颈后面，向后绕过直肠两侧，固定于骶骨前面，有维持子宫前屈的作用。

四、阴道

阴道(vagina)是连接子宫和外生殖器的肌性器官，是性交的器官，也是排出经血和娩出胎儿的通道。

阴道位于盆腔的中央，前方与膀胱底和尿道相邻，后方贴近直肠(图 5-9)。阴道下端较狭窄，以阴道口开口于阴道前庭。阴道口周围有处女膜附着，破裂后，阴道口周围留有处女膜痕。个别女子处女膜厚而无孔，称处女膜闭锁或无孔处女膜，需进行手术治疗。阴道上端较宽阔，连接子宫颈阴道部，二者间形成环状间隙，称阴道穹。阴道穹后部较深，与直肠子宫陷凹紧邻，两者之间仅隔以阴道后壁及腹膜。当该陷凹有积液时，可行阴道后穹穿刺或引流，以协助诊断和治疗。

五、前庭大腺

前庭大腺(greater vestibular gland)为女性的附属腺，左、右各一，位于阴道口的两侧，前庭球的后端，形如豌豆(图 5-12)。前庭大腺导管开口于阴道前庭，能分泌黏液滑润阴道口，如导管因炎症阻塞，可形成前庭大腺囊肿。

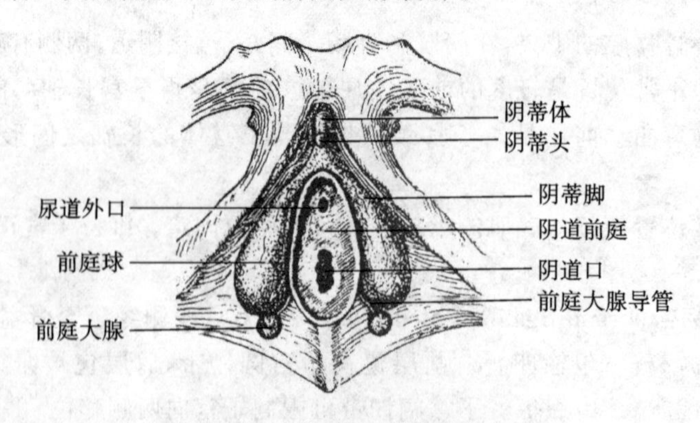

图 5-12　阴蒂、前庭球和前庭大腺

视频——女性外生殖器

六、女性外生殖器

女性外生殖器又称女阴(图 5-13),包括以下部分。

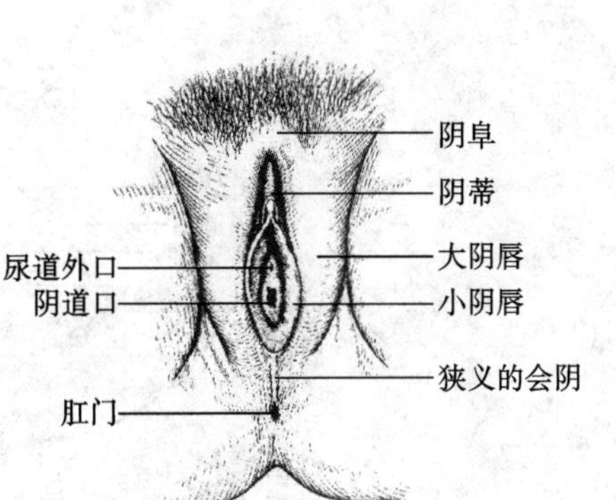

图 5-13 女性外生殖器

(一) 阴阜

阴阜(mons pubis)为耻骨联合前方的皮肤隆起,皮下有较多的脂肪组织,成年时皮肤生有阴毛。

(二) 大阴唇

大阴唇(greater lip of pudendum)为一对纵行隆起的皱襞,富含色素,长有阴毛。大阴唇的前、后端左右互相连合,分别称为唇前连合和唇后连合。

(三) 小阴唇

小阴唇(lesser lip of pudendum)位于大阴唇内侧,为一对较薄而光滑的皮肤皱襞。

(四) 阴道前庭

阴道前庭(vaginal vestibule)是位于两侧小阴唇之间的裂隙,其前部有较小的尿道外口,后部有较大的阴道口,阴道口两侧有前庭大腺的开口。

(五) 阴蒂

阴蒂(clitoris)位于尿道外口的前方,由两个阴蒂海绵体组成,相当于男性的阴茎海绵体。露于体表的为阴蒂头,富含神经末梢,感觉灵敏。

(六) 前庭球

前庭球(bulb of vestibule)相当于男性的尿道海绵体,呈马蹄形。

第四节 会阴和乳房

一、会阴

会阴(perineum)有广义和狭义之分。广义的会阴是指封闭小骨盆下口的所有软组织。其境界呈菱形,前界为耻骨联合下缘,后界为尾骨尖,两侧为耻骨下支、坐骨支、坐骨结节和骶结节韧带。以两侧坐骨结节的连线为界,可将会阴分为前、后两个三角形的区域,前方为尿生殖三角,男性有尿道通过,女性有尿道和阴道通过;后方为肛三角,有肛管通过(图 5-14)。

狭义的会阴,在女性即产科会阴,是指阴道后端与肛门之间狭小区域的软组织。解剖学上称这一区域为会阴中心腱。产妇分娩时应注意保护此区,以免造成会阴撕裂。

会阴的结构,除消化、泌尿和生殖器官的末端外,主要为肌和筋膜。

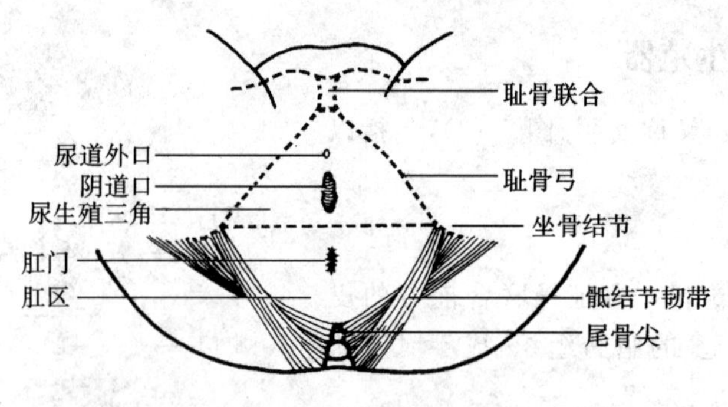

图 5-14　会阴的分区

（一）肛门三角的肌

1. 肛提肌　一对宽的薄肌，起自骨盆侧壁，止于直肠及会阴中心腱至尾骨尖的连线上。其主要作用是加强和提起盆底，承托盆腔器官，并对肛管、阴道有括约作用。

2. 肛门外括约肌　环绕肛门的骨骼肌，可随意括约肛门。

盆膈上、下筋膜与肛提肌共同构成盆膈，作为盆腔的底，中央有直肠通过。

（二）尿生殖三角的肌

尿生殖三角的肌可分为浅、深两层。浅层肌包括会阴浅横肌、球海绵体肌和坐骨海绵体肌。深层肌包括会阴深横肌和尿道膜部括约肌。

1. 会阴深横肌(deep transverse muscle of perineum)　封闭尿生殖三角的后部，一部分止于会阴中心腱，收缩时可加强会阴中心腱的稳固性。

2. 尿道膜部括约肌(sphincter of urethra)　位于会阴深横肌前方，肌束包绕尿道膜部。女性的尿道膜部括约肌包绕阴道和尿道，又叫尿道阴道括约肌，可紧缩尿道和阴道。

尿生殖膈上、下筋膜与会阴深横肌、尿道膜部括约肌共同构成尿生殖膈，封闭尿生殖三角，中央有尿道通过，在女性还有阴道通过。

二、乳房

乳房(mamma，breast)是皮肤中最大的腺体。女性乳房于青春期后开始发育，妊娠期和哺乳期有分泌活动；男性乳房不发达。

（一）乳房的形态和位置

成年未产女性的乳房呈半球形，紧张而有弹性，乳房中央为乳头，其顶端有输乳管开口。乳头周围的环形色素沉着区，称乳晕。乳房位于胸前部，胸大肌和胸筋膜的表面(图 5-15)。

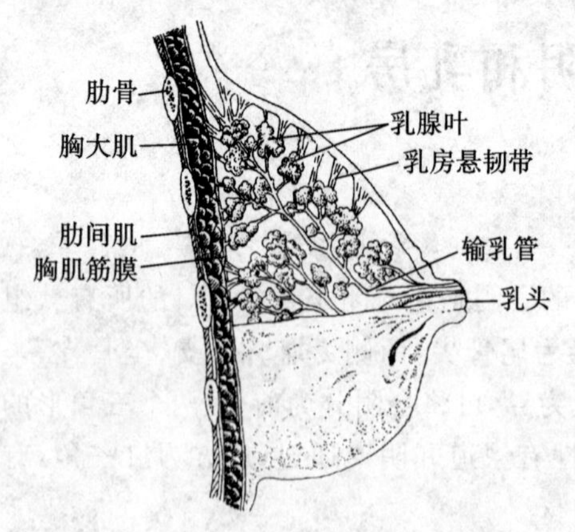

图 5-15　成年女性乳房的构造模式图

（二）乳房的内部结构

乳房由皮肤、皮下脂肪、纤维组织和乳腺构成。乳腺位于皮肤和胸肌筋膜之间，被致密结缔组织和脂肪组织分隔成15～20个乳腺叶。每个乳腺叶都有一条输乳管，乳腺叶和输乳管围绕乳头呈放射状排列。因此在施行乳房手术时，应尽量采用放射状切口，以减少对乳腺叶和输乳管的损伤。乳房表面的皮肤、胸肌筋膜和乳腺之间，连有许多纤维结缔组织小束，称乳房悬韧带（Cooper韧带），其对乳房起支持作用。当乳腺癌侵及此韧带时，纤维组织增生，韧带缩短，牵拉皮肤向内凹陷，致使皮肤表面出现许多点状小凹，临床上称橘皮样变，是乳腺癌的一种特殊体征。

生殖系统实验指导

一、男性生殖系统

请同学们结合标本及模型指出以下结构。

（1）睾丸：睾丸纵隔、睾丸小叶、生精小管、鞘膜腔。

（2）附睾：附睾头、体、尾，附睾管。

（3）输精管：输精管壶腹、精索。

（4）附属腺体：前列腺、精囊、尿道球腺。

（5）外生殖器：阴囊、阴茎、阴茎海绵体、尿道海绵体（阴茎头、尿道球）、尿道外口、阴茎包皮、包皮系带。

（6）男性尿道：尿道前列腺部、膜部、海绵体部，耻骨下弯、耻骨前弯、三处狭窄。

二、女性生殖系统

请同学们结合标本及模型指出以下结构。

（1）卵巢：卵巢固有韧带、卵巢悬韧带、卵巢门。

（2）输卵管：输卵管子宫部、峡、壶腹、漏斗，输卵管伞、输卵管子宫口、输卵管腹腔口。

（3）子宫：子宫底、子宫体、子宫颈、子宫峡、子宫颈阴道部、子宫颈阴道上部、子宫腔、子宫颈管、子宫口、子宫阔韧带、子宫主韧带、子宫圆韧带、子宫骶韧带。

（4）阴道：阴道口、阴道穹、阴道前庭。

（5）女阴：阴阜、大阴唇、小阴唇、阴道前庭、阴蒂、前庭大腺、尿道外口。

三、会阴与乳房

请同学们结合标本及模型指出以下结构。

（1）会阴：狭义会阴、广义会阴（尿生殖三角、肛三角）。

（2）乳房：乳头、输乳管、乳腺叶、乳房悬韧带。

第六章　脉管系统

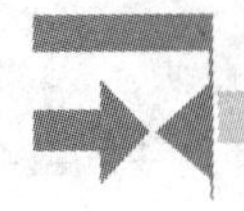

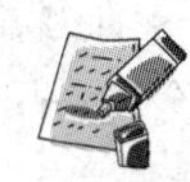

学习要点

1. 脉管系统的组成与功能。

2. 体循环、肺循环的途径和功能。

3. 心的位置、外形，心腔的形态结构，心传导系统的组成与功能。

4. 主动脉的起始、行程、分部和主动脉弓的分支。

5. 颈总动脉、颈外动脉、上肢动脉、腹主动脉、下肢动脉的起始、行程和分支。

6. 上腔静脉、下腔静脉的合成、位置、注入部位和收集范围，颈外静脉、锁骨下静脉、头静脉、贵要静脉、肘正中静脉的位置及注入部位，大隐静脉、小隐静脉的起始、行程及注入部位。

7. 肝门静脉的合成、位置、注入部位、主要属支和收集范围。

8. 淋巴系统的组成，胸导管的起始、行程、注入部位和收集范围，乳糜池的位置和合成。

9. 全身主要淋巴结（下颌下淋巴结，颈外侧浅、深淋巴结，腋淋巴结，肺门淋巴结，腹股沟浅、深淋巴结，腰淋巴结）的位置和收集范围。

10. 脾和胸腺的位置、形态与功能。

第一节　概　述

脉管系统是一系列密闭的管道系统，包括心血管系统和淋巴系统。心血管系统由心、动脉、毛细血管和静脉组成，血液在其中循环流动。淋巴系统包括淋巴管道、淋巴器官和淋巴组织。淋巴液沿淋巴管道向心流动，最后汇入静脉，故淋巴管道可视为静脉的辅助管道。

脉管系统的主要功能是把氧气、营养物质及激素等物质运送到全身各器官、组织及细胞，同时将各细胞、组织和器官的代谢产物运送到肺、肾、皮肤等排泄器官排出体外。所以，脉管系统在生命活动中起十分重要的作用。

第二节　心血管系统

一、心血管系统的组成

心血管系统包括心、动脉、毛细血管和静脉。心(heart)是中空肌性的动力器官，具有节律性收缩和舒张的作用，推动血液在心血管内不停地循环流动。心分左、右心房和左、右心室四个腔，左、右心房之间有房间隔，左、右心室之间有室间隔，同侧房室之间有房室口相通。动脉(artery)是将血液从心运输到全身各部毛细血管的血管。动脉从心发出，可分为大动脉、中动脉、小动脉和微动脉，其管径逐渐变细，最后移行为毛细血管。毛细血管(capillary)是极为微细的血管，管壁菲薄，其分布范围广，互连成网，是血液与组织之间进行物质交换的场所。静脉(vein)是将毛细血管内的血液运回心的血管，其起自毛细血管，管径由细变粗，逐渐汇合成小静脉、中静脉和大静脉，最后汇入心房。

二、血液循环

在神经-体液调节下，血液从心室泵出，流经动脉、毛细血管、静脉，最后返回心房，这样周而复始的循环流动称血液循环(blood circulation)(图 6-1)。按循环途径不同，血液循环可分为体循环和肺循环，两者互相延续，同时进行。当心收缩时，血液从左心室射入主动脉，再经主动脉的各级分支到达全身毛细血管，血液在毛细血管与组织和细胞之间进行物质交换，血液中的氧气和营养物质被组织和细胞吸收，并产生二氧化碳等代谢产物，使

扫码看彩图

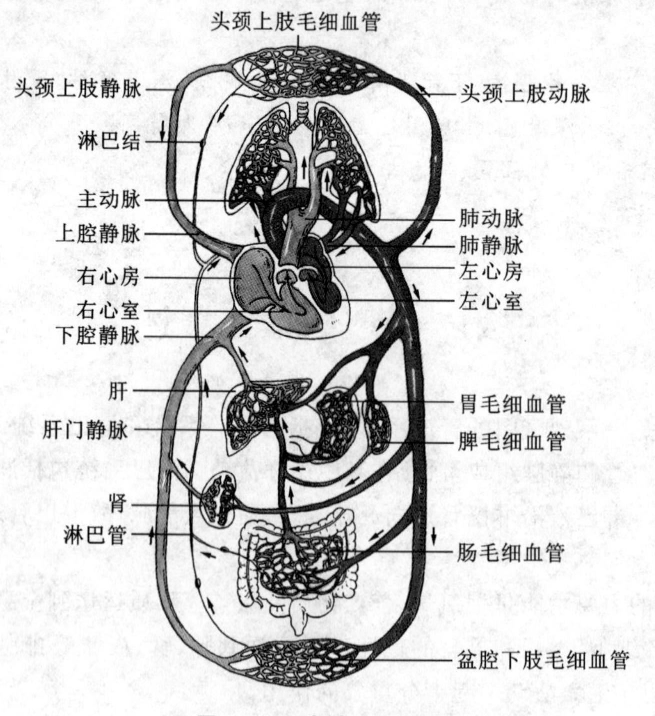

图 6-1　血液循环示意图

血液成为二氧化碳等代谢产物含量较高的静脉血；经过各级静脉回流，最后汇入上、下腔静脉和冠状窦返回右心房，这一途径称体循环(systemic circulation)(大循环)。自体循环回右心房的静脉血进入右心室后，从右心室泵出，经肺动脉干及其各级分支到达肺泡毛细血管，血液在此进行气体交换，即排出二氧化碳，吸入氧气，成为含氧丰富的动脉血，然后经肺静脉返回左心房，这一途径称肺循环(pulmonary circulation)(小循环)。

三、心

视频——心的位置

(一) 心的位置和外形

心位于胸腔的中纵隔内、膈肌中心腱的上方。整个心的2/3在身体正中线的左侧。心的外形略呈倒置的圆锥形，大小约相当于本人的拳头(图6-2)。心尖朝向左前下方，心底朝向右后上方。上、下腔静脉分别从上、下方注入右心房，左、右肺静脉分别从两侧注入左心房。心表面有三个浅沟，可作为心分界的表面标志。在心底附近有环形的冠状沟，分隔上方的心房和下方的心室。心室的前、后面各有一条纵沟，分别称为前室间沟和后室间沟，是左、右心室表面分界的标志。

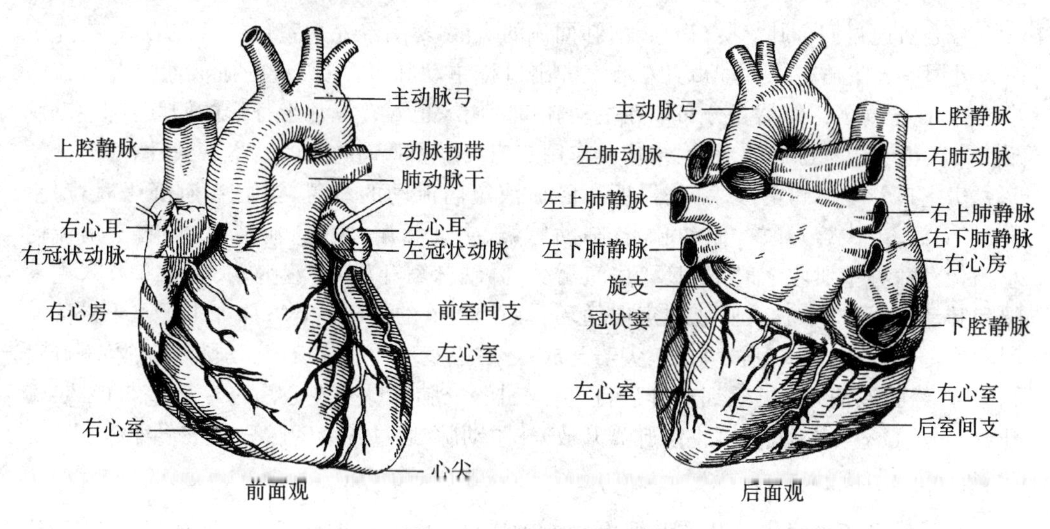

图6-2 心的外形和血管

(二) 心腔的形态结构

视频——心脏

心腔被房间隔、室间隔分为互不相通的左、右两半。每半心在与冠状沟一致的位置上，各有一个房室口，将心分为后上方的心房和前下方的心室。因此心被分为右心房、右心室、左心房和左心室。分隔左、右心房的为房间隔，分隔左、右心室的为室间隔。右心房、右心室容纳静脉血，左心房、左心室容纳动脉血。心脏内的静脉血与动脉血不交汇。

视频——心的瓣膜

右心房通过上、下腔静脉口，接纳全身静脉血液的回流，还有一小的冠状窦口，是心脏本身静脉血的回流口。右心房内的血液经右房室口流入右心室，在右房室口附有三尖瓣(右房室瓣)，瓣尖伸向右心室，瓣膜借腱索与右心室壁上的乳头肌相连。当心室收缩时，瓣膜合拢、封闭房室口，以防止血液向心房内逆流。右心室的出口称肺动脉口，通向肺动脉。在肺动脉口的周缘附有三片半月形的瓣膜称肺动脉瓣，其作用是当心室舒张时，防止肺动脉内的血液反流至右心室(图6-3、图6-4)。

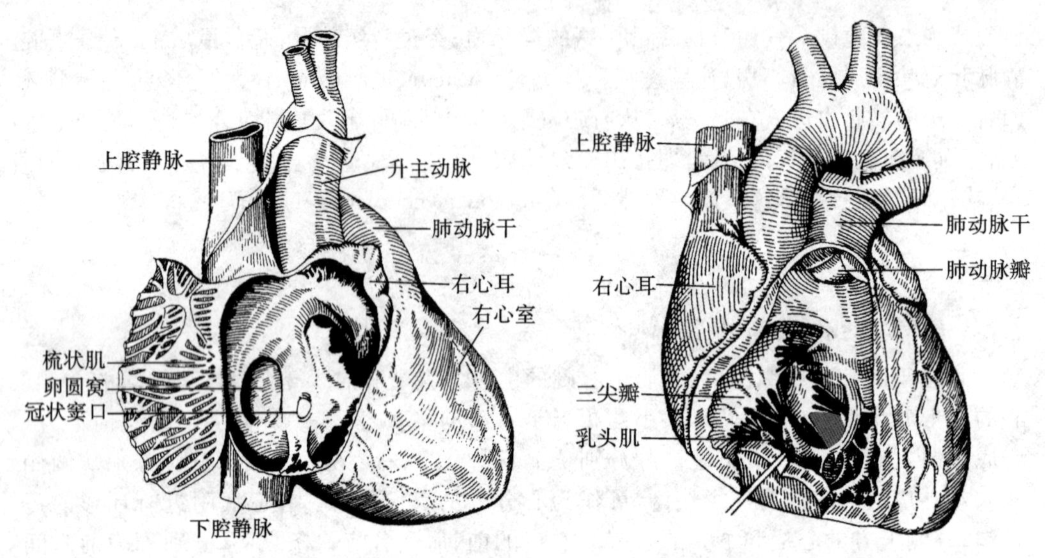

图 6-3 右心房的腔面 **图 6-4 右心室的腔面**

左心房通过四个肺静脉口收集由肺回流的血液，然后经左房室口流入左心室，在左房室口处附有二尖瓣(左房室瓣)。左心室的出口称主动脉口，左心室的血液通过此口流入主动脉，向全身各组织器官分布。在主动脉口的周缘也附有三片半月形的瓣膜，称主动脉瓣。二尖瓣和主动脉瓣的形状、结构及作用与三尖瓣和肺动脉瓣的基本一致(图 6-5)。

房室口和动脉口的瓣膜，是保证心腔血液定向流动的装置，当心室肌舒张时，房室瓣(三尖瓣、二尖瓣)开放，而动脉瓣(肺动脉瓣、主动脉瓣)关闭，血液由左、右心房流向左、右心室；心室肌收缩时则相反，房室瓣关闭，动脉瓣开放，血液由左、右心室泵入主动脉和肺动脉，形成了心内血液的定向循环。心内血液的定向循环方向如下：上、下腔静脉和冠状窦→右心房→右房室口(三尖瓣开放)→右心室→肺动脉口(肺动脉瓣开放)→肺动脉→肺(经肺泡壁周围的毛细血管进行气体交换)→肺静脉→左心房→左房室口(二尖瓣开放)→左心室→主动脉口(主动脉瓣开放)→主动脉(通过各级动脉分布至全身)。

视频——心传导系统

(三)心传导系统

心传导系统由特殊分化的心肌纤维所构成，位于心壁内(图 6-6)，具有产生兴奋、传导冲动和维持心正常节律性搏动的功能，使心房肌和心室肌有规律地舒缩，包括窦房结，房室结，房室束，左、右束支及其分支。窦房结(sinuatrial node)呈长梭形，位于上腔静脉与右心耳交界处的心外膜深面，是心的正常起搏点。

(四)心包

心包(pericardium)(图 6-7)是包裹心和出入心的大血管根部的纤维浆膜囊。心包分内、外两层，外层为纤维心包，内层为浆膜心包。纤维心包是坚韧的结缔组织囊，上方包裹出入心的大血管根部，下方附于膈的中心腱。浆膜心包贴于纤维心包的内面，分互相移行的脏、壁两层，脏层位于心的表面称心外膜，壁层位于纤维心包的内面。脏、壁两层之间的腔隙称心包腔(pericardial cavity)。心包腔内含少量浆液，起润滑作用。心包的主要功能：减少心脏跳动时的摩擦，防止心过度扩张，以保持血容量的相对恒定。

(五)心的体表投影

心在胸前壁的体表投影通常采用下列四点连线来确定(图 6-8)。

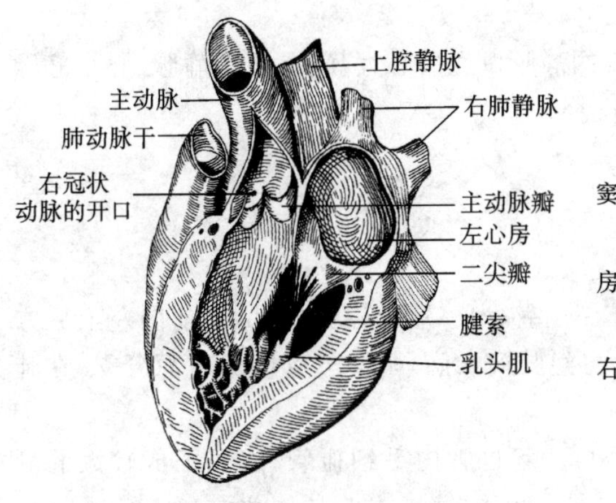

图 6-5　左心房和左心室

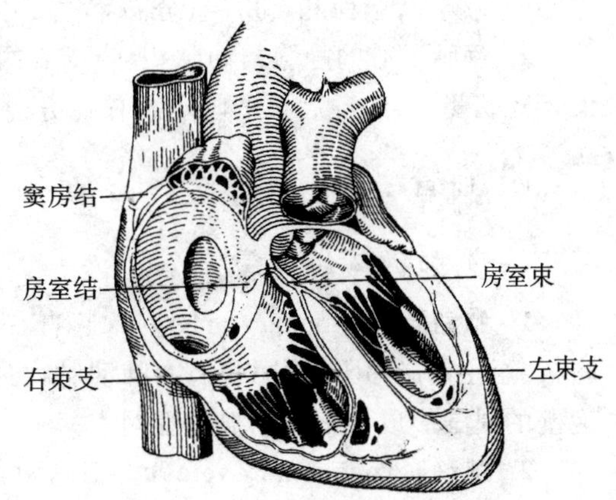

图 6-6　心的传导系统模式图

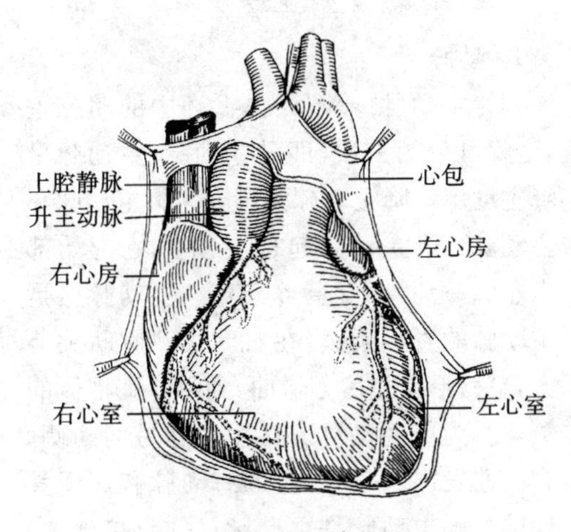

图 6-7　心包

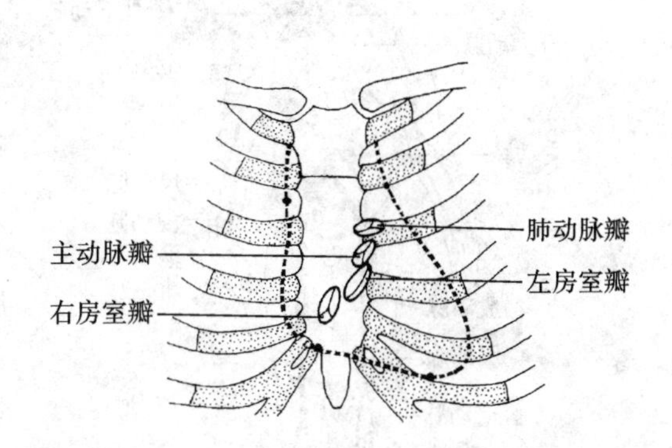

图 6-8　心的体表投影

1. 左上点　左侧第 2 肋软骨下缘,距胸骨左缘约 1.2 cm 处。

2. 右上点　右侧第 3 肋软骨上缘,距胸骨右缘约 1 cm 处。

3. 左下点　左侧第 5 肋间隙,距正中线 7～9 cm,或左锁骨中线内侧 1～2 cm 处。

4. 右下点　右侧第 6 胸肋关节处。

左上点、右上点连线为心上界;左下点、右下点连线为心下界;右上点、右下点连线为心右界;左上点、左下点连线是心左界。

(六) 心的血管

心本身的血液循环叫冠状循环。

1. 动脉　营养心的动脉是左、右冠状动脉(图 6-2),均发自升主动脉起始部。

(1) 右冠状动脉(right coronary artery):沿冠状沟向右下绕心的右缘至心的膈面,发出后室间支,沿后室间沟下行。右冠状动脉分布于右心房、右心室、室间隔后 1/3、部分左心室后壁、房室结(分布率占 93%)和窦房结(分布率占 60%)。

(2) 左冠状动脉(left coronary artery):主干短而粗,向左前方行至冠状沟,随即分为前室间支和旋支。前室间支沿前室间沟下行,其分支分布于左心室前壁、右心室前壁和室间隔前 2/3。旋支沿冠状沟左行,绕过心左缘至左心室膈面,主要分布于左心房、左心室左侧面、膈面和窦房结(分布率占40%)等。

2. 静脉 心的静脉与动脉相伴行,心的静脉血通过心大静脉、心中静脉、心小静脉汇入冠状窦,再经过冠状窦口注入右心房。

四、血管

(一)肺循环的血管

视频——肺循环的血管

1. 肺动脉(pulmonary artery) 起自右心室,为一短干,在主动脉之前向左上后方斜行,至主动脉弓下方分为左、右肺动脉,再经肺门入肺,随支气管的分支而分支,在肺泡壁的周围形成稠密的毛细血管网。

2. 肺静脉(pulmonary veins) 每侧两条,起自肺内毛细血管,逐级汇成较大的静脉,最后左、右肺的上、下静脉分别收集左、右肺叶的血液,注入左心房。

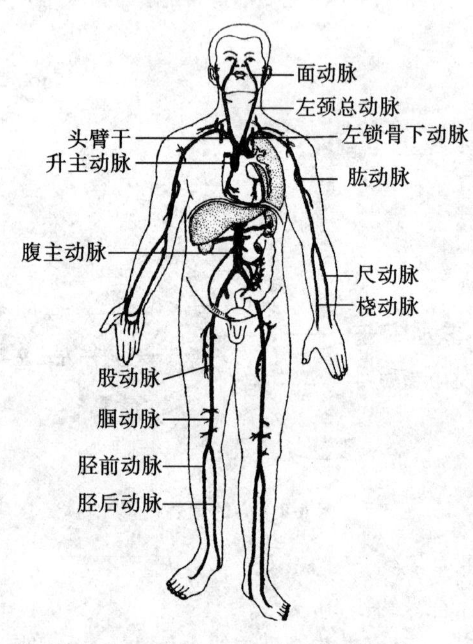

图6-9 全身的动脉分布模式图

(二)体循环的血管

1. 动脉

(1)主动脉(aorta):体循环中的动脉主干,全程可分为三段,即升主动脉、主动脉弓和降主动脉。降主动脉又可分为胸主动脉和腹主动脉。升主动脉起自左心室,在起始部发出左、右冠状动脉营养心壁。主动脉弓是升主动脉的直接延续,在右侧第2胸肋关节后方,呈弓形向左后方弯曲,到第4胸椎体的左侧移行为胸主动脉。在主动脉弓的凸侧,自右向左发出头臂干、左颈总动脉和左锁骨下动脉。胸主动脉是主动脉弓的直接延续,沿脊柱前方下降,穿过膈肌主动脉裂孔移行为腹主动脉。腹主动脉是胸主动脉的延续,沿脊柱前方下降,至第4腰椎平面分为左、右髂总动脉(图6-9),左、右髂总动脉行至骶髂关节处分为髂内动脉和髂外动脉。

(2)头颈部的动脉:主要来源于颈总动脉。颈总动脉分叉处有颈动脉窦和颈动脉小球。颈动脉窦(carotid sinus)是颈总动脉末端和颈内动脉起始处膨大的结构,窦壁内有压力感受器,当动脉血压升高时,压力感受器受到刺激,可反射性地引起心跳减慢、末梢血管扩张等,从而引起血压下降。颈动脉小球(carotid glomus)是位于颈内动脉、颈外动脉分叉处后方的椭圆形小体,是化学感受器。

视频——颈外动脉

左颈总动脉直接发自主动脉弓,右颈总动脉起自头臂干。颈总动脉沿气管和食管的外侧上升,至甲状软骨上缘平面分为颈内动脉和颈外动脉两支。颈内动脉经颅底的颈动脉管入颅,分布于脑和视器。颈外动脉上行至下颌颈处分为颞浅动脉和上颌动脉两个终支。沿途的主要分支有甲状腺上动脉、舌动脉和面动脉等,分布于甲状腺、喉及头面部的浅、深层结构(图6-10)。

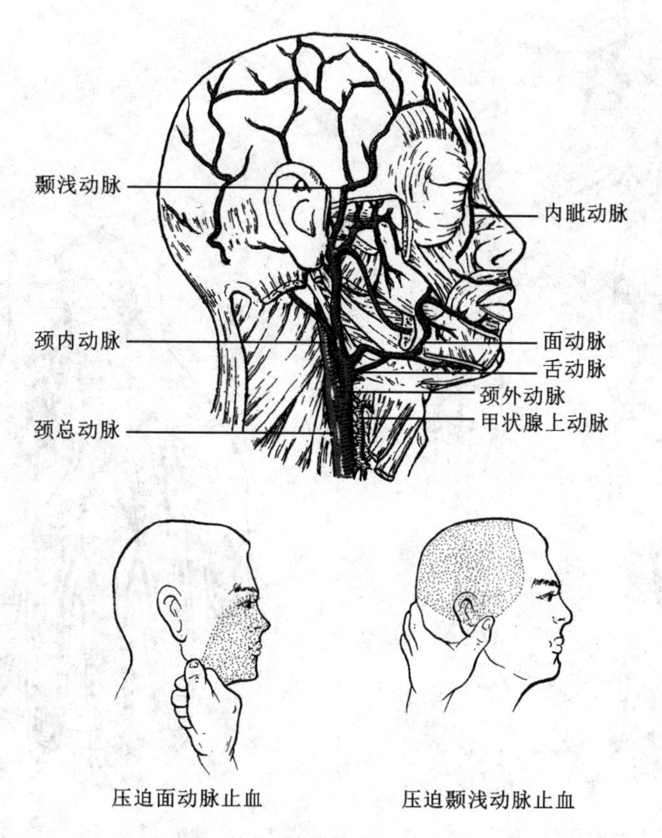

图 6-10 颈外动脉及其分支

(3) 上肢的动脉：上肢动脉的主干是锁骨下动脉。左锁骨下动脉直接起自主动脉弓，右锁骨下动脉起自头臂干，经胸廓上口进入颈根部，越过第 1 肋，续于腋动脉。其主要分支如下：①椎动脉，穿经颈椎的横突孔，由枕骨大孔入颅，分布于脑；②甲状颈干，分布于甲状腺等；③胸廓内动脉，分布于胸腹腔前壁。

视频——上肢的动脉

腋动脉(axillary artery)为锁骨下动脉的延续，穿行于腋窝，至背阔肌下缘移行为肱动脉，腋动脉发出的分支主要分布于腋窝周围结构。

肱动脉(brachial artery)沿臂内侧下行，在肘窝的内上方、肱二头肌肌腱内侧可触到肱动脉搏动，此处是测量血压时的听诊部位。当上肢远侧部大量出血时，可在臂中部的内侧向外侧压迫肱动脉于肱骨，进行止血(图 6-11)。

桡动脉(radial artery)和尺动脉(ulnar artery)：肱动脉至肘关节前面，分为桡动脉和尺动脉，分别沿前臂的桡侧和尺侧下降。桡动脉在腕关节掌侧面的桡侧上方仅被皮肤和筋膜遮盖，是临床上触摸脉搏的部位。桡动脉、尺动脉的末端和分支在手掌吻合，形成双层的动脉弓，即掌浅弓和掌深弓(图 6-11、图 6-12)。

(4) 胸部的动脉：主要起源于主动脉，其分支有壁支和脏支。壁支供应胸壁和腹前外侧壁，主要包括：①肋间后动脉，共 9 对，行于第 3～11 肋间隙内；②肋下动脉，沿第 12 肋下缘走行。脏支供应胸腔脏器，如支气管和肺、食管和心包等。

视频——胸部、腹部的动脉

(5) 腹部的动脉：主要发自腹主动脉，也分壁支和脏支两类。壁支分布于腹后壁和膈肌。脏支供应腹腔脏器和生殖腺。由于腹腔消化器官和脾是不成对器官，而泌尿生

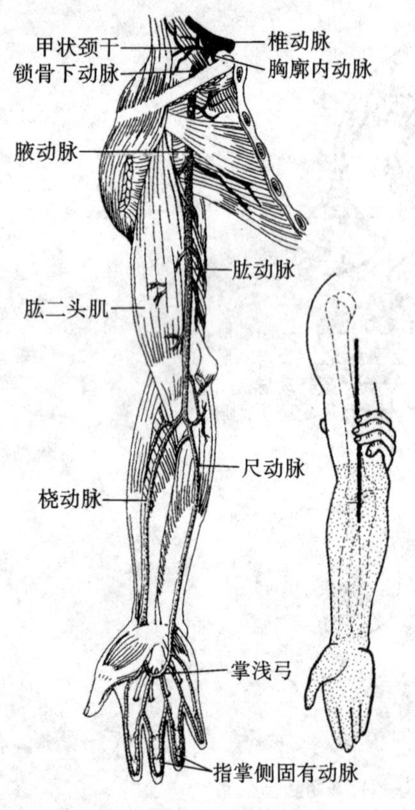

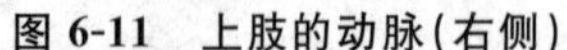
图 6-11　上肢的动脉(右侧)

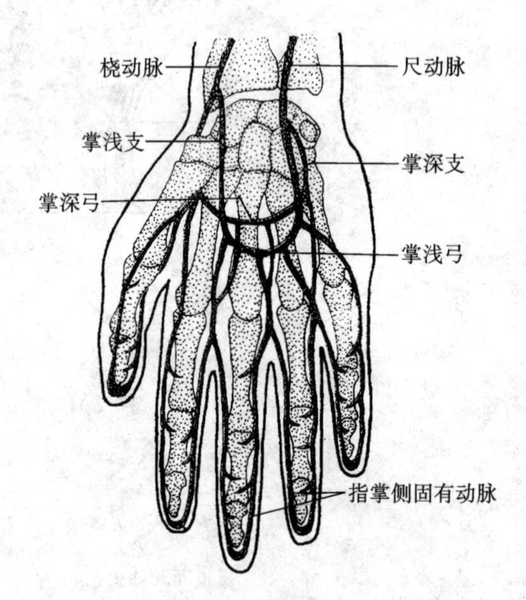

图 6-12　手的动脉(右侧)

殖器官是成对器官，血管的分支与此相适应，可分为成对脏支和不成对脏支。成对的有肾上腺中动脉、肾动脉和生殖腺动脉(男性的睾丸动脉或女性的卵巢动脉)。不成对的分支有腹腔干(图 6-13)，分布于胃、肝、脾、胰等；肠系膜上动脉(图 6-14)，分布于小肠、盲肠、升结肠和横结肠；肠系膜下动脉，分布于降结肠、乙状结肠和直肠上部(图 6-15)。

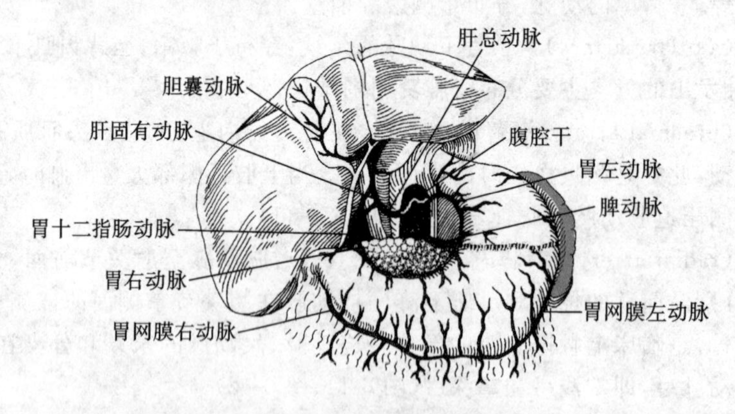

图 6-13　腹腔干及其分支

(6) 盆部的动脉：腹主动脉在第 4 腰椎体的左前方，分为左、右髂总动脉。髂总动脉行至骶髂关节处又分为髂内动脉和髂外动脉(图 6-16)。髂内动脉是盆部动脉的主干，沿小骨盆后外侧壁走行，分支有壁支和脏支。壁支分布于盆壁、臀部及股内侧部，脏支分布于盆腔脏器(膀胱、直肠下段、子宫等)。

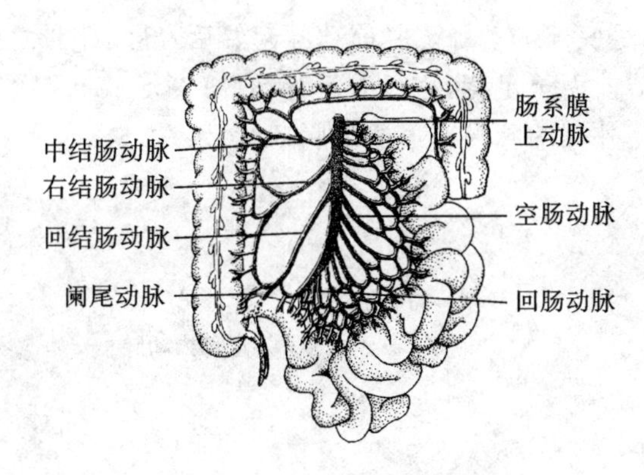

图 6-14 肠系膜上动脉及其分支

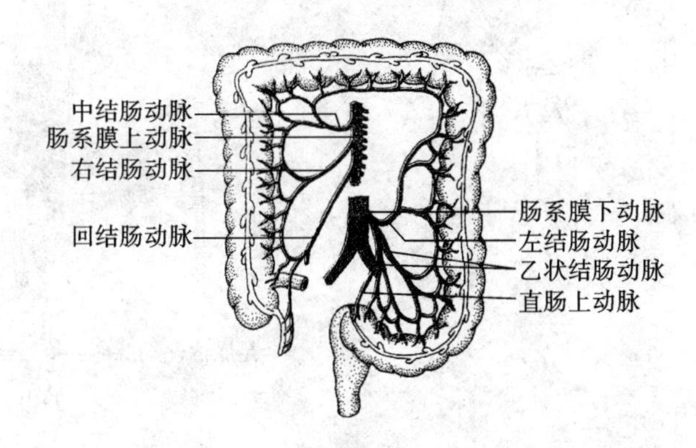

图 6-15 肠系膜下动脉及其分支

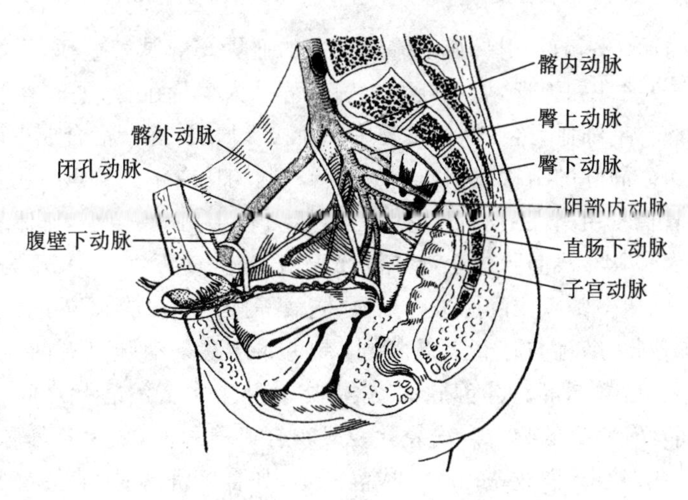

图 6-16 女性盆腔的动脉

(7) 髂外动脉和下肢的动脉:髂外动脉是指自起始部至腹股沟韧带深部以上的一段动脉,其分支供应腹前壁下部。股动脉(femoral artery)(图 6-17)在腹股沟韧带中点深面由髂外动脉延续而来,经股前部下行,在股下部穿向后行至腘窝,移行为腘动脉。在腹股沟韧带中点稍内侧的下方,可摸到股动脉搏动。当下肢大出血时,可在此处将股动脉压向耻骨,进行止血。腘动脉(popliteal artery)(图 6-18)在腘窝深部下行,在膝关节下方分为胫后动脉和胫前动脉。胫后动脉沿小腿后部深层下行,经内踝后方至足底分为足底内侧动脉和足底外侧动脉。胫前动脉起始后经胫、腓骨之间穿行向前，至小腿前部下行，越过踝关节前面至足背，移行为足背动脉(图 6-18)，足背动脉在第 1、2 跖骨间穿行至足底，与足底外侧动脉吻合形成足底动脉弓。

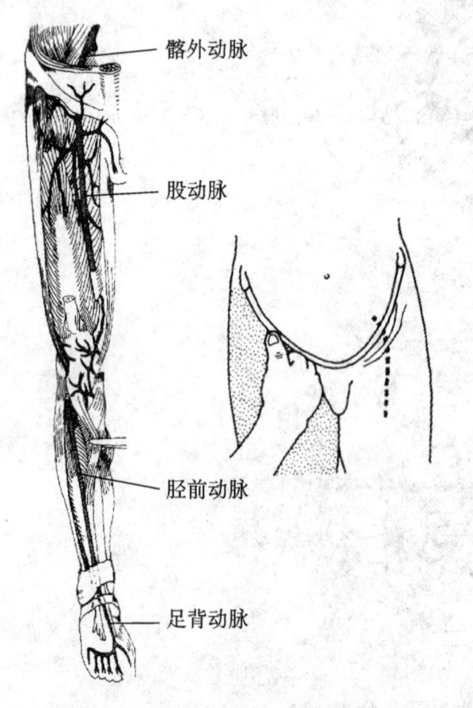

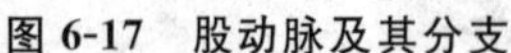

图 6-17　股动脉及其分支

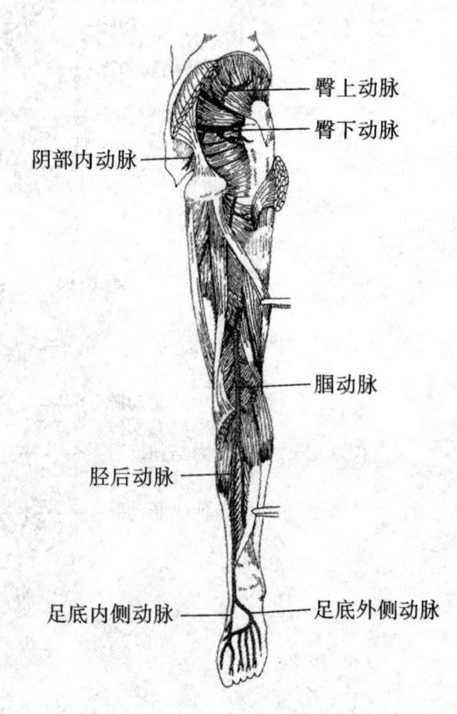

图 6-18　腘动脉及其分支

2. 静脉　静脉(vein)是引导血液流回心房的血管。静脉管壁薄，平滑肌和弹性纤维均较少，缺乏收缩性和弹性，管腔断面较扁。静脉为容量血管，平时容纳全身 70%的血液。小静脉起自毛细血管，在回心过程中不断接受属支，逐渐汇合成中静脉、大静脉，最后注入右心房。静脉的结构或配布上与伴行动脉相比有下列特点。①静脉的结构特点：数量较多，管径较粗，管腔较大，管壁较薄，压力较小，弹性较小，血流缓慢。②体循环的静脉分浅、深两类：浅静脉位于皮下浅筋膜内，又称皮下静脉，其不与动脉伴行，最后注入深静脉，临床上常经浅静脉进行抽血、输液等操作。深静脉位于深筋膜深面和体腔内，多与动脉伴行，名称与伴行动脉相同，有些部位一条动脉可有两条静脉伴行，如桡、尺静脉，胫前、后静脉等。③静脉的吻合：比动脉丰富。浅静脉之间，深静脉之间，浅、深静脉之间均有广泛的吻合。浅静脉一般吻合成静脉网，如手背静脉网、足背静脉网；深静脉在某些器官周围或壁内吻合成静脉丛，如食管静脉丛、直肠静脉丛等。④静脉瓣(venous valve)：静脉瓣成对，呈半月形，游离缘朝向心，是防止血液逆流的重要装置。受重力影响，四肢静脉瓣瓣膜多，当瓣膜功能不全时，可出现静脉曲张，如大、小隐静脉曲张。而躯干较大的静脉少或无静脉瓣，如上腔静脉、下腔静脉、肝门静脉、面部静脉等无静脉瓣。

体循环静脉可分为上腔静脉系、下腔静脉系(包括门静脉系)和心静脉系。①上腔静脉系是收集头颈、上肢和胸背部等处的静脉血回心的管道。②下腔静脉系是收集腹部、盆部、下肢部静脉血回心的一系列管道。心静脉系是收集心的静脉血的管道。③门静脉系主要是收集腹腔内消化管道、胰和脾的静脉血入肝的静脉管道。门静脉进入肝脏，在肝内又分成毛细血管网(与肝动脉血一起注入肝内血窦)，然后由肝静脉经下腔静脉回流入心。

(1) 上腔静脉系：上腔静脉由左、右头臂静脉在右侧第一胸肋关节后合成，垂直下行，汇入右心房。在其汇入前有奇静脉注入上腔静脉。收集头颈、上肢和胸背部的静脉血。头臂静脉左、右各一，分别由颈内静脉和锁骨下静脉在胸锁关节后方汇合而成，汇合处所形成的夹角，称为静脉角。

视频——上腔静脉

头颈部的静脉(图 6-19)有深、浅之分。深静脉有颈内静脉，起自颅底的颈静脉孔，在颈内动脉和颈总动脉的外侧下行。它除接受颅内的血流外，还接受从咽、舌、喉、甲状腺和头面部来的静脉血。它最主要的属支是面静脉。面静脉(facial vein)起自内眦静脉，与面动脉伴行后斜向外下方，至下颌角下方接受下颌后静脉的前支，下行至舌骨高度注入颈内静脉。面静脉通过眼上、下静脉与颅内海绵窦交通(图 6-19)，亦可经面部深静脉与海绵窦交通。由于面静脉缺乏静脉瓣，因此，当面部发生感染，特别是鼻根至两侧口角间的三角区发生感染而处理不当(如挤压)时，病原菌可经上述途径入颅致颅内感染。临床上称此区为“危险三角区”。浅静脉有颈外静脉，起自下颌角处，越过胸锁乳突肌表面下降，注入锁骨下静脉，是颈部最大的浅静脉。

上肢的静脉分深静脉和浅静脉。上肢的深静脉均与同名动脉伴行。上肢的浅静脉(图 6-20)位于皮下，起自丰富的手背浅静脉，并在手背部形成手背静脉网，是临床上常选的输液部位。上肢浅静脉比较恒定的有三条：①头静脉起自手背静脉网桡侧，沿前臂和臂外侧上行，汇入腋静脉。②贵要静脉起自手背静脉网尺侧，沿前臂尺侧上行。在臂内侧中点与肱静脉汇合，或伴随肱静脉向上注入腋静脉。③肘正中静脉在肘部前面连于头静脉和贵要静脉之间。

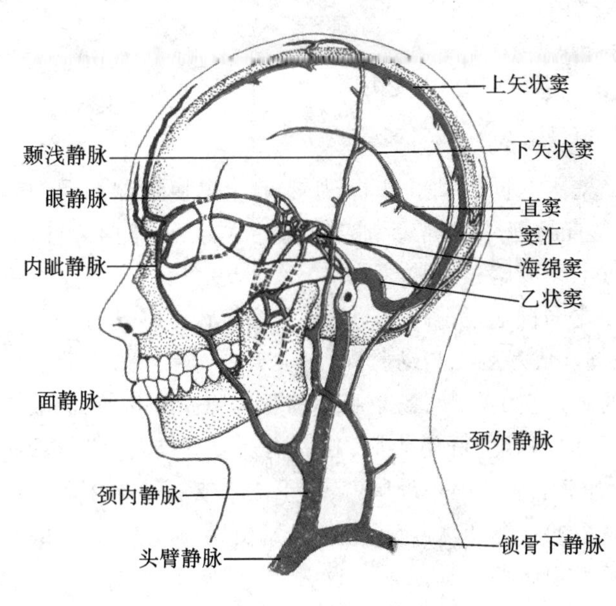

图 6-19 头颈部的静脉

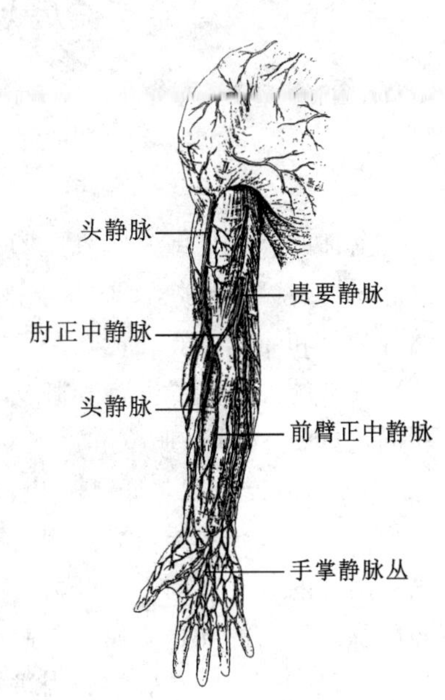

图 6-20 上肢浅静脉

胸部的静脉由右侧肋间静脉、支气管静脉和食管静脉汇入奇静脉；而左侧肋间静脉则先汇入半奇静脉或副半奇静脉，然后汇入奇静脉。奇静脉沿胸椎体右前方上行，弓形越过右肺根再汇入上腔静脉。

视频——下腔静脉系

(2) 下腔静脉系：下腔静脉是人体最大的静脉，接受膈以下各部（下肢、盆部和腹部）的静脉血，由左、右髂总静脉在第4腰椎下缘处汇合而成，沿腹主动脉右侧上行，穿过膈的腔静脉孔，注入右心房。

下肢的静脉分深静脉和浅静脉。下肢的深静脉与同名动脉伴行，由股静脉续于髂外静脉。下肢的浅静脉有大隐静脉和小隐静脉。大隐静脉起自足背静脉弓的内侧端，经内踝前，沿下肢内侧上行，在股前部靠上端处汇入股静脉。小隐静脉起自足背静脉弓外侧端，经外踝后方，沿小腿后面上行，在腘窝注入腘静脉（图 6-21）。

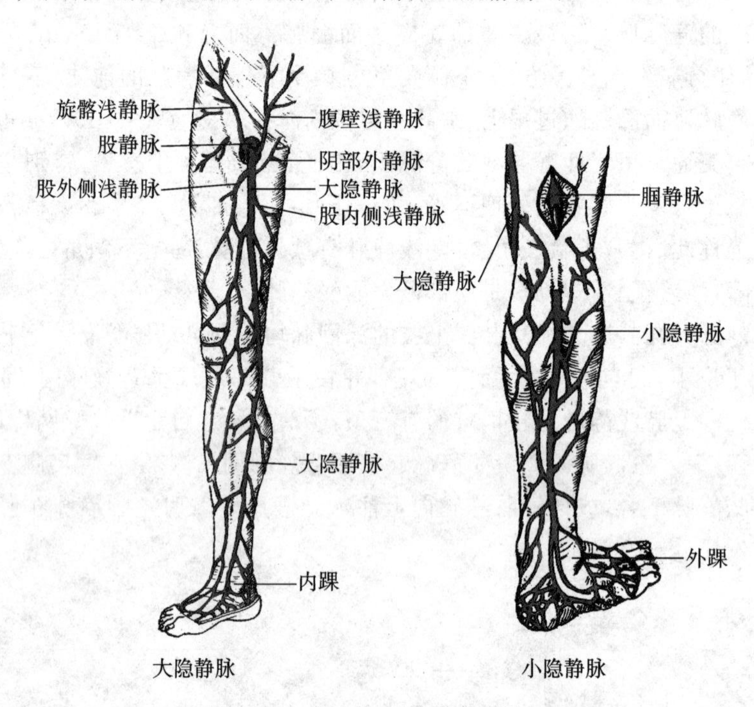

图 6-21 大隐静脉、小隐静脉及其属支

盆部的静脉分壁支和脏支两种。壁支与同名动脉伴行，脏支起自盆腔脏器周围的静脉丛（如膀胱静脉丛、子宫静脉丛和直肠静脉丛等）。脏支和壁支均汇入髂内静脉。髂外静脉和髂内静脉在骶髂关节前方汇合成髂总静脉。

腹部的静脉也分壁支和脏支。壁支与同名动脉伴行，注入下腔静脉。脏支与动脉相同，也可分为成对脏支和不成对脏支。成对脏支与动脉同名，大部分直接注入下腔静脉；不成对脏支有起自肠、脾、胰、胃的肠系膜上静脉、肠系膜下静脉和脾静脉等，它们汇合形成一条静脉主干，称肝门静脉。肝门静脉经肝门入肝，在肝内反复分支，最终与肝固有动脉的分支共同汇入肝血窦，肝血窦汇成肝内小静脉，最后形成3支肝静脉注入下腔静脉。肝门静脉是附属于下腔静脉系的一个特殊部分，它将大量由胃、肠道吸收来的物质，运送至肝脏，在肝细胞内进行解毒和储存。

(3) 肝门静脉系：由肝门静脉及其属支所组成，收集除肝和直肠下段以外的腹腔不成对脏器的静脉血。肝门静脉长 6～8 cm，由肠系膜上静脉和脾静脉在胰头的后方汇合而成，在肝门处分为左、右两支入肝。肝门静脉的特点是起、止两端均为毛细血管，并缺少静脉瓣。所以，当肝门静脉血流受阻时，血液可发生逆流。

肝门静脉的主要属支(图 6-22)：①肠系膜上静脉(superior mesenteric vein)：在同名动脉的右侧上行，至胰头后方与脾静脉汇合成肝门静脉。收集同名动脉及胃十二指肠动脉供血区的静脉血。②脾静脉(splenic vein)：在胰的后方、脾动脉的下方向右行，与肠系膜上静脉汇合成肝门静脉。收集同名动脉供血区的静脉血。③肠系膜下静脉(inferior mesenteric vein)：注入脾静脉或肠系膜上静脉或上述两静脉的汇合处。收集同名动脉供血区的静脉血。④胃左静脉(left gastric vein)(胃冠状静脉)：与同名动脉伴行，注入肝门静脉。胃左静脉的食管支行经食管静脉丛，再借食管静脉与奇静脉吻合。⑤胃右静脉(right gastric vein)：与同名动脉伴行，注入肝门静脉，并与胃左静脉相吻合。⑥胆囊静脉(cystic vein)：收集胆囊的静脉血，注入肝门静脉或其右支。⑦附脐静脉(paraumbilical vein)：起自脐周静脉网，沿肝圆韧带走行，注入肝门静脉。

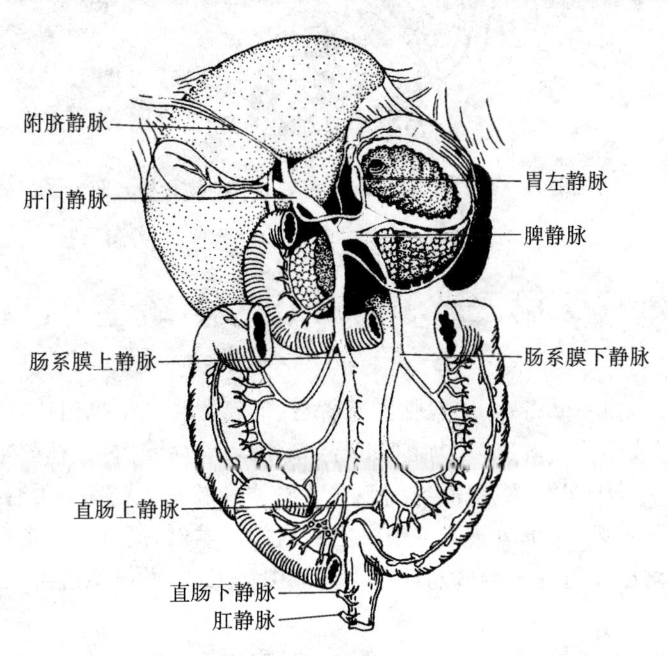

图 6-22　肝门静脉及其属支

肝门静脉系与上、下腔静脉系的吻合及侧支循环主要有以下三处：食管静脉丛、直肠静脉丛和脐周静脉网(图 6-23)。在一般情况下，这些静脉丛的分支细小，血液按正常方向回流。当机体出现门静脉高压(如肝硬化引起的门静脉高压)时，肝门静脉血回流受阻，肝门静脉内的血液可经吻合的静脉丛流入上、下腔静脉系，形成门脉侧支循环。当机体出现门静脉高压时，大量血液经侧支循环流向腔静脉，食管静脉丛曲张和破裂，导致呕血；直肠静脉丛曲张和破裂，引起便血；腹壁的静脉形成以脐为中心、呈放射状排列的静脉曲张，临床上称为“海蛇头”体征。

扫码看彩图

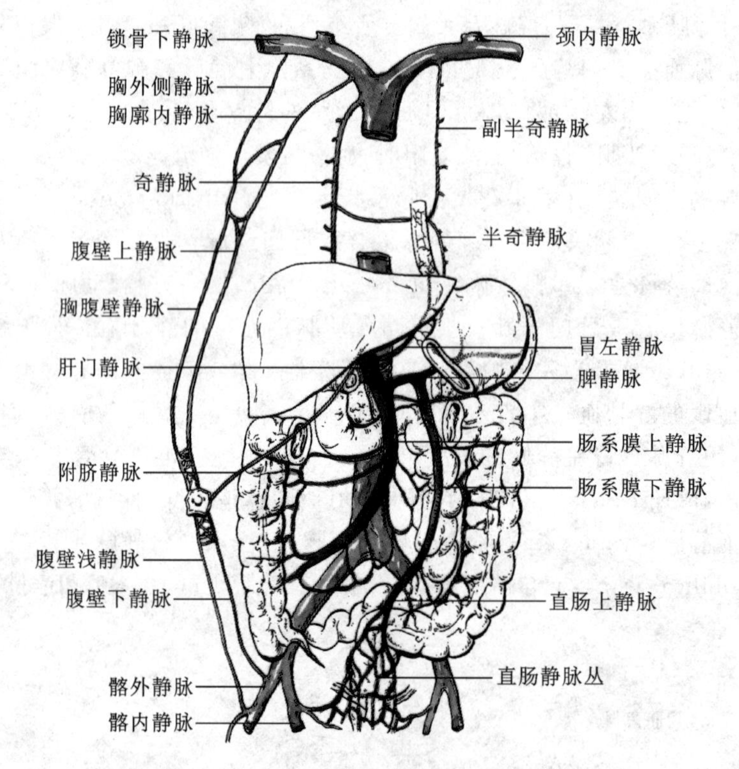

图 6-23　肝门静脉与上、下腔静脉系的吻合模式图

第三节　淋巴系统

视频——淋巴系统

淋巴系统(lymphatic system)包括淋巴管道、淋巴器官和淋巴组织。在淋巴管道内流动的无色透明液体称为淋巴。当血液运行到毛细血管时,部分液体经毛细血管滤出,进入组织间隙,形成组织液,组织液与细胞进行物质交换后,大部分在毛细血管的静脉端被吸收,进入静脉内,小部分进入毛细淋巴管内成为淋巴,沿淋巴管道向心流动,最后通过胸导管、右淋巴导管注入静脉角而归入血液中。因此,淋巴系统可以看作静脉系统的辅助部分。

淋巴器官包括淋巴结、脾、胸腺、腭扁桃体、舌扁桃体和咽扁桃体等。

淋巴组织是含有大量淋巴细胞的网状结缔组织,广泛分布于消化道和呼吸道等器官的黏膜内,也具有防御功能。

一、淋巴管道

淋巴管道分为毛细淋巴管、淋巴管、淋巴干和淋巴导管等。

(一) 毛细淋巴管

毛细淋巴管以盲端起于组织间隙,管腔粗细不一,没有瓣膜,互相吻合成网,中枢神经、上皮组织、骨髓、软骨和脑等器官组织内不存在毛细淋巴管(图 6-24)。

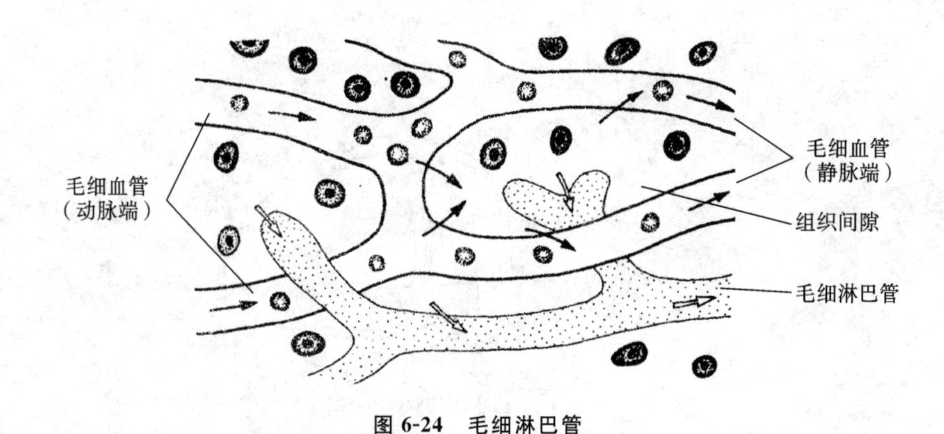

图 6-24　毛细淋巴管

（二）淋巴管

淋巴管由毛细淋巴管汇合而成，管壁与静脉相似，管内瓣膜较多且发达，呈串珠状。淋巴管根据其位置分为浅、深两组。浅淋巴管位于皮下，与浅静脉伴行；深淋巴管与深部血管伴行，二者间有较多交通支。淋巴管在行程中通过一个或多个淋巴结，从而把淋巴细胞带入淋巴液。

（三）淋巴干

淋巴干由淋巴管多次汇合而成，全身淋巴干共有 9 条（图 6-25），即收集头颈部淋巴的左、右颈干，收集上肢、胸壁淋巴的左、右锁骨下干，收集胸部淋巴的左、右支气管纵隔干，收集下肢、盆部及腹腔成对器官淋巴的左、右腰干以及收集腹腔不成对器官淋巴的肠干。

（四）淋巴导管

视频——
淋巴注入
静脉角

淋巴导管包括胸导管（左淋巴导管）和右淋巴导管（图 6-25）。胸导管的起始部膨大，称乳糜池，通常位于第 11 胸椎与第 2 腰椎之间，乳糜池接受左、右腰干和肠干淋巴的汇入。胸导管穿经膈肌的主动脉裂孔进入胸腔，再上行至颈根部，最终汇入左静脉角，沿途接受左支气管纵隔干、左颈干和左锁骨下干的汇入。总之是收集下半身及左上半身的淋巴。右淋巴导管为一短干，收集右支气管纵隔干、右颈干和右锁骨下干的淋巴，注入右静脉角。

二、淋巴器官

（一）淋巴结

视频——
淋巴结

1. 淋巴结的形态　淋巴结（lymph node）是灰红色的扁圆形或椭圆形小体，常成群聚集，也有浅、深群之分，多沿血管分布，位于身体屈侧活动较多的部位。胸、腹、盆腔的淋巴结多位于脏器门和大血管的周围。淋巴结的主要功能是滤过淋巴液，产生淋巴细胞和浆细胞，参与机体的免疫反应。

2. 人体各部主要淋巴结的位置和引流　局部淋巴结指引流某个器官或某个部位淋巴的第一级淋巴结，临床上统称为哨卫淋巴结，通过其输入淋巴管收纳机体一定区域的淋巴，过滤后经其输出淋巴管输送至下一级淋巴结群或其他淋巴管道。当某器官发

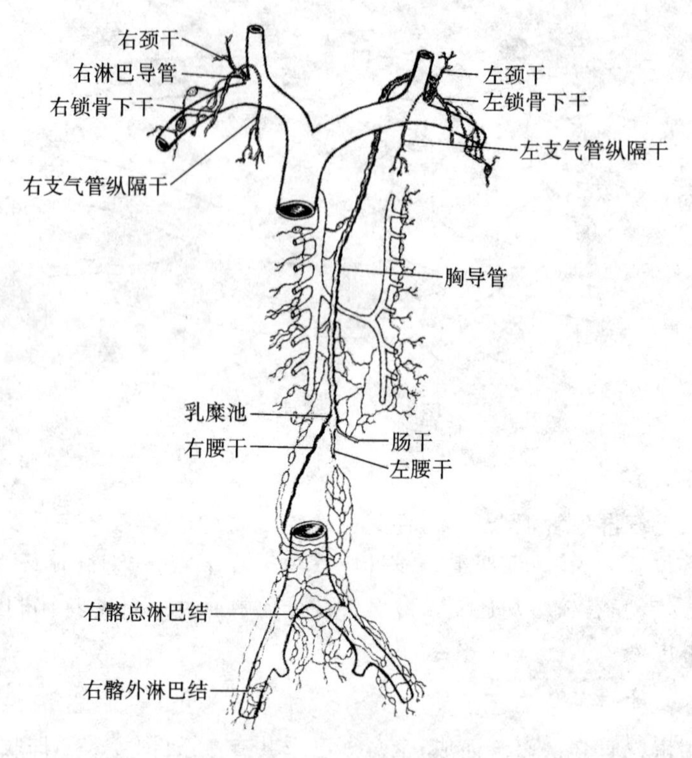

图 6-25　淋巴干和淋巴导管

生感染或癌变时，细菌、病毒、寄生虫或癌细胞可沿淋巴管到达相应的局部淋巴结，淋巴结则迅速增殖、肿大，产生大量的淋巴细胞来过滤、拦截和杀灭这些病原体，防止病变进一步扩散，从而使病灶远处免受病原体的侵袭。但当病原体的致病力过强或淋巴结功能低下时，该局部淋巴结不能成功地过滤、拦截和杀灭病原体，病变则沿该淋巴结的引流方向继续向远处蔓延，波及下一级淋巴结群。因此，局部淋巴结的肿大往往提示其引流范围内有感染灶存在。了解局部淋巴结的位置及变化情况、淋巴液的引流范围和引流去向，对某些部位疾病的诊断和治疗有重要的临床意义。有些器官，如甲状腺、食管及肝的部分淋巴管可不经过淋巴结，直接注入胸导管，使得这些器官的病变或肿瘤细胞得不到淋巴结的监测，病变易向远处转移，波及其他器官。

(1) 头颈部淋巴结的位置和引流：头颈部淋巴结较多，主要分布于头颈交界处和颈内、外静脉的周围。头颈部主要淋巴结如下。①下颌下淋巴结：位于下颌下腺周围，收纳面部和口腔的淋巴，其输出管注入颈外侧深淋巴结。②颈外侧浅淋巴结：位于胸锁乳突肌的浅面，沿颈外静脉排列，收纳耳后和腮腺下部等处的淋巴，其输出管注入颈外侧深淋巴结。③颈外侧深淋巴结：沿颈内静脉排列，其中位于锁骨上方部分的颈外侧深淋巴结称为锁骨上淋巴结。颈外侧深淋巴结直接或间接收纳头颈部各群淋巴结的输出管，其输出管汇成颈干；右侧颈干注入右淋巴导管，左侧颈干注入胸导管，在颈干注入胸导管处，常无瓣膜，故胃癌或食管癌患者的癌细胞可经胸导管转移到左锁骨上淋巴结(图 6-26、图 6-27)。

(2) 上肢淋巴结的位置和引流：主要有腋淋巴结群。腋淋巴结群(图 6-28)分为外侧淋巴结、胸肌淋巴结、肩胛下淋巴结、中央淋巴结和尖淋巴结这五群，位于腋窝内，分

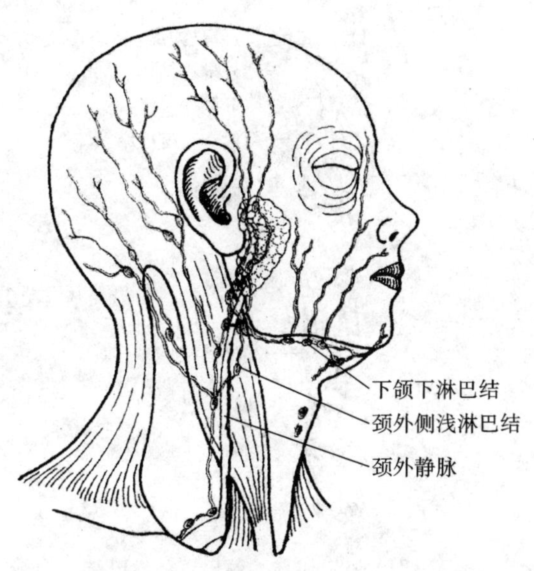

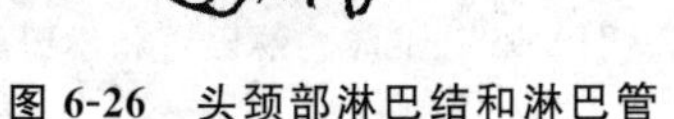
图 6-26 头颈部淋巴结和淋巴管

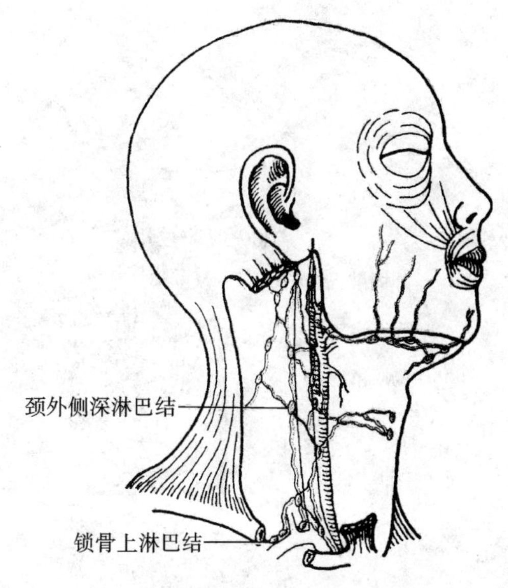

图 6-27 颈深部淋巴结和淋巴管

布于腋血管及其分支的周围，收纳上肢、胸前外侧壁、乳房和肩部等处的淋巴，其输出管形成锁骨下干。左侧的锁骨下干注入胸导管，右侧的锁骨下干注入右淋巴导管。乳腺癌常转移到腋淋巴结群。

(3) 胸部淋巴结的位置和引流：胸部的淋巴结有胸壁淋巴结和胸腔器官淋巴结。胸壁淋巴结中有胸骨旁淋巴结，沿胸廓内血管排列，收纳胸前壁、腹前壁上部和乳房内侧部等处的淋巴，其输出管注入支气管纵隔干。胸腔器官淋巴结中有支气管肺门淋巴结，位于肺门处，又称肺门淋巴结，引流肺、支气管和胸膜脏层等处淋巴，其输出管注入气管支气管淋巴结。气管支气管淋巴结位于气管杈上、下方，其输出管注入气管旁淋巴结，后者的输出管汇合成支气管纵隔干。左、右支气管纵隔干分别注入胸导管和右淋巴导管。

(4) 下肢淋巴结的位置和引流：下肢淋巴结主要有腹股沟淋巴结。根据其位置深浅又分为：①腹股沟浅淋巴结：位于腹股沟韧带下方的浅筋膜内，分为上、下两群（图 6-29），上群与腹股沟韧带平行排列，收纳腹前外侧壁下部、臀部、会阴部和子宫底的淋巴。下群沿大隐静脉末端分布，收纳除足外侧缘和小腿后外侧部外的下肢浅部淋巴。腹股沟浅淋巴结的输出管注入腹股沟深淋巴结或髂外淋巴结。②腹股沟深淋巴结：位于股静脉根部周围，收纳下肢深部、会阴部的淋巴，以及足外侧缘和小腿后外侧浅部的淋巴，并接受腹股沟浅淋巴结的输出管。其输出管注入髂外淋巴结。

(5) 盆部淋巴结的位置和引流：盆部的淋巴结沿髂内、外血管和髂总血管排列，分为髂外淋巴结、髂内淋巴结、髂总淋巴结。收纳同名动脉分布区域的淋巴，最后经髂总淋巴结的输出管注入腰淋巴结。

(6) 腹部淋巴结的位置和引流：腹部淋巴结（图 6-30、图 6-31）主要如下。①腰淋巴结：沿腹主动脉和下腔静脉排列，收纳腹后壁及腹腔内成对脏器的淋巴，以及髂总淋巴结的输出管，腰淋巴结的输出管汇合成左、右腰干，注入乳糜池。②腹腔淋巴结：位于腹腔干周围，收纳腹腔干各级分支分布区域的淋巴。③肠系膜上淋巴结：位于肠系膜上动

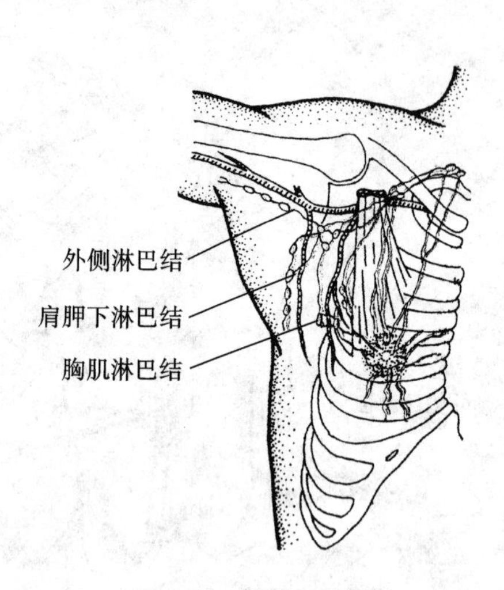

图 6-28 腋淋巴结群

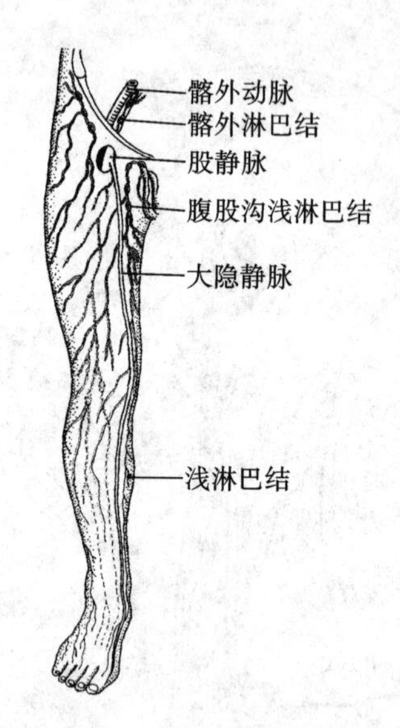

图 6-29 下肢的淋巴管和淋巴结

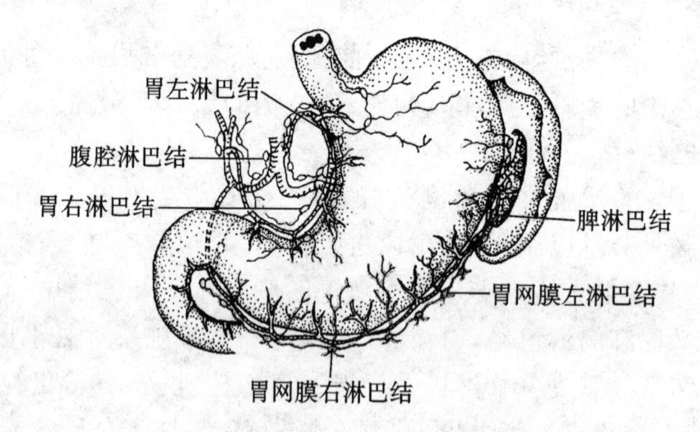

图 6-30 胃的淋巴管和淋巴结

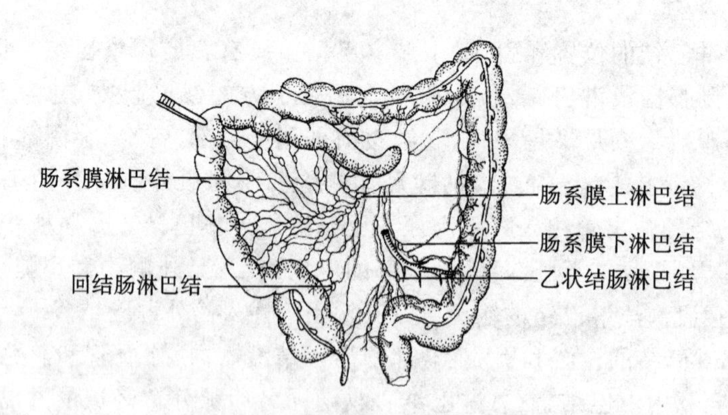

图 6-31 肠的淋巴管和淋巴结

脉根部周围,收纳肠系膜上动脉分布区域的淋巴。④肠系膜下淋巴结:位于肠系膜下动脉根部周围,收纳肠系膜下动脉分布区域的淋巴。腹腔淋巴结、肠系膜上淋巴结、肠系膜下淋巴结的输出管共同汇合成一条肠干,向上注入乳糜池。

3. 淋巴结的功能

(1) 滤过淋巴液:淋巴结位于淋巴回流的通路上。当病原体等有害成分侵入机体内部浅层结缔组织时,这些有害成分很容易随组织液进入遍布全身的毛细淋巴管,随淋巴回流到达淋巴结。在淋巴窦中由于容积极大增加,淋巴的流速变得极为缓慢,这使得淋巴中的有害成分在迂回曲折流动时,有与淋巴窦内的巨噬细胞充分接触的机会,绝大多数被清除或局限在淋巴结中,这有效地防止了有害成分进入血液循环而侵害机体的其他部位。

(2) 参与免疫反应:在机体体液免疫和细胞免疫等特异性免疫反应中,淋巴结起着重要作用。淋巴回流使淋巴结能很快地接受侵入机体的抗原刺激,经过一系列复杂的细胞和体液因子的作用,发动了对此抗原特异性的免疫反应。淋巴结不仅能通过免疫反应消除进入淋巴结内的抗原成分,还能通过输出效应淋巴细胞或免疫活性成分,发动身体其他部位(特别是有害成分侵入区域)的免疫反应,及时解除对机体的伤害。机体发生免疫反应后,淋巴结产生的抗原特异性记忆细胞又通过淋巴细胞的再循环对这些有害成分进行监视。

(二) 脾(spleen)

1. 脾的位置和形态 脾位于左季肋区,暗红色,呈扁椭圆形,与第 9～11 肋相对,其长轴与第 10 肋一致,正常时在左肋下不能触及。脾质软且脆,左季肋区遭受暴力打击时,易导致脾破裂而出血。脾是人体最大的淋巴器官(图 6-32)。

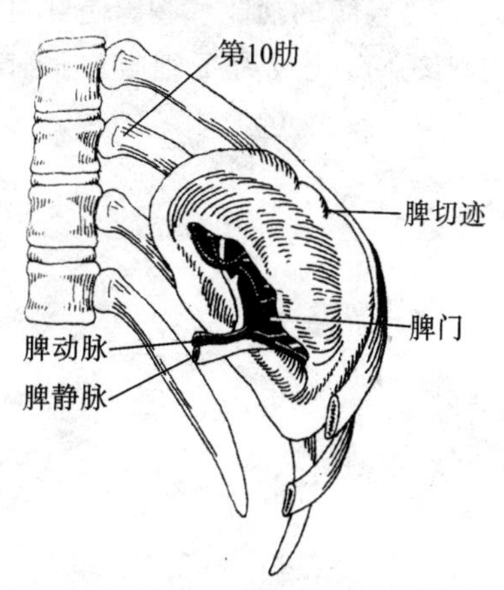

图 6-32 脾的位置和形态

脾可分为膈、脏两面,上、下两缘,前、后两端。膈面隆凸光滑,朝向膈。脏面凹陷,中央有脾门,是血管、神经和淋巴管出入的部位。脾的上缘较薄,有 2～3 个脾切迹。当脾大时,脾切迹是触诊脾的标志。

2. 脾的功能

(1) 滤血:脾内有大量的巨噬细胞,血液流经脾时,能吞噬、清除血液中病原体和衰老的红细胞。当脾大或脾机能亢进时,红细胞破坏过多,可引起贫血。若将脾切除,则血液中异形、衰老红细胞大量增多。

(2) 免疫:脾是各类免疫细胞定居的场所,也是对血源性抗原物质产生免疫应答的部位,是体内产生抗体最多的部位。可产生体液免疫应答和细胞免疫应答。

(3) 造血:在胚胎早期,脾有造血功能。机体出生后,脾只产生淋巴细胞,但脾内仍有少量造血干细胞,当机体严重失血或贫血时,脾可恢复造血功能。

(4) 储血:脾可储存约 40 mL 的血液,主要储于脾血窦。当剧烈运动或大失血时,脾内平滑肌收缩,可将储存的血液挤入血液循环中。

(三) 胸腺

胸腺(thymus)是中枢淋巴器官,具有培育 T 细胞并向周围淋巴器官(淋巴结、脾和扁桃体)和淋巴组织输送 T 细胞的功能。胸腺还有内分泌功能。

1. 胸腺的位置和形态 胸腺位于胸骨柄后方,上纵隔的前部,分为不对称的左、右两叶。新生儿和幼儿的胸腺较大，性成熟后最大，重达 25～40 g。以后逐渐退化，到成年时腺组织常被结缔组织所代替(图 6-33)。

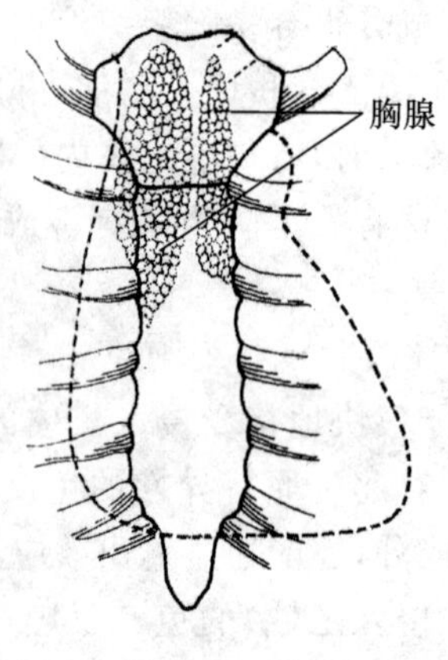

图 6-33　胸腺

2. 胸腺的功能　胸腺是 T 细胞分化的场所，胸腺分泌的胸腺素和胸腺生成素促进胸腺细胞分化成为 T 细胞。T 细胞具有识别外来抗原的能力，进入周围淋巴器官。胸腺具有重要的免疫调节功能。

脉管系统实验指导

一、心血管系统

请同学们结合标本及模型指出以下结构。

（一）心和血管

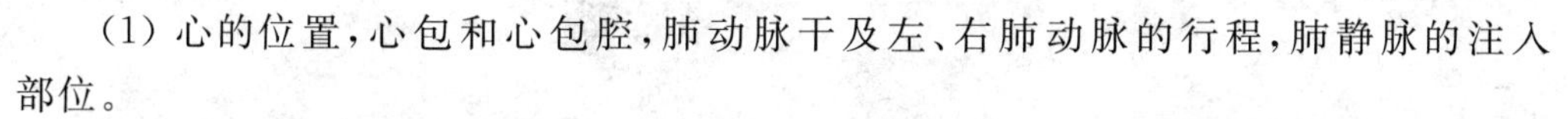

(1) 心的位置，心包和心包腔，肺动脉干及左、右肺动脉的行程，肺静脉的注入部位。

(2) 心的外形，心腔的结构(右心房、右心室、左心房、左心室、左房室瓣、右房室瓣、腱索、乳头肌、肺动脉瓣、主动脉瓣)，左、右冠状动脉的行程、分支，冠状窦的位置和注入部位。

(3) 在活体上定位心在胸前壁的体表投影。

（二）动脉

(1) 主动脉的行程、分段，主动脉弓的三大分支，肋间后动脉和肋下动脉的行程。

(2) 左颈总动脉、右颈总动脉、颈动脉窦、颈动脉小球、颈内动脉、颈外动脉。颈外动脉的分支：甲状腺下动脉、面动脉、颞浅动脉和上颌动脉。锁骨下动脉及分支：椎动脉。腋动脉、肱动脉、桡动脉、尺动脉、掌浅弓、掌深弓、指掌侧固有动脉。

(3) 腹腔干及分支：胃左动脉、肝总动脉、脾动脉。肠系膜上动脉。肠系膜下动脉。腰动脉、肾动脉、卵巢动脉(睾丸动脉)。

(4) 髂总动脉、髂内动脉、髂外动脉；股动脉、腘动脉、胫前动脉、胫后动脉、足背动脉。

(5) 在活体上，找出面动脉和颞浅动脉的压迫止血点；触摸肱动脉的搏动，找出肱动脉的压迫止血点和测听血压的部位；触摸桡动脉、股动脉和足背动脉的搏动。

（三）静脉

(1) 上腔静脉的合成、行程和注入部位，辨认头臂静脉的合成(静脉角)。

(2) 颈内静脉的行程，面静脉的行程和汇入部位；颈外静脉的行程和汇入部位；锁骨下静脉的行程；头静脉和贵要静脉的起始、行程、汇入部位，肘正中静脉的位置。

(3) 奇静脉的行程和汇入部位，指出下腔静脉的合成、行程和注入部位。

(4) 髂总静脉的合成，髂内静脉和髂外静脉的位置；股静脉的位置；大隐静脉和小隐静脉的起始、行程和汇入部位。

(5) 肾静脉和睾丸静脉(卵巢静脉)的位置和汇入部位。肝门静脉的合成、行程和分支，肠系膜上静脉、脾静脉、肠系膜下静脉、胃左静脉的位置和汇入部位。

(6) 肝门静脉、附脐静脉、食管静脉丛、直肠静脉丛和脐周静脉网。

(7) 在活体上，定位肘部浅静脉(头静脉、贵要静脉和肘正中静脉)的位置，行经内踝前方的大隐静脉的位置。

二、淋巴系统

请同学们结合标本及模型指出以下结构。

(1) 在躯干后壁的动、静脉标本上指出胸导管的起始、行程和汇入部位。

(2) 下颌下淋巴结、颈外侧浅淋巴结、颈外侧深淋巴结、腋淋巴结群、腹股沟浅淋巴结、腹股沟深淋巴结以及胸骨旁淋巴结、支气管肺门淋巴结、腰淋巴结、肠系膜上淋巴结、肠系膜下淋巴结、髂总淋巴结、髂内淋巴结和髂外淋巴结。

(3) 脾的位置和形态。

能力检测
测试一

能力检测
测试二

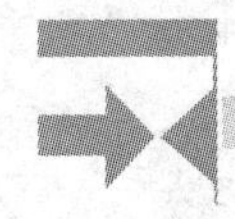

第七章 感觉器官

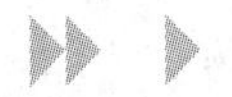

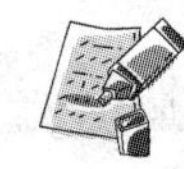

学习要点

1. 眼球的组成;眼球壁的结构与功能;眼球内容物的组成与功能。
2. 眼副器的组成与功能。
3. 眼球肌肉的功能。
4. 眼的血管。
5. 前庭蜗器的组成;外耳、中耳和内耳的分部与功能。
6. 声波的传导途径。

思政元素

本章课件

感觉器官(sensory organs)由特殊感受器及其附属结构组成,感受器大多由感觉神经末梢及其周围的组织构成,附属结构是为感受刺激功能服务的辅助装置。感觉器官不能产生感觉,它只感受刺激,产生神经冲动,再经感觉神经传入中枢,在大脑皮质的感觉区域产生相应的感觉。感觉器官的种类很多,本章主要叙述视器、前庭蜗器。

第一节 视 器

视频——视器

视器(visual organ)又称眼(eye),是感受可见光刺激的视觉器官,由眼球和眼副器两个部分组成。

一、眼球

视频——眼球

眼球(eyeball)(图 7-1)位于眶内,近似球形,其后端借视神经与脑相连,具有屈光成像和感受光刺激并产生神经冲动的功能,是眼的主要部分。眼球由眼球壁和眼球内容物构成。

(一) 眼球壁

眼球壁由外向内依次分为纤维膜、血管膜和视网膜。

视频——眼球壁

1. 纤维膜 眼球壁的外层,厚而坚韧,具有维持眼球形态和保护眼球内容物的作用。眼球纤维膜的前 1/6 称角膜(cornea),无色透明,无血管及淋巴,有丰富的神经末梢,具有屈光作用;后 5/6 称巩膜(sclera),呈乳白色。巩膜与角膜交界处的深部有一环形小管,称巩膜静脉窦,是房水回流的通道。

2. 血管膜 眼球壁的中层,含有丰富的血管和色素细胞,呈棕黑色,由前向后分为

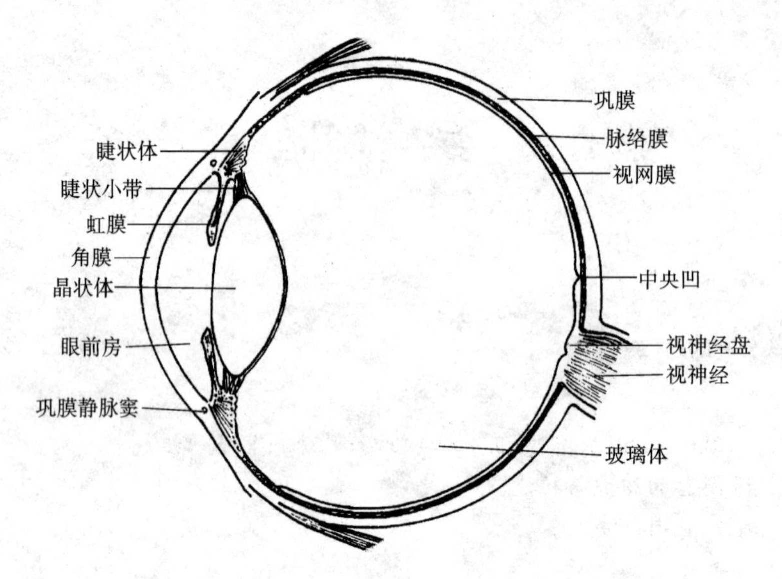

图 7-1　眼球的结构模式图

虹膜、睫状体和脉络膜。

(1) 虹膜(iris):位于角膜的后方,呈圆盘状,中央的圆孔称瞳孔。虹膜内含有两种排列方向不同的平滑肌。围绕瞳孔呈环状排列的称瞳孔括约肌,受副交感神经支配,此肌收缩时,瞳孔缩小;自瞳孔周缘向外周呈放射状排列的称瞳孔开大肌,受交感神经支配,该肌收缩时,瞳孔开大。瞳孔大小常用于判断中枢神经系统功能状态。

(2) 睫状体(ciliary body):位于虹膜后方的增厚部分。睫状体内的平滑肌,称睫状肌。

(3) 脉络膜(choroid):占血管膜的后 2/3,薄而柔软,外面与巩膜结合疏松。具有营养眼球壁和吸收眼内散射光线的作用。

3. 视网膜(retina)　眼球血管膜的内面。在视神经盘的颞侧稍下方约 3.5 mm 处有一黄色区域,称黄斑,其中央的凹陷处称中央凹,是感光和辨色最敏锐的部位。在视网膜的中央稍偏鼻侧有一白色圆盘状隆起,称视神经盘(视神经乳头),无感光作用,为生理盲点。视网膜的结构可分两层:外层为色素上皮,内层为神经部(图 7-2)。

(1) 色素上皮由单层上皮细胞构成,上皮细胞内含黑色素。黑色素能吸收光线,保护视细胞免受过强光线的刺激。

(2) 神经部含有 3 层细胞,由外向内依次是视细胞、双极细胞和节细胞。视细胞分视锥细胞和视杆细胞两种。视锥细胞能感受强光和辨色;视杆细胞仅能感受弱光,而无辨色能力。双极细胞是联络神经元。节细胞是多极神经元,其轴突在视神经盘处汇集,向后穿出眼球壁形成视神经,把光刺激传送入脑,产生视觉。

(二) 眼球内容物

视频——
眼球内容物

眼球内容物包括房水、晶状体和玻璃体(图 7-3)。它们都具有屈光作用,和角膜共同构成眼的屈光系统。

1. 房水(aqueous humor)　无色透明的液体,充满于眼球的前房和后房,有屈光、营养角膜和晶状体以及维持眼内压的功能。前房是角膜与虹膜之间的间隙,后房是虹膜

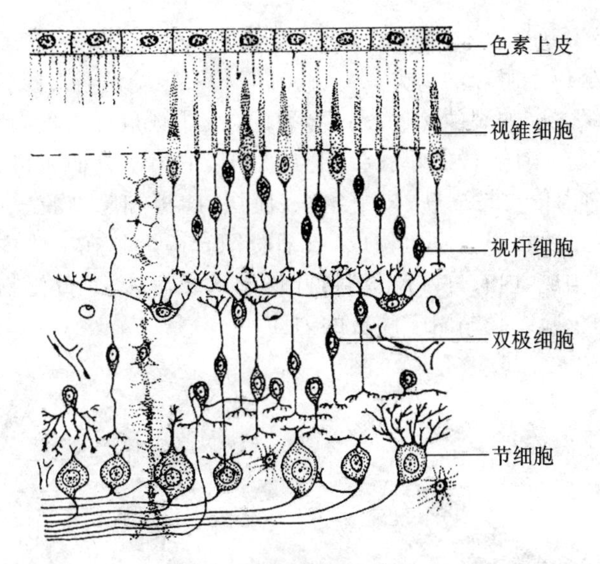

图 7-2 视网膜的结构模式图

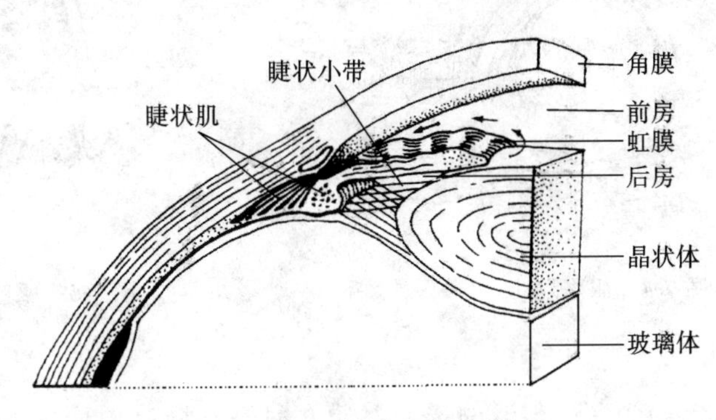

图 7-3 晶状体与玻璃体

与晶状体之间的间隙，两者经瞳孔相通。在前房的边缘，虹膜与角膜所构成的夹角称虹膜角膜角。房水由睫状体产生，从后房经瞳孔流入前房，再经虹膜角膜角渗入巩膜静脉窦，最后汇入眼静脉。

2. 晶状体(lens) 位于虹膜与玻璃体之间，具有弹性，呈双凸透镜状，无色透明。晶状体的周缘借睫状小带与睫状体相连。晶状体的曲度可随睫状肌的收缩和舒张而改变。晶状体曲度的调节可使从不同距离的物体反射出来的光线进入眼球后，能聚焦于视网膜，在视网膜上形成清晰的物像。当看近物时，睫状肌收缩，睫状体向前内移，睫状小带松弛，晶状体由于本身的弹性而变凸，屈光能力增强，使物像聚集在视网膜上；当看远物时，睫状肌舒张，睫状小带紧张，晶状体曲度变小，屈光能力减弱。

3. 玻璃体(vitreous body) 位于晶状体与视网膜之间，是一种无色透明的胶状物质。玻璃体具有屈光和支持视网膜的作用。

二、眼副器

眼副器包括眼睑、结膜、泪器和眼球外肌(图 7-4)等，具有保护、运动和支持眼球的作用。

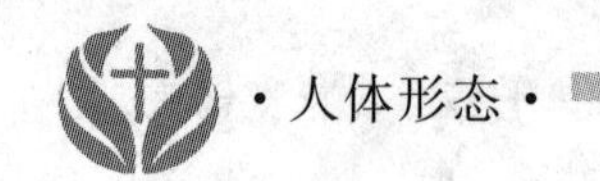

（一）眼睑(eyelids)

眼睑俗称眼皮，位于眼球的前方，分上睑和下睑。眼睑的游离缘称睑缘。睑缘上长有睫毛。上、下睑缘之间的裂隙称睑裂。睑裂的内、外侧角分别称内眦和外眦。上、下睑缘在近内眦处各有一针尖样的小孔称泪点，是上、下泪小管的入口。眼睑的结构(图7-5)分5层，由外向内依次是皮肤、皮下组织、肌层、睑板和睑结膜。皮下组织较疏松，易发生水肿。肌层主要由眼轮匝肌构成，收缩时闭合睑裂。在上睑内有上睑提肌。睑板由致密结缔组织构成，内有许多睑板腺，开口于睑缘后缘，其分泌物有润滑睑缘和防止泪液外溢的作用。睑结膜贴附于睑板的内面。

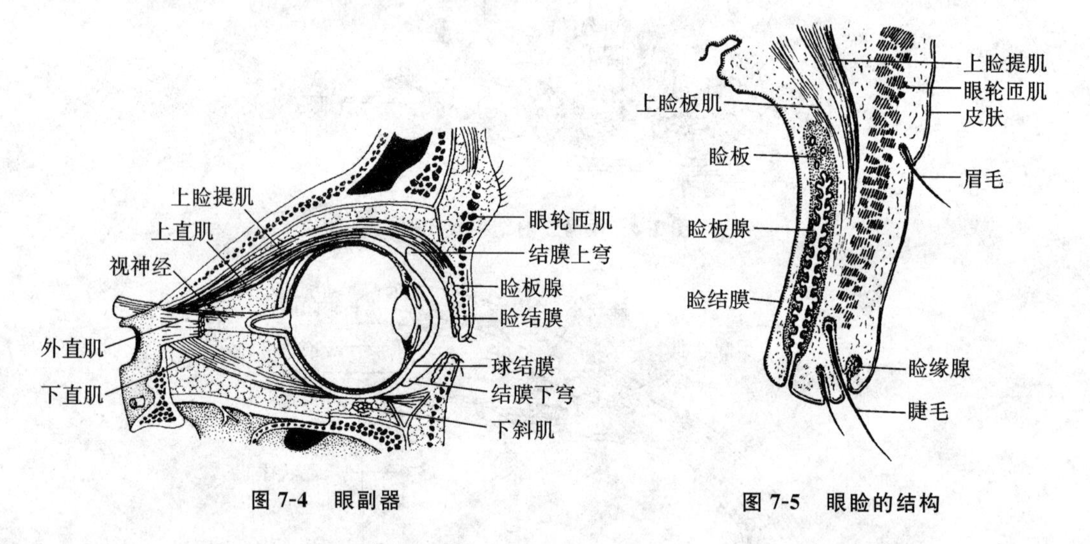

图7-4 眼副器　　图7-5 眼睑的结构

（二）结膜

结膜(conjunctiva)为一层很薄的透明黏膜。衬贴在眼睑内面的部分称睑结膜，覆盖于巩膜前部表面的称球结膜。上、下睑结膜与球结膜互相移行，其反折处分别形成结膜上穹和结膜下穹。闭眼时全部结膜共同围成一个囊状腔隙，称结膜囊。

（三）泪器

泪器包括泪腺和泪道(图7-6)。

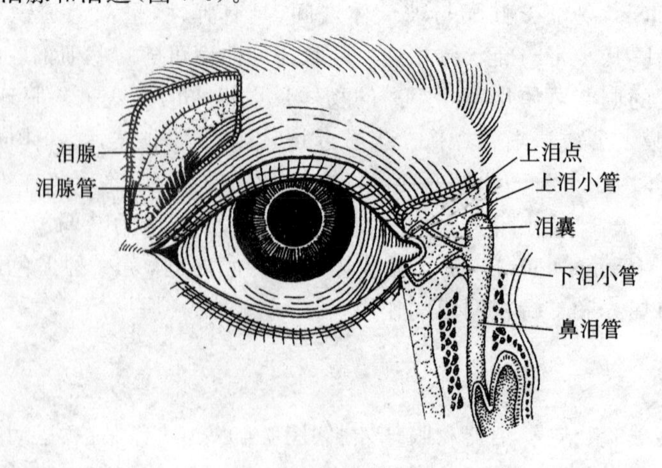

图7-6 泪器(右眼)

1. 泪腺(lacrimal gland) 位于眼眶外上方的泪腺窝内,其排泄管开口于结膜上穹。泪腺分泌的泪液具有湿润角膜、杀菌和冲洗异物等作用。

2. 泪道 包括泪点、泪小管、泪囊和鼻泪管。泪小管有上、下两条,各自起自上、下睑缘的泪点,后转向内侧,末端汇合,开口于泪囊。泪囊位于泪囊窝内,向下通鼻泪管。鼻泪管的下端开口于下鼻道。

(四) 眼球外肌

眼球外肌分布于眼球的周围,共有7块。其中1块是提上睑的上睑提肌,其他6块是运动眼球的肌,分别为上直肌、下直肌、内直肌、外直肌、上斜肌和下斜肌(图7-7)。内直肌和外直肌分别使眼球转向内侧和外侧,上直肌使眼球转向上内,下直肌使眼球转向下内,上斜肌使眼球转向下外,下斜肌使眼球转向上外。两眼球的正常转动,是两侧眼肌协同运动的结果(图7-8)。

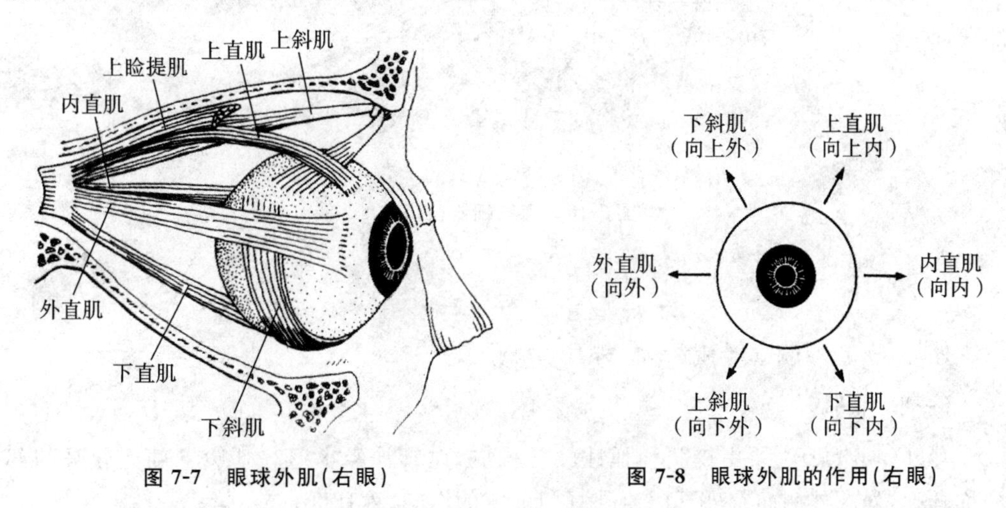

图7-7 眼球外肌(右眼)　　图7-8 眼球外肌的作用(右眼)

(五) 眼的血管

眼的动脉血供来自眼动脉。眼动脉起自颈内动脉,经视神经管入眶,分支营养眼球和眼副器等。其主要分支是视网膜中央动脉(central artery of retina)(图7-9)。眼静脉收集眼球及眶内其他结构的静脉血,向后注入海绵窦,向前与面静脉的终支吻合。

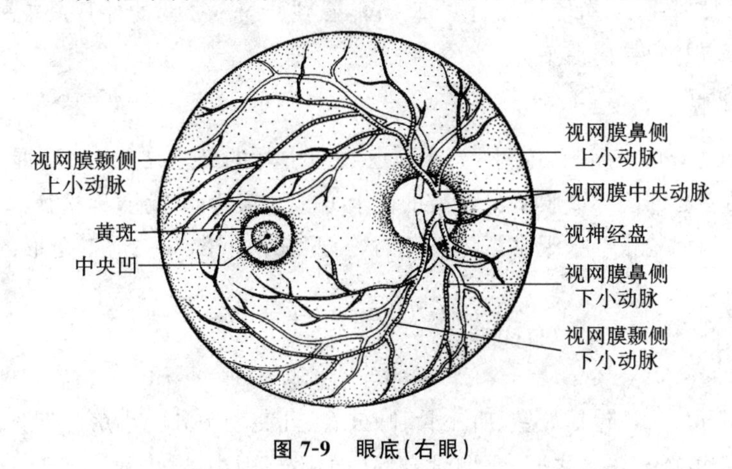

图7-9 眼底(右眼)

第二节　前庭蜗器

视频——
前庭蜗器

前庭蜗器(vestibulocochlear organ)又称耳(ear),包括感受声波的听器和感受头部位置变化的位觉器。耳按部位分为外耳、中耳和内耳三个部分(图 7-10)。

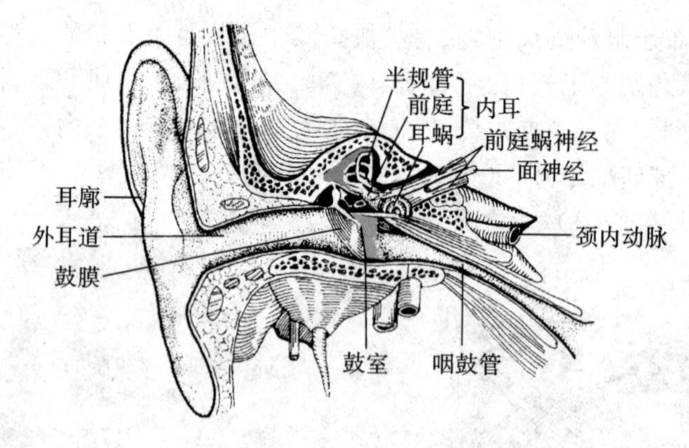

图 7-10　前庭蜗器(右耳)

视频——
外耳

一、外耳

外耳(external ear)包括耳廓、外耳道和鼓膜。

(一) 耳廓

耳廓(auricle)主要由皮肤和弹性软骨构成,血管神经丰富。耳廓下部无软骨的部分称耳垂,耳廓外侧面有外耳门。外耳门前方的突起,称耳屏。

(二) 外耳道

外耳道(external acoustic meatus)为外耳门至鼓膜间的弯曲管道,长 2～2.5 cm,外侧 1/3 为软骨性外耳道,内侧 2/3 位于颞骨内。外耳道略呈"S"形,因此,检查鼓膜时,应将耳廓拉向后上方,使外耳道变直,方能看到鼓膜。婴儿的外耳道较短且平直,观察鼓膜时,须将耳廓拉向后下方。

(三) 鼓膜

鼓膜(tympanic membrane)位于外耳道底与中耳的鼓室之间,为浅漏斗状半透明薄膜,鼓膜的中心凹陷称鼓膜脐。鼓膜的前上方 1/4 部薄而松弛,称松弛部;后下方3/4部较坚实紧张,称紧张部。观察活体鼓膜时,可见其前下部有一个三角形的反光区,称光锥(图 7-11)。

视频——
中耳

二、中耳

中耳(middle ear)包括鼓室、听小骨、咽鼓管、乳突窦和乳突小房等部分。

鼓室位于鼓膜与内耳之间,是颞骨岩部内的不规则小腔,内衬有黏膜。鼓室内有 6

个壁，室内有听小骨。

1. 鼓室的壁 上壁即鼓室盖，与颅中窝相邻；下壁为薄骨板，与颈内静脉相邻；前壁与颈内动脉相邻，其上部有咽鼓管的开口。后壁的上部有乳突窦的开口，乳突窦向后通乳突小房。外侧壁主要由鼓膜组成。内侧壁即内耳的外侧壁，壁上有两个孔：位于后上部的卵圆形孔称前庭窗；位于后下部的圆形孔称蜗窗，在活体上被第二鼓膜所封闭。前庭窗的后上方有一弓形隆起，其深部有面神经管，内有面神经通过。

2. 听小骨 每侧有3块，仅米粒大，为锤骨、砧骨和镫骨（图7-12）。三骨以关节相连，构成一条听骨链。锤骨居外侧，紧附于鼓膜内面；镫骨位于内侧，借韧带附着于前庭窗周缘；砧骨连于锤骨与镫骨之间。听骨链起传导声波的作用。

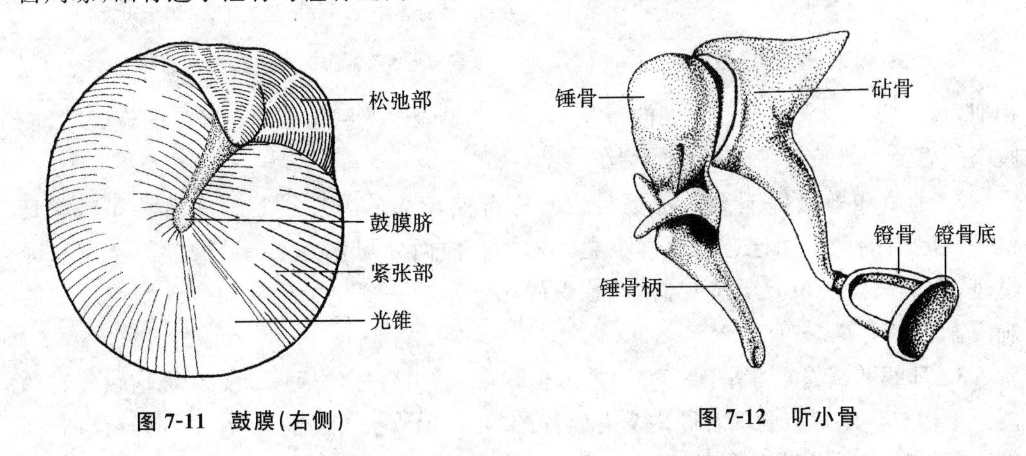

图7-11 鼓膜（右侧）

图7-12 听小骨

3. 咽鼓管（auditory tube） 鼻咽通连鼓室的管道，管壁衬有黏膜。咽鼓管咽口平时处于闭合状态，当吞咽或打呵欠时开放，空气经咽鼓管进入鼓室，以保持鼓膜内、外压力的平衡，有利于鼓膜的振动。幼儿的咽鼓管短而平直，管腔大，故幼儿的咽部感染易经此管蔓延至鼓室，引起中耳炎。

4. 乳突窦和乳突小房 乳突窦是位于鼓室后方的含气腔隙，向后下与乳突小房相连通。乳突小房为颞骨乳突内的许多含气小腔，它们互相连通，故中耳炎时可向后蔓延，并发乳突炎。

三、内耳

视频——内耳

内耳（internal ear）由颞骨岩部内的骨性隧道及其内的膜性小管和小囊构成（图7-13、图7-14）。内耳因管道弯曲盘旋，结构复杂，故又称迷路。迷路分骨迷路和膜迷路：骨性隧道称骨迷路，骨迷路内的膜性小管和小囊称膜迷路。骨迷路与膜迷路之间的腔隙内充满外淋巴，膜迷路内充满内淋巴，内、外淋巴互不相通。由后向前，骨迷路可分为骨半规管、前庭和耳蜗；膜迷路可分为膜半规管、椭圆囊、球囊和蜗管。

1. 骨半规管和膜半规管 骨半规管是3个互相垂直的半环形骨性小管，称前骨半规管、后骨半规管和外骨半规管。每管有两个骨脚与前庭相连，其中一个骨脚在靠近前庭的部分膨大，称骨壶腹。前骨半规管和后骨半规管的一个脚合并成总骨脚，因此，3个骨半规管共有5个脚。膜半规管是套在骨半规管内的膜性小管，与骨半规管的形态

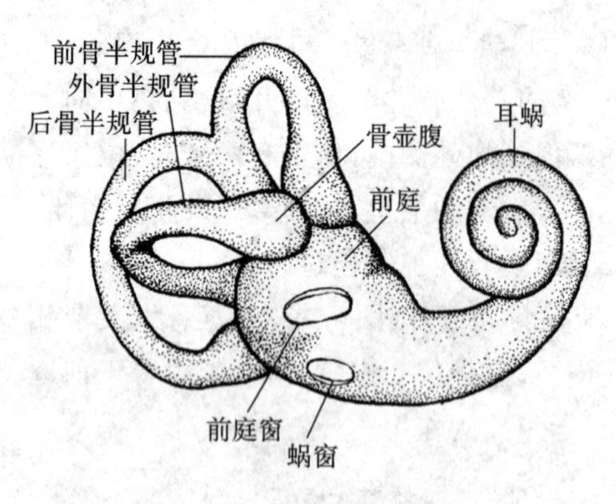

图 7-13 骨迷路(右侧)

图 7-14 膜迷路与骨迷路

相似,每个膜半规管也各有膨大的壶腹脚。每个膜壶腹的壁内面均有隆起的壶腹嵴,壶腹嵴能感受头部旋转变速运动的刺激。

2. 前庭和椭圆囊、球囊 前庭是内耳中部略膨大的骨性小腔。椭圆囊和球囊是位于前庭内的两个相连通的膜性小囊。两囊壁内面分别有突入囊腔的椭圆囊斑和球囊斑,两囊斑均为位置觉感受器,能感受静止状态下头部位置变动和直线变速运动的刺激。

3. 耳蜗和蜗管 耳蜗(图 7-15)外形似蜗牛壳,由骨性的蜗螺旋管环绕蜗轴旋转约两圈半构成。蜗螺旋管的管腔内套有膜性的蜗管,蜗管上方为前庭阶,下方为鼓阶。前庭阶和鼓阶在耳蜗顶部相通,它们的另一端分别与前庭窗、蜗窗相接。蜗管是蜗螺旋管内的一条膜性小管,位于前庭阶与鼓阶之间,横切面呈三角形,下壁为基底膜,膜上有螺旋器,螺旋器能感受声波的刺激。

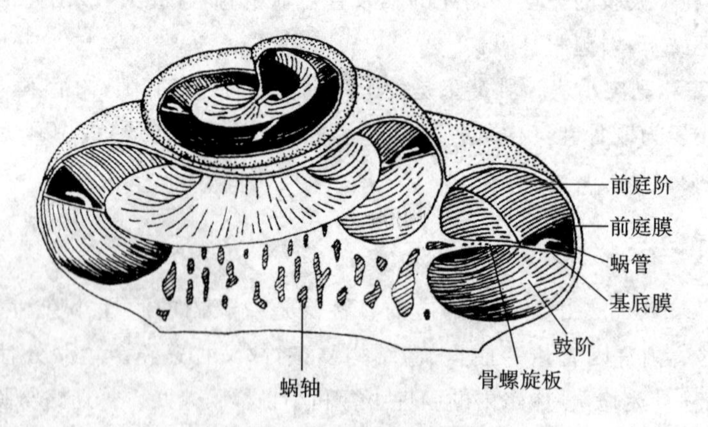

图 7-15 耳蜗的构造

视频——
声波传导

声波的传导途径有骨传导和空气传导,其中以空气传导为主。声波的空气传导:声波进入外耳道传到鼓膜,引起鼓膜振动,鼓膜的振动经听骨链传至前庭窗,冲击耳蜗内的外淋巴,继而引起蜗管内淋巴的振动,使基底膜上的螺旋器受到刺激并将刺激转化为神经冲动,冲动经蜗神经传至大脑皮质听区,产生听觉。

感觉器官实验指导

实验报告

一、视器

请同学们结合标本及模型指出以下结构。

(1) 眼球壁：纤维膜、血管膜和视网膜。

(2) 眼球内容物：辨认眼球的前房、后房、晶状体与玻璃体。

(3) 在活体上指出角膜、巩膜、虹膜和瞳孔。

(4) 在活体上指出以下结构：上、下睑缘和睫毛，内眦和外眦，上、下睑缘在近内眦处的泪点，睑结膜和球结膜以及结膜上穹、结膜下穹的位置。

(5) 泪腺的形态和位置，泪囊、泪点、泪小管和鼻泪管的位置。

(6) 上睑提肌、上直肌、下直肌、内直肌、外直肌、上斜肌、下斜肌的位置。

二、前庭蜗器

请同学们结合标本及模型指出以下结构。

(1) 外耳：在标本上说出外耳道分部和弯曲。

(2) 中耳：鼓室的位置和形态，鼓室外侧壁(即鼓膜)的形态和分部，内侧壁上的前庭窗、蜗窗的形态，前壁与咽鼓管的连通关系，后壁与乳突窦的连通关系，乳突小房的形态，上壁(即鼓室盖)与颅中窝的关系，下壁与颈内静脉的关系。

(3) 说出听小骨的名称及连接关系。

(4) 内耳：骨迷路和膜迷路的位置关系。

能力检测

第八章　神经系统

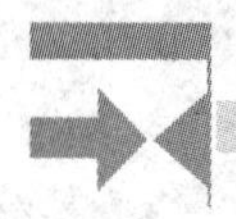

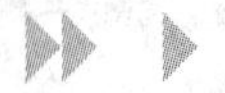

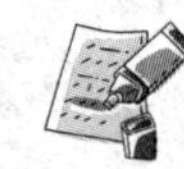

学习要点

思政元素

本章课件

1. 神经系统的分类、组成与功能；神经系统常用术语。
2. 中枢神经系统的组成；脊髓的形态、位置、内部结构与功能。
3. 脑的分部；脑干的组成、外形及内部结构；小脑的位置、外形与功能；间脑的分部，背侧丘脑和下丘脑的结构。
4. 端脑的外形与分叶，大脑半球的内部结构与功能，各脑室的结构特点。
5. 周围神经的组成与功能。
6. 脊神经的数目、名称；颈丛、臂丛、胸神经、腰丛和骶丛神经的分布。
7. 脑神经的数目、名称；12 对脑神经的分布。
8. 内脏神经的分布与特点。
9. 脑和脊髓的传导通路。
10. 脑和脊髓的被膜、血管及脑脊液循环。

第一节　概　　述

神经系统(nervous system)由脑、脊髓及其相连的脑神经、脊神经所组成。神经系统通过直接或间接地调节体内各器官、组织和细胞的活动，使之相互联系、相互制约、相互协调而成为统一的整体，还能通过各种感受器接受外界刺激，并做出反应，以保持人体与外界环境的相对平衡，因此，神经系统在人体中起主导作用。

一、神经系统的划分

神经系统(图 8-1)根据其位置可分为中枢神经系统(central nervous system)和周围神经系统(peripheral nervous system)。中枢神经系统包括颅腔内的脑和椎管内的脊髓。周围神经系统包括与脑和脊髓相连的脑神经、脊神经和内脏神经。周围神经根据分布部位不同，可分为躯体神经和内脏神经。

视频——神经系统的常用术语

二、神经系统的常用术语

根据神经元胞体和轴突在神经系统中所处的部位不同，可有不同的名称。在中枢

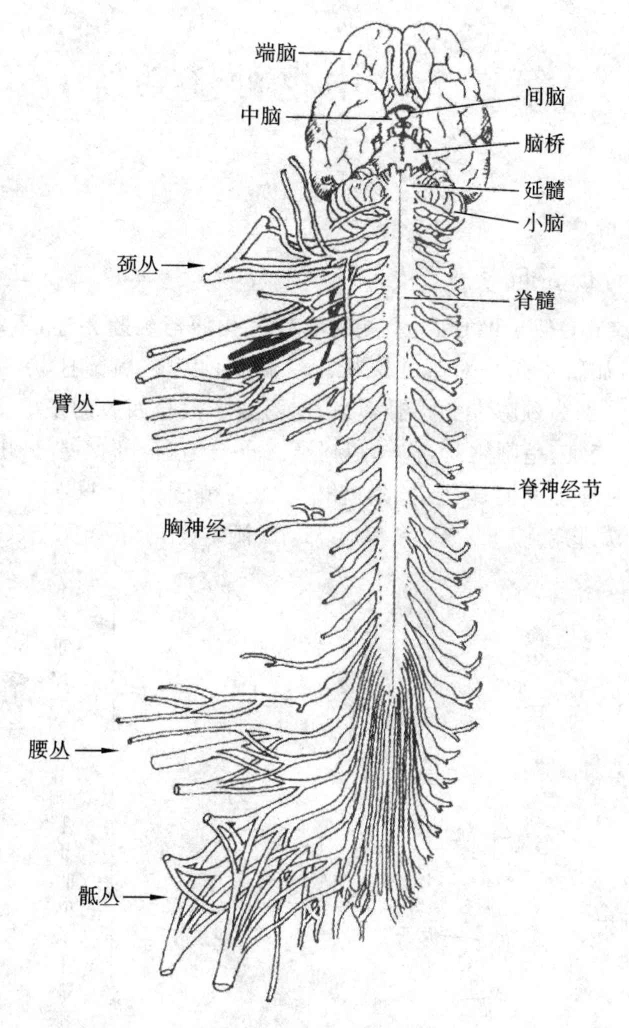

图 8-1 神经系统的划分

神经系统内，神经元的胞体和大部分树突聚集的部位，在新鲜标本中色泽灰暗，称灰质(gray matter)，大脑和小脑表面的灰质称皮质(cortex)；神经纤维聚集的部位，因色泽亮白，称白质(white matter)，大脑和小脑内部的白质称髓质(medulla)。在中枢神经系统中，形态和功能相似的神经元胞体聚集成团块状结构，称神经核(nucleus)；凡是起止、功能和行程相同的神经纤维聚集成束，称纤维束。神经纤维交织成网状，网眼内含有分散的神经元或较小核团，这些区域称为网状结构。在周围神经系统内，神经元胞体聚集成团块状结构，称神经节(ganglion)；神经纤维聚集成神经束，由结缔组织包裹聚集成神经(nerve)。

三、神经系统活动的基本方式

神经系统的基本活动方式是反射。实现反射活动的结构基础是反射弧。反射弧包括感受器、传入神经、中枢神经、传出神经和效应器。如果反射弧的任何一部分受损，则机体会出现反射活动障碍。因此，临床上常用检查反射的方法诊察神经系统疾病。

第二节 中枢神经系统

一、脊髓

视频——
脊髓的位置
与外形

(一) 脊髓的位置和形态

脊髓(spinal cord)位于椎管内，上端在枕骨大孔处与延髓相连，下端在成人约平对第 1 腰椎体下缘，在新生儿平对第 3 腰椎。脊髓呈前后略扁圆柱状，并可见两处膨大(图 8-2、图 8-3)，分别为颈膨大和腰骶膨大，这两处膨大与四肢的发生、发展相关。在腰骶膨大以下，脊髓变细，呈圆锥状，称脊髓圆锥。自脊髓圆锥向下延伸出一条细丝，称终丝。脊髓与每一对脊神经前、后根丝附着相对应的范围为 1 个节段。脊髓有 31 个节段，即颈髓(C)8 节、胸髓(T)12 节、腰髓(L)5 节、骶髓(S)5 节和尾髓(C_0)1 节。

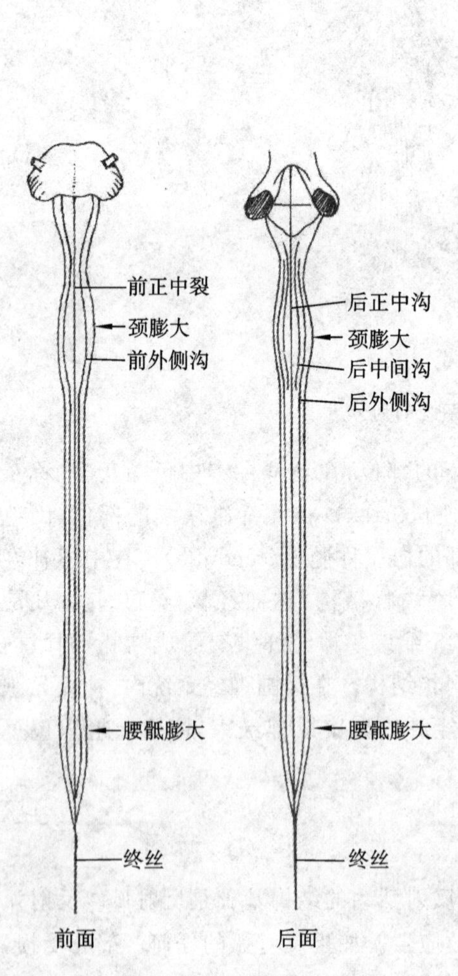

图 8-2 脊髓

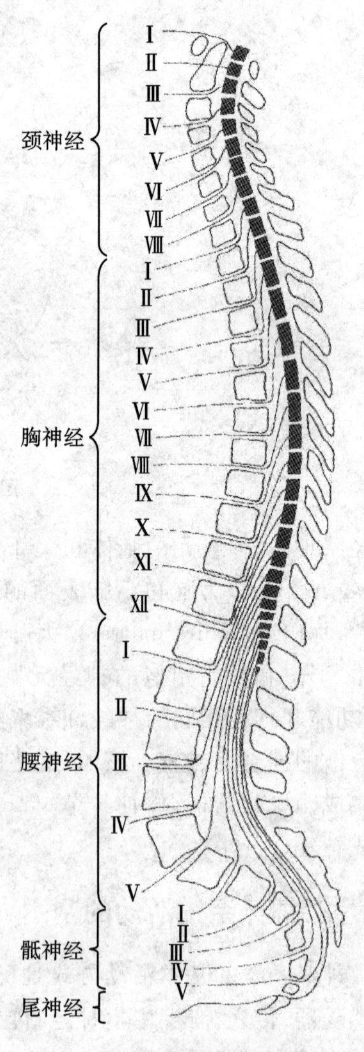

图 8-3 脊髓节段与脊神经

脊髓表面有6条纵沟，前面正中纵行的深沟称为前正中裂，后面正中纵行的浅沟称后正中沟。前正中裂两侧有2条纵行的浅沟称前外侧沟，附有脊神经前根。后正中沟的两侧也有2条纵行的浅沟称后外侧沟，随有脊神经的后根。脊神经前、后根在椎间孔处合成脊神经。

（二）脊髓的内部结构

脊髓由灰质、白质和中央管构成，灰质在内部，白质在其周围。在脊髓横切面（图8-4）上，可见灰质呈“H”形。中央管位于灰质的中央，纵贯脊髓的全长，向上连通第四脑室。

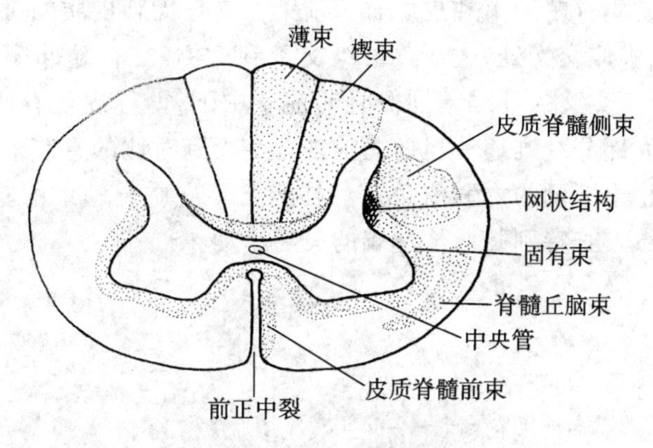

图8-4 脊髓的灰质和白质

1. 灰质 灰质主要由神经元胞体组成。每一侧灰质向前伸出前角（前柱），向后伸出后角（后柱），在胸髓和上部腰髓（L_1～L_3）的前角和后角之间还有向外侧突出的侧角（侧柱）。

（1）前角：主要由运动神经元胞体组成，其发出的轴突支配骨骼肌的随意运动。前角运动神经元可分为支配躯干肌的内侧群和支配上、下肢肌的外侧群。在颈膨大和腰骶膨大处的前角运动神经元分别支配上、下肢肌，所以该处特别发达。

（2）后角：主要由中间（联络）神经元组成，接受后根的传入纤维。后角的神经元分为边缘层、胶状质、后角固有核和胸核4群核团。后角固有核位于胶状质的前方，其接受大量的后根传入纤维，并发出纤维组成对侧的脊髓丘脑束，参与痛觉、温度觉和触觉的传导。

（3）侧角：仅见于脊髓T_1～L_3节段，是交感神经的低级中枢。而在脊髓S_2～S_4节段，相当于侧角位置的部位，称骶副交感核，是副交感神经在脊髓的低级中枢。

2. 白质 白质位于灰质周围，主要由上行（感觉）纤维束和下行（运动）纤维束组成。每侧白质以前外侧沟和后外侧沟为界分为3个索。前正中裂和前外侧沟之间的白质称前索，后正中沟和后外侧沟之间的白质称后索，前外侧沟和后外侧沟之间的白质称外侧索。

（1）上行（感觉）纤维束：薄束（fasciculus gracilis）和楔束（fasciculus cuneatus）位于后索内。薄束位于内侧，由来自第5胸髓节段（T_5）以下的脊神经节细胞的中枢突组成；楔束位于外侧，由来自第4胸髓节段（T_4）以上的脊神经节细胞的中枢突组成，这些脊神经节细胞的周围突分布于躯干、四肢的肌、肌腱、关节和皮肤的感受器中。中枢突则经脊神经后根进入脊髓后索，上行至延髓内的薄束核、楔束核换元后再上传至大脑皮质，传导意识性本体感觉（深感觉）和精细触觉。脊髓丘脑束位于外侧索和前索内。在外侧索内上行的纤维束称脊髓丘脑侧束，在前索内上行的纤维束称脊髓丘脑前束。脊髓丘脑侧束和前束的纤维均起自后角边缘层和固有核，其纤维大部分斜经白质前连合交叉到对侧，在外侧索和前索内上行，行经脑干时两束合成脊髓丘系，终止于背侧丘脑。脊髓丘脑侧束传导痛觉和温度觉的冲动，脊髓丘脑前束传导粗触觉和压觉的冲动。

（2）下行（运动）纤维束：皮质脊髓束（corticospinal tract）（图 8-5）是脊髓中最大的下行纤维束，分为皮质脊髓侧束和皮质脊髓前束。来自大脑皮质的锥体细胞，下行经内囊、脑干，在延髓的锥体交叉处，大部分纤维交叉到对侧，在脊髓外侧索中下行，称皮质脊髓侧束。小部分不交叉的纤维于同侧脊髓前索中下行，称皮质脊髓前束。此束一般不超过胸段，其中大部分纤维逐节经白质前连合交叉到对侧的脊髓前角运动神经元；另一些纤维不交叉，止于同侧的脊髓前角运动神经元。皮质脊髓束的功能是控制躯干和四肢骨骼肌的随意运动，特别是肢体远端的灵巧运动。

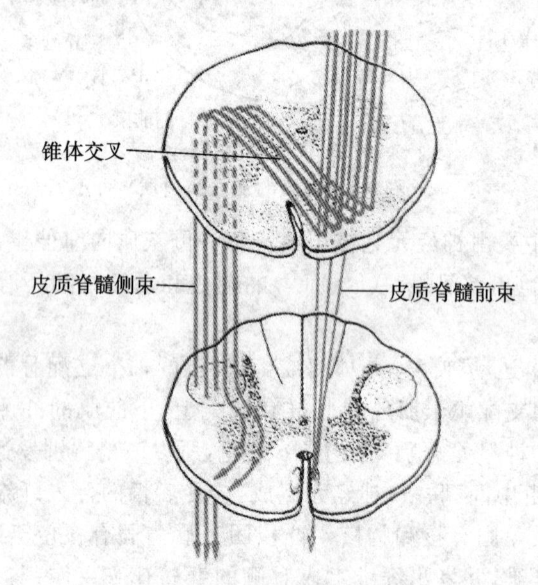

图 8-5　皮质脊髓侧束和前束

（三）脊髓的功能

1. 传导功能　脊髓内的上行、下行纤维束是联系脑与身体各部间传导通路的中继站。如果脊髓受损，会导致损伤平面以下出现感觉和运动功能障碍。

2. 反射功能　脊髓是低级反射中枢，可完成骨骼肌牵张反射等反射活动。此外，脊髓也能完成简单的内脏反射，如排便、排尿反射等。

二、脑

脑（brain）位于颅腔内，由端脑、间脑、中脑、脑桥、延髓和小脑六个部分构成（图8-6、图 8-7）。

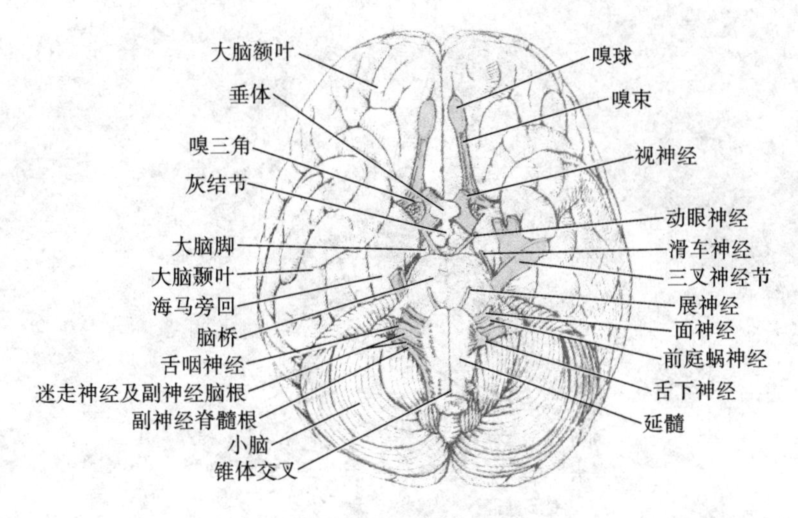

图 8-6　脑的底面

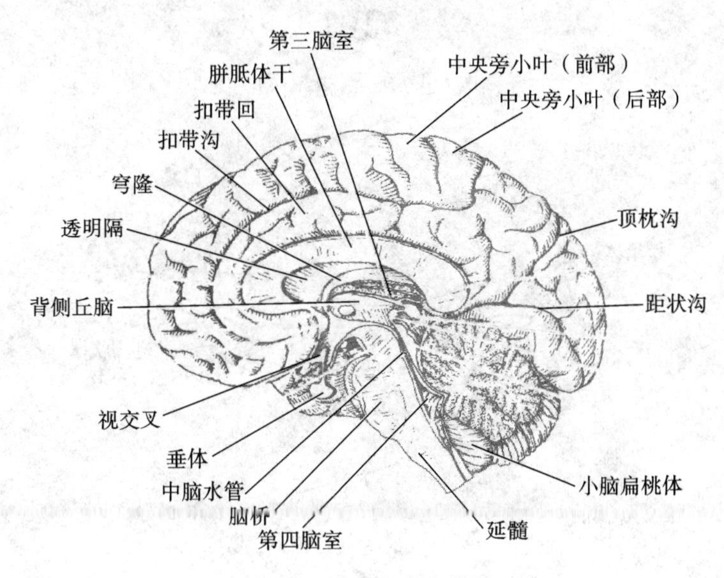

图 8-7　脑的正中矢状面

（一）脑干

脑干(brain stem)自下而上由延髓、脑桥和中脑三个部分组成。延髓在枕骨大孔处下接脊髓，中脑上连间脑，延髓和脑桥的背面与小脑相连(图 8-7、图 8-8、图 8-9)。

视频——
脑干的外形

1. 脑干的外形

(1) 腹侧面：延髓(medulla oblongata)在腹侧面上有与脊髓相续的沟和裂。位于前正中裂两侧的纵行隆起，称为锥体，内有皮质脊髓束通过，在延髓腹侧的下部，该纤维束的大部分纤维交叉，在外形上呈发辫状，称锥体交叉(decussation of pyramid)，有舌下神经、舌咽神经、迷走神经和副神经的根丝出入。脑桥(pons)位于脑干中部，其腹侧面宽阔膨大，称脑桥基底部。基底部正中的纵行浅沟，称基底沟，容纳基底动脉。基底部向后外逐渐变窄，移行为小脑中脚。在移行处有三叉神经根出入。在脑桥下端的延髓

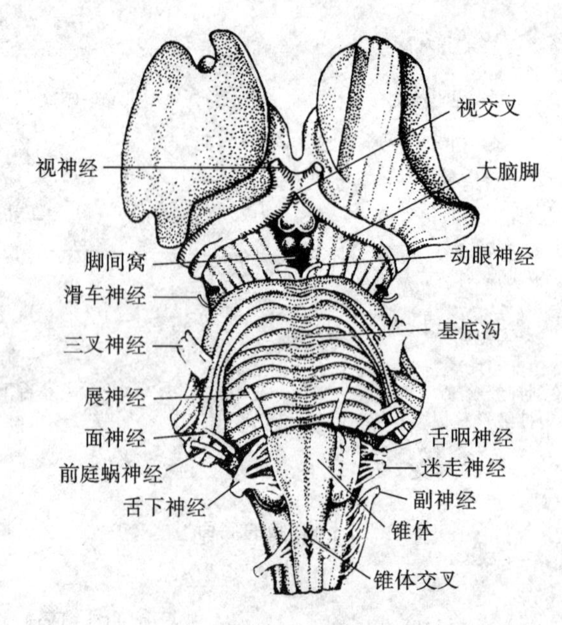

图 8-8　脑干(腹侧面)

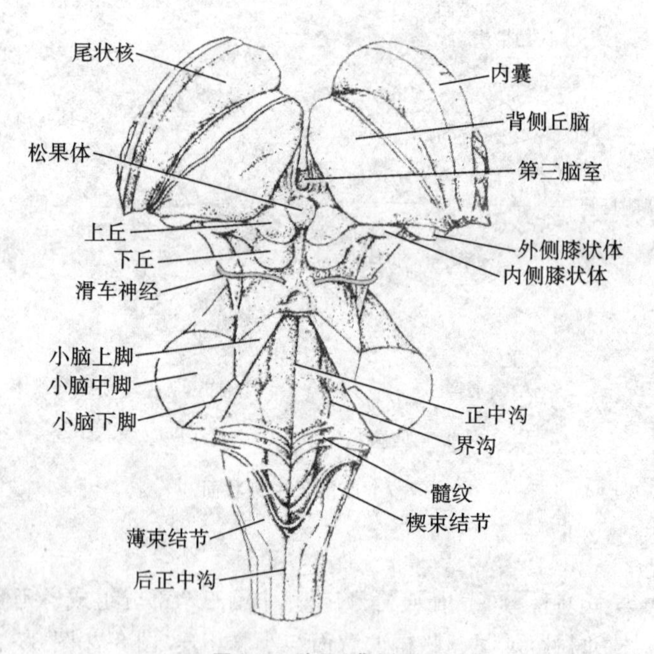

图 8-9　脑干(背侧面)

脑桥沟中,自内向外依次有展神经根、面神经根和前庭蜗神经根出入。中脑(midbrain)腹侧面有一对粗大的柱状隆起,称大脑脚,主要由大量自大脑皮质发出的下行纤维束构成,两脚之间的凹陷为脚间窝。大脑脚的内侧有动眼神经根出脑。

(2) 背侧面:延髓背侧面下半部形似脊髓,与脊髓的薄束和楔束相续,且向上延伸,分别扩展为薄束结节和楔束结节,薄束、楔束分别终止于其深面的薄束核和楔束核。脑桥背侧面形成菱形窝的上半部,其两侧是小脑上脚和小脑中脚。中脑背侧面上、下各有两个圆形隆起,分别称为上丘和下丘,前者与视觉反射有关,后者与听觉反射有关。在下丘的下部有滑车神经根出脑。

(3) 菱形窝:又称第四脑室底,呈菱形,由脑桥和延髓的上半部背侧面构成,其中部髓纹为脑桥和延髓的分界。第四脑室(图8-10)是位于延髓、脑桥和小脑之间的腔室。第四脑室向上经中脑水管与第三脑室相通,向下通延髓中央管,并借第四脑室正中孔和左、右外侧孔与蛛网膜下隙相通。

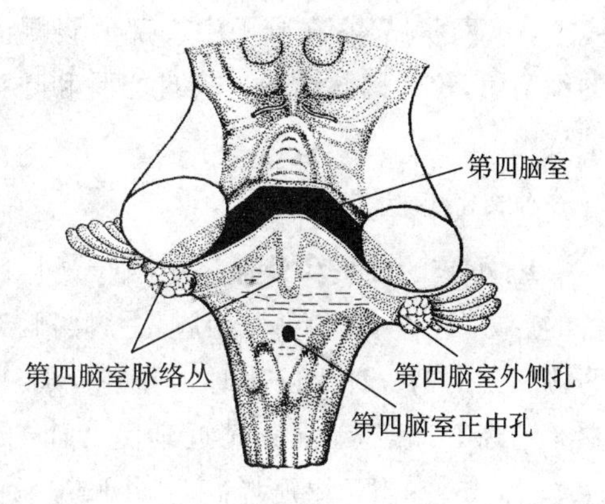

图 8-10 第四脑室

2. 脑干的内部结构 脑干的内部结构主要包括脑神经核、非脑神经核、纤维束和网状结构。

视频——脑干的内部结构

(1) 脑神经核:脑干内直接与第3～12对脑神经相连的神经核。脑神经核可分4种,并与脑神经的纤维成分相对应。①躯体运动柱:邻近正中线,支配骨骼肌。②内脏运动柱:位于躯体运动核的外侧,靠近界沟,支配头、颈、胸、腹部的平滑肌、心肌和腺体。③内脏感觉柱:位于界沟外侧,由单一孤束核构成。④躯体感觉柱:位于内脏感觉柱的腹外侧,接受头面部皮肤及口、鼻腔黏膜的初级感觉纤维。

(2) 非脑神经核:脑干的低级中枢或上、下行传导通路的中继核。①薄束核和楔束核:分别位于薄束结节和楔束结节的深面。两核发出的纤维,在中央管腹侧的中线左右交叉,称内侧丘系交叉。交叉后的纤维在中线两侧转折上行,称内侧丘系。②红核:位于中脑上丘平面的被盖部,接受来自小脑和大脑皮质的传入纤维;其投射至脊髓和下橄榄核的下行纤维。③黑质:位于中脑被盖和大脑脚底之间的板状灰质,延伸至中脑全长。黑质细胞内含黑色素和多巴胺。某些原因可造成黑质病变,多巴胺合成、分泌减少,患者表现为肌肉强直、运动受限或减少,并出现震颤,称为震颤麻痹。

(3) 纤维束:

①上行纤维束:a. 内侧丘系(medial lemniscus):由对侧薄束核和楔束核发出的上行纤维组成,终止于背侧丘脑的腹后外侧核。内侧丘系传导来自对侧躯干和四肢的意识性本体感觉和精细触觉冲动。b. 脊髓丘脑束:传导对侧躯干、四肢的温觉、痛觉、触压觉冲动,终止于背侧丘脑的腹后外侧核。c. 三叉丘系(trigeminal lemniscus):由三叉神经感觉核发出的纤维,交叉到对侧上行,组成终止于背侧丘脑的腹后内侧核。三叉丘系传导对侧头面部温觉、痛觉、触压觉等感觉冲动。d. 外侧丘系(lateral lemniscus):由蜗神经核等发出的纤维,在脑桥中下部折返向上,形成外侧丘系,终止于间脑的内侧膝状体,传导听觉信息。

②下行纤维束:主要是锥体束(pyramidal tract),为大脑皮质锥体细胞发出的控制骨骼肌随意运动的下行纤维束,经内囊、中脑的大脑脚底,穿越脑桥基底部后继续下行,进入延髓锥体。锥体束由止于脊髓前角躯体运动神经元的皮质脊髓束(corticospinal tract)和止于脑干躯体运动神经核的皮质核束(corticonuclear tract)(或称皮质脑干束)构成。

(4) 网状结构:在脑干中央部的腹侧内,神经纤维纵横交错,其间散在着大小不等的细胞团,称为网状结构。管理心跳和呼吸的中枢(即生命中枢)就存在于延髓的网状结构中。

(二) 小脑

1. 小脑的位置和外形 小脑(cerebellum)(图 8-11、图 8-12)位于颅后窝,延髓和脑桥的后方,通过小脑下脚、中脚、上脚与脑干相连。小脑中间比较狭窄的部位称小脑蚓,两侧膨大的部分称小脑半球。小脑半球上面前 1/3 和后 2/3 交界处的深沟,称原裂。在小脑蚓下部两旁,部分靠近延髓背面的小脑半球向下膨隆,称小脑扁桃体(tonsil of cerebellum)。当颅内压增高时,小脑扁桃体可向下嵌入枕骨大孔,形成小脑扁桃体疝,从而压迫前面延髓,导致呼吸、循环障碍,危及生命。

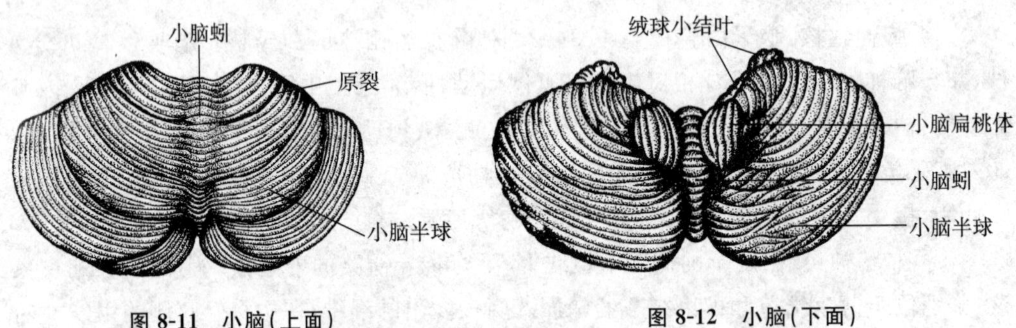

图 8-11 小脑(上面)　　图 8-12 小脑(下面)

视频——小脑的分叶

2. 小脑的分叶 小脑根据其表面的沟裂、发生来源和功能可分为三叶。绒球小结叶位于小脑下面的最前部,由绒球、绒球脚和蚓小结组成。绒球小结叶因在种系发生上最古老,称原小脑。前叶位于小脑上部原裂以前,因其在种系发生上较晚,称旧小脑。后叶为原裂以后的部分,因其在进化过程中出现最晚,称新小脑。

3. 小脑的内部结构 分布在小脑表面的灰质,称小脑皮质。而位于小脑皮质深面的白质,称小脑髓质。埋在小脑髓质内的灰质团块,称小脑核(cerebellar nuclei)。

4. 小脑的功能 小脑的主要功能是维持身体平衡,协调眼球运动、调节肌张力和骨骼肌的运动。小脑发生病变后,机体主要表现为平衡失调、肌张力低下和共济失调。

(三) 间脑

间脑(diencephalon)位于中脑与端脑之间,大部分被大脑半球掩盖,仅有部分腹侧部露于脑底。间脑可分背侧丘脑、后丘脑、下丘脑、上丘脑和底丘脑五个部分。间脑中间的窄腔为第三脑室。

1. 背侧丘脑 简称丘脑,由一对卵圆形的灰质团块组成。背侧丘脑灰质的内部被"Y"形的内髓板分隔成三个核群,即前核群、内侧核群和外侧核群。外侧核群位于内髓板的外侧,其腹后核可分腹后内侧核群和腹后外侧核群,前者接受三叉丘系的纤维及味觉纤维,后者接受脊髓丘系和内侧丘系的纤维(图 8-13)。

2. 后丘脑(metathalamus) 位于脑的后下方,包括内侧膝状体和外侧膝状体。前者接受来自下丘臂的听觉传导通路的纤维,后者接受视束的传入纤维。

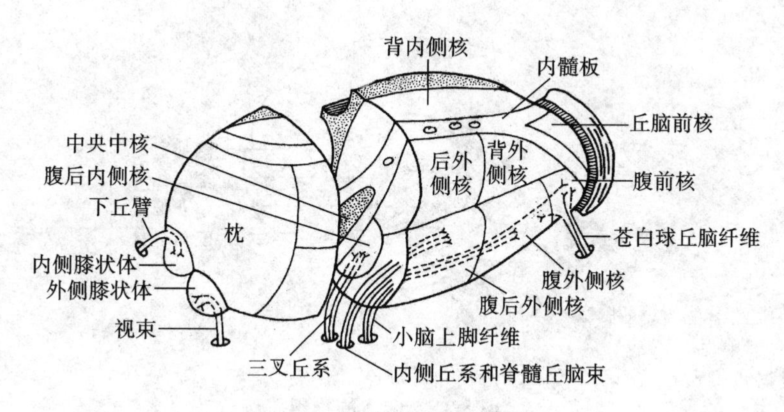

图 8-13 背侧丘脑核团模式图

3. 下丘脑(hypothalamus) 位于背侧丘脑的前下方,构成第三脑室侧壁的下部,其主要结构有视交叉、灰结节、乳头体、漏斗和垂体(图 8-14)。下丘脑内有许多神经核,其中视上核和室旁核分别分泌抗利尿激素和催产素。下丘脑是神经内分泌中心,也是调节内脏活动的较高级中枢,对机体的体温、摄食、生殖、水盐平衡等起调节作用。

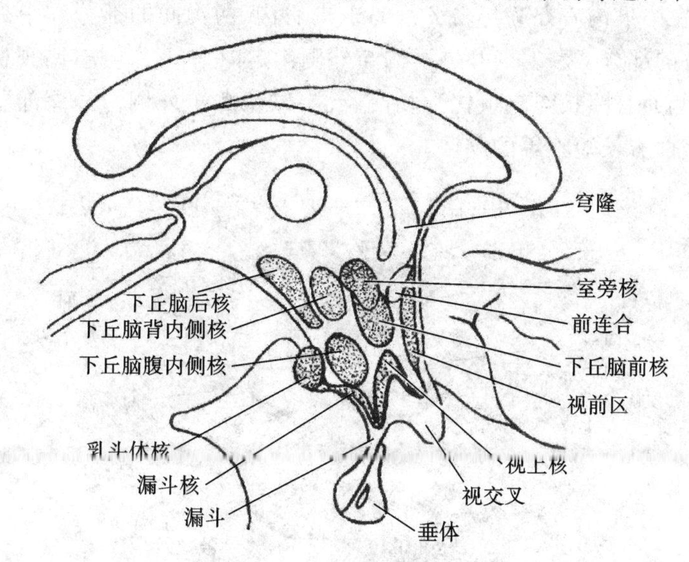

图 8-14 下丘脑的主要核团

4. 第三脑室 位于左、右背侧丘脑和下丘脑之间的狭窄腔隙,后方借中脑水管与第四脑室相通,其前方借左、右室间孔与左、右侧脑室相通(图 8-15)。

(四) 端脑

端脑(telencephalon)由两侧大脑半球借胼胝体连接而成,是大脑最发达的部分。左、右两侧大脑半球由大脑纵裂将其分开。大脑纵裂底部有连接两侧大脑半球的横行纤维,称胼胝体。大脑半球表面的一层灰质称大脑皮质。皮质深面是髓质(白质)。深埋在髓质内的一些灰质核团称基底核。大脑半球内部的腔隙称侧脑室。

视频——大脑半球的外形

1. 大脑半球的外形 大脑半球表面凹凸不平,凹处为脑沟,凸处为脑回。大脑半球借中央沟、外侧沟和顶枕沟分为五个叶:额叶(frontal lobe)、顶叶(parietal lobe)、颞

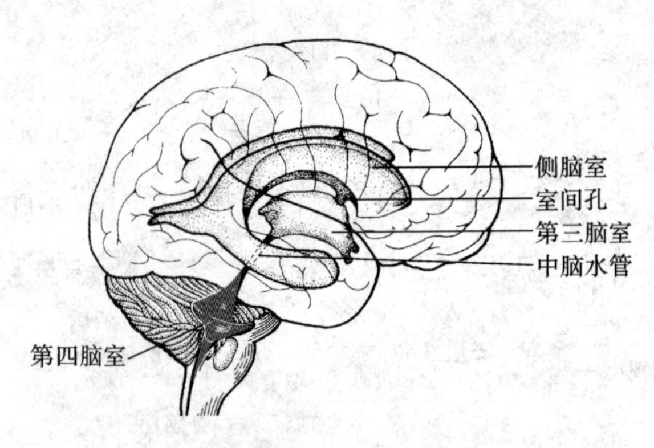

图 8-15　脑室的投影

叶(temporal lobe)、枕叶(occipital lobe)和岛叶(insula)。每侧大脑半球有三个面,即上外侧面、内侧面和底面。

(1) 大脑半球上外侧面(图 8-16、图 8-17):①额叶:中央沟前方的部分。在中央沟前方有与之平行的中央前沟,两沟间的部分称中央前回。②顶叶:中央沟后方、外侧沟上方的部分。在中央沟后方有与之平行的中央后沟,两沟间的部分称中央后回。③颞叶:外侧沟下方的部分。颞上沟和颞下沟与外侧沟走向平行。④枕叶:顶枕沟后方较小的部分。其内侧面有距状沟与顶枕沟相交。⑤岛叶:藏于外侧沟的深部。周围有环状的沟围绕,其表面有长短不等的脑回。

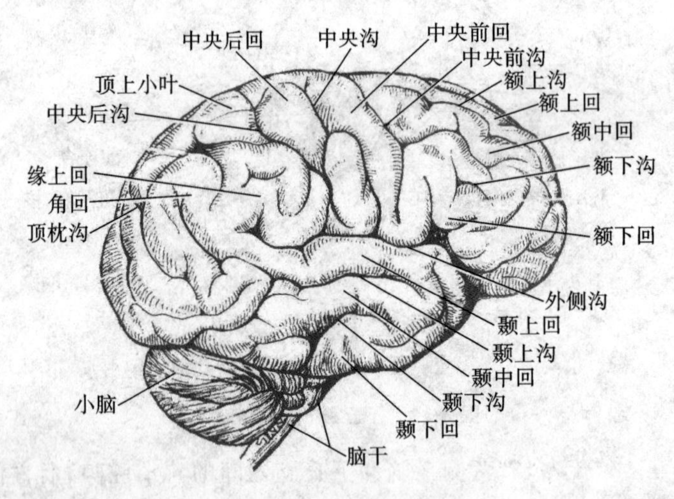

图 8-16　大脑半球(外侧面)

(2) 大脑半球内侧面:额叶、顶叶、枕叶、颞叶都有部分扩展到大脑半球内侧面。在间脑上方有联络两侧大脑半球的胼胝体。胼胝体下方的弓形纤维束称穹隆,其与胼胝体间的薄板,称透明隔。在胼胝体上方的沟,称胼胝体沟。扣带沟位于胼胝体沟的上方,与之平行,二者间的脑回称扣带回。中央前、后回延伸至大脑半球内侧面的部分称中央旁小叶。距状沟位于枕叶,从顶枕沟起,呈弓形向后下至枕叶后端(图 8-18)。

(3) 大脑半球底面:由额叶、枕叶、颞叶组成。额叶下面有纵行的嗅束(olfactory tract),其前端膨大为嗅球,后端扩大为嗅三角(图 8-19)。颞叶下方有海马旁回,其前端

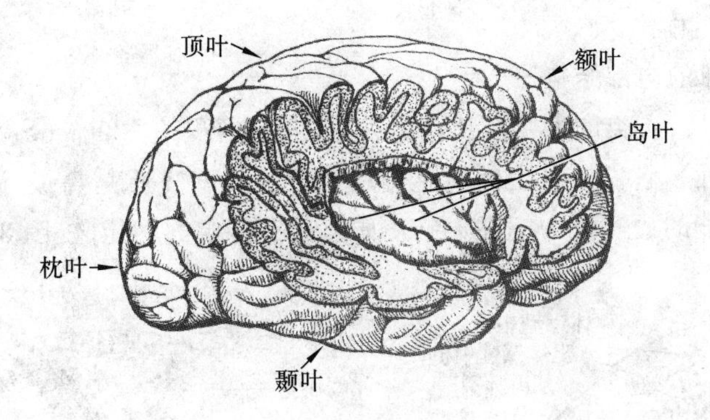

图 8-17 岛叶

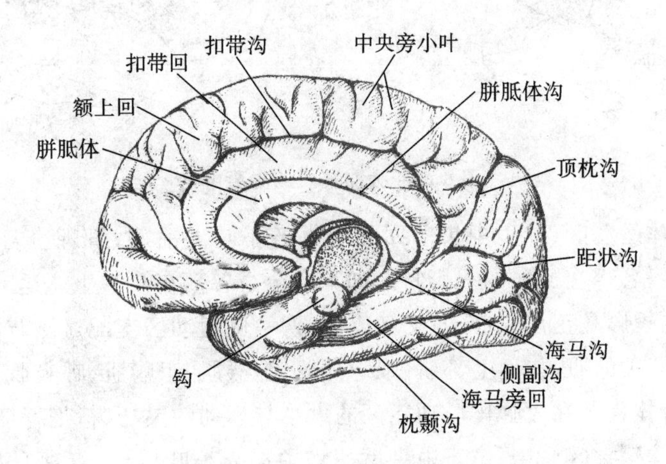

图 8-18 大脑半球(内侧面)

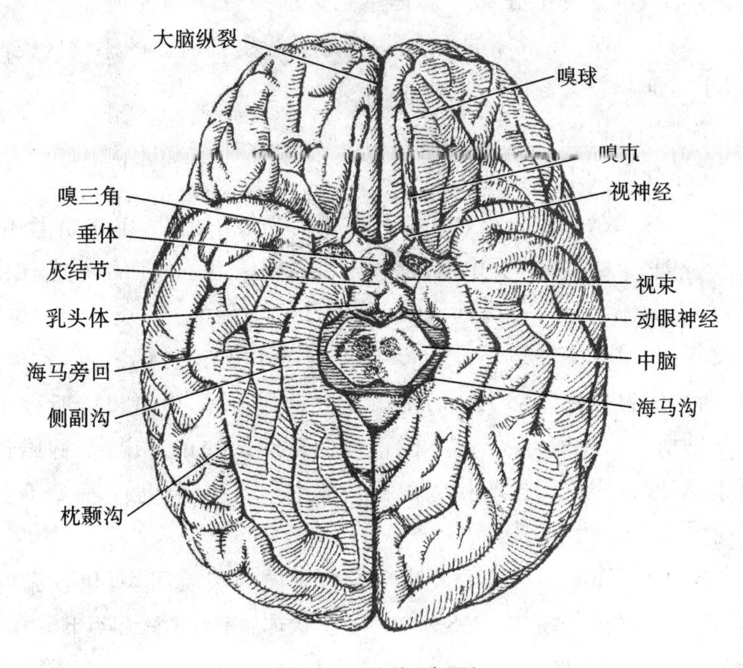

图 8-19 端脑(底面)

弯成钩形的部分,称钩。

2. 大脑半球的内部结构

视频——大脑皮质及基底核

(1) 大脑皮质:人类的大脑皮质高度发达,其总面积约 2200 cm^2,约有 26 亿个神经细胞(又称神经元),它们按一定的规律分层排列。大脑皮质是高级神经活动的物质基础,机体各种功能的最高级中枢在大脑皮质上都有特定的功能区(图 8-20)。

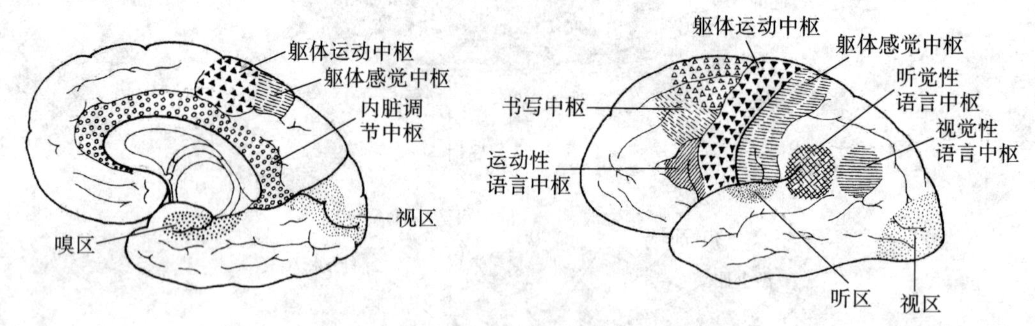

图 8-20 大脑皮质的主要中枢

①第一躯体运动区:位于中央前回和中央旁小叶的前部,管理全身骨骼肌的运动(图 8-20)。全身各部在此区的投影特点如下。全身各部在第一躯体运动区的投影呈倒置人形(头部的投影是正位);左、右交叉支配,即一侧运动区支配对侧肢体的运动,但一些与联合运动有关的肌,如面上部肌、眼球外肌、咽喉肌、咀嚼肌、呼吸肌和躯干肌等,则受双侧支配;身体各部在大脑皮质功能区的大小与运动的灵巧、精细程度有关。

②第一躯体感觉区:主要位于中央后回和中央旁小叶后部,管理全身的浅感觉、深感觉。其特点如下:全身各部在第一躯体感觉区的投影呈倒置人形(头部的投影是正位);左、右交叉管理,即一侧身体的浅感觉、深感觉投射到对侧的感觉区;身体感觉敏感的部位,其投射区面积较大。

③视区:位于枕叶内侧面距状沟两侧的皮质。

④听区:位于外侧沟下方内侧的颞横回。

⑤语言区:人类大脑皮质是进行思维和意识的高级中枢,大脑皮质上还具有相应的语言中枢(图 8-20)。运动性语言中枢(说话中枢):位于额下回后部。若该中枢受损,患者虽能发音,却不能说出具有意义的语言,称运动性失语症。书写中枢:位于额中回后部。此中枢受损后,虽然手的运动不受影响,但不能写出正常的文字,称失写症。听觉性语言中枢(听话中枢):位于额上回后部。此中枢受损后,患者虽能听到别人讲话,但对别人及自己的话语均不能理解,故不能正确回答问题和正常说话,称感觉性失语症。视觉性语言中枢(阅读中枢):位于枕叶角回。此中枢受损后,虽然视觉不受影响,但不能理解文字符号的意义,称失读症。

(2) 基底核(basal nuclei):位于大脑半球白质内的灰质团块,位置靠近脑底,包括纹状体、杏仁体和屏状核等结构(图 8-21)。①纹状体:由尾状核和豆状核组成。豆状核由外周的壳和内部的苍白球所组成。尾状核与豆状核的壳在种系上发生较晚,合称新纹状体。苍白球较为古老,称旧纹状体。纹状体是锥体外系的重要组成部分,具有维持肌张力、协调肌群运动的功能。②杏仁体:位于海马旁回的深面,其功能与内脏活动、行为和内分泌等有关。③屏状核:位于豆状核和岛叶之间,其功能不明。

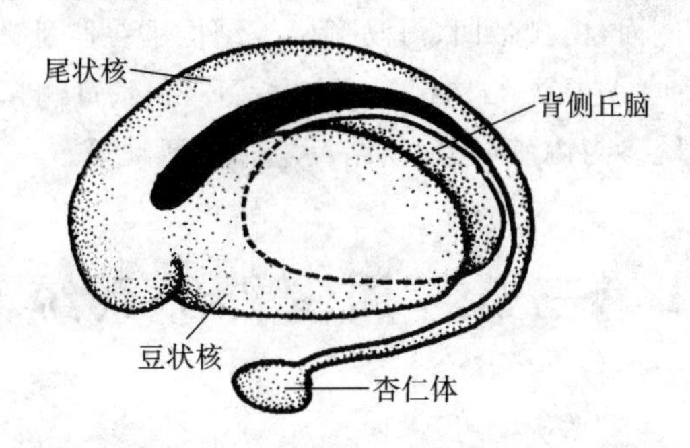

图 8-21 基底核与背侧丘脑的位置关系(左侧)

(3) 大脑髓质:大脑半球的髓质主要由大量神经纤维组成,可分为三种纤维。①连合纤维:连接左、右大脑半球皮质的纤维,包括胼胝体等。②联络纤维:联系同侧大脑半球各部之间的纤维。③投射纤维:由联系大脑皮质与皮质下结构的上、下行纤维组成。这些纤维绝大部分经过内囊。内囊(internal capsule)位于丘脑、尾状核和豆状核之间(图 8-22)。在内囊水平面上,左右略呈“＞＜”形。内囊分三部:内囊前肢位于尾状核与豆状核之间,主要有额桥束和丘脑前辐射通过;内囊后肢位于背侧丘脑与豆状核之间,主要有皮质脊髓束、丘脑中央辐射、顶枕颞桥束、听辐射和视辐射等通过;内囊膝为前肢和后肢的相交处,有皮质核束通过。内囊是上、下行纤维聚集的区域,因此,营养内囊的小动脉破裂(脑出血)或栓塞可导致内囊膝和内囊后肢受损,引起偏身感觉丧失(丘脑中央辐射受损)、对侧偏瘫(皮质脊髓束、皮质核束受损)和双眼对侧视野偏盲(视辐射受

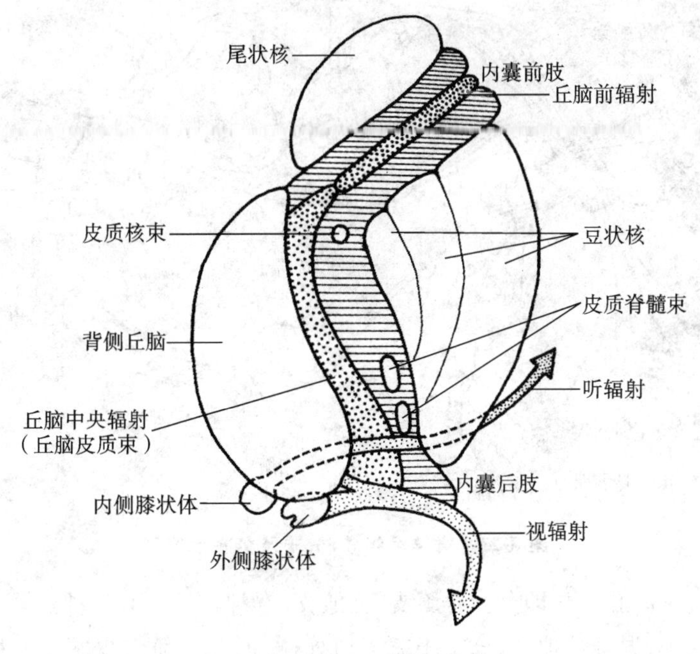

图 8-22 内囊模式图

损),即"三偏"症状。

3. 边缘系统(limbic system) 边缘系统由边缘叶和与其相联系的皮质下结构组成。在大脑半球的内侧面,由扣带回、海马旁回等结构围绕胼胝体等形成的一环状结构称边缘叶(limbic lobe)。皮质下结构包括杏仁体、下丘脑、背侧丘脑的前核和中脑被盖的一些结构。边缘系统参与内脏调节、情绪反应和性活动等。

第三节 周围神经系统

视频——
脊神经概述

一、脊神经

脊神经(spinal nerves)共31对,分别为8对颈神经(cervical nerves)、12对胸神经(thoracic nerves)、5对腰神经(lumbar nerves)、5对骶神经(sacral nerves)和1对尾神经(coccygeal nerve)。每对脊神经通过前根和后根与相应的脊髓节段相连,前、后根在椎间孔处合成一条脊神经。前根由脊髓前角内的躯体运动神经元和侧角内的内脏运动神经元(交感神经元)发出的轴突所组成,因此前根为运动性神经。后根在近椎间孔处有一椭圆形膨大的脊神经节(spinal ganglion),为感觉性的假单极神经元胞体聚合而成,其周围突分布到躯体和内脏接受刺激,因此后根为感觉性神经(图8-23)。前根和后根在椎间孔处合成一条粗短的脊神经,前根内含有躯体运动纤维和内脏运动纤维;后根内含有躯体感觉纤维、内脏感觉纤维。可见脊神经为混合性神经。

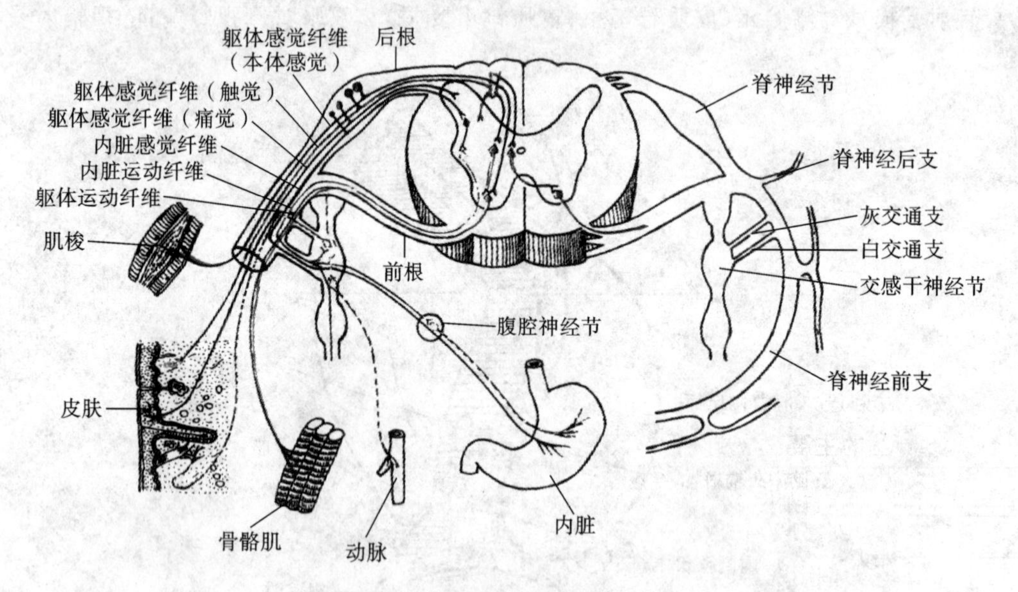

图8-23 脊神经组成、分支及分布示意图

脊神经出椎间孔后立即分为脊膜支、交通支、脊神经后支和脊神经前支4支。脊神经前支粗而长,为混合性神经,分布于躯干前外侧、四肢的肌和皮肤。胸神经前支保持节段性走行和分布,其余脊神经前支则交织形成神经丛,即颈丛、臂丛、腰丛和骶丛,再

由各神经丛发出分支。脊神经后支细而短，为混合性神经，节段性地分布于项、背、腰、骶部的深层肌和皮肤。

（一）颈丛

1. 颈丛的组成和位置 颈丛(cervical plexus)由第 1～4 颈神经前支交织构成，位于胸锁乳突肌中上部的深面。

2. 颈丛的分支 颈丛的分支包括皮支和肌支。颈丛皮支(图 8-24)在胸锁乳突肌后缘中点附近浅出，再散开行向各部皮肤，分支包括枕小神经、耳大神经、颈横神经和锁骨上神经。肌支分布于颈深部的肌群及舌骨下肌群。

膈神经(phrenic nerve)(图 8-25)是颈丛中最重要的分支，为混合性神经。经前斜角肌前面下降至其内侧，在锁骨下动、静脉之间进入胸腔，跨肺根前方，在纵隔胸膜与心包之间下行达膈。其运动纤维支配膈肌，感觉纤维分布于心包、胸膜及膈下部分腹膜。右膈神经的感觉纤维还分布于肝、胆囊和肝外胆道表面的浆膜。膈神经损伤的主要表现为同侧膈肌瘫痪、呼吸困难。膈神经受刺激时可产生呃逆。

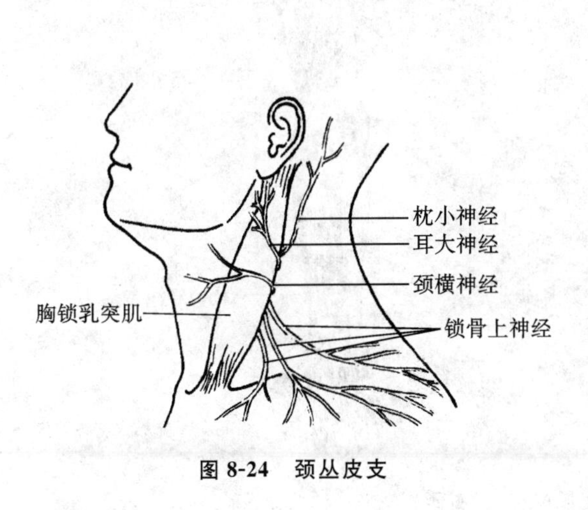

图 8-24 颈丛皮支

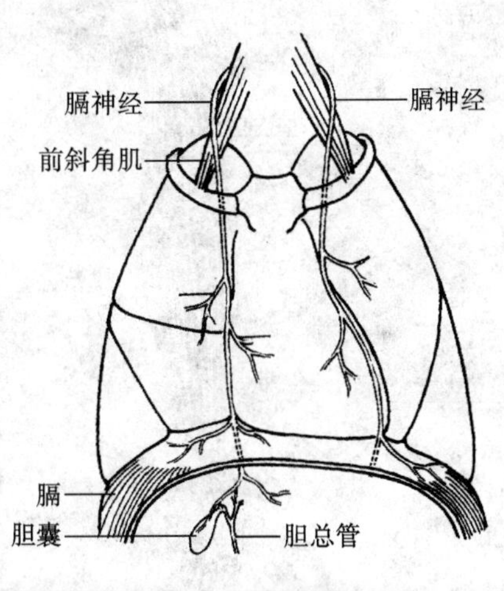

图 8-25 膈神经

（二）臂丛

1. 臂丛的组成和位置 臂丛(brachial plexus)由第 5～8 颈神经前支和第 1 胸神经前支大部分纤维构成(图 8-26)。臂丛经斜角肌间隙穿出，位于锁骨下动脉的后上方，再经锁骨后方进入腋窝。

2. 臂丛的主要分支(图 8-27、图 8-28、图 8-29)

(1) 腋神经(axillary nerve)：绕肱骨外科颈后方至三角肌深面，发出的分支主要分布于三角肌和肩部、臂部上 1/3 外侧的皮肤。肱骨外科颈骨折、肩关节脱位或被腋杖压迫，可引起腋神经损伤而致三角肌瘫痪，臂不能外展，形成“方形肩”，肩部皮肤感觉障碍。

(2) 肌皮神经(musculocutaneous nerve)：向外侧斜穿喙肱肌，经肱二头肌和肱肌之间下行，肌支分布于上述三肌。终支在肘关节稍下方的外侧，穿出臂部深筋膜，称为前臂外侧皮神经，分布于前臂外侧区皮肤。

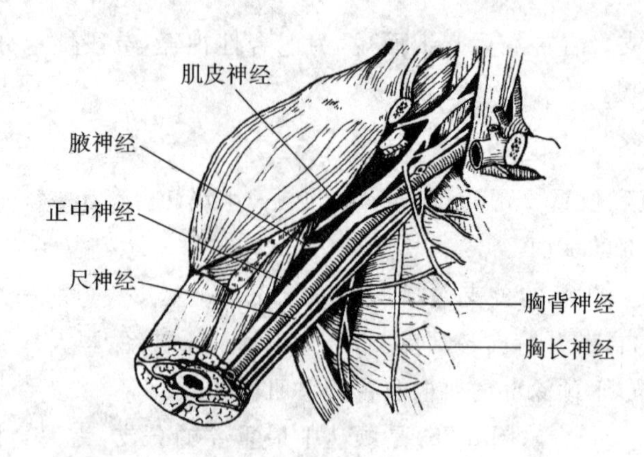

图 8-26 臂丛及其分支

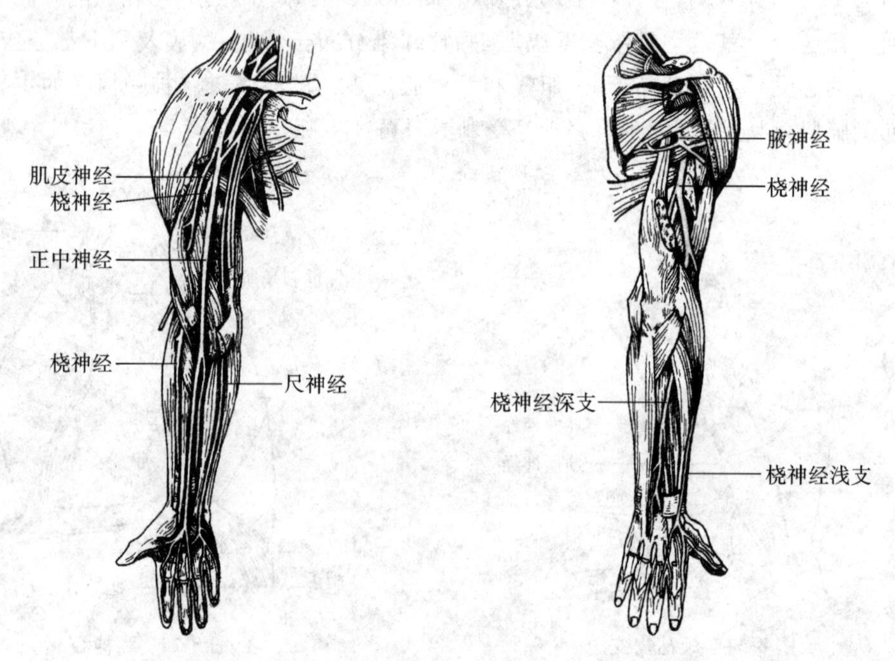

图 8-27 上肢的神经(右侧)

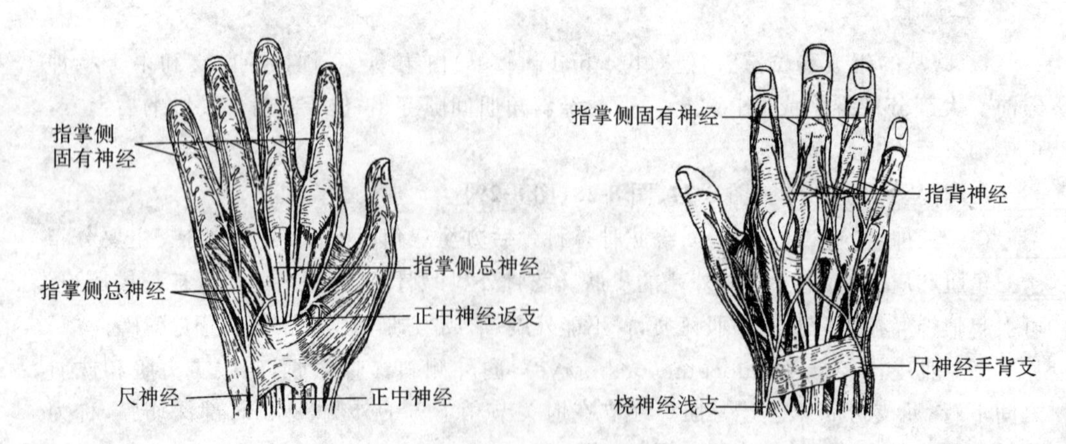

图 8-28 手的神经(右侧)

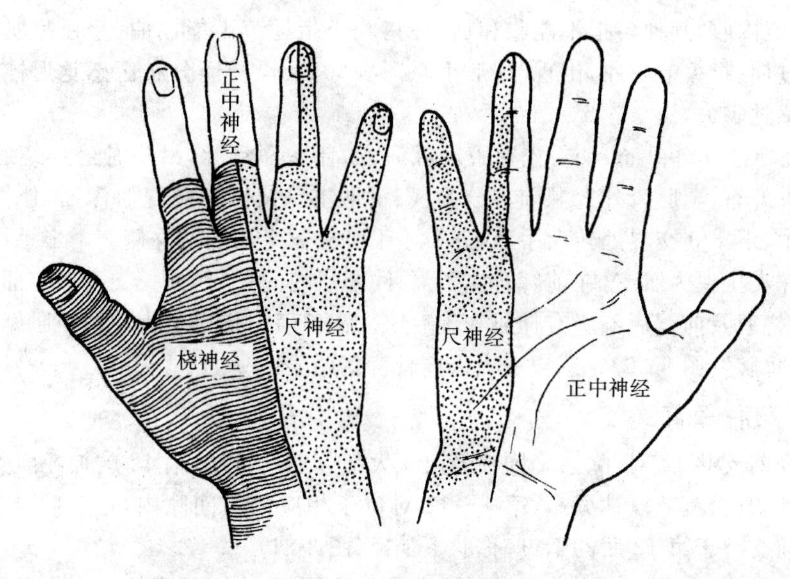

图 8-29 手皮肤的神经分布

(3) 正中神经(median nerve):沿肱二头肌内侧沟伴肱动脉下行至肘窝,在前臂指浅、深屈肌之间达腕部,再经腕管至手掌。正中神经在臂部无分支。在肘部、前臂和手掌发出肌支,分布于除肱桡肌、尺侧腕屈肌和指深屈肌尺侧半以外的所有前臂屈肌及旋前肌。在手掌分布于除拇收肌以外的鱼际肌和第 1、2 蚓状肌。正中神经的皮支分布于手掌桡侧 2/3 的皮肤、桡侧 3 个半手指掌面以及背面中节和远节的皮肤。正中神经损伤表现为屈指、屈腕、屈肘能力减弱,以桡侧明显;前臂不能旋前;拇指不能对掌,鱼际肌萎缩,手掌平坦,也称"猿掌"(图 8-30)。感觉丧失以大鱼际肌为明显。

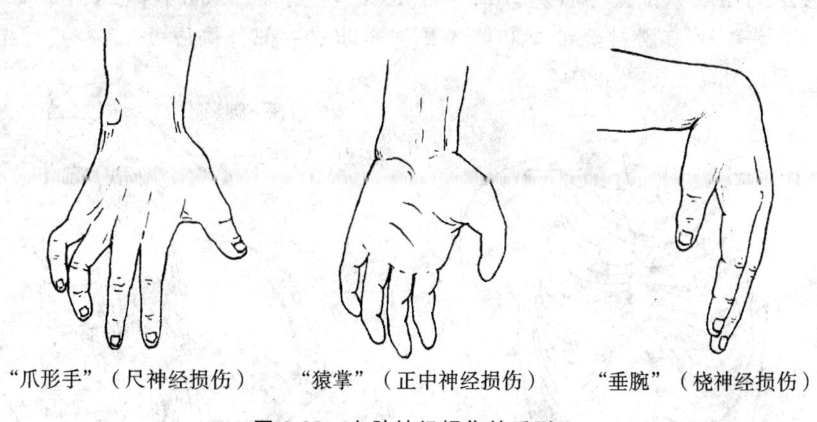

图 8-30 上肢神经损伤的手形

(4) 尺神经(ulnar nerve):沿肱二头肌内侧沟伴肱动脉下行,在臂中部转向后下,经肱骨内上髁后方的尺神经沟进入前臂,在尺侧腕屈肌深面伴尺动脉下行,至桡腕关节上方发出尺神经手背支,本干下行支改称尺神经手掌支,经豌豆骨外侧分浅、深两支。尺神经在前臂发出肌支,支配尺侧腕屈肌和指深屈肌尺侧半。浅支分布于小鱼际肌的皮肤、尺侧一个半指皮肤和手背尺侧半的皮肤。深支分布于小鱼际肌、拇收肌、全部骨间肌和第 3、4 蚓状肌。

尺神经在肱骨内上髁后方位置表浅,肱骨下端骨折时易受损伤。表现为屈腕力减弱，拇指不能内收，其他各指不能收和展，环指和小指远节不能屈曲，小鱼际肌萎缩，各掌指关节过伸，指关节屈曲，出现“爪形手”(图 8-30)。尺神经分布区感觉迟钝，小鱼际肌及小指感觉丧失。

(5) 桡神经(radial nerve)：先在腋动脉后方，伴肱深动脉，沿桡神经沟绕肱骨中段后面旋向下外行，至肱骨外上髁前方分为浅、深两支。浅支于肱桡肌深面，伴桡动脉下行至前臂中、下 1/3 交界处转向手背，分布于手背桡侧半皮肤及桡侧 2 个半手指近节背面皮肤。深支主要为肌支，在前臂背侧于深、浅层肌之间下行，其长支下达腕部，支配肱三头肌、肱桡肌及前臂后群所有伸肌和旋后肌。桡神经损伤表现为前臂伸肌瘫痪，抬前臂时出现“垂腕”(图 8-30)。感觉丧失以前臂背侧明显。

(三) 胸神经前支

胸神经前支共 12 对，除第 1 胸神经前支大部分加入臂丛，第 12 胸神经前支小部分加入腰丛外，其余呈节段性分布，第 1～11 对位于相应的肋间隙内，称肋间神经，第 12 对胸神经前支位于第 12 肋的下方，称肋下神经(图 8-31)。

胸神经前支在胸、腹壁皮肤的节段性分布最为明显，自上而下按顺序依次排列。如第 2 胸神经前支分布区相当于胸骨角平面，第 4 胸神经前支分布区相当于男性乳头平面，第 6 胸神经前支分布区相当于剑突平面，第 8 胸神经前支分布区相当于肋弓平面，第 10 胸神经前支分布区相当于脐平面，第 12 胸神经前支分布区则位于脐与耻骨联合连线中点平面。另外，肋间神经还存在重叠性分布，即同一肋间隙有上一对肋间神经的降支和下一对肋间神经的升支同时支配。

(四) 腰丛

1. 腰丛的组成和位置 腰丛(lumbar plexus)位于腰大肌的深面，由第 12 胸神经前支一部分及第 1～3 腰神经前支和第 4 腰神经前支一部分构成(图 8-32)。

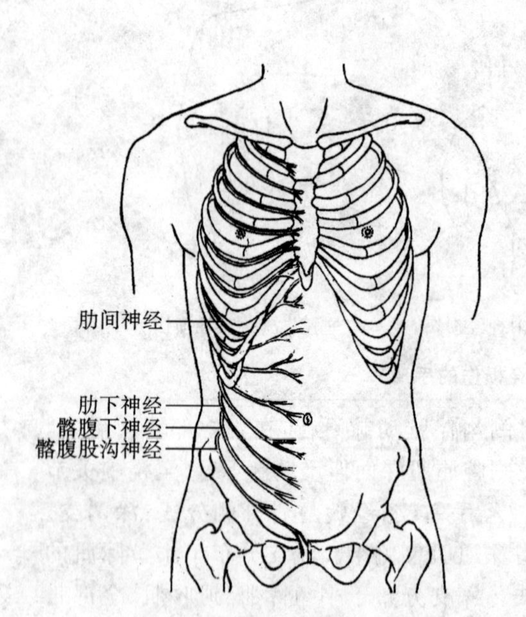

图 8-31 肋间神经在胸腹壁的分布

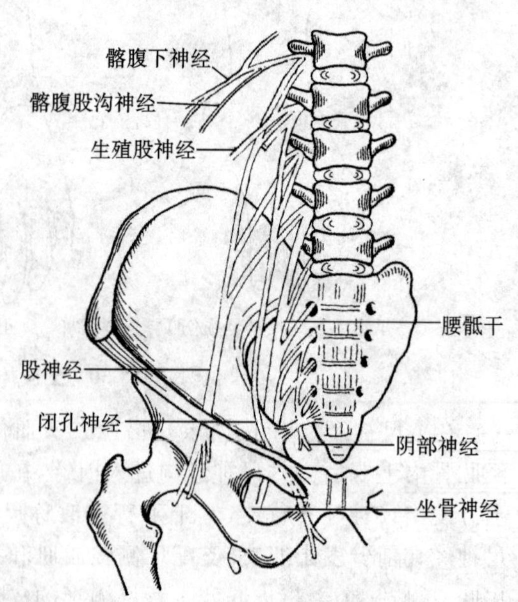

图 8-32 腰丛、骶丛组成模式图

2. 腰丛的主要分支 腰丛的主要分支有髂腹下神经、髂腹股沟神经、生殖股神经、股神经和闭孔神经等。

(1) 股神经(femoral nerve):腰丛中最大的分支(图 8-32),自腰大肌外侧缘和髂肌之间下行,在腹股沟韧带中点外侧深面入股三角内,于股动脉外侧分为数支。肌支分布于耻骨肌、髂肌、股四头肌和缝匠肌;皮支分布于股前皮肤,其中一支为隐神经,在膝关节内侧浅出皮下后,与大隐静脉同行,分布于小腿内侧面及足内侧缘皮肤。股神经损伤表现如下:屈髋无力,坐位时不能伸膝,行走困难,膝跳反射消失,大腿前面及小腿内侧面皮肤感觉障碍。

(2) 闭孔神经(obturator nerve):经骨盆侧壁穿闭膜管至大腿内侧,支配大腿内侧肌群和皮肤。

(五) 骶丛

1. 骶丛的组成和位置 骶丛(sacral plexus)位于骶骨及梨状肌的前方,由第 4 腰神经前支一部分和第 5 腰神经前支合成的腰骶干及全部骶神经和尾神经前支组成(图 8-32)。

2. 骶丛的主要分支 骶丛除发出短小肌支,分布于梨状肌外,其他主要分支如下(图 8-33)。

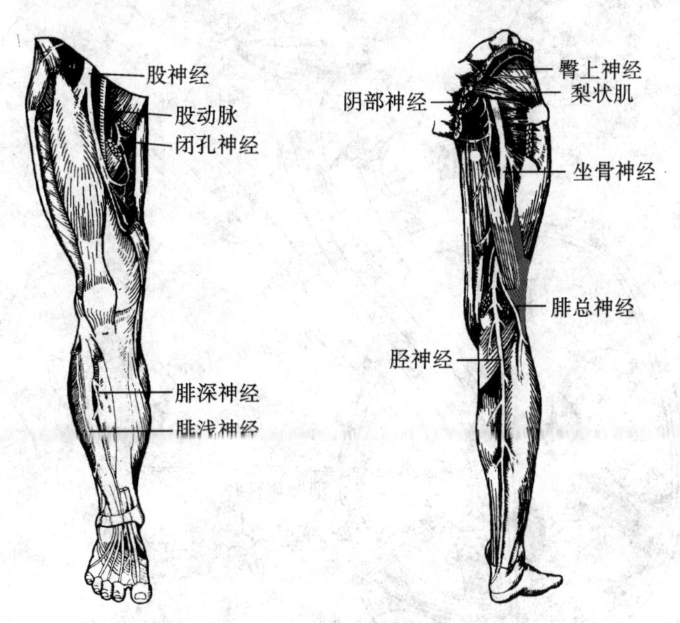

图 8-33 下肢的神经(右侧)

(1) 臀上神经:经梨状肌上孔出盆腔,分布于臀中、小肌和阔筋膜张肌。

(2) 臀下神经:经梨状肌下孔出盆腔,分布于臀大肌。

(3) 股后皮神经:经梨状肌下孔出盆腔,分布于臀下部、股后部及腘窝的皮肤。

(4) 阴部神经:经梨状肌下孔出盆腔,绕坐骨棘经坐骨小孔入坐骨肛门窝,贴此窝外侧壁前行,分支分布于肛门、会阴部和外生殖器的肌和皮肤。

(5) 坐骨神经(sciatic nerve):全身最粗大、最长的神经。经梨状肌下孔出骨盆后,在臀大肌深面下行,在坐骨结节与大转子之间下行达大腿后,在股二头肌与半腱肌、半膜肌之间深面下降至腘窝上方分为胫神经和腓总神经。坐骨神经干在股后区发出肌支，分布于大腿后群肌。

①胫神经(tibial nerve)：自腘窝中线下降，在比目鱼肌深面伴胫后动脉下行，经内踝后方至足底，分为足底内侧神经和足底外侧神经。胫神经在腘窝以下分布于膝关节、小腿后群肌及小腿后面的皮肤、足底肌和足底皮肤。胫神经损伤的主要表现为足背屈伴外翻(钩形足)，足底感觉丧失。

②腓总神经(common peroneal nerve)：沿腘窝外侧缘下行，绕过腓骨颈向前，分为腓浅神经和腓深神经。腓浅神经在腓骨长肌深面下降，继而在腓骨长、短肌之间下行，并分布于两肌以及小腿外侧、足背及第2～5趾背的皮肤；腓深神经在小腿前群肌深面，伴胫前动脉下行，分布于小腿前群肌、足背肌以及第1～2趾背面相对缘的皮肤。腓总神经损伤的典型表现为足跖屈伴内翻(马蹄内翻足)，同时伴有小腿前外侧及足背的感觉迟钝或丧失。

视频——
脑神经概述

二、脑神经

脑神经(cranial nerves)是与脑相连的周围神经，共12对(图8-34)。其排列顺序一般用罗马数字表示：Ⅰ嗅神经、Ⅱ视神经、Ⅲ动眼神经、Ⅳ滑车神经、Ⅴ三叉神经、Ⅵ展神

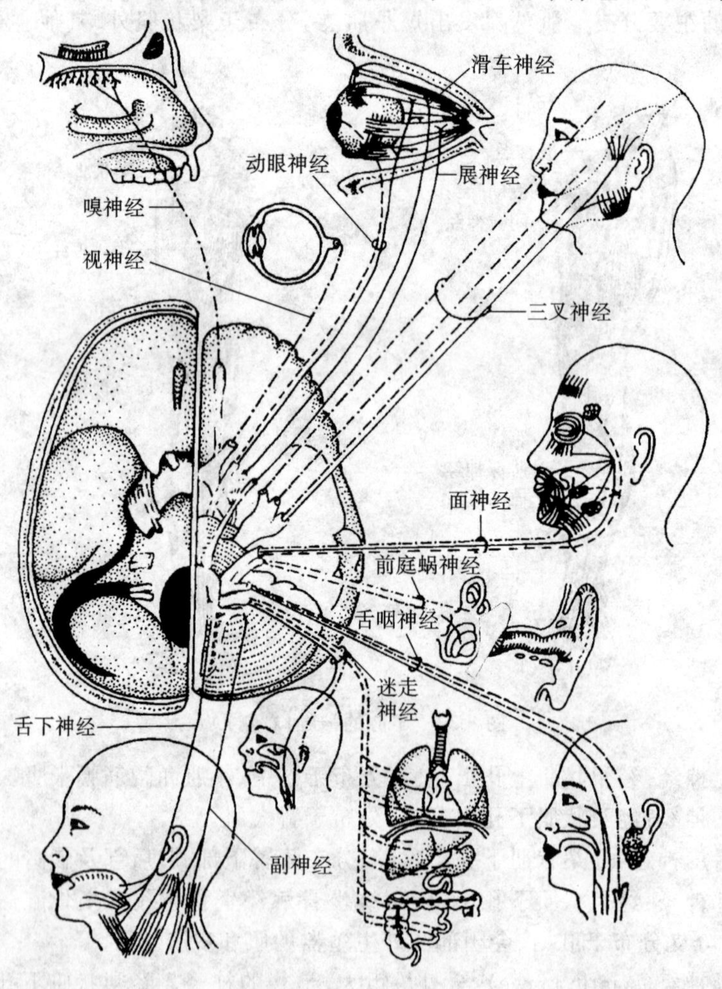

图8-34　脑神经概况

经、Ⅶ面神经、Ⅷ前庭蜗神经、Ⅸ舌咽神经、Ⅹ迷走神经、Ⅺ副神经、Ⅻ舌下神经。每对脑神经中所含的神经纤维数量有所不同，主要有躯体感觉纤维、内脏感觉纤维、躯体运动纤维和内脏运动纤维。

根据脑神经所含纤维成分不同，脑神经可分为感觉性神经（Ⅰ、Ⅱ、Ⅷ对脑神经）、运动性神经（Ⅲ、Ⅳ、Ⅵ、Ⅺ、Ⅻ对脑神经）和混合性神经（Ⅴ、Ⅶ、Ⅸ、Ⅹ对脑神经）（表8-1、表8-2）。

表8-1 脑神经性质、连接脑部及出入颅腔的部位

顺序及名称	性质	连接脑部	出入颅腔的部位
Ⅰ 嗅神经	感觉性	端脑	筛孔
Ⅱ 视神经	感觉性	间脑	视神经管
Ⅲ 动眼神经	运动性	中脑	眶上裂
Ⅳ 滑车神经	运动性	中脑	眶上裂
Ⅴ 三叉神经	混合性	脑桥	第1支经眶上裂 第2支经圆孔 第3支经卵圆孔
Ⅵ 展神经	运动性	脑桥	眶上裂
Ⅶ 面神经	混合性	脑桥	内耳门→茎乳孔
Ⅷ 前庭蜗神经	感觉性	脑桥	内耳门
Ⅸ 舌咽神经	混合性	延髓	颈静脉孔
Ⅹ 迷走神经	混合性	延髓	颈静脉孔
Ⅺ 副神经	运动性	延髓	颈静脉孔
Ⅻ 舌下神经	运动性	延髓	舌下神经管

表8-2 脑神经分布简表

顺序及名称	分布	纤维成分	损伤后的主要症状
Ⅰ 嗅神经	鼻腔黏膜嗅区	内脏感觉	嗅觉障碍
Ⅱ 视神经	眼球视网膜	躯体感觉	视觉障碍
Ⅲ 动眼神经	上直肌、下直肌、内直肌、下斜肌、上睑提肌	躯体运动	眼外斜视、上睑下垂
	瞳孔括约肌、睫状肌	内脏运动	瞳孔散大、对光反射消失
Ⅳ 滑车神经	上斜肌	躯体运动	瞳孔不能斜向外下
Ⅴ 三叉神经	头面部皮肤、口鼻黏膜、舌前2/3的黏膜及眶区	躯体感觉	面部皮肤、黏膜感觉消失
	咀嚼肌	躯体运动	咀嚼肌瘫痪
Ⅵ 展神经	外直肌	躯体运动	眼内斜视

续表

顺序及名称	分　布	纤维成分	损伤后的主要症状
Ⅶ 面神经	表情肌、颈阔肌	躯体运动	患侧额纹消失、鼻唇沟变浅、口角歪向健侧
	下颌下腺、舌下腺、泪腺	内脏感觉	唾液减少
	舌前 2/3 的味蕾	内脏运动	味觉障碍
Ⅷ 前庭蜗神经	壶腹嵴、球囊斑、椭圆囊斑	躯体感觉	眩晕
	螺旋器		听力障碍
Ⅸ 舌咽神经	腮腺	内脏运动	黏膜感觉及味觉障碍
	舌后 1/3 的黏膜和味蕾，咽、中耳等处的黏膜	内脏感觉	
	咽部肌	躯体运动	咽反射消失
Ⅹ 迷走神经	胸腹腔脏器的平滑肌、心肌、腺体	内脏运动	
	胸腹腔脏器的黏膜	内脏感觉	吞咽及发音困难
	咽喉肌	躯体运动	
	耳廓、外耳道的皮肤	躯体感觉	
Ⅺ 副神经	胸锁乳突肌、斜方肌、咽喉肌	躯体运动	颜面不能转向对侧、耸肩无力
Ⅻ 舌下神经	舌内肌、舌外肌	躯体运动	舌尖偏向患侧

（一）嗅神经

嗅神经(olfactory nerve)(图 8-34)为感觉性脑神经，起自鼻腔嗅区黏膜的嗅细胞(双极神经元)，其周围突分布于嗅黏膜上皮，中枢突聚集成 15～20 条嗅丝(嗅神经)，穿筛孔入颅，止于嗅球，传导嗅觉冲动。

（二）视神经

视神经(optic nerve)(图 8-34)为感觉性脑神经，视网膜内的节细胞轴突在视网膜后部聚集成视神经盘，穿巩膜形成视神经，经视神经管入颅，形成视交叉，再经视束与间脑相连，传导视觉冲动。

（三）动眼神经

动眼神经(oculomotor nerve)(图 8-35)为运动性脑神经，内含躯体运动和内脏运动两种纤维。动眼神经自中脑脚间窝出脑，经海绵窦外侧壁前行，穿眶上裂入眶。躯体运动纤维支配上睑提肌、上直肌、下直肌、内直肌和下斜肌；内脏运动纤维进入睫状神经节换神经元，其节后纤维入眼球壁，支配睫状肌和瞳孔括约肌。

（四）滑车神经

滑车神经(trochlear nerve)(图 8-35)为运动性脑神经，起自中脑背侧下丘下方，绕

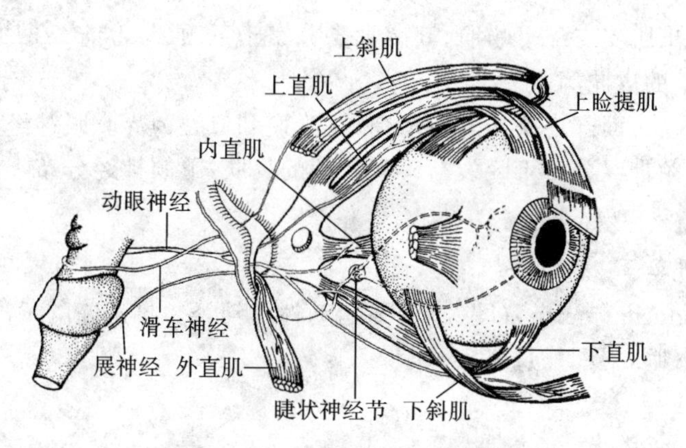

图 8-35 动眼、滑车和展神经

大脑脚外侧前行穿过海绵窦外侧壁，经眶上裂入眶内，支配上斜肌。

（五）三叉神经

三叉神经(trigeminal nerve)(图 8-36)为混合性脑神经，含躯体运动和躯体感觉两种纤维。感觉根上有三叉神经节，其位于颞骨岩部的三叉神经压迹处，主要由感觉神经元胞体聚集而成。三叉神经运动根于三叉神经节下面通过。由三叉神经节前面发出 3 条神经，即眼神经、上颌神经和下颌神经。

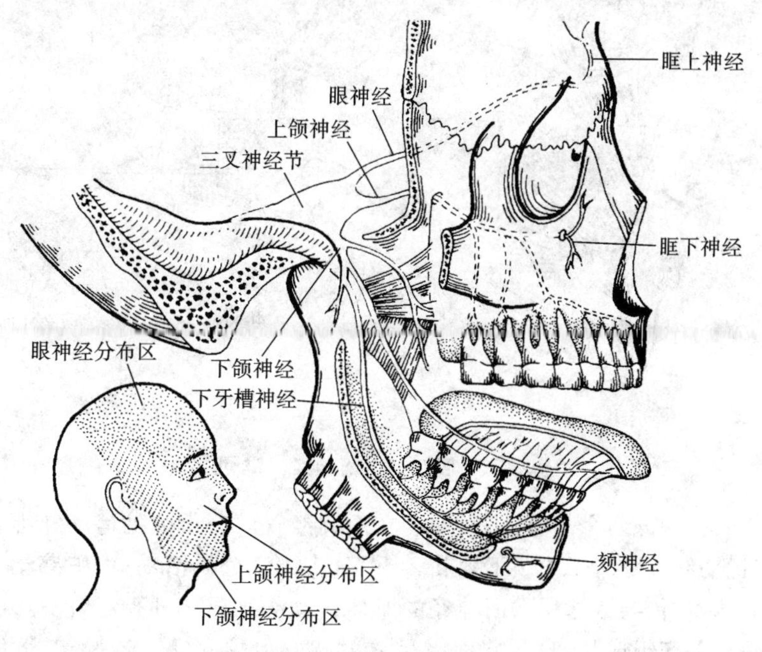

图 8-36 三叉神经

1. 眼神经 眼神经为感觉性神经，沿海绵窦外侧壁前行，经眶上裂入眶后，分布于眼眶内的结构和眼裂以上的皮肤。

2. 上颌神经 上颌神经为感觉性神经，经圆孔出颅，分出眶下神经、上牙槽后神经等分支，分布于鼻腔、腭、上颌牙和睑裂与口裂之间的皮肤。

3. 下颌神经 下颌神经为混合性神经，含躯体感觉和躯体运动两种纤维。下颌神经出卵圆孔，发出肌支支配咀嚼肌，其感觉支分布于下颌牙、舌前 2/3 及口腔底黏膜、耳颞区及口裂以下的皮肤等。

三叉神经在头、面部皮肤的分布范围，以睑裂和口裂为界。眼神经分布于睑裂以上额部的皮肤，上颌神经分布于睑裂与口裂之间的皮肤，下颌神经分布于口裂以下颏部的皮肤。

（六）展神经

展神经(abducent nerve)(图 8-35)为运动性脑神经。自延髓脑桥沟出脑，向前经海绵窦及眶上裂入眶，支配外直肌。

（七）面神经

面神经(facial nerve)(图 8-37)为混合性脑神经，含有内脏运动、内脏感觉、躯体运动和躯体感觉四种纤维。面神经在展神经外侧出延髓脑桥沟后，进入内耳门，经内耳道入面神经管，再经茎乳孔出颅，向前穿过腮腺至面部。面神经在面神经管弯曲处的膨大，称膝神经节，其由内脏感觉神经元胞体聚集而成。

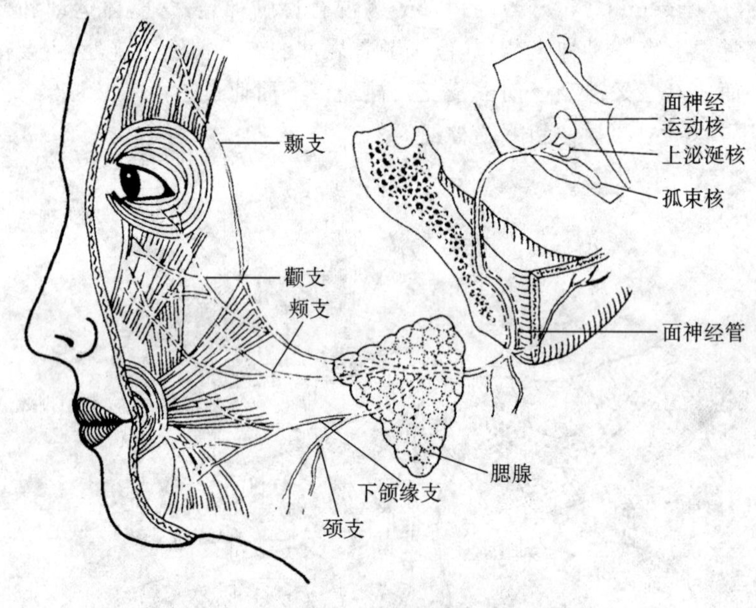

图 8-37　面神经

面神经的分支分两个部分：①面神经在面神经管内分出内脏运动纤维和内脏感觉纤维，内脏运动纤维分布于下颌下腺和舌下腺，支配其分泌活动；内脏感觉纤维分布于舌前 2/3 的味蕾，传导味觉。②面神经的躯体运动纤维出茎乳孔后，前行入腮腺，于腮腺内分为数支并交织成丛，自腮腺前缘呈放射状发出颞支、颧支、颊支、下颌缘支和颈支，支配面部表情肌及颈阔肌；面神经的躯体感觉纤维，传导耳部皮肤的躯体感觉和面部肌的本体感觉。

面神经的行程复杂，其在不同部位发生损伤，可出现不同的临床表现：①面神经管外损伤：患侧表情肌瘫痪，口角歪向健侧，不能鼓腮；额纹消失，鼻唇沟变平坦；不能闭眼，角膜反射消失等。②面神经管内损伤：除上述面肌瘫痪症状外，还出现患侧舌前2/3味觉障碍，泪腺、下颌下腺和舌下腺分泌障碍等。

（八）前庭蜗神经

前庭蜗神经(vestibulocochlear nerve)为感觉性脑神经，包括前庭神经和蜗神经两个部分。

1. 前庭神经(vestibular nerve) 前庭神经传导平衡觉，位于内耳道底附近的前庭神经节的周围突分布于壶腹嵴、球囊斑和椭圆囊斑；中枢突组成前庭神经，与蜗神经伴行，出内耳门入颅，终于脑干。

2. 蜗神经(cochlear nerve) 蜗神经传导听觉，位于内耳蜗轴内的蜗神经节的周围突分布于螺旋器；中枢突在内耳道聚成蜗神经，与前庭神经伴行入颅，终于脑干。

（九）舌咽神经

舌咽神经(glossopharyngeal nerve)(图 8-38)为混合性脑神经，含有躯体运动、躯体感觉、内脏运动和内脏感觉四种纤维。舌咽神经经颈静脉孔出颅，下行于颈内动脉和颈内静脉之间，继而向前入舌。舌咽神经的躯体运动纤维支配咽部肌；内脏运动纤维支配腮腺的分泌；内脏感觉纤维分布于舌后 1/3 的黏膜和味蕾，传导一般感觉和味觉，也分布于咽、中耳等处的黏膜。此外，内脏感觉纤维聚集成 1～2 支颈动脉窦支，沿颈内动脉下行，分布于颈动脉窦和颈动脉小球，并将两个感受器的冲动信息传入脑，以调节血压和呼吸。

（十）迷走神经

迷走神经(vagus nerve)(图 8-38、图 8-39)为混合性脑神经，在脑神经中行程最长、分布最广。迷走神经含有躯体运动、躯体感觉、内脏运动和内脏感觉四种纤维，其中内脏运动纤维是迷走神经的主要纤维成分。

迷走神经经颈静脉孔出颅，进入颈部后，在颈内静脉和颈内动脉、颈总动脉之间的后方下行，经胸廓上口进入胸腔。在胸腔内，左侧迷走神经从左颈总动脉与左锁骨下动脉之间下行，越过主动脉弓前方，再经左肺根后方，紧贴食管左侧向下，转至食管下端前面延续为迷走神经前干；右侧迷走神经则经右锁骨下动、静脉之间，沿气管右侧下降，于右侧肺根后方转至食管后面，延续为迷走神经后干。迷走神经前、后干向下随食管一起穿膈的食管裂孔进入腹腔。迷走神经在颈部、胸部和腹部的主要分支如下。

1. 喉上神经 喉上神经沿颈内动脉的内侧下行，于舌骨大角处分为内、外 2 支。喉上神经的内支穿过甲状舌骨膜入喉，分布于声门裂以上的喉黏膜；外支与甲状腺上动脉伴行，支配环甲肌。此外还发出至心的颈心支。

2. 喉返神经 喉返神经为混合性神经。左喉返神经在左侧迷走神经通过主动脉弓下缘前方时发出，并向后勾绕主动脉弓下方返回至颈部；右喉返神经在右迷走神经通过右锁骨下动脉前方处发出，并向后勾绕右锁骨下动脉返回至颈部。左、右喉返神经沿气管与食管的沟上升至甲状腺侧叶深面入喉，其感觉支分布于声门裂以下的喉黏膜；肌支支配除环甲肌外的喉肌。喉返神经单侧损害可致声音嘶哑或发音困难，双侧损害则引起呼吸困难，甚至窒息。

在胸部，迷走神经还有一些细小的分支，如支气管支、食管支、胸心支，分别加入肺丛、食管丛和心丛。

3. 胃前支和肝支 胃前支和肝支是迷走神经前干的 2 条终支。迷走神经前干于

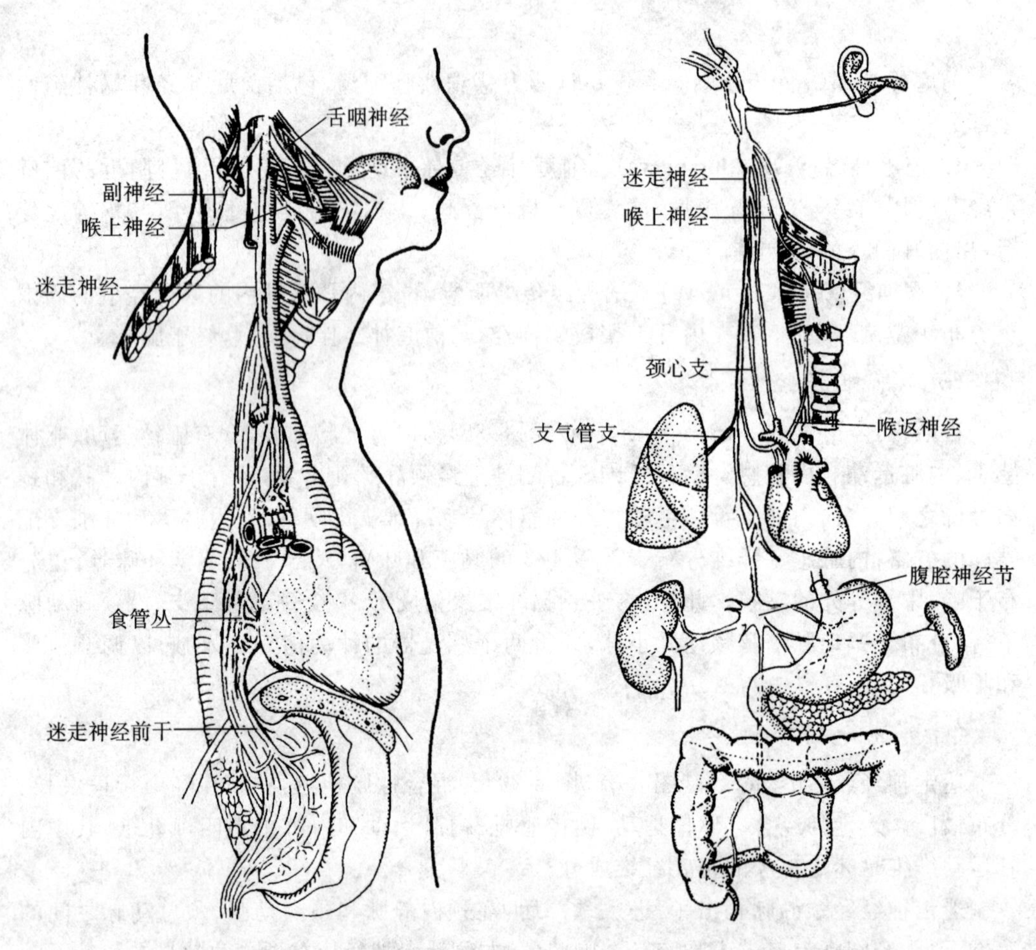

图 8-38　舌咽神经、迷走神经及副神经　　图 8-39　迷走神经分布示意图

贲门附近发出分支，胃前支沿胃小弯分布于胃前壁，其终末支分布于幽门部前壁、十二指肠上部和胰头；肝支随肝固有动脉分支走行，分布于肝、胆囊及胆道。

4. 胃后支和腹腔支　胃后支和腹腔支是迷走神经后干的 2 条终支。胃后支于贲门附近分出后，沿胃小弯深部走行，沿途发出分支分布于胃后壁，其终末支分布于幽门部后壁；腹腔支向后加入腹腔丛，也与交感神经纤维伴行，随腹腔干、肾动脉和肠系膜上动脉分支分布于肝胆、脾、胰、肾、肾上腺以及结肠左曲之前的消化管。

迷走神经损伤后，内脏活动障碍表现有脉速、心悸、恶心、呼吸深慢和窒息等。由于咽喉感觉障碍和肌肉瘫痪，可出现声音嘶哑、发音和吞咽困难、腭垂偏向一侧等症状。

（十一）副神经

副神经(accessory nerve)(图 8-38)为运动性脑神经，与舌咽神经、迷走神经一起经颈静脉孔出颅，支配胸锁乳突肌和斜方肌。

（十二）舌下神经

舌下神经(hypoglossal nerve)为运动性脑神经，经舌下神经管出颅，支配舌肌的运动。

第四节 内脏神经

内脏神经(visceral nervous)主要分布于内脏、心血管和腺体。内脏神经与躯体神经一样,按照纤维的性质可分为内脏运动神经和内脏感觉神经两个部分。内脏运动神经对内脏、心血管和腺体功能起调节和控制作用,通常不受人的意识控制,故又称自主神经或植物神经。内脏感觉神经分布在内脏、心血管等处的内感受器,把所感受到的刺激传递到各级中枢,直至大脑,通过反射调节内脏、心血管等器官的活动,以维持机体内外环境的动态平衡和正常的生命活动。

一、内脏运动神经

(一) 内脏运动神经与躯体运动神经的区别

内脏运动神经(图 8-40)与躯体运动神经在结构和功能上存在明显的差别,差别如下:①支配器官不同:躯体运动神经支配骨骼肌,一般受意识控制;内脏运动神经则支配平滑肌、心肌和腺体,一定程度上不受意识的控制。②神经元数目不同:躯体运动神经自低级中枢至效应器,只有 1 个神经元;内脏运动神经自低级中枢发出后,先在内脏神经节换神经元,再由节内神经元发出的纤维到达效应器。因此,内脏运动神经从低级中枢至效应器有 2 个神经元。第 1 个神经元的胞体位于脑干和脊髓内,称节前神经元,其轴突构成节前纤维;第 2 个神经元的胞体位于内脏神经节内,称节后神经元,其轴突构成节后纤维。③纤维成分不同:躯体运动神经只有 1 种纤维成分;内脏运动神经则有交感神经和副交感神经 2 种纤维成分,多数器官同时接受交感神经和副交感神经的双重支配。④纤维的粗细不同:躯体运动神经纤维一般较粗,为有髓神经纤维;内脏运动神经纤维则较纤细,为薄髓和无髓神经纤维。

(二) 内脏运动神经的分类

根据形态、功能和药理学特点,内脏运动神经分为交感神经和副交感神经两个部分。

1. 交感神经

(1) 中枢部:交感神经(sympathetic nerve)(图 8-41)的低级中枢位于脊髓 $T_1 \sim L_3$ 节段灰质侧角。

(2) 周围部:包括交感干、交感神经节以及由交感神经节发出的分支和交感神经丛。交感神经节根据其位置不同,分为椎旁节和椎前节。①椎旁节:又称交感干神经节,位于椎体的两侧,共有 19～24 对及尾部的一个单节。由椎旁节借节间支连接成的串珠状结构,称交感干。②椎前节:位于椎体的前方、同名动脉的根部。如腹腔神经节、主动脉肾节和肠系膜上、下神经节。

(3) 交通支:每个椎旁节借交通支与相应的脊神经相连。交通支分白交通支和灰交通支两种。①白交通支:来自脊髓 $T_1 \sim L_3$ 节段灰质侧角的节前纤维随脊神经前根进入椎旁节,因其是有髓神经纤维,呈白色而称白交通支。②灰交通支:椎旁节发出的节后纤维,因多为薄髓和无髓神经纤维,色灰暗而称灰交通支。灰交通支随脊神经分布

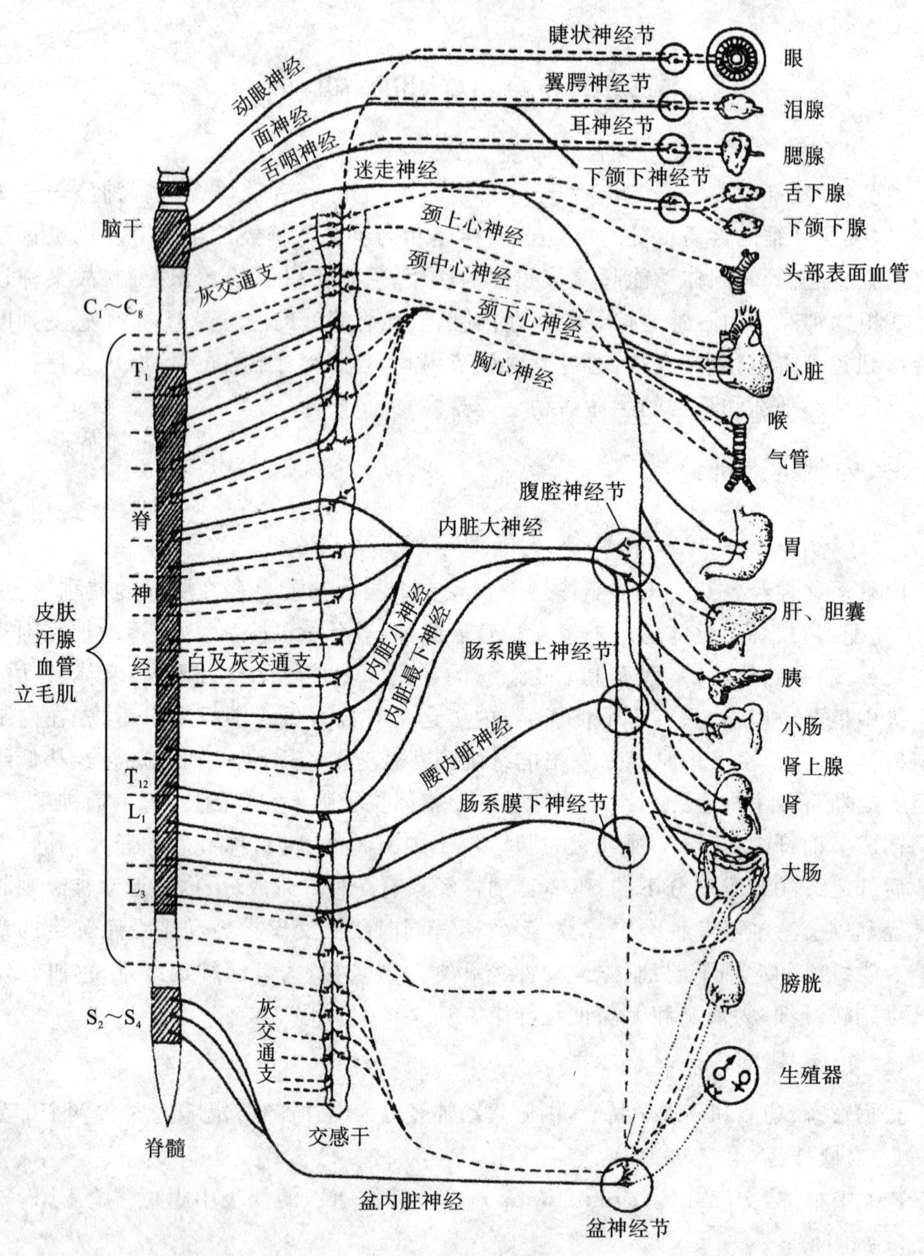

图 8-40　内脏运动神经概况

——节前纤维；---节后纤维

于汗腺、立毛肌及小血管平滑肌等。

(4) 节前、后纤维的走行规律。节前纤维自脊髓 $T_1 \sim L_3$ 节段灰质侧角发出，经前根、脊神经干和白交通支入交感干后，有三种去向：①于相应的椎旁节换神经元；②于交感干内上升或下降，在上方或下方的椎旁节换神经元；③穿过椎旁节，至椎前节换神经元。节后纤维的走行也有三种去向：①起自椎旁节的节后纤维，经灰交通支返回脊神经，并随脊神经分布到头颈、躯干及四肢的血管、汗腺和立毛肌等处；②攀附在动脉表面形成神经丛，再随动脉行至支配的器官；③直接分布至支配的器官。

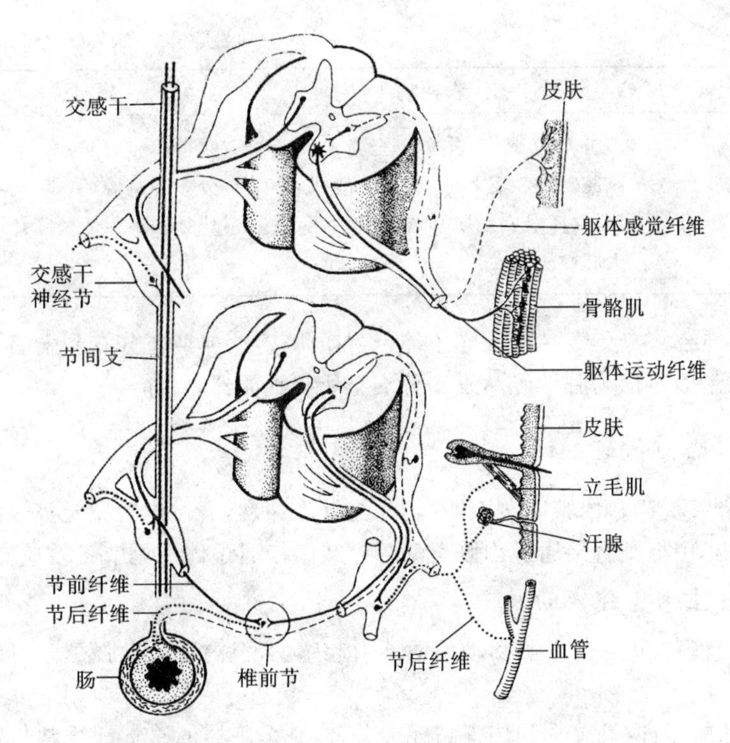

图 8-41 交感神经纤维的走行模式图

(5) 交感神经的分布：交感神经通过节后纤维分布于头、颈及胸腔、腹腔、盆腔脏器等实质性器官(包括瞳孔开大肌和肾上腺髓质)，以及上、下肢的血管、汗腺和立毛肌。

2. 副交感神经

(1) 低级中枢：副交感神经(parasympathetic nerve)的低级中枢位于脑干的 4 对副交感核(动眼神经副核、上泌涎核、下泌涎核和迷走神经背核)和脊髓 $S_2 \sim S_4$ 节段的骶副交感核。

(2) 副交感神经节：副交感神经节位于器官附近或器官的壁内，分别称为器官旁节和器官内节，如睫状神经节、下颌下神经节、心神经节和膀胱神经节等。

(3) 副交感神经的分布：副交感神经通过节后纤维分布于头、颈及胸腔、腹腔、盆腔脏器(包括瞳孔括约肌)等实质性器官。

3. 交感神经与副交感神经的主要区别 交感神经与副交感神经都是内脏运动神经，常对一个器官形成双重神经支配，但在形态结构、功能和分布范围等方面不同，二者的区别见表 8-3。

表 8-3 交感神经与副交感神经的主要区别

内容	交感神经	副交感神经
低级中枢的位置	脊髓 $T_1 \sim T_3$ 节段灰质侧角	脑干副交感核与骶副交感核
神经节	椎旁节和椎前节	器官旁节和器官内节
节前、后纤维	节前纤维短、节后纤维长	节前纤维长、节后纤维短
节前、后神经元的比例	一个节前神经元的轴突可与许多节后神经元组成突触	一个节前神经元的轴突可与较少节后神经元组成突触

续表

内　容	交感神经	副交感神经
分布范围	分布范围广，分布于全身血管及胸腔、腹腔、盆腔脏器的平滑肌，心肌、腺体及立毛肌和瞳孔开大肌、肾上腺髓质	分布于胸腔、腹腔、盆腔脏器的平滑肌，心肌、腺体及瞳孔括约肌

4. 内脏神经丛　交感神经、副交感神经和内脏感觉神经在分布到器官前相互交织形成内脏神经丛，再由内脏神经丛发出分支至所支配的器官，如心丛、肺丛、腹腔丛等。

二、内脏感觉神经

内感受器接受来自内脏的刺激，并转化为神经冲动，通过内脏感觉神经把这一神经冲动传到中枢，中枢则直接通过内脏运动神经或间接通过体液调节各效应器官的活动。

（一）内脏感觉神经的特点

（1）痛阈较高：正常的内脏活动一般不引起感觉，但内脏活动强烈时可引起一定的感觉。

（2）弥散的痛：内脏感觉的传入路径较分散，一个脏器的感觉纤维常与数个脏器的感觉纤维一起经过多个节段的脊神经进入中枢。因此，内脏痛往往是弥散的，而且定位不准确。

（3）机体对内脏牵拉、膨胀和痉挛等刺激敏感，而对切割等刺激不敏感。

（二）牵涉痛

当某些脏器发生病变时，常在机体表面的一定区域产生感觉过敏或疼痛的感觉，这一现象称牵涉痛。如心绞痛时，常在胸前区及左臂内侧感到疼痛；肝、胆疾病时，常在右肩部感到疼痛等。了解各器官病变时牵涉痛发生的部位，对某些内脏疾病的诊断有一定帮助。

第五节　神经系统传导通路

人体在生命活动中，通过感受器接受内、外环境的各种刺激，并将其转化为神经冲动经传入神经传至中枢，最后到达大脑皮质。大脑皮质对传入的感觉信息进行整合后，发出神经冲动，沿传出神经，经脑干和脊髓的运动神经元到达效应器，做出相应的反应。因此，神经系统内存在着两类传导通路：感觉传导通路和运动传导通路。

一、感觉传导通路

感觉传导通路分为浅、深感觉传导通路，视觉传导通路，听觉传导通路和平衡觉传导通路等。

（一）躯干、四肢的本体感觉和精细触觉传导通路

本体感觉（又称深感觉）是指肌、腱、关节的位置觉、运动觉和振动觉。深感觉传导

通路还传导浅感觉中的精细触觉(如辨别两点距离和物体的纹理粗细等)。躯干、四肢的本体感觉传导通路由三级神经元组成(图 8-42)。头面部的本体感觉传导通路目前尚不十分清楚。

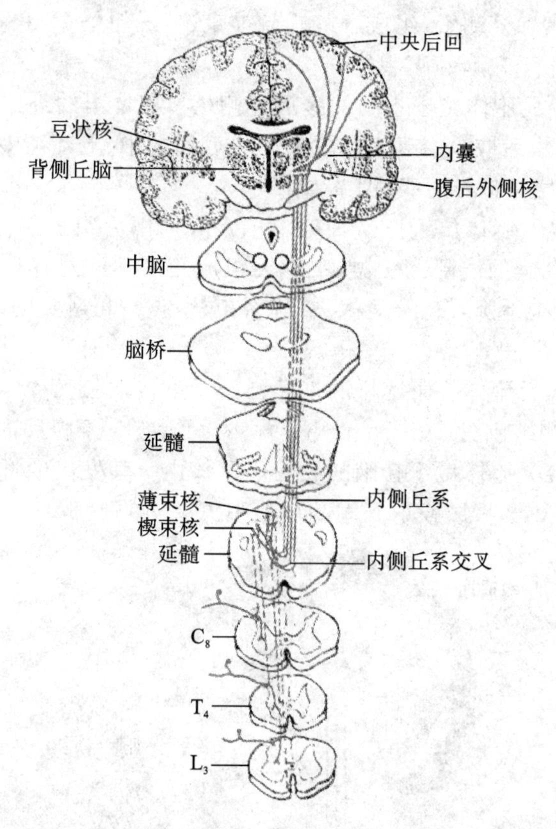

图 8-42 躯干、四肢本体感觉和精细触觉传导通路

第一级神经元胞体位于脊神经节内。其周围突伴随脊神经分布于躯干、四肢等处的本体感觉感受器和皮肤的精细触觉感受器。中枢突经脊神经的后根进入脊髓后索，分为长的升支和短的降支。来自第 5 胸节以下的升支形成薄束，第 4 胸节以上的升支形成楔束，二者上升至延髓，分别终止于薄束核和楔束核。

第二级神经元胞体位于薄束核与楔束核内。此二核发出的纤维向前绕经延髓中央灰质的腹侧，并左、右交叉，称内侧丘系交叉，交叉后的纤维于延髓中线的两侧上升，形成内侧丘系，终止于丘脑的腹后外侧核。

第三级神经元胞体位于丘脑的腹后外侧核。其发出纤维组成丘脑中央辐射(丘脑皮质束)，经内囊后肢，大部分纤维投射到大脑皮质中央后回的中、上部和中央旁小叶的后部，小部分纤维投射到中央前回。

（二）痛觉、温度觉和粗触觉传导通路

传导全身皮肤、黏膜的痛觉、温度觉和粗触觉的传导通路，称浅感觉传导通路。浅感觉传导通路由三级神经元组成。

1. 躯干、四肢的浅感觉传导通路

(1) 第一级神经元胞体位于脊神经节内。其周围突伴随脊神经分布于躯干、四肢等皮肤内的感受器，中枢突组成后根进入脊髓，上升1～2个脊髓节段后，终止于脊髓后角固有核。

(2) 第二级神经元胞体主要位于脊髓后角固有核。自固有核发出的纤维斜穿白质前连合至对侧的前索和外侧索，组成脊髓丘脑前束(传导粗触觉)和脊髓丘脑侧束(传导痛觉和温度觉)，终止于丘脑的腹后外侧核。

(3) 第三级神经元胞体位于丘脑的腹后外侧核。其发出的纤维组成丘脑中央辐射(丘脑皮质束)，经内囊后肢投射到大脑皮质中央后回的中、上部和中央旁小叶的后部。

2. 头面部的浅感觉传导通路(图 8-43)

(1) 第一级神经元胞体位于三叉神经节内。其周围突组成三叉神经的感觉支，分布于头面部皮肤和黏膜的浅部感受器，中枢突组成三叉神经感觉根进入脑桥。其中传导痛觉、温度觉的纤维下降，终止于三叉神经脊束核；传导粗触觉的纤维上升，终止于三叉神经脑桥核。

(2) 第二级神经元胞体位于脑桥的三叉神经脊束核和三叉神经脑桥核。此二核发出的纤维交叉到对侧组成三叉丘系，上升至背侧丘脑，终止于腹后内侧核。

(3) 第三级神经元胞体位于丘脑的腹后内侧核内。其发出的纤维组成丘脑中央辐射(丘脑皮质束)，经内囊后肢投射到大脑皮质中央后回的下部。

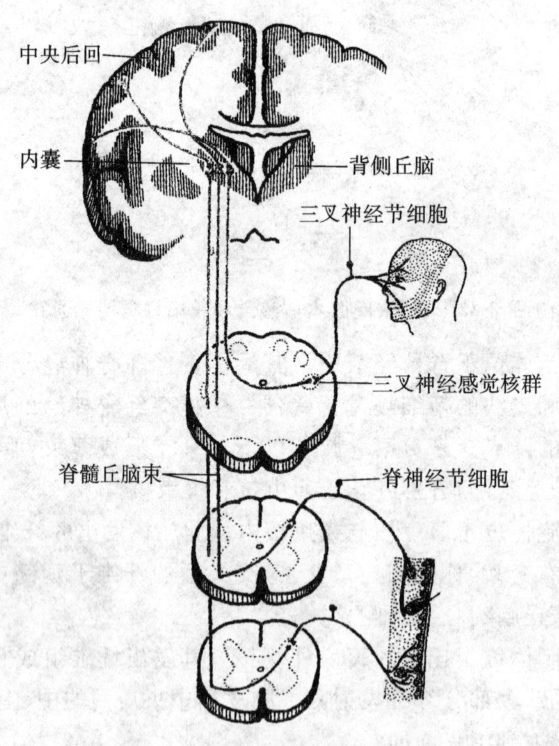

图 8-43 头面部的浅感觉传导通路

(三) 视觉传导通路和瞳孔对光反射通路

1. 视觉传导通路 视觉传导通路由三级神经元组成(图 8-44)。

第一级神经元为视网膜的双极细胞。其周围突连于视网膜的视锥细胞和视杆细胞。中枢突与节细胞形成突触。

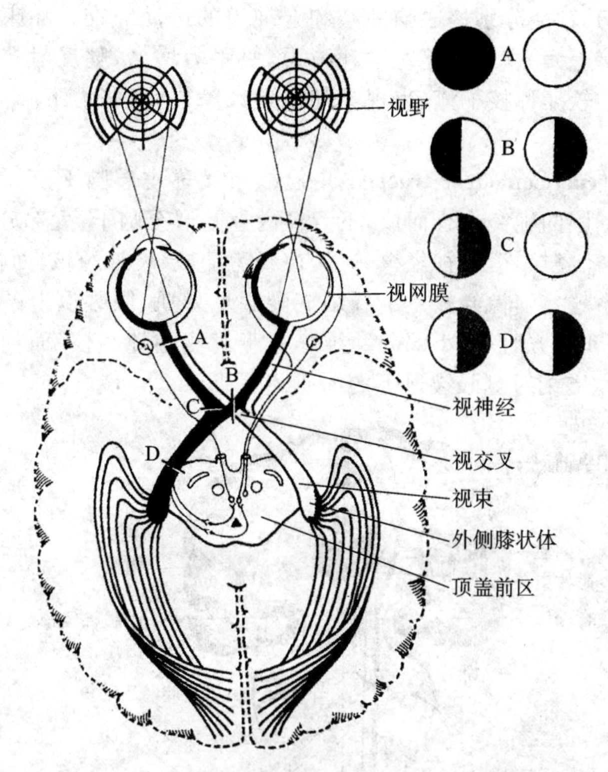

图 8-44 视觉传导通路和瞳孔对光反射通路

第二级神经元为视网膜的节细胞。其轴突在视神经盘处聚集成视神经,穿视神经管入颅,经视交叉、视束,终止于外侧膝状体。视交叉由来自两眼视网膜鼻侧半的纤维交叉而成。视束由同侧眼的视网膜颞侧半的纤维和对侧眼的视网膜鼻侧半的纤维组合而成。

第三级神经元胞体位于外侧膝状体内。其发出的纤维组成视辐射,经内囊后肢投射到大脑皮质视区。

视野是指眼球向前平视时,所能看到的空间范围。当视觉传导通路在不同部位损伤时,可引起视野缺损:①一侧视神经损伤,可引起该侧视野全盲;②视交叉中央部损伤,可引起双眼视野颞侧偏盲;③一侧视交叉外侧部的未交叉纤维损伤,可出现患侧视野鼻侧偏盲;④一侧视束、视辐射或视皮质损伤,可引起双眼对侧视野同向性偏盲(患侧视野鼻侧偏盲和健侧视野颞侧偏盲)。

2. 瞳孔对光反射通路 强光照一侧眼引起双眼瞳孔缩小的反应称瞳孔对光反射。

二、运动传导通路

运动传导通路管理骨骼肌的运动,可分为锥体系和锥体外系两个部分。

(一) 锥体系

锥体系(pyramidal system)管理骨骼肌的随意运动。由上运动神经元和下运动神经元组成。上运动神经元胞体位于中央前回和中央旁小叶前部等处,其轴突组成下行的锥体束。其中终止于脊髓灰质前角运动神经元的下行纤维,称皮质脊髓束;终止于脑干运动神经核的下行纤维,称皮质核束。下运动神经元为脑干运动神经核和脊髓灰质前角运动神经元,其轴突分别构成脑神经和脊神经的运动纤维。临床上将上运动神经元损伤的硬瘫称核上瘫,表现为随意运动障碍,肌张力增高,腱反射亢进,肌不萎缩;下运动神经元损伤的软瘫称核下瘫,表现为随意运动障碍,肌张力下降,腱反射减弱或消失,肌萎缩。

1. 皮质核束(corticonuclear tract) 皮质核束又称皮质脑干束。由中央前回下部大脑皮质的锥体细胞的轴突聚合而成,下行经内囊膝部至脑干,大部分纤维终止于双侧脑神经核(如动眼神经核、滑车神经核、三叉神经运动核、展神经核、面神经核上部、疑核和副神经核),再由这些脑神经核发出纤维支配眼球外肌、眼裂以上的面肌、咀嚼肌、咽喉肌、胸锁乳突肌和斜方肌等;小部分纤维终止于对侧脑神经核(面神经核下部和舌下神经核)(图 8-45),支配对侧眼裂以下的面肌和舌肌。

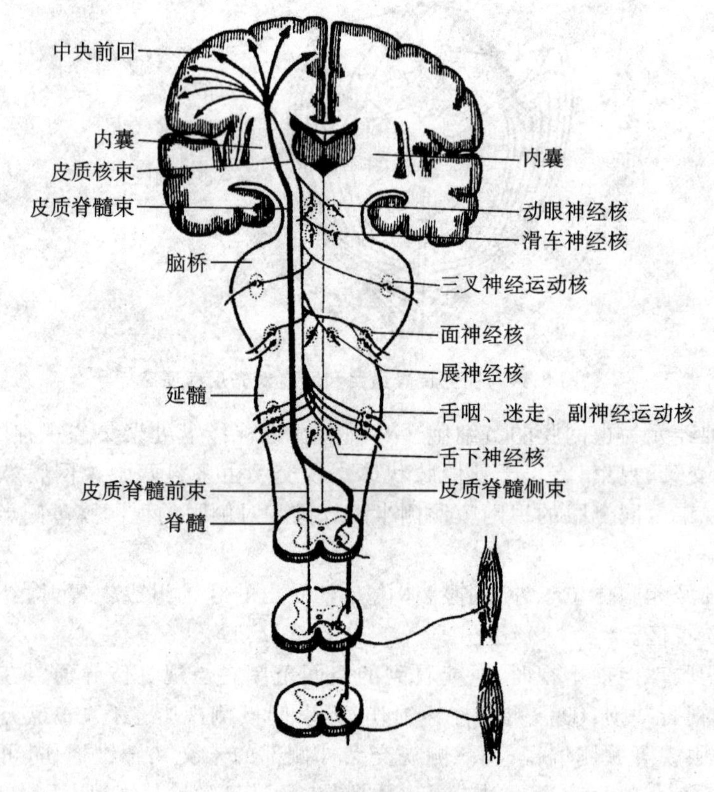

图 8-45 锥体系

一侧皮质核束损伤出现对侧眼裂以下面肌和舌肌瘫痪,表现为对侧鼻唇沟变浅或消失,口角歪向患侧,伸舌时舌尖偏向健侧。一侧面神经损伤则出现该侧面肌全部瘫痪,除上述症状外,还有额纹消失、不能皱眉,不能闭眼(图 8-46)。一侧舌下神经损伤则出现患侧舌肌全部瘫痪,伸舌时舌尖偏向患侧(图 8-47)。

2. 皮质脊髓束(corticospinal tract) 皮质脊髓束由中央前回上、中部和中央旁小叶的前部大脑皮质的锥体细胞的轴突聚合而成,下行经内囊后肢、中脑的大脑脚、脑桥的基底部至延髓锥体,在锥体下端,绝大部分纤维交叉(锥体交叉)到对侧,形成皮质脊髓侧束,终止于该侧的前角运动神经元,支配四肢肌;小部分未交叉纤维形成皮质脊髓前束,并在脊髓胸节经白质前连合逐节交叉到对侧,终止于该侧的前角运动神经元,支

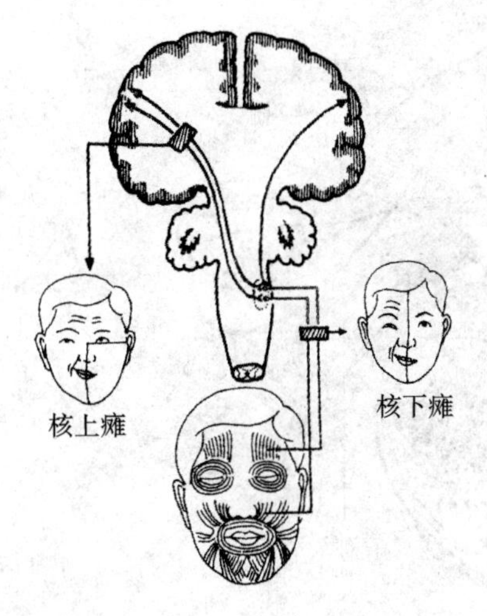

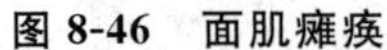
图 8-46 面肌瘫痪

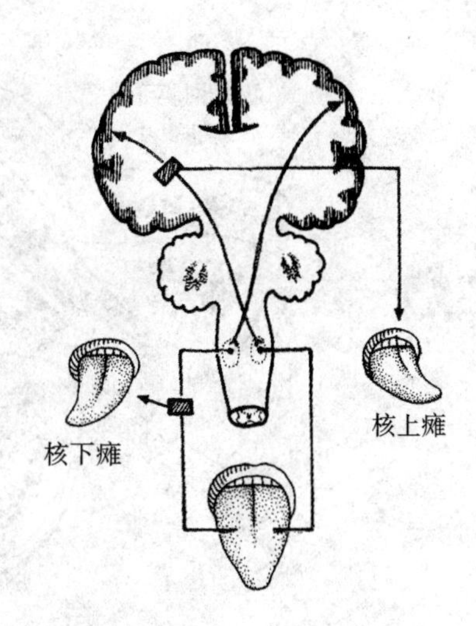

图 8-47 舌肌瘫痪

配躯干肌(图 8-45)。皮质脊髓束中有部分纤维始终不交叉,终止于同侧前角运动神经元,支配躯干肌。

(二) 锥体外系

锥体外系(extrapyramidal system)指锥体系以外影响和控制躯体运动的传导通路。锥体外系和锥体系在运动功能上是相互依赖、不可分割的整体。锥体外系的结构十分复杂,在种系的发生上较古老。锥体外系的主要功能是调节肌张力和肌群运动、维持和调整体态姿势和习惯性动作等。

第六节 脑和脊髓的被膜、血管及脑脊液循环

一、脑和脊髓的被膜

脑和脊髓的表面包有三层被膜,由外向内依次为硬膜、蛛网膜和软膜,对脑和脊髓起保护和支持的作用。

(一) 硬膜

硬膜(dura mater)由厚而坚韧的致密结缔组织构成。包裹脊髓的为硬脊膜,包裹脑表面的是硬脑膜。

1. 硬脊膜(spinal dura mater) 上端附着于枕骨大孔边缘,与硬脑膜相延续;下端达第 2 骶椎平面逐渐变细包裹终丝,其末端附于尾骨。两侧在椎间孔处与脊神经外膜相连。硬脊膜与椎管内面的骨膜之间的窄隙称硬膜外隙(extradural space)(图 8-48),其内呈负压,含有脊神经根、疏松结缔组织、脂肪组织、淋巴管和椎内静脉丛等。临床上进行的硬膜外麻醉,就是将药物注入此隙。

2. 硬脑膜(cerebral dura mater) 有两层结构,由外层的颅内骨膜和内层的硬膜组成。其外层与颅顶骨结合较颅底疏松,故颅顶骨骨折易形成硬膜外血肿,而颅底骨折则

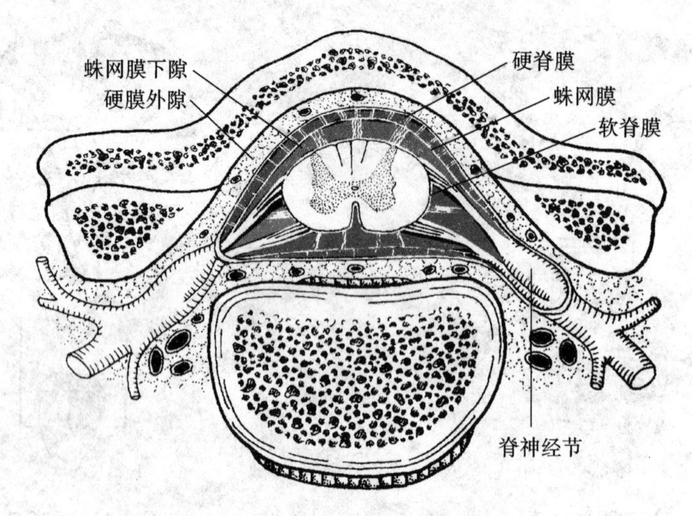

图 8-48 脊髓的被膜及其周围间隙

易撕裂硬脑膜和蛛网膜(两者紧密相贴),造成脑脊液外漏。硬脑膜还深入脑的裂隙中形成某些特殊的结构。

(1) 大脑镰:形似镰刀,以矢状位插入大脑纵裂。

(2) 小脑幕:位于大脑与小脑之间。

(3) 硬脑膜窦(sinus of dura mater):颈内静脉的颅内属支。主要的硬脑膜窦有上矢状窦、下矢状窦、直窦、横窦、乙状窦和海绵窦等(图 8-49)。海绵窦位于蝶鞍,窦内有颈内动脉和展神经通过。窦的外侧壁内还有动眼神经、滑车神经、三叉神经的眼神经和上颌神经通过。硬脑膜窦内的血液流注关系如图 8-50 所示。

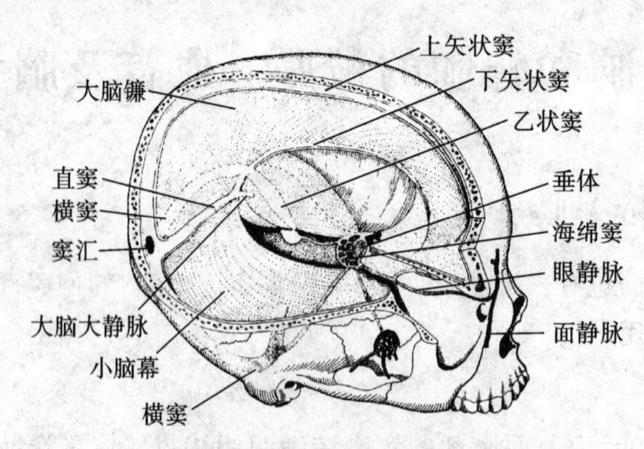

图 8-49 硬脑膜及硬脑膜窦

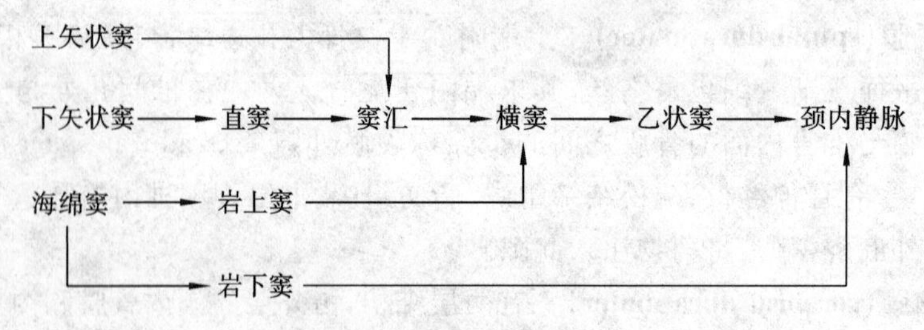

图 8-50 硬脑膜窦内的血液流注关系

（二）蛛网膜

蛛网膜(arachnoid mater)为一层无血管、神经的半透明结缔组织薄膜，与其外面的硬膜相贴。蛛网膜与软膜之间的窄隙，称蛛网膜下隙，隙内充满脑脊液。蛛网膜下隙在某些部位扩大为池，如终池、小脑延髓池等。蛛网膜在上矢状窦内突出形成颗粒状，称蛛网膜粒(图 8-51)。脑脊液通过蛛网膜粒渗入硬脑膜窦内，回流入颈内静脉。

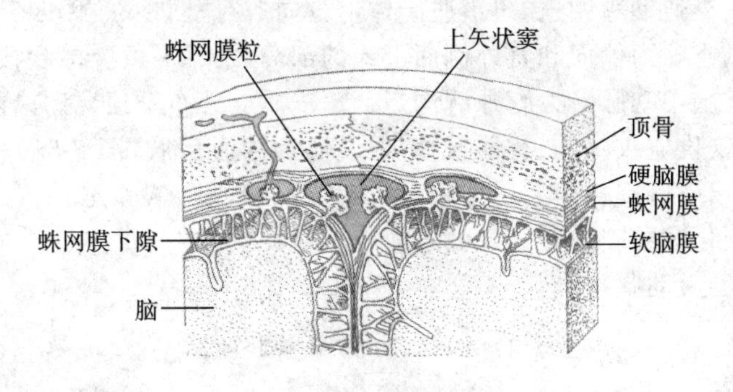

图 8-51　蛛网膜粒

（三）软膜

软膜(pia mater)为一层含有丰富血管的透明结缔组织膜，紧贴脊髓表面的称软脊膜；紧贴脑表面的称软脑膜。软脊膜在脊髓两侧，脊神经前、后根之间形成齿状韧带。齿状韧带、终丝和脊神经根均对脊髓起固定作用。软脑膜在脑室壁的一定部位与毛细血管和室管膜上皮共同突入脑室，构成脉络丛，脉络丛是产生脑脊液的主要结构。

二、脑和脊髓的血管

（一）脑的血管

1. 脑的动脉　营养脑的动脉有颈内动脉和椎动脉(图 8-52)，二者以顶枕裂为界。

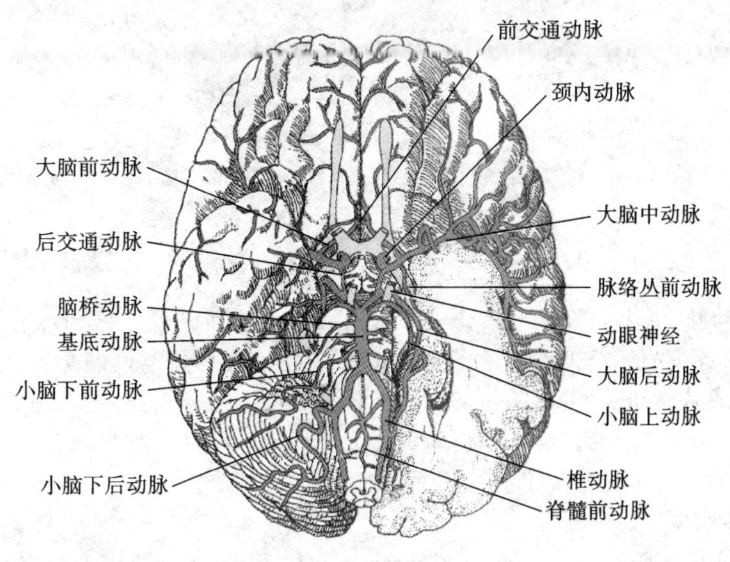

图 8-52　大脑底的动脉

脑的动脉分为皮质支和中央支。皮质支供应大脑、小脑皮质及附近髓质，中央支供应基底核、内囊和间脑等。

（1）颈内动脉：主要供应大脑半球的前2/3和间脑前部。颈内动脉起自颈总动脉，经颈动脉管入颅后，前穿海绵窦至视交叉外侧，发出大脑前动脉、大脑中动脉、脉络丛前动脉、眼动脉和后交通动脉等分支。①大脑前动脉斜经视神经上方入大脑纵裂，与对侧的同名动脉借前交通动脉相连，再沿胼胝体上方向后行(图8-53、图8-54)。皮质支分布于顶枕沟以前的半球内侧面和背外侧面上缘的部分，中央支供应尾状核、豆状核前部和内囊前肢。②大脑中动脉沿大脑外侧沟走行。皮质支分布于顶枕沟以前的半球背外侧面大部分，中央支供应纹状体、背侧丘脑、内囊膝和内囊后肢(图8-55)。大脑中动脉途经前穿质时，发出一些垂直向上的细小分支，称豆纹动脉，营养尾状核、豆状核和内囊，在高血压动脉硬化时易破裂而导致脑出血，出现“三偏”症状。③后交通动脉发自颈内动脉，向后与大脑后动脉吻合。

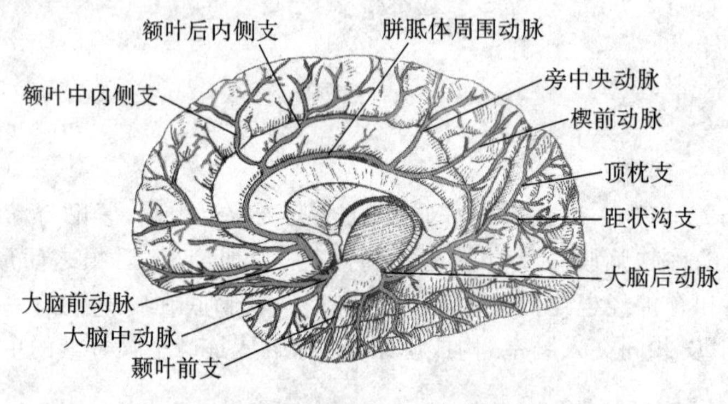

图8-53　大脑半球的动脉(内侧面)

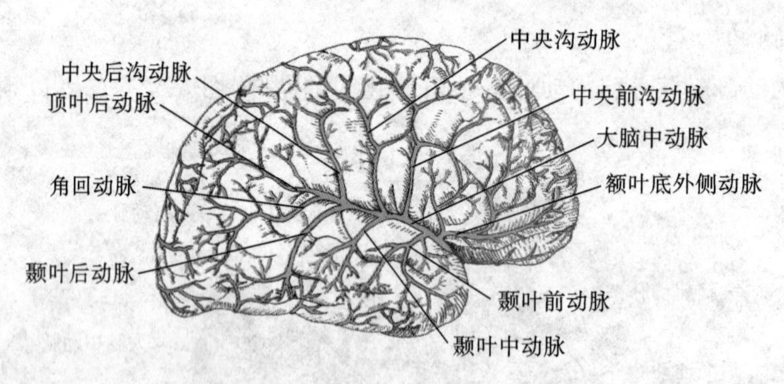

图8-54　大脑半球的动脉(外侧面)

（2）椎动脉：供应大脑半球后1/3、间脑后部、小脑和脑干。椎动脉起自锁骨下动脉，向上依次穿过第6至第1颈椎横突孔和枕骨大孔，在脑桥与延髓交界处腹侧，左、右椎动脉汇合成基底动脉，再沿脑桥基底沟上行至脑桥上缘分出左、右大脑后动脉。基底动脉尚发出分支供应小脑、脑干和迷路等。大脑后动脉绕过大脑脚向后，行向颞叶下面和枕叶内侧面。皮质支分布于颞叶底面、内侧面及枕叶，中央支供应背侧丘脑、下丘脑和内、外侧膝状体等。

（3）大脑动脉环(cerebral arterial circle)：又称Willis环，环绕于视交叉、灰结节和乳头体等周围，由前交通动脉、大脑前动脉、颈内动脉、后交通动脉和大脑后动脉吻合而成(图 8-53)。大脑动脉环将颈内动脉系与椎动脉系及左、右大脑半球的动脉沟通起来。当此环某一部位发生意外(如血管瘤或阻塞)时,机体可在一定程度上通过大脑动脉环使血液重新分配和代偿。

2. 脑的静脉 脑的静脉(图 8-56)不与动脉伴行,可分为浅、深静脉两组,最后均通过硬脑膜窦(直窦),注入颈内静脉。浅静脉主要有大脑上静脉、大脑中静脉和大脑下静脉。深静脉收集大脑深部的髓质、基底核、间脑和脉络丛的静脉血,经大脑大静脉再注入硬脑膜窦(直窦)。

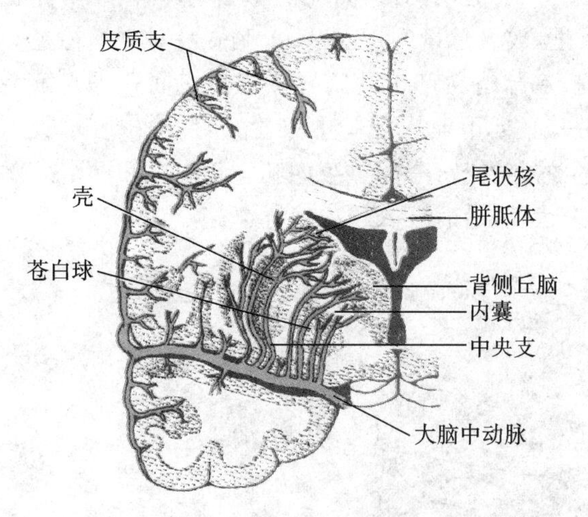

图 8-55 大脑中动脉的皮质支和中央支

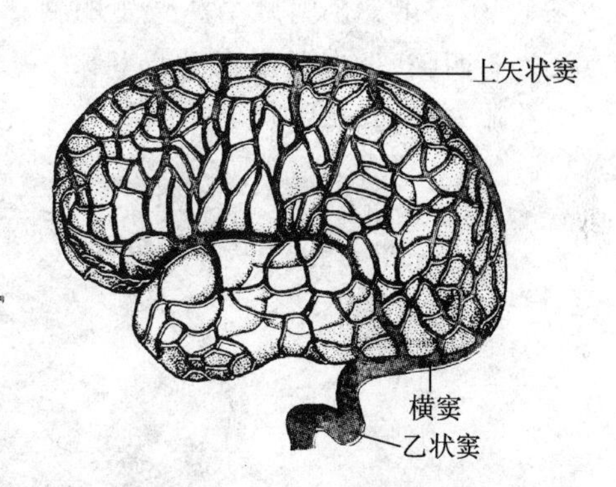

图 8-56 大脑上外侧面的静脉

(二) 脊髓的血管

1. 脊髓的动脉 脊髓的动脉来源于椎动脉和节段性动脉(图 8-57)。椎动脉发出

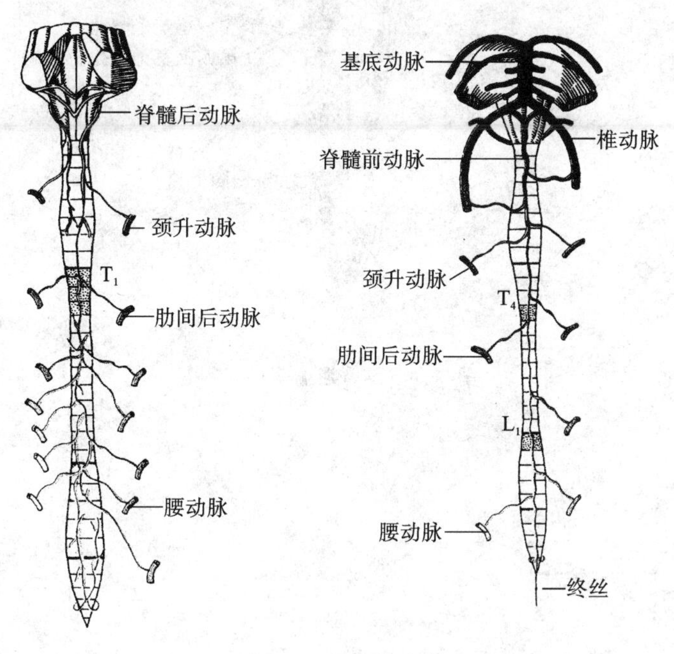

图 8-57 脊髓的动脉

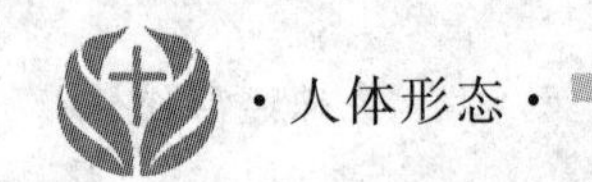

脊髓前动脉和脊髓后动脉，在下行过程中不断有节段性动脉(颈升动脉、肋间后动脉和腰动脉)分支的加入，以保证脊髓的血液供应。

2. 脊髓的静脉 在脊髓的表面形成脊髓前静脉和脊髓后静脉，注入硬脑膜窦内的椎内静脉丛，再经椎外静脉丛入节段静脉。

三、脑脊液及其循环

脑脊液(cerebrospinal fluid)(图 8-58)是无色透明的液体，充满于脑室、蛛网膜下隙和中央管。脑脊液主要由脑室的脉络丛产生，成人总量约 150 mL。脑脊液对中枢神经系统有运输、缓冲、保护等作用。左、右侧脑室脉络丛产生的脑脊液通过室间孔进入第三脑室，与第三脑室脉络丛产生的脑脊液一起，向下流入脊髓中央管，向后经中脑水管流入第四脑室，再汇合第四脑室脉络丛产生的脑脊液，一起经第四脑室正中孔和两个外侧孔流入蛛网膜下隙，经蛛网膜粒渗入上矢状窦，最后汇入颈内静脉。

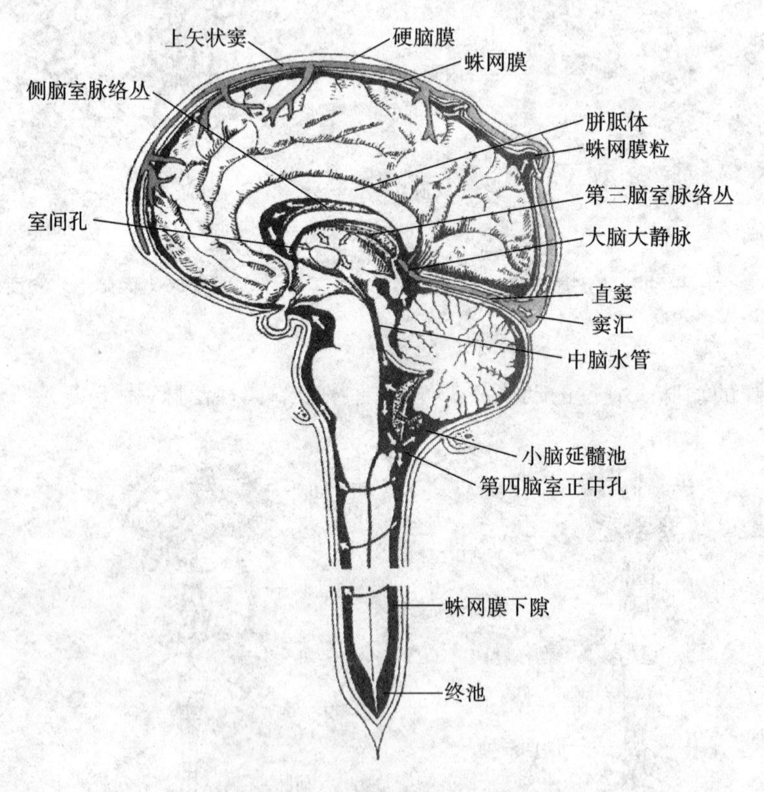

图 8-58 脑脊液循环模式图

神经系统实验指导

一、中枢神经系统

请同学们结合标本及模型指出以下结构。

(1) 指出脊髓表面的6条纵沟和中央管的位置，灰质和白质的分布及分部。

(2) 在脊髓横切面模型上，分辨薄束、楔束、脊髓丘脑束、皮质脊髓前束和皮质脊髓束。

(3) 绘图：脊髓的灰质和白质，前根和后根；脊髓的6条沟、裂，中央管。

(4) 脑：指出端脑、间脑、小脑、脑干(中脑、脑桥、延髓)，中央沟、顶枕沟、距状沟，胼胝体、扣带回、第三脑室、第四脑室。

(5) 脑干：指出第四脑室的位置、形态和连通关系。

(6) 小脑：指出小脑的外形、分部和内部结构。

二、周围神经系统

请同学们结合标本及模型指出以下结构。

(1) 颈丛：指出膈神经的起源和走行。

(2) 臂丛：辨认正中神经、尺神经、桡神经、肌皮神经、腋神经。

(3) 腰丛：辨认闭孔神经、臀上神经、臀下神经、肋间神经、肋下神经。

(4) 骶丛：辨认坐骨神经、股神经、腓总神经、胫神经。

(5) 脑神经：指出动眼神经、视神经、嗅神经、滑车神经、展神经、前庭蜗神经、舌咽神经、副神经的分布，面神经、迷走神经、喉返神经、喉上神经的行程和分布，三叉神经(眼神经、上颌神经、下颌神经)和舌下神经的分布。

三、脑和脊髓被膜、血管及脑脊液循环

请同学们结合标本及模型指出以下结构。

(1) 脊髓：找出硬脊膜、硬膜外隙的位置。

(2) 脑：找出硬脑膜、大脑镰、小脑幕。

(3) 脑血管：指出大脑前动脉和大脑中动脉的分布，基底动脉分出的大脑后动脉的分布，大脑动脉环的位置和组成，以及大脑中动脉中央支的分布。

(4) 硬脑膜：辨认第三脑室、第四脑室、中脑水管、上矢状窦、横窦、乙状窦、海绵窦、蛛网膜粒的位置。

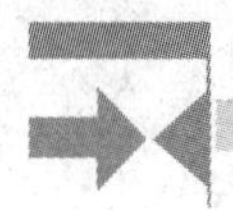

第九章　内分泌系统

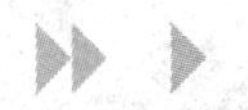

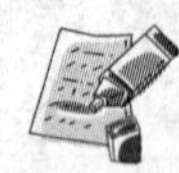

学习要点

思政元素

本章课件

1. 内分泌系统的组成与结构特点。
2. 甲状腺、甲状旁腺、肾上腺和垂体的形态、位置。

第一节　概　　述

内分泌系统(endocrine system)由全身各部的内分泌器官(又称内分泌腺)、内分泌组织和内分泌细胞构成(图 9-1)。内分泌器官主要包括垂体、甲状腺、甲状旁腺、肾上腺等。内分泌器官具有分泌功能,在神经调节下,组成了人体完整的内分泌调节网络。

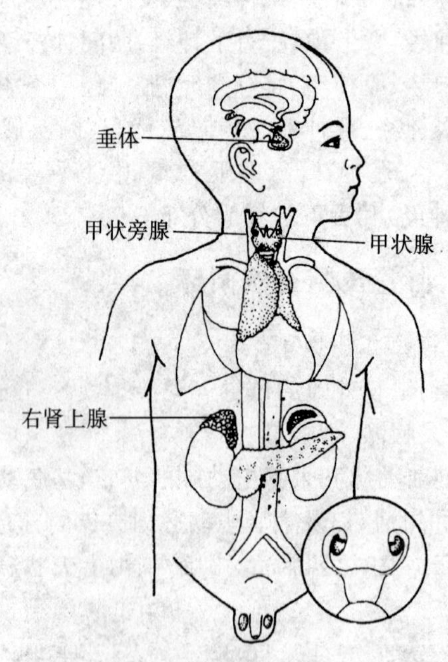

图 9-1　人体内分泌腺概况

内分泌腺的分泌物称激素(hormone),激素直接进入内分泌细胞周围的毛细血管或毛细淋巴管后入血,作用于其他部位的器官、组织或细胞。这种能接受某种激素刺激而产生特定效应的器官、组织和细胞,称为该激素的靶器官、靶组织和靶细胞。

内分泌系统与神经系统关系密切。内分泌系统受神经系统的控制和调节，神经系统通过内分泌器官作用，间接地调节人体各器官的功能，称为神经体液调节。内分泌系统分泌的激素直接对机体的新陈代谢、生长发育和生殖等进行调节，称为体液调节。

第二节　甲状腺与甲状旁腺

一、甲状腺

（一）甲状腺的形态与位置

甲状腺(thyroid gland)是人体最大的内分泌腺，重约 25 g，血供丰富，质地柔软，呈红棕色。甲状腺呈“H”形，分为左、右两个侧叶，侧叶呈锥体形，贴于喉和气管上部的两侧，连接两侧叶的中间部称甲状腺峡。约有 2/3 的人的甲状腺峡上缘向上延伸形成一个锥状叶。甲状腺位于喉下部、气管上部的颈两侧和前面。借颈筋膜固定于喉软骨和气管上段的侧面。甲状腺可随吞咽动作而上、下移动(图 9-2)。甲状腺峡一般位于第 2～4 气管软骨环的前方，故气管切开时应注意勿伤及此处。

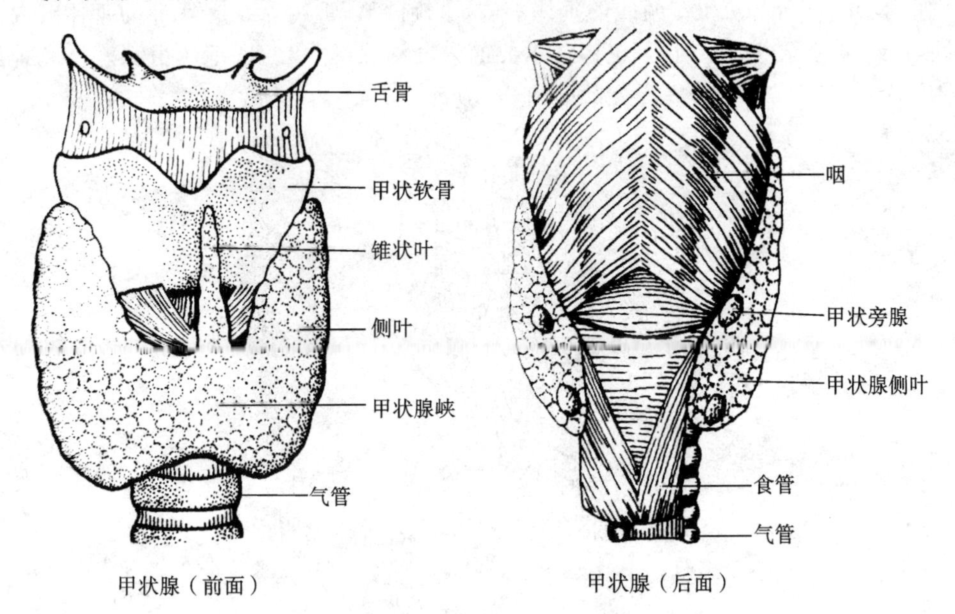

图 9-2　甲状腺的位置与形态

（二）甲状腺的血管

甲状腺的血供很丰富。甲状腺动脉包括甲状腺上动脉和甲状腺下动脉，成对分布。甲状腺上动脉起自颈外动脉起始部，伴喉上神经外支下行，分布于甲状腺上部，结扎甲状腺上动脉时应避免损伤喉上神经。甲状腺下动脉起自甲状颈干，分布于甲状腺下部，进入甲状腺侧叶时与喉返神经关系密切，结扎甲状腺下动脉时应避免损伤喉返神经。甲状腺静脉起自甲状腺表面和气管前面的静脉丛，汇合成甲状腺上、中、下静脉，甲状腺上、中静脉汇入颈内静脉，甲状腺下静脉汇入头臂静脉。

二、甲状旁腺的形态和位置

甲状旁腺(parathyroid gland)为卵圆形小体，棕黄色，有上、下两对，每个重 30～50 mg，如黄豆大。甲状旁腺位于甲状腺两侧叶后方，有的进入甲状腺实质内，在做甲状腺手术时，应特别注意(图 9-2)。

第三节　肾上腺与垂体

视频——
肾上腺
解剖实验

视频——
垂体解剖实验

一、肾上腺的形态和位置

肾上腺(adrenal gland)(图 4-2)是附于肾内上方的成对器官，左、右各一，左侧呈半月形，右侧呈三角形，质地柔软，呈黄色，成人平均每个重约 7 g。肾上腺与肾共同被包在肾筋膜和脂肪囊内。

二、垂体的形态和位置

垂体(hypophysis)位于颅底的垂体窝内，呈椭圆形，重约 0.5 g，女性的垂体略大于男性，在妊娠时可达 1 g。它是机体最重要的内分泌腺(图 9-3)。垂体由腺垂体和神经垂体两个部分组成。其组成与分部如图 9-3 所示。

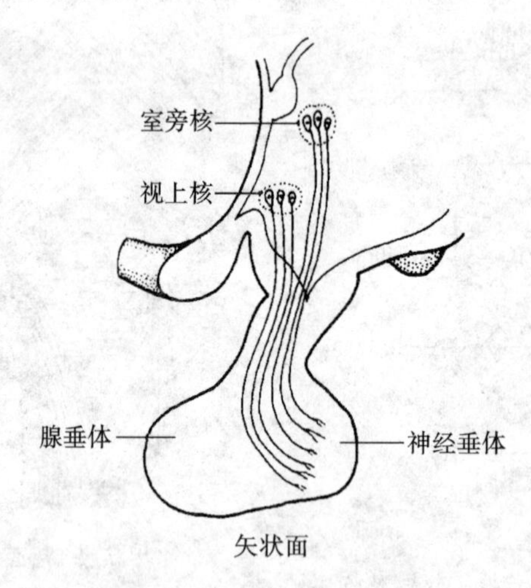

图 9-3　垂体

内分泌系统实验指导

请同学们结合标本及模型指出以下结构。

实验报告

(1) 甲状腺:甲状腺左、右叶和连接左、右叶的甲状腺峡。注意甲状腺峡与气管软骨的位置关系,以及甲状腺峡的上缘有无锥状叶。

(2) 甲状旁腺:甲状腺左、右叶的后缘,指出甲状旁腺,注意其形态和数量。

能力检测

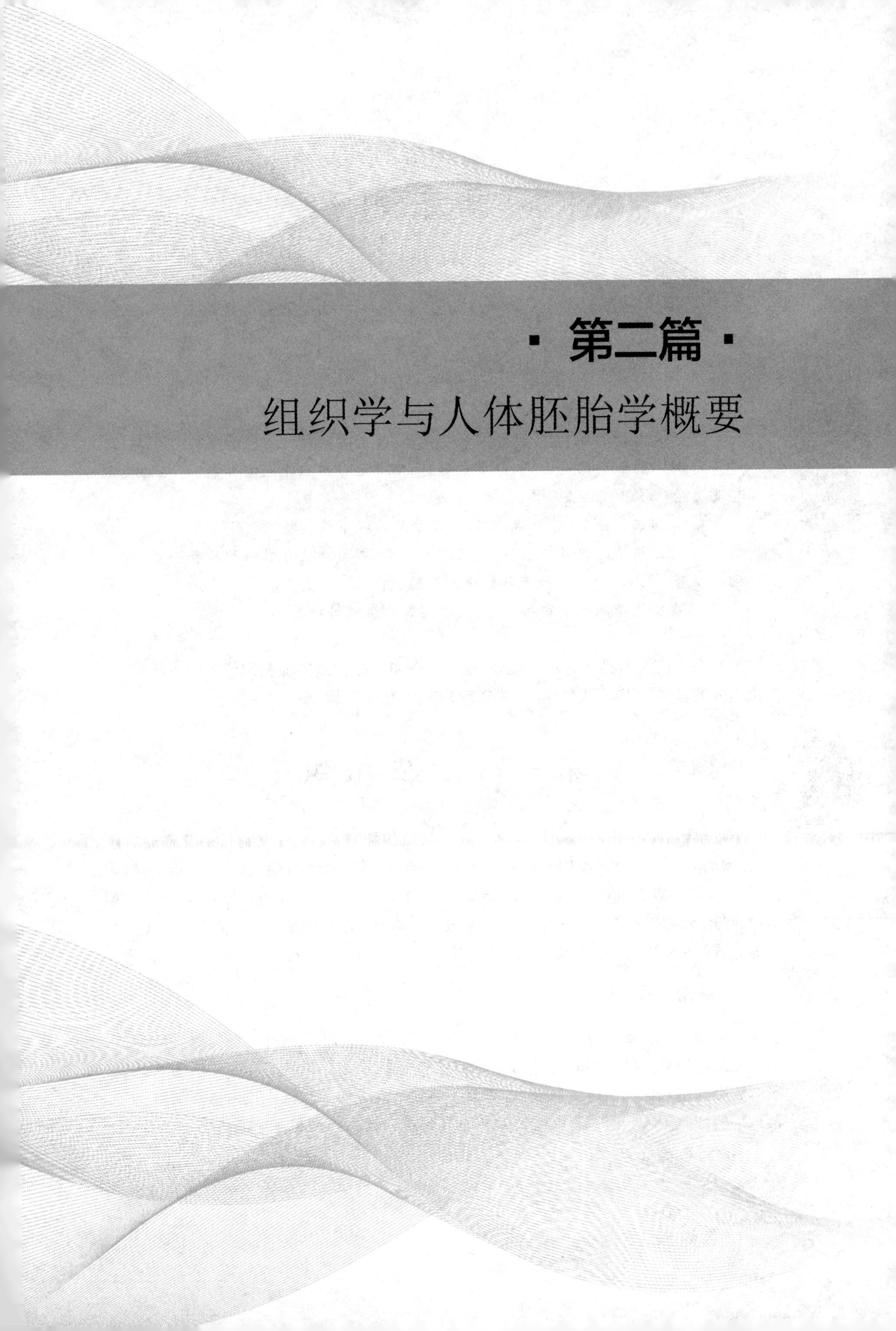

·第二篇·

组织学与人体胚胎学概要

第十章　基本组织

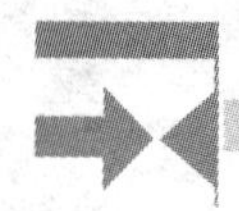

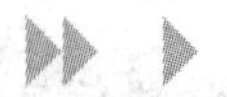

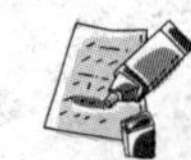

学习要点

思政元素

本章课件

1. 基本组织的组成。

2. 上皮组织的结构特点、分布和功能；被覆上皮的结构特点和分类。

3. 结缔组织的结构特点、分类与功能；疏松结缔组织中主要细胞、纤维的类型及功能；血液的组成、分类及临床意义。

4. 肌组织的分类；骨骼肌、心肌和平滑肌的镜下结构特点。

5. 神经组织的组成与功能；神经元和神经胶质细胞的形态结构和分类；突触的概念；神经纤维与神经末梢的概念与功能。

6. 皮肤的功能及微细结构；皮肤附属器的组成与功能。

组织是构成人体器官的基本成分，是由形态和功能相似的细胞和细胞间质组成的。组成人体的基本组织有四大类，分别为上皮组织、结缔组织、肌组织和神经组织。

视频——上皮组织

第一节　上皮组织

上皮组织(epithelial tissue)简称上皮。其结构特点：①上皮细胞排列紧密而有规则，细胞间质很少。②具有明显的极性，即一端朝向身体表面或有腔器官的腔面，称游离面；另一端与游离面相对，朝向深部的结缔组织，称基底面。基底面附着于基膜，上皮细胞借此膜与结缔组织相连。③上皮组织中一般没有血管，细胞所需的营养依靠结缔组织内的血管透过基膜供给。④上皮组织内有丰富的神经末梢。⑤上皮组织再生能力强。

一、被覆上皮

大部分上皮覆盖于身体表面和衬贴在有腔器官的腔面，称被覆上皮。被覆上皮按照上皮细胞层数和细胞形状可分为单层上皮和复层上皮。单层上皮由一层细胞组成，所有细胞的基底面都附着于基膜，游离面可伸到上皮表面。复层上皮由多层细胞组成，最深层的细胞附着于基膜上。上皮组织具有保护、吸收、分泌和排泄等功能。

(一) 单层上皮

单层上皮可分为单层扁平上皮、单层立方上皮、单层柱状上皮和假复层纤毛柱状上皮。

1. 单层扁平上皮(simple squamous epithelium) 单层扁平上皮又称单层鳞状上皮，很薄，只由一层扁平细胞组成。细胞呈不规则形或多边形，细胞核呈椭圆形，位于细胞中央，细胞边缘呈锯齿状或波浪状，互相嵌合。侧面观，细胞核呈扁形，胞质很薄，只有含核的部分略厚(图 10-1)。其中分布在胸膜、腹膜和心包膜表面的单层扁平上皮称间皮，细胞游离面湿润光滑，便于内脏运动。衬在心、血管和淋巴管腔面的单层扁平上皮称内皮。内皮细胞很薄，大多呈梭形，游离面光滑，有利于血液和淋巴液流动及物质交换。

2. 单层立方上皮(simple cuboidal epithelium) 单层立方上皮由一层立方形细胞组成(图 10-2)。细胞核呈圆形，位于细胞中央。单层立方上皮分布于肾小管、甲状腺滤泡等处，有吸收和分泌的功能。

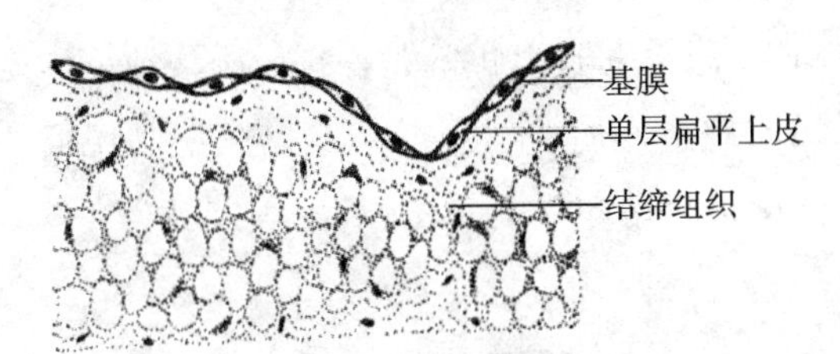

图 10-1 单层扁平上皮模式图(侧面观)

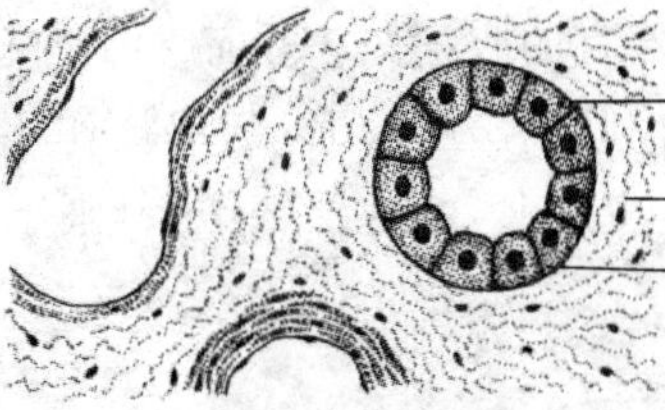

单层立方上皮
结缔组织
基膜

图 10-2 单层立方上皮模式图

3. 单层柱状上皮(simple columnar epithelium) 单层柱状上皮主要由一层棱柱状细胞组成，棱柱状细胞间有许多散在的杯状细胞。侧面观，细胞呈柱状，细胞核呈长圆形，多位于细胞近基底部(图 10-3)。单层柱状上皮主要分布于胃、肠、子宫黏膜等处，以吸收或分泌功能为主，还有保护的功能。

4. 假复层纤毛柱状上皮(pseudostratified ciliated columnar epithelium) 假复层纤毛柱状上皮由柱状细胞、梭形细胞、锥体形细胞、杯状细胞组成(图 10-4)。柱状细胞游离面具有纤毛。细胞的基底面都附在基膜上，但细胞核不在同一水平面上，外观似多层，实际仍为单层上皮。这种上皮主要分布在呼吸道的腔面。

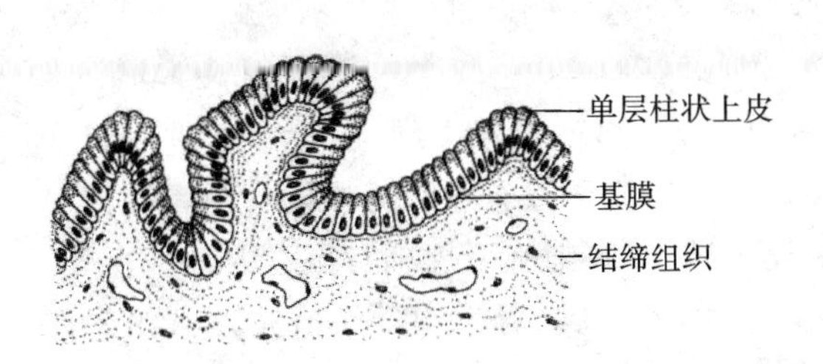

图 10-3 单层柱状上皮模式图

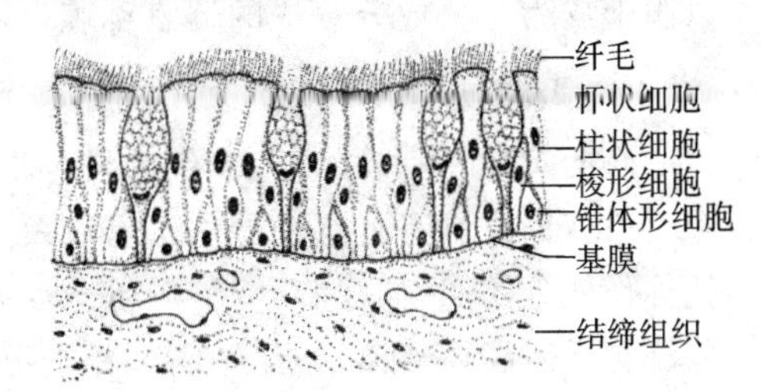

图 10-4 假复层纤毛柱状上皮模式图

（二）复层上皮

1. 复层扁平上皮(stratified squamous epithelium) 复层扁平上皮又称复层鳞状上皮，由多层细胞组成，是最厚的一种上皮(图 10-5)。表层为几层扁平细胞，中间层为多边形细胞和梭形细胞，紧靠基膜的一层细胞为立方形细胞或矮柱状细胞，具有分裂增生能力。复层扁平上皮具有很强的机械性保护作用，分布于口腔、食管和阴道等的腔面和皮肤表面，具有耐摩擦和阻止异物侵入等作用。

2. 变移上皮(transitional epithelium) 变移上皮又称移行上皮，其细胞形状和层

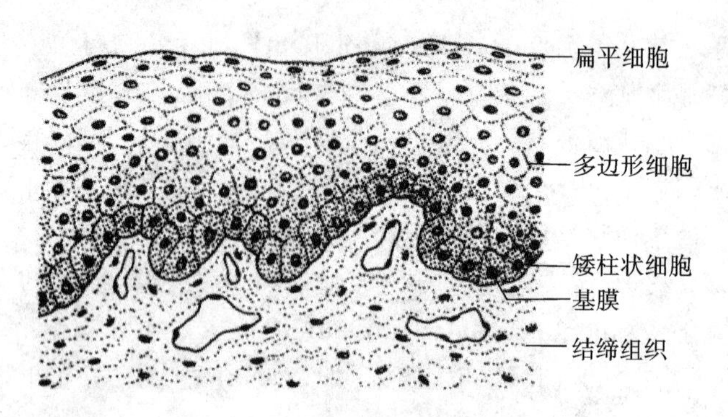

图 10-5 复层扁平上皮模式图

数可随所在器官的收缩与扩张而发生变化(图 10-6)。变移上皮分布在排尿管道(肾盏、肾盂、输尿管和膀胱)的腔面,起保护作用。当膀胱缩小时,上皮变厚,当膀胱充满尿液并扩张时,上皮变薄,细胞层数减少,细胞形状也变扁。

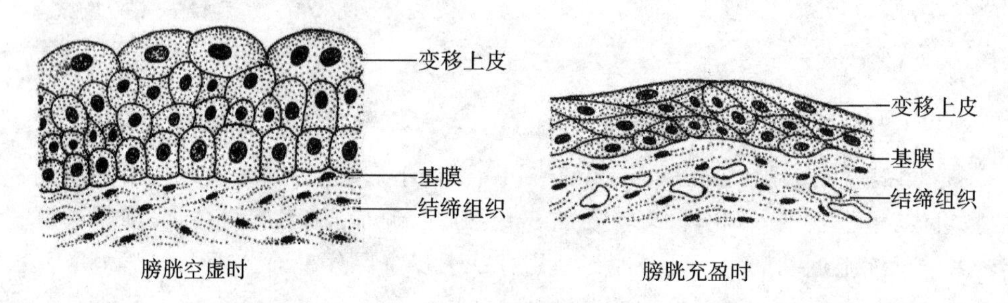

图 10-6 变移上皮模式图

二、腺上皮和腺

有分泌功能的细胞称腺细胞,由腺细胞构成的上皮称腺上皮(glandular epithelium),以腺上皮为主要成分组成的器官称腺(gland)。

(一) 腺的发生及分类

胚胎时期,一些原始上皮细胞增生形成细胞索,细胞索深入结缔组织中,进一步发育、分化,形成具有分泌功能的腺上皮及腺。如果形成的腺有导管通连器官腔面和体表就称作外分泌腺,如汗腺、唾液腺等。如果没有导管,腺细胞群周围有丰富的毛细血管,分泌物则需经体液输送,这种腺称作内分泌腺,如甲状腺、肾上腺等。有关内分泌腺的内容,将在专门章节论述。

(二) 外分泌腺的一般结构

根据组成外分泌腺的细胞数量,外分泌腺分为单细胞腺(如杯状细胞)和多细胞腺。大部分外分泌腺由分泌部与导管两个部分组成。分泌部由一层腺细胞围成,称腺泡,中间有腔,细胞基底面有基膜。导管连接分泌部,由单层上皮或复层上皮组成粗细不等的各级管道。分泌部产生的分泌物,经导管排出。

三、上皮组织的特殊结构

在上皮细胞的各面常形成一些特殊结构,各有其特殊的生理功能。

1. 上皮细胞的游离面

(1) 微绒毛:细胞膜和细胞质形成的指状突起(图 10-7)。具有活跃的吸收功能的上皮细胞有许多较长的微绒毛,且排列整齐,在高倍镜下可见细胞游离面呈纵纹状的纹状缘或刷状缘。微绒毛的存在显著地扩大了细胞的表面积,参与细胞吸收物质的过程。

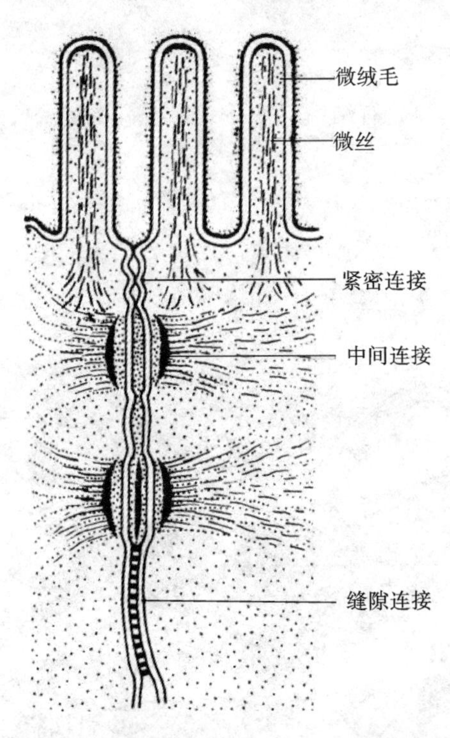

图 10-7 单层柱状上皮细胞间的连接模式图

(2) 纤毛:细胞游离面伸出的能摆动的较长的突起,比微绒毛粗且长,在光镜下能看见。一个细胞可有几百根纤毛。纤毛具有向一定方向节律性摆动的能力。例如呼吸道大部分腔面为有纤毛的上皮,纤毛的定向摆动,可把吸入的灰尘和细菌等排出。

2. 上皮细胞的侧面 为加强上皮细胞间的相互结合,上皮细胞的侧面有紧密连接、中间连接、桥粒、缝隙连接四种细胞连接方式(图 10-7)。

3. 上皮细胞的基底面

(1) 基膜:上皮细胞基底面与深部结缔组织间的薄膜。基膜除有支持和连接作用外,还是半透膜,有利于上皮细胞与深部结缔组织进行物质交换。

(2) 质膜内褶:上皮细胞基底面的细胞膜折向细胞质所形成的许多内褶。质膜内褶的主要作用是扩大细胞基底面的表面积,有利于水和电解质的迅速转运。

第二节 结缔组织

结缔组织(connective tissue)由细胞和大量细胞间质构成,结缔组织的细胞间质包括基质、纤维和不断循环更新的组织液。结缔组织在体内广泛分布,具有连接、支持、营养、保护等多种功能。广义的结缔组织，包括液状的血液、松软的固有结缔组织和较坚固的软骨组织与骨组织，其中以固有结缔组织为多。结缔组织的结构特点：①细胞少、细胞间质（如基质和纤维）多，细胞散居于细胞间质内；②无极性；③富含血管和神经末梢。

一、固有结缔组织

按照结构和功能不同，固有结缔组织分为疏松结缔组织、致密结缔组织、脂肪组织和网状组织。

（一）疏松结缔组织

疏松结缔组织又称蜂窝组织，在体内分布广泛，位于器官之间、组织之间以及细胞之间，具有连接、支持、营养、防御、保护和修复等功能。其特点是细胞种类较多，纤维较少，排列稀疏（图 10-8）。

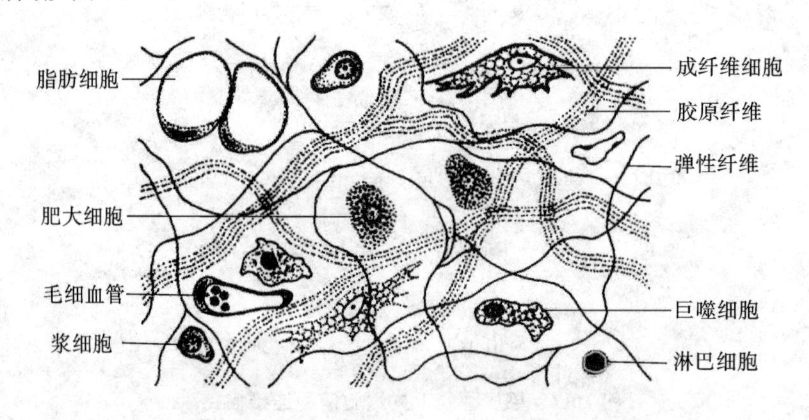

图 10-8　疏松结缔组织铺片模式图

1. 细胞　数量少但种类较多，其中包括成纤维细胞、巨噬细胞、浆细胞、肥大细胞、脂肪细胞等，各类细胞的数量和分布随疏松结缔组织存在的部位和功能状态不同而不同。此外，血液中的白细胞，如中性粒细胞、嗜酸性粒细胞、淋巴细胞等，在炎症反应时也可游走到结缔组织内。

（1）成纤维细胞：疏松结缔组织的主要细胞成分。细胞扁平，有多个突起，呈星状，细胞质较丰富且具有弱嗜碱性。细胞核较大，呈扁卵圆形，染色质疏松且着色浅，核仁明显。成纤维细胞具有合成和分泌纤维和基质的功能，当组织受损时，成纤维细胞分泌基质形成纤维来修复伤口。

（2）巨噬细胞：体内广泛存在的具有强大吞噬功能的细胞。疏松结缔组织内的巨噬细胞又称为组织细胞，常沿纤维散在分布，在炎症和异物等刺激下活化成游走的巨噬细胞。巨噬细胞由血液内单核细胞穿出血管后分化而成。巨噬细胞具有定向运动、吞噬和清除异物及衰老、死亡的细胞的功能，在机体防御和免疫中起重要作用。

（3）浆细胞：细胞呈卵圆形或圆形，细胞核呈圆形，多偏向细胞一侧，染色质粗大，形似车轮。细胞质丰富，嗜碱性，细胞核旁有一浅染区。浆细胞能合成和分泌免疫球蛋白（如抗体），参与和调节人体免疫应答。

（4）肥大细胞：胞体圆形，细胞核小而圆，多位于中央。细胞质内充满异染性颗粒，异染性颗粒易溶于水。肥大细胞分布很广，常沿小血管和小淋巴管分布。肥大细胞与变态反应有密切关系。

(5) 脂肪细胞：球形，体积大，细胞内充满脂滴，脂滴将细胞质和细胞核挤到细胞周缘。在HE染色切片中，脂滴被溶解，细胞呈空泡状。脂肪细胞有合成和储存脂肪、参与脂质代谢的功能。

2. 纤维 有三种类型，包括胶原纤维、弹性纤维和网状纤维。

(1) 胶原纤维：数量最多，HE染色中呈嗜酸性，着粉红色。纤维粗细不等，呈波浪形，并互相交织。胶原纤维的韧性大，抗拉力强。

(2) 弹性纤维：HE染色中着色较浅。弹性纤维较细，直行，分支交织，粗细不等，表面光滑，断端常卷曲。弹性纤维富于弹性而韧性差，与胶原纤维交织在一起，使疏松结缔组织既有弹性又有韧性，有利于器官和组织保持形态位置的相对恒定，又具有一定的可变性。

(3) 网状纤维：较细，分支多，交织成网。HE染色中不易显示，当用银染法染色时，网状纤维呈黑色，故又称嗜银纤维。

3. 基质 基质是一种由生物大分子构成的胶状物质，具有一定的黏性。充满于细胞和纤维之间，构成分子筛，可限制大分子物质(如细菌)的扩散，防止病害蔓延。

4. 组织液(tissue fluid) 组织液是从毛细血管动脉端渗入基质内的液体，经毛细血管静脉端和毛细淋巴管回流入血液或淋巴，组织液的不断更新有利于血液与细胞进行物质交换，成为组织和细胞赖以生存的内环境。当组织液的渗出、回流或机体水、电解质、蛋白质代谢发生障碍时，基质中的组织液含量可增多或减少，导致组织水肿或脱水。

(二) 致密结缔组织

致密结缔组织(dense connective tissue)的特点是细胞和基质成分少而纤维成分多，排列紧密，细胞主要是成纤维细胞。致密结缔组织分为规则致密结缔组织(肌腱和韧带)和不规则致密结缔组织(真皮)。

视频——致密结缔组织、脂肪组织与网状组织

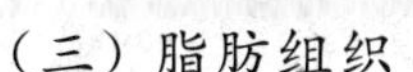

(三) 脂肪组织

脂肪组织(adipose tissue)由大量脂肪细胞聚集而成(图10-9)。疏松结缔组织将成群的脂肪细胞分隔成若干小叶。脂肪组织主要储存脂肪，是机体内最大的“能量库”，同时具有支持、缓冲、保护和保持体温等作用。

(四) 网状组织

网状组织(reticular tissue)主要由网状细胞、网状纤维、基质及少量巨噬细胞构成(图10-10)。网状细胞突起相互连接，网状纤维沿网状细胞分布，共同构成网架，是淋巴组织、淋巴器官及骨髓的结构基础。

二、软骨组织

(一) 软骨组织

软骨组织(cartilage tissue)由软骨细胞和细胞间质构成。软骨细胞的大小、形状和分布有一定的规律。软骨组织周边部分为幼稚软骨细胞，胞体较小，呈扁圆形，常单个

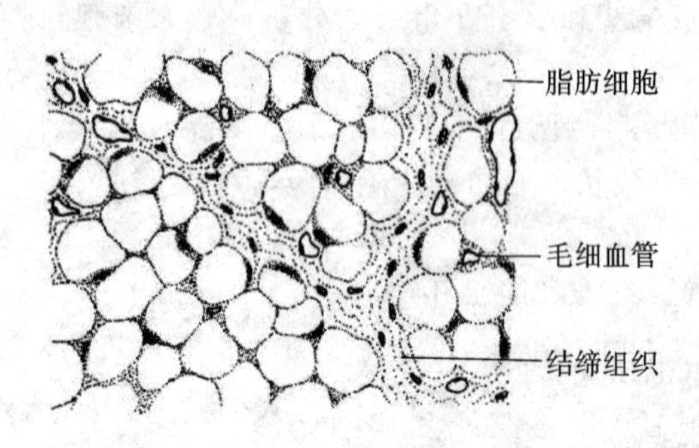

图 10-9　脂肪组织

图 10-10　网状组织

分布。越靠近软骨中央，细胞越成熟，体积越大，变成圆形或椭圆形。细胞间质呈均质状，由凝胶状基质和纤维构成，基质主要成分为蛋白多糖和水分，其中水分占 90%。软骨组织没有血管、淋巴管和神经，但具有良好的可渗透性。软骨细胞所需的营养由软骨膜血管渗出供给。

（二）软骨

软骨是一种器官，由软骨组织及其周围的软骨膜构成。软骨膜含有血管、淋巴管和神经，其血管可为软骨组织提供营养。软骨根据其间质中所含纤维成分的不同，可分为三种，即透明软骨（hyaline cartilage）（图 10-11）、弹性软骨（elastic cartilage）和纤维软骨（fibrous cartilage）。透明软骨主要分布于喉、气管、支气管及肋等处，纤维软骨主要分布于椎间盘、耻骨联合、关节盘等处，弹性软骨主要分布于会厌等处。

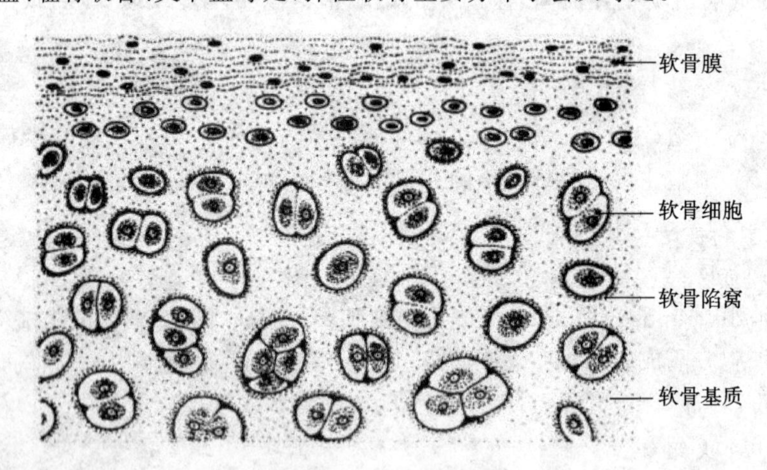

图 10-11　透明软骨

三、骨组织

骨组织（osseous tissue）是一种坚硬的结缔组织，由细胞和钙化的细胞间质（骨基质）组成。骨由骨质、骨膜和骨髓等构成，骨组织是骨的结构主体（图 10-12）。

（一）骨组织的基本结构

1. 细胞　骨组织中的细胞有骨原细胞、成骨细胞、破骨细胞和骨细胞，其中骨细胞最多，位于骨质内。

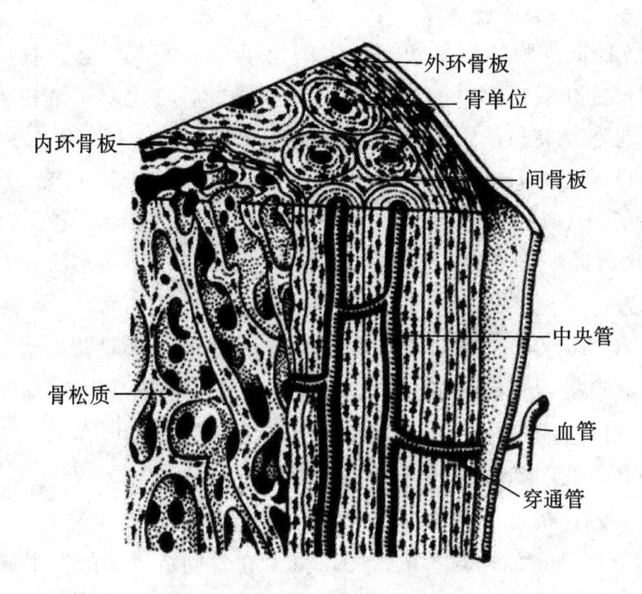

图 10-12 长骨的结构模式图

2. 细胞间质 细胞间质又称骨基质，由有机成分及无机成分组成。有机成分由成骨细胞分泌的大量胶原纤维和少量基质构成，使骨质具有韧性。无机成分主要为骨盐，使骨质坚硬。

（二）骨密质和骨松质的结构特点

骨的细胞间质成层排列，形成骨板，是骨质的基本结构形式。骨质可分为骨密质和骨松质。

1. 骨密质 结构致密，分布于骨的表层。其骨板有三种类型，即环骨板、骨单位和间骨板。环骨板呈环形，构成骨密质的外层（外环骨板）和内层（内环骨板）。骨单位又称哈弗斯系统，位于内、外环骨板之间，由 10～20 层同心圆排列的筒状骨板构成，其中央有一条中央管，管内有血管、神经穿行。间骨板位于骨单位之间，排列不规则，是骨改建过程中，旧的骨单位残留的遗迹。

2. 骨松质 结构疏松，分布于骨的内部。由骨小梁交织而成，骨小梁则由不规则骨板及骨细胞构成。骨小梁之间有很多空隙，其内含有红骨髓、血管和神经。

四、血液

视频——血液的组成概述

血液（blood）又称外周血，是红色液状结缔组织，由血细胞和血浆组成。健康成人的血液约有 5 L，占体重的 7%。

（一）血浆

血浆是淡黄色液体，约占血液体积的 55%，其中约 90%是水，其余为血浆蛋白（包括白蛋白、球蛋白、纤维蛋白原等）及其他可溶性物质。血液从血管流出后，其内的纤维蛋白原转变为纤维蛋白，并参与血液的凝固。血液凝固后所析出的淡黄色澄明液体，称血清。因此，血清中不含纤维蛋白原。

（二）血细胞

血细胞悬浮于血浆中，约占血液体积的 45%，包括红细胞、白细胞和血小板（图

10-13)。正常人各种血细胞的数量和相对比例处于动态平衡状态。临床上将血细胞的形态、数量、比例和血红蛋白含量的测定称为血常规。血常规对了解机体状况和诊断疾病十分重要。血细胞分类和正常值如下:红细胞(RBC),男性为(4.0～5.5)$\times 10^{12}$/L,女性为(3.5～5.0)$\times 10^{12}$/L;血红蛋白(HB),男性为 120～150 g/L,女性为 105～135 g/L;白细胞(WBC)为(4～10)$\times 10^{9}$/L,其中中性粒细胞占 50%～70%,嗜酸性粒细胞占 0.5%～3%,嗜碱性粒细胞占 0～1%,淋巴细胞占 20%～30%,单核细胞占 3%～8%;血小板(Pt)为(100～300)$\times 10^{9}$/L。

1. 红细胞(erythrocyte,red blood cell) 成熟的红细胞呈双凹圆盘状(图 10-14),无核,也无细胞器,细胞质内充满血红蛋白,使红细胞呈红色。成熟红细胞的血红蛋白具有结合与运输 O_2 和 CO_2 的功能,所以红细胞能供给全身细胞所需的 O_2,并带走细胞所产生的大部分 CO_2。红细胞的平均寿命约 120 天。与此同时,每天有大量新生红细胞从骨髓进入血液,这些新生的红细胞称网织红细胞,在血液中大约经过 1 天后完全成熟。在成人,网织红细胞占红细胞总数的 0.5%～1.5%。在骨髓造血功能发生障碍的患者,网织红细胞计数降低。而如果贫血患者的网织红细胞计数增加,说明与治疗有关。

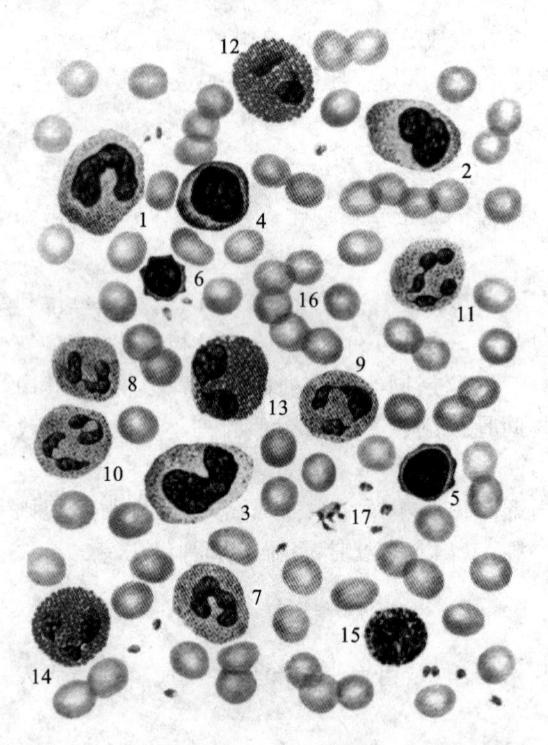

图 10-13 各种血细胞

1～3. 单核细胞 4～6. 淋巴细胞 7～11. 中性粒细胞
12～14. 嗜酸性粒细胞 15. 嗜碱性粒细胞
16. 红细胞 17. 血小板

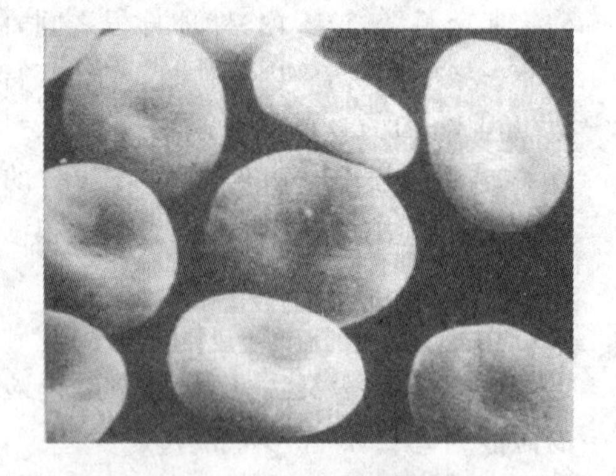

图 10-14 红细胞扫描电镜图

2. 白细胞(leukocyte,white blood cell) 白细胞是有核的球形细胞,一般较红细胞大。白细胞能做变形运动,穿过血管壁,进入周围组织,发挥防御和免疫功能。根据白细胞的细胞质内有无特殊颗粒,可将其分为有粒白细胞和无粒白细胞。前者常简称粒细胞，根据其特殊颗粒的染色性，又可分为中性粒细胞、嗜酸性粒细胞和嗜碱性粒细胞三种；后者则有单核细胞和淋巴细胞两种。

(1) 中性粒细胞(neutrophilic granulocyte，neutrophil)：白细胞中数量最多的一种。细胞核呈腊肠形的称为杆状核；呈分叶状的称为分叶核，分叶核一般分为2～5叶，以2～3叶者居多。核的分叶越多，细胞越衰老。细胞质内有很多细小的淡紫红色的中性颗粒，分布均匀，颗粒内含有吞噬素和溶菌酶等。吞噬素有杀菌作用，溶菌酶能溶解细菌表面的糖蛋白。中性粒细胞在吞噬、处理了大量细菌后，自身也死亡，成为脓细胞。因此，在急性炎症时，中性粒细胞增多。

(2) 嗜酸性粒细胞(eosinophilic granulocyte，eosinophil)：细胞核多分为2叶，细胞质内充满粗大而均匀的鲜红色嗜酸性颗粒。颗粒内含有酸性磷酸酶和组胺酶等。嗜酸性粒细胞能吞噬抗原-抗体复合物，释放组胺酶灭活组胺，从而减轻过敏反应。当患过敏性疾病或感染寄生虫时，血液中嗜酸性粒细胞增多。

(3) 嗜碱性粒细胞(basophilic granulocyte，basophil)：细胞核分叶或呈"S"形或不规则形，着色较浅。细胞质内含有大小不等、分布不均的嗜碱性颗粒，颗粒内含有肝素、组胺、嗜酸性粒细胞趋化因子等。嗜碱性粒细胞与肥大细胞的细胞质成分和功能大体相似。

(4) 淋巴细胞(lymphocyte)：圆形或卵圆形，大小不一。细胞质稍嗜碱性，可被染成天蓝色，细胞核圆形，着色深。

根据发生来源、形态特点和免疫功能的不同，淋巴细胞可分为T细胞、B细胞、K细胞和NK细胞四种类型。T细胞能识别、攻击和杀灭异体细胞；B细胞能转化为浆细胞，产生抗体。K细胞和NK细胞均属大颗粒淋巴细胞，前者借助抗体的介导特异性地结合、杀伤靶细胞，后者不需要抗原激活，也不依赖抗体，可直接杀伤靶细胞。

(5) 单核细胞(monocyte)：血液中体积最大的白细胞，呈圆形或椭圆形，细胞核常呈肾形、马蹄形或扭曲折叠的不规则形，细胞质较多，弱嗜碱性，常被染成灰蓝色。单核细胞在血液中停留12～48 h，然后进入结缔组织或其他组织，分化为巨噬细胞。

3. 血小板(blood platelet) 血小板是由骨髓内巨核细胞的细胞质脱落而成的细胞质碎块，呈双凸扁盘状。在血涂片标本中，血小板多成群分布，外形不规则。血小板在凝血和止血过程中起着重要作用。当血管受损时，血小板受到刺激，聚集黏着在损伤处，与血细胞共同形成凝血块而止血，同时释放血小板内的颗粒物质，进一步促进止血和凝血。

第三节 肌 组 织

肌组织主要由肌细胞构成，肌细胞之间有少量结缔组织、血管、淋巴管和神经。肌细胞细长，呈纤维状，又称肌纤维(muscle fiber)。肌细胞的细胞膜称肌膜(sarcolemma)，细胞质称肌质(sarcoplasm)，肌质内的滑面内质网称肌质网。肌细胞的结构特点是肌质内含有大量肌丝。根据形态和功能的不同，肌组织可分为骨骼肌、平滑肌和心肌。

一、骨骼肌

骨骼肌一般附着在骨骼上，其舒缩活动受意识控制，迅速而有力，但不持久，易疲劳，属随意肌。

（一）骨骼肌纤维的一般结构

骨骼肌纤维呈细长圆柱状，为多核细胞，核多者可达数百个，核呈扁椭圆形（图10-15），位于细胞周边近肌膜处。肌质内有许多与肌纤维长轴平行排列的肌原纤维(myofibril)。肌原纤维呈细丝状，每条肌原纤维上都有许多明暗相间的条纹，明带又称I带，暗带又称A带，相邻肌原纤维的明带和暗带都准确地排列在同一平面上，因此构成了骨骼肌纤维明暗相间的横纹。暗带中央有一条浅染窄带，称H带，H带中央有一条深染的M线。明带中央有一条深染的Z线。相邻两条Z线之间的一段肌原纤维称肌节，一个肌节包括1/2 I带＋A带＋1/2 I带，是肌原纤维结构和功能的基本单位(图10-16)。

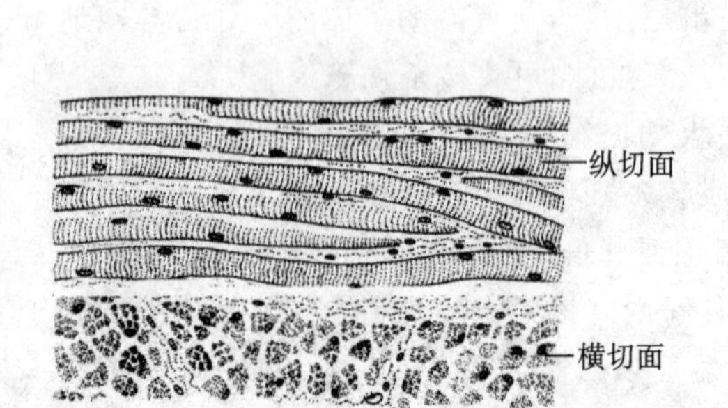

图10-15　骨骼肌纤维的光镜结构

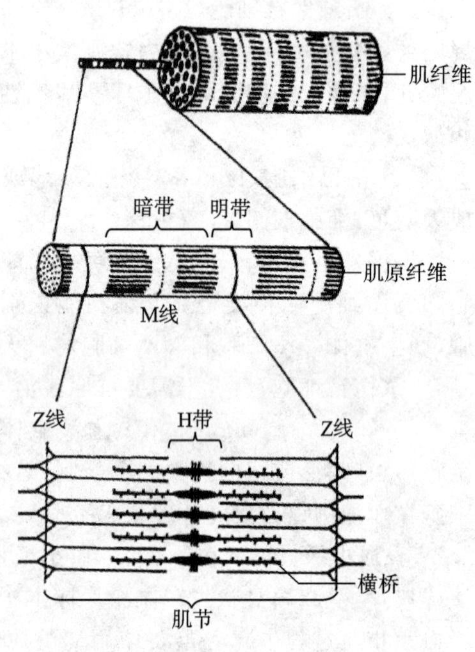

图10-16　骨骼肌纤维逐级放大模式图

（二）骨骼肌纤维的超微结构

1. 肌节(sarcomere)　肌节(图10-17)由粗、细两种肌丝构成。粗肌丝由肌球蛋白构成，位于暗带中央，固定于M线，两端游离，其伸向周围的小突起称横桥。细肌丝主要由肌动蛋白构成，位于Z线的两侧，其一端固定于Z线，另一端伸入暗带内的粗肌丝间，直达H带的外侧。当肌纤维收缩时，细肌丝向M线方向滑动，此时明带变窄，肌节缩短。

2. 横小管(transverse tubule)　横小管是由肌膜向肌质内凹陷形成的小管，又称T小管。横小管位于A带与I带交界处，围绕于每条肌原纤维的周围(图10-17)，是兴奋从肌膜传入肌纤维内的通道。

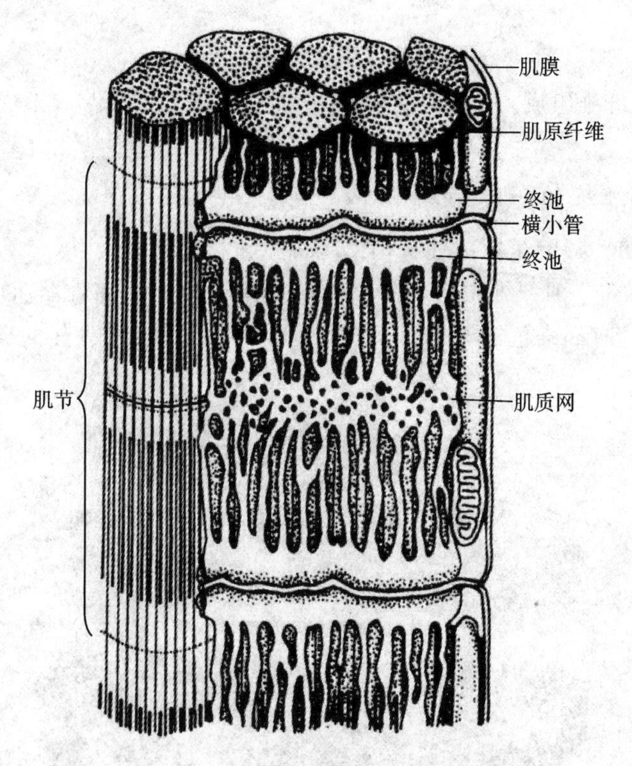

图 10-17 骨骼肌纤维超微结构模式图

3. 肌质网(sarcoplasmic reticulum) 肌质网是肌纤维中特化的滑面内质网,位于横小管之间,其中部纵向包绕每条肌原纤维的称纵小管,两端扩大呈扁囊状,与横小管平行,称终池(图 10-17)。横小管及其两侧的终池合称三联体。肌质网膜上的钙泵和钙通道具有调节肌质中钙离子浓度的功能。

二、平滑肌(smooth muscle)

平滑肌(图 10-18)由平滑肌纤维组成。平滑肌纤维收缩缓慢而持久,有较大的伸展性,不受意识支配,属不随意肌。平滑肌纤维呈长梭形。肌膜薄而不明显,肌质内也含粗、细肌丝,但不显横纹。细胞核呈椭圆形,位于中央。电镜下,肌质网不发达,无横小管,仅肌膜内陷形成小凹。平滑肌主要分布于消化道、呼吸道、血管等壁上,受交感和副交感神经支配。

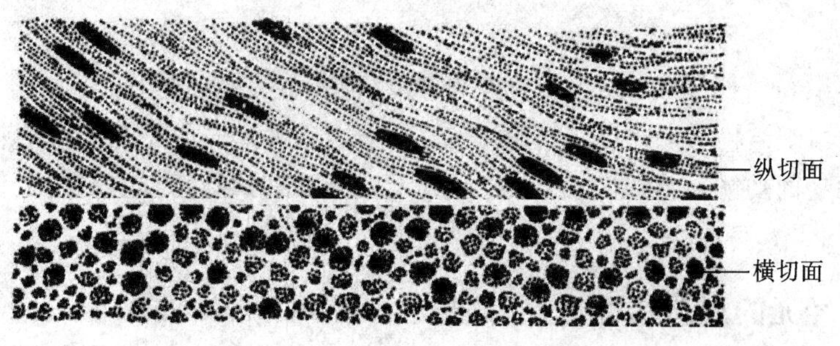

图 10-18 平滑肌光镜结构

三、心肌

心肌由心肌纤维组成。心肌纤维收缩快而有节律，不易疲劳，不受意识支配，属不随意肌。

（一）心肌纤维的一般结构

心肌纤维（图10-19）呈短圆柱状，有分支并互相连接成网。每一条心肌纤维有1～2个椭圆形的核，位于肌纤维中央，心肌纤维也有横纹，但不如骨骼肌明显。在两心肌纤维分支连接处，有一染色较深的横线，称闰盘。心肌纤维之间有少量的结缔组织、血管、淋巴管和神经。

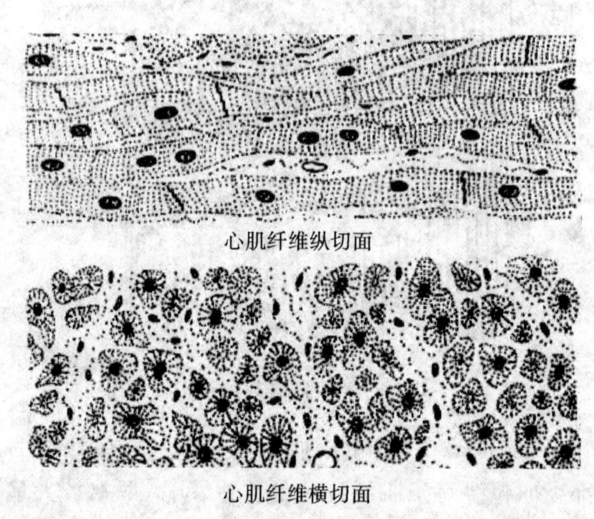
心肌纤维纵切面

心肌纤维横切面

图10-19　心肌纤维

（二）心肌纤维的超微结构

与骨骼肌相似，心肌纤维有排列规则的肌丝，有明带和暗带。心肌主要的不同之处在于肌质网较少，横小管较粗，位于Z线水平。纵小管只有一侧膨大形成终池。闰盘在电镜下由中间连接和缝隙连接组成，有利于肌纤维的同步舒缩。

第四节　神经组织

神经组织（nervous tissue）由神经细胞和神经胶质细胞组成。神经细胞（nerve cell）是神经组织结构和功能的基本单位，又称神经元（neuron），具有感受刺激、整合信息和传导冲动的功能。神经胶质细胞（neuroglial cell）对神经元起着支持、保护、营养和绝缘等作用。

视频——神经元

一、神经元的形态结构

神经元由胞体和突起两个部分组成。胞体又包括细胞膜、细胞质和细胞核，突起分树突和轴突(图 10-20)。

(一) 胞体

神经元大小不一,形态多样,有圆形、锥体形、梭形和星形等。胞体主要位于大脑和小脑的皮质、脑干和脊髓的灰质以及神经节内。

1. 细胞膜 细胞膜为单位膜,具有感受刺激、处理信息、产生和传导神经冲动的功能。

视频——神经元组织切片

2. 细胞核 细胞核大而圆,位于细胞中央,核仁明显。

3. 细胞质 细胞质中除一般细胞器外,还有尼氏体和神经原纤维两种特有的结构。尼氏体(Nissl body)为强嗜碱性的斑状或颗粒状结构,轴丘处无尼氏体。尼氏体有合成蛋白质和神经递质的功能。当神经元受损时,尼氏体减少或消失;当神经元功能恢复时,尼氏体重新出现或增多,因此,尼氏体可作为判断神经元功能状态的标志。神经原纤维(neurofibril)呈细丝状,交错排列成网,并伸入树突和轴突内。神经原纤维对神经元起支持、传递信息和运输等作用。

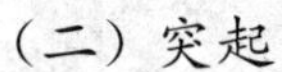
(二) 突起

细胞膜和细胞质向表面伸展形成突起,突起可分为树突和轴突两种。

1. 树突 每个神经元有一至数个树突,树突较粗短,形如树枝,树突内的细胞质结构与胞体相似,在其分支上又有许多短小的突起,称树突棘。树突的功能主要是接受刺激。树突和树突棘极大地扩大了神经元的表面积。

2. 轴突 每个神经元只有一个轴突,细而长,长者可达 1 m 以上。胞体发出轴突的部位常呈圆锥形,称轴丘。轴丘及轴突内无尼氏体。轴突末端分支较多,形成轴突终末。轴突的功能主要是传导神经冲动和释放神经递质。

(三) 神经元的分类

神经元数量庞大,形态和功能各不相同,一般按其形态及功能进行分类。

1. 按神经元突起的数量分类(图 10-21)

(1) 多极神经元:有一个轴突和多个树突,是人体内最多的一种神经元,如脊髓前角的运动神经元。

(2) 双极神经元:有一个树突和一个轴突,如视网膜内的双极神经元。

(3) 假单极神经元:由胞体发出一个突起,在离胞体不远处即分为两支,一支伸向中枢神经系统,称中枢突(相当于轴突),另一支伸向周围组织和器官内的感受器,称周围突(相当于树突)。

2. 按神经元的功能分类

(1) 感觉神经元(传入神经元):多为假单极神经元,分布于脑神经节、脊神经节内。

(2) 中间神经元(联络神经元):主要为多极神经元,介于感觉神经元和运动神经元之间,起联络作用。

(3) 运动神经元(传出神经元):多为多极神经元,主要分布于大脑皮质和脊髓前角。

二、突触

神经元与神经元之间,或神经元与效应细胞(肌细胞、腺细胞)之间传递信息的部位

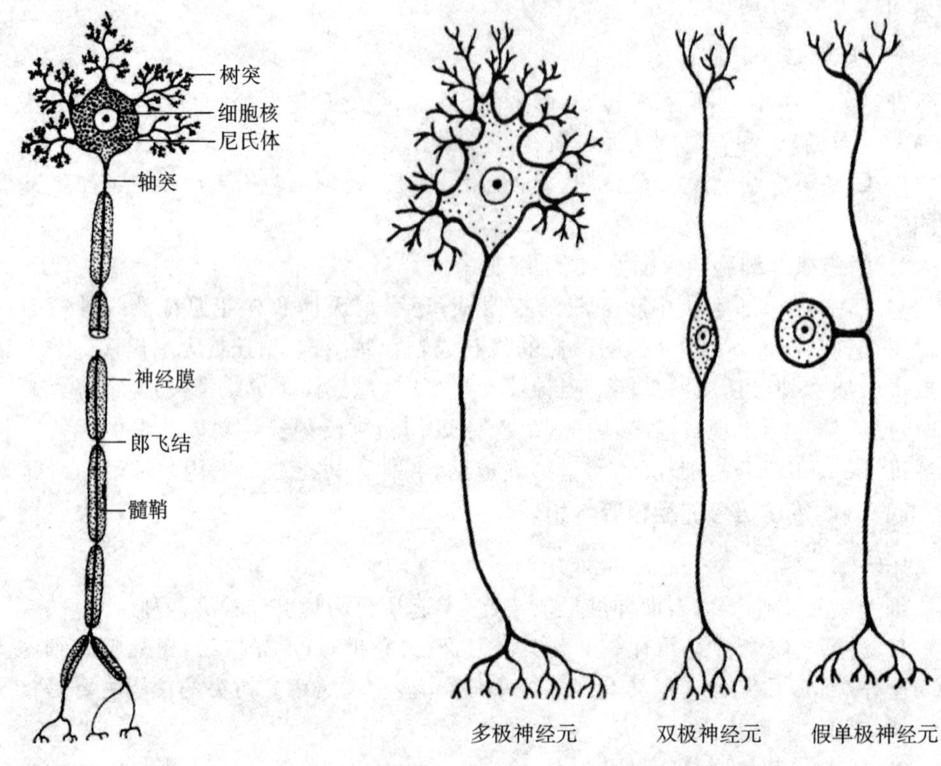

图 10-20　神经元的模式图　　图 10-21　各类神经元的形态结构模式图

称突触(synapse)。突触是一种细胞连接方式,最常见的是一个神经元的轴突终末与另一个神经元的树突、树突棘或胞体连接,分别形成轴-树突触、轴-树突棘突触、轴-体突触。一个神经元上突触数目的多少可因神经元的性质而异,少则数个,多则数万个。

(一) 突触的类型

根据传递信息的方式不同,突触可分为电突触和化学性突触两类。电突触即缝隙连接,以电流作为信息载体。化学性突触以神经递质作为传递信息的媒介,是最常见的一种连接方式。

(二) 化学性突触的结构

电镜下可见,化学性突触由突触前膜、突触间隙和突触后膜三个部分组成(图10-22)。

(1) 突触前膜:轴突终末与另一个神经元相接触处细胞膜特化增厚的部分,其内含有线粒体、微丝、微管和大量突触小泡,突触小泡内含神经递质。神经递质以出胞方式释放到突触间隙内,它能与突触后膜上的相应受体结合。

(2) 突触间隙:突触前膜与突触后膜之间的狭小间隙,突触间隙宽 20～30 nm。

(3) 突触后膜:与突触前膜相对应的神经元胞体或树突细胞膜特化增厚的部分。突触后膜上有特异性受体及离子通道,一种受体只能与一种神经递质结合,因此,不同神经递质对突触后膜所起的作用不同。一个神经元可以通过突触把信息传递给许多其他神经元或效应细胞,一个神经元也可以通过突触接受来自许多其他神经元的信息。

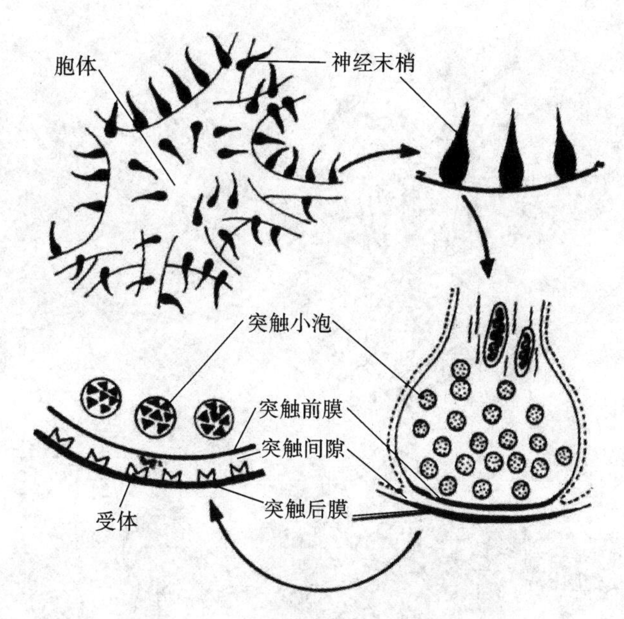

图 10-22 化学性突触超微结构模式图

三、神经胶质细胞

神经胶质细胞广泛存在于中枢神经系统和周围神经系统。分布在中枢神经系统的神经胶质细胞是一种有许多突起的细胞，但无树突和轴突之分。神经胶质细胞具有分裂能力，尤其是在脑或脊髓受伤时能大量增生。按其所在部位，神经胶质细胞可分为中枢神经系统的神经胶质细胞和周围神经系统的神经胶质细胞。

（一）中枢神经系统的神经胶质细胞

中枢神经系统的神经胶质细胞（图10-23）有四种类型，在 HE 染色切片中不易区分。

1. 星形胶质细胞（astrocyte） 胞体呈星形，有许多突起，细胞核为圆形或卵圆形，较大，染色浅。有些较粗的突起贴附于毛细血管壁上，在神经元与血液的物质交换中起桥梁作用。星形胶质细胞能分泌神经营养因子，维持神经元的生存及功能活动。

2. 少突胶质细胞（oligodendrocyte） 胞体较星形胶质细胞小，突起少，细胞核为卵圆形或圆形，是中枢神经系统的髓鞘形成细胞。

3. 小胶质细胞（microglia） 小胶质细胞是最小的神经胶质细胞，主要分布于大脑、小脑和脊髓的灰质内，胞体细长或呈椭圆形。小胶质细胞具有吞噬功能。

4. 室管膜细胞（ependymal cell） 室管膜细胞是衬在脑室和脊髓中央管腔面的一层立方状或柱状的神经胶质细胞，与脑脊液的产生有关。

（二）周围神经系统的神经胶质细胞

神经膜细胞又称施万细胞，是包绕在轴索周围的神经胶质细胞。施万细胞有形成髓鞘的功能，同时能分泌神经营养因子。

四、神经纤维（nerve fiber）

神经纤维由神经元的轴突或感觉神经元的长突起（两者统称轴索）及包绕在其外面

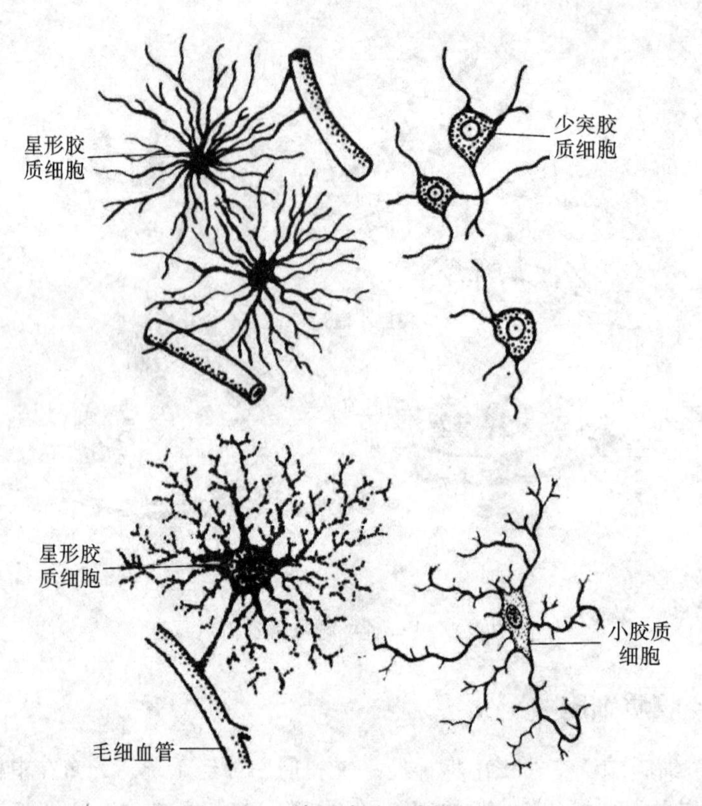

图 10-23　神经胶质细胞模式图

的神经胶质细胞构成。根据神经胶质细胞在轴索外是否形成髓鞘，可将其分为有髓神经纤维和无髓神经纤维两种。

（一）有髓神经纤维

周围神经系统的有髓神经纤维：脑神经和脊神经大多属于有髓神经纤维，是轴索表面包绕的一层由施万细胞构成的髓鞘，髓鞘呈节段性包绕轴索，相邻节段间有一无髓鞘的狭窄处，称神经纤维结，又称郎飞结（图 10-24）。髓鞘具有绝缘作用。有髓神经纤维的神经冲动传导呈跳跃式，即从一个郎飞结跳到另一个郎飞结，故速度快。

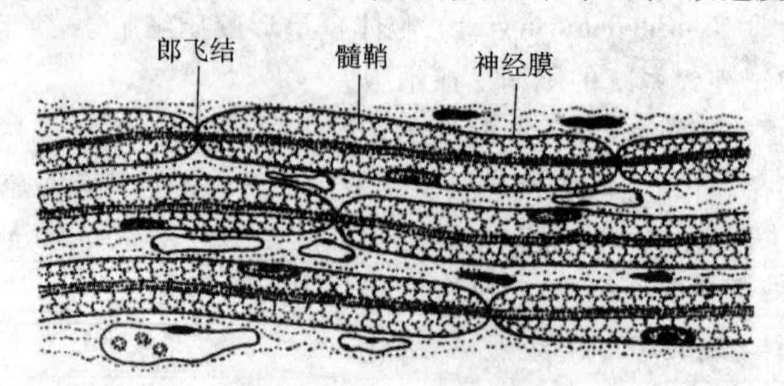

图 10-24　周围神经系统的有髓神经纤维（纵切面）

（二）无髓神经纤维

周围神经系统的无髓神经纤维：无髓鞘，仅由轴突及包在其外的施万细胞构成。一个施万细胞可包绕多条轴突，无郎飞结，其冲动传导呈连续式，故速度慢。内脏神经的节后纤维、嗅神经和部分感觉神经属于此类纤维。

五、神经末梢

神经末梢(nerve ending)是神经纤维的终末部分,在组织和器官内形成末梢装置,按功能可分为感觉神经末梢和运动神经末梢两类。

(一) 感觉神经末梢

感觉神经末梢(sensory nerve ending)又称感受器,是感觉神经元(假单极神经元)周围突的末端,分布在皮肤、肌肉、内脏器官及血管等处。感受器能感受体内、外各种刺激,并将刺激转化为神经冲动,通过感觉神经纤维传至中枢从而产生感觉。感受器按其形态结构,可分为以下两类。

1. 游离神经末梢 由神经纤维的终末反复分支而成(图 10-25)。其裸露的细支广泛分布于上皮组织和结缔组织中,能感受冷、热和疼痛的刺激。

2. 有被囊的神经末梢 形式多样,大小不一,但在神经末梢的外面都有结缔组织被囊包裹。

(1) 触觉小体(图 10-26):分布于皮肤真皮的乳头层,以手指掌侧皮肤内最多,其数量随着年龄增长而递减,能感受触觉。

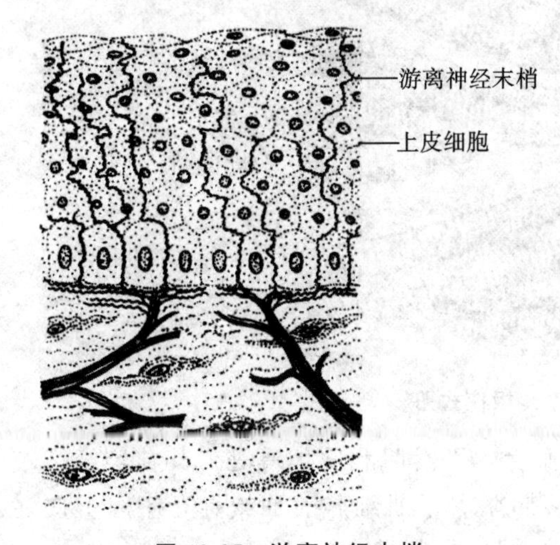

图 10-25 游离神经末梢

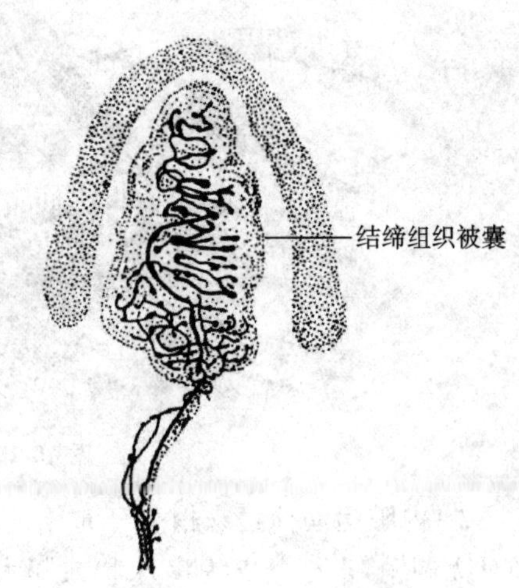

图 10-26 触觉小体

(2) 环层小体(图 10-27):广泛分布于皮肤真皮的网状层、胸膜、腹膜、肠系膜等处,能感受压力和振动。

(3) 肌梭(图 10-28):分布于骨骼肌内的梭形结构。肌梭是一种本体感受器,能感受肌纤维的牵引、伸展及收缩变化,在调节骨骼肌的活动中起重要作用。

(二) 运动神经末梢

运动神经末梢(motor nerve ending)又称效应器,是运动神经元的轴突在肌组织和腺体的终末结构,支配肌肉的活动和调节腺细胞的分泌。按功能和分布可分为两类。

1. 躯体运动神经末梢 分布于骨骼肌的运动纤维,在接近肌纤维处失去髓鞘,裸露的轴索在肌细胞表面形成爪状分支,再形成扣状膨大附着于肌膜上,称运动终板(motor end plate)或称神经肌连接,属于一种突触结构(图 10-29)。

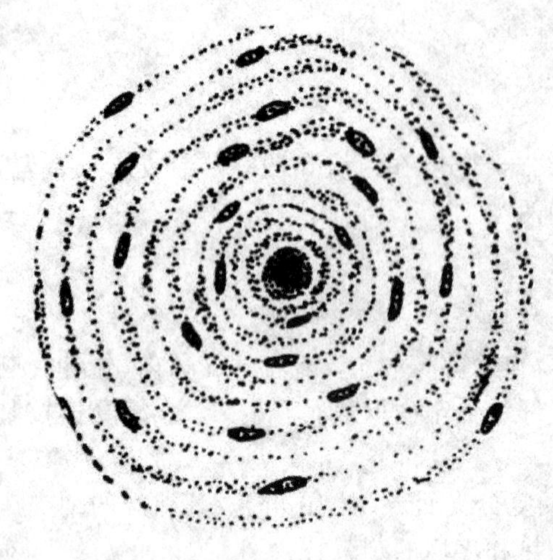

图 10-27　环层小体

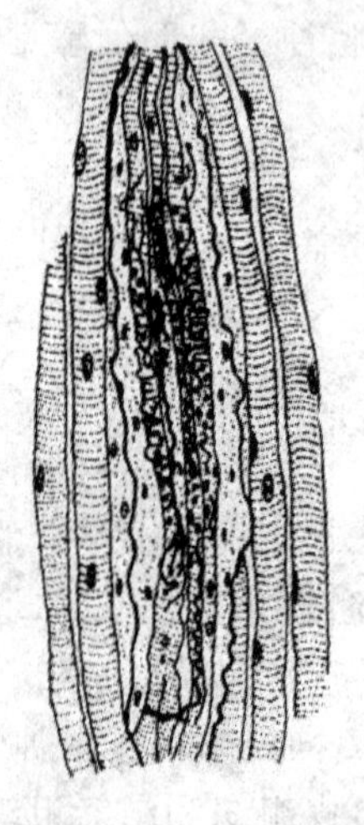

图 10-28　肌梭

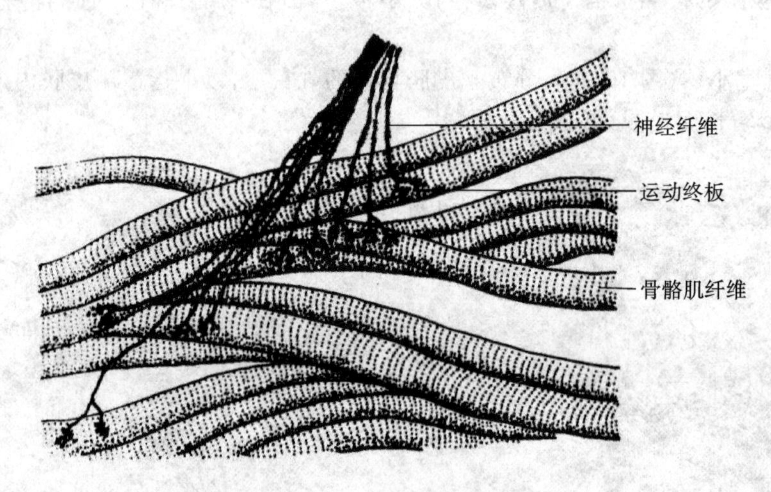

图 10-29　运动终板模式图

2. 内脏运动神经末梢　分布于内脏及血管的平滑肌和腺体等处。其神经纤维较细且无髓鞘，末梢分支为串珠状或膨大的小结，附着于肌细胞表面或穿行于腺上皮之间，与效应细胞建立突触。

附：皮肤

视频——皮肤

皮肤(skin)是人体最大的器官，覆盖于人体表面，借皮下组织与深部的结构相连，具有保护深部组织、感受刺激、调节体温、排泄和吸收等作用。皮肤约占成人体重的16%，成人皮肤平均面积约为1.7 m^2，上有毛发、皮脂腺、汗腺和指甲等。皮肤具有多种功能，内含多种感受器，具有感受疼痛、冷、热、触、压力等的功能。皮肤表面有汗腺的开口，可在排出汗液的同时调节体温和排泄废物，防止体液丢失。防止体外物质(如病原微生物、化学物质等)侵入，是人体免疫系统的第一道防线，对人体具有重要的屏障保护作用。

一、皮肤的微细结构

皮肤分为浅层的表皮和深层的真皮(图10-30)。

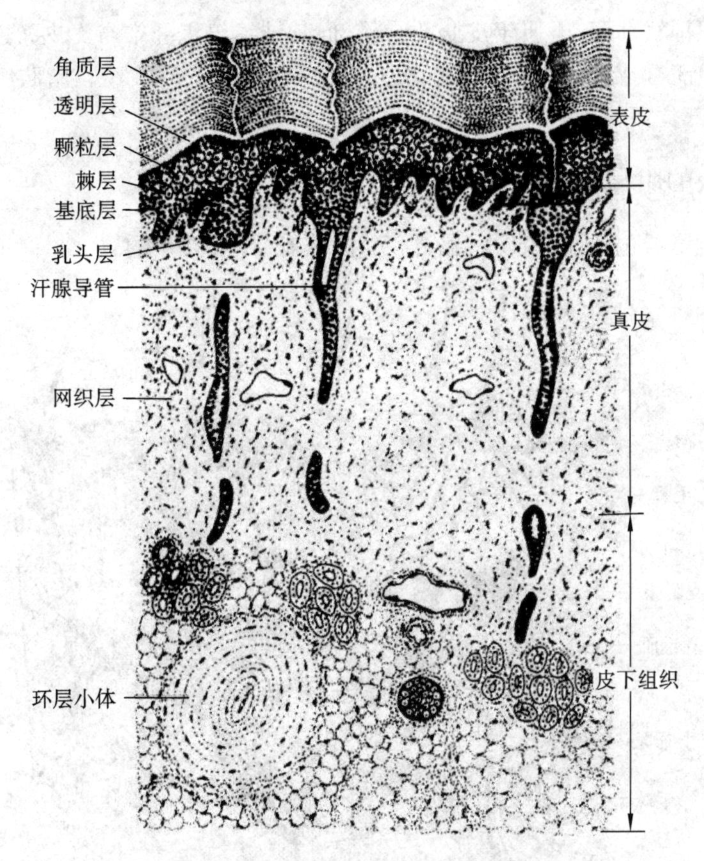

图10-30 手指皮肤的微细结构

(一)表皮

表皮(epidermis)为皮肤浅层,由角化的复层扁平上皮构成。表皮厚薄不等,根据细胞的形态特点和位置,由深至浅依次为基底层、棘层、颗粒层、透明层和角质层五层。

(1)基底层:位于表皮的最深处,附着于基膜上,由一层低柱状细胞组成,细胞较幼稚,具有较强的分裂增殖能力,新生的细胞逐渐向表层推移,分化为其余各层细胞。

(2)棘层:由数层多边形细胞组成,细胞较大,表面伸出许多短小的棘状突起。

(3)颗粒层:由3～5层梭形细胞组成,细胞已开始向角质细胞转化。

(4)透明层:由数层扁平的细胞组成,细胞核和细胞器退化消失,细胞质呈均质透明状。

(5)角质层:由多层扁平的角质细胞构成,细胞已完全角化,具有抗摩擦、阻挡有害物质侵入及防止体内物质丢失等作用。

(二)真皮

真皮(dermis)位于表皮深面,由致密结缔组织构成,富有韧性和弹性。真皮分为与表皮相连的乳头层和在乳头层深部的网织层。真皮内含有许多小血管、淋巴管和多种感受器（如感受触觉的触觉小体、感受疼痛的游离神经末梢、感受压力的环层小体）以及皮脂腺、外泌汗腺等。

皮下组织即浅筋膜，不属于皮肤的结构，但其结缔组织纤维与真皮相连。皮下组织由疏松结缔组织构成，内含脂肪组织、较大的血管、淋巴管和神经。脂肪组织的含量随年龄、性别和部位而异。

视频——
皮肤的附属器

二、皮肤的附属器

皮肤的附属器包括体毛、皮脂腺、汗腺和指（趾）甲（图 10-31）。

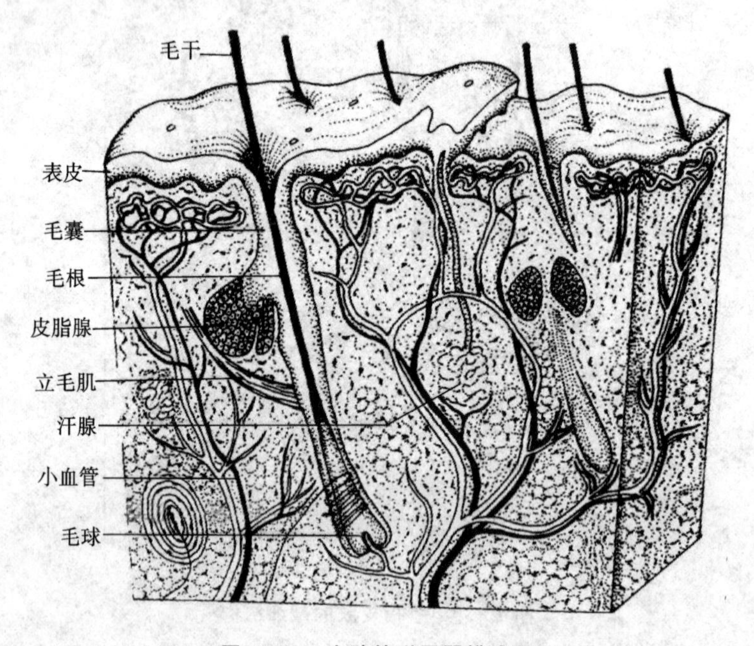

图 10-31　皮肤的附属器模式图

（一）体毛

全身的皮肤，除手掌和足底等处外，都有体毛分布，体毛露在皮肤外面的部分称毛干；埋入皮肤内的部分称毛根，毛根周围包有毛囊。毛囊和毛根下端形成膨大的毛球，毛球是毛和毛囊的生长点。毛球基部有一深凹，结缔组织伸入其内形成毛乳头。毛乳头对体毛的生长有重要作用。毛囊的一侧附有斜行的平滑肌束，称立毛肌，收缩时，可使体毛竖立。

（二）皮脂腺

皮脂腺位于体毛与立毛肌之间，其导管开口于毛囊。皮脂腺的分泌物称皮脂，皮脂有柔润皮肤和保护体毛的作用。

（三）汗腺

全身的皮肤，除乳头和阴茎头等处外，都分布有汗腺。汗腺由分泌部和导管两个部分组成。汗腺的分泌物称汗液。汗液经导管排到皮肤表面，是身体散热的重要方式，对调节体温、湿润皮肤和保持水、电解质平衡等具有重要的影响。

（四）指（趾）甲

指（趾）甲的前部露出于体表，称甲体，甲体下面的皮肤为甲床；后部埋入皮内，称甲根；甲体两侧和甲根浅面的皮肤皱襞称甲襞，甲襞与甲体之间的沟称甲沟，刺伤会造成甲沟炎。

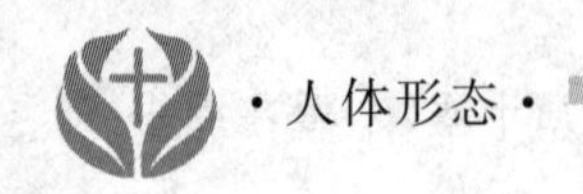

基本组织实验指导

实验报告

视频——显微镜的使用方法

一、上皮组织

请同学们在显微镜下指出以下结构。

（一）复层扁平上皮（人的食管组织，HE染色）

1. 肉眼观察 标本为食管横切面，管腔呈不规则形，靠近腔面呈紫蓝色的部位为复层扁平上皮。

2. 低倍镜观察 在食管横切面上所观察到的是复层扁平上皮的垂直切面。可见复层鳞状上皮和下方的部分组织向管腔形成突起（实为立体结构下的纵形皱襞）。

3. 高倍镜观察 从上皮的基底面向腔面观察各层细胞的形态。①基底层：位于基膜上，是一层矮柱状或立方形细胞。细胞核染色较深，呈卵圆形，细胞质少，细胞界限不清楚。②中间层：位于基底层之上，由数层多边形细胞组成。细胞核较大，呈圆形。③表层：位于上皮的浅面，由数层扁平细胞组成。细胞核小，呈梭形，着色深。

（二）单层柱状上皮（人的小肠纵切面，HE染色）

1. 肉眼观察 标本为长条形，一面较平整，染成红色；另一面凹凸不平，染成紫红色，此面就是要观察的上皮组织所在处。

2. 低倍镜观察 找到许多高低不平的皱襞，表面被覆单层柱状上皮，从上皮垂直切面看，细胞呈柱状，细胞核呈长圆形，多位于细胞近基底部。此种上皮大多有吸收或分泌功能。选择结构清晰的垂直切面，移至视野中央，转高倍镜观察。

3. 高倍镜观察 上皮细胞呈高柱状，排列紧密而整齐。细胞核呈椭圆形，被染成紫蓝色，位于近细胞的基底部；胞质被染成粉红色。上皮的基底面与结缔组织相连。在典型的垂直切面上，可见相邻柱状细胞的细胞核位置高低基本一致，整个上皮的细胞核呈单行排列。在上皮游离面可见一条折光强、均质红线状的纹状缘。在柱状细胞之间可见散在分布的杯状细胞（形态描述参照气管上皮中的描述）。

二、结缔组织

请同学们在显微镜下指出以下结构。

（一）疏松结缔组织撕片

1. 肉眼观察 此种标本用手工方法剪取皮下组织后，用探针撑开于玻片上形成，故组织标本形状不规则。标本的不同部位厚薄不均，故颜色深浅不一。

2. 低倍镜观察 纤维交叉成网，细胞散在于纤维之间。选择铺片着色浅的部位，转高倍镜观察。

3. 高倍镜观察

（1）胶原纤维：数量多，被染成粉红色。纤维粗大，有分支，在自然松弛状态下呈波浪状，但由于制片时用探针撑开，波浪状已不明显。

(2) 弹性纤维:数量少,细而直,也有分支,染色较深,呈紫色,折光性强,断端常卷曲。

(3) 成纤维细胞:细胞大,有多个较尖锐的突起,细胞边缘不清楚。细胞质具有弱嗜碱性,细胞核较大,呈卵圆形,染色浅。

(4) 巨噬细胞:细胞形状不定,呈圆形、卵圆形或不规则形,边界较清楚,部分细胞可见伪足。细胞质嗜酸性,内含大小不等的蓝色台盼蓝颗粒和空泡。细胞核多偏位,较小,染色较深。

(二) 疏松结缔组织切片(人的小肠组织,HE 染色)

1. 肉眼观察 染成紫蓝色的为腔面的黏膜层,另一面染成红色的是肌层,两层之间着色浅的区域即疏松结缔组织。

2. 低倍镜观察 纤维排列疏松,细胞核散在分布,它们之间有较多的空隙,为基质所在。

3. 高倍镜观察 胶原纤维染成红色,粗细、长短不等,断面不同,量多,其间夹有弹性纤维,不易分辨。细胞分散于纤维之间,数量多,成纤维细胞的细胞核较大,呈椭圆形,色紫,其他细胞类型难以区分。

三、肌组织

请同学们在显微镜下指出以下结构。

(一) 平滑肌(人小肠纵切面,HE 染色)

1. 肉眼观察 切片上凹凸不平的一侧为肠腔面,外层染成红色的即为平滑肌部分。

2. 低倍镜观察 先在小肠壁外周找到红色平滑肌层。内层呈细点状,为平滑肌的横切面,外层呈长条形,为平滑肌的纵切面。平滑肌之间结缔组织极少,而在纵、横切面之间结缔组织略多。

3. 高倍镜观察

(1) 纵切面:平滑肌纤维呈细长梭形,肌纤维的末端与相邻肌纤维的中段平行,呈镶嵌排列。细胞核呈长椭圆形或短棒状,可有扭曲,染色浅,位于细胞中央。细胞质呈红色,无肌原纤维。

(2) 横切面:大小不等,互相掺杂,大的中央有细胞核,小的无细胞核,无肌原纤维,肌细胞之间可见少量结缔组织的细胞核。

(二) 心肌(人的心脏切面,HE 染色)

1. 低倍镜观察 纵切面:心肌纤维细长,呈圆柱形,有分支并互相连成网。心肌纤维间有少量结缔组织。横切面:心肌纤维呈大小相似的小圆块。

2. 高倍镜观察 纵切面:心肌纤维上有明带和暗带,但不如骨骼肌明显。在心肌纤维连接处可见与心肌纤维长轴垂直的紫色粗线,即闰盘。心肌纤维细胞核呈椭圆形,位于细胞中央,细胞核两端肌丝少、较透亮。心肌纤维之间有少量结缔组织及丰富的毛细血管。横切面:心肌纤维呈圆形或多边形,大小相似,近细胞核处中轴透亮。心肌纤维膜较清楚,肌丝较粗,有时呈放射状排列。细胞核呈圆形,位于中央,大部分心肌纤维没有切到细胞核。心肌纤维之间含少量结缔组织及丰富的毛细血管。

（三）骨骼肌（人的骨骼肌纵切面，HE染色）

1. 低倍镜观察 骨骼肌纤维呈长圆柱形，相互平行排列聚集成束。由于骨骼肌纤维长，标本中往往不能见到其两端。分辨一条骨骼肌纤维的两侧边界，转高倍镜观察。

2. 高倍镜观察 每条骨骼肌纤维的两边染色较深，为肌膜。肌膜下有许多椭圆形或长圆形的细胞核纵向排列。每条肌原纤维虽不甚明显，但肌原纤维沿骨骼肌纤维长轴排列，相邻肌原纤维的明带、暗带相互重叠，使整条骨骼肌纤维显出着色深浅不同的横纹。暗带为深红色，明带着色浅，其中央有一条细线，为Z线。

四、神经组织

请同学们在显微镜下指出以下结构。

神经元（猫脊髓横切面，HE染色）。

1. 肉眼观察 脊髓中央呈蝴蝶形而染色较深的部分为灰质，周围染色较浅的部分为白质。灰质腹侧一对较圆钝的膨大突起为前角，背侧一对细而长的突起为后角。

2. 低倍镜观察 先找到灰质前角，可见胞体较大的多突起细胞，单个或成群排列，为多极运动神经元，有的未切到细胞核，选结构完整的观察。其余小而多，仅见紫色细胞核的是神经胶质细胞。

3. 高倍镜观察 胞体为多边形。在胞质中可以看到：①细胞核：大而圆，多位于胞体中央，核内异染色质较少，故着色浅，呈空泡状，核仁清晰可见。②尼氏体：充满于胞质内的紫蓝色小块状或颗粒状结构。突起：多为数个，长短不等。胞质中有颗粒状尼氏体的突起为树突，如突起的起始部为圆锥形，且染色浅，无含尼氏体的轴丘，此突起为轴突。

能力检测

第十一章　脉管系统器官组织结构

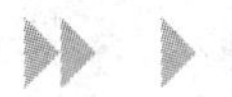

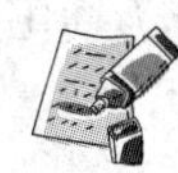

学习要点 ▌…

1. 毛细血管的结构、分类、分布。
2. 动脉的分类和组织结构。
3. 各级静脉的组织结构。
4. 心壁的组织结构。
5. 淋巴结的组织结构。
6. 脾和胸腺的组织结构。

思政元素

本章课件

第一节　血管壁的组织结构

彩图——血管

人体的血管包括动脉、毛细血管和静脉。动脉(artery)是将血液从心运输到全身各部毛细血管中去的血管。动脉从心脏发出,可分为大动脉、中动脉、小动脉和微动脉,其管径逐渐变细,最后移行为毛细血管。毛细血管(capillary)是极为微细的血管,管壁菲薄,其分布范围广,互连成网,是血液与组织之间进行物质交换的场所。静脉(vein)是将毛细血管内的血液运回心脏的血管,其起自毛细血管,管径由小变大,逐渐汇合成小静脉、中静脉和大静脉,最后汇入心房。

一、动脉管壁的组织结构

根据动脉管径的大小,动脉可分为大动脉、中动脉、小动脉、微动脉四级。在形态上,四级动脉之间并无明显的分界,是逐渐移行的。动脉有多级分支,管径由大变小,管壁由厚变薄,管壁均分为内膜、中膜、外膜三层。

(一) 大动脉(large artery)

一般将与心脏相连的主动脉、头臂干、颈总动脉、锁骨下动脉和髂总动脉等称为大动脉。大动脉的管壁中有多层弹性膜和大量弹性纤维,平滑肌则较少,故又称弹性动脉(elastic artery)。大动脉管壁的结构特点如下(图 11-1)。

1. 内膜(tunica intima)　内膜由内皮、内皮下层和内弹性膜构成,内皮即单层扁平上皮,内皮下层较厚,为疏松结缔组织,内皮下层外面为多层弹性膜组成的内弹性膜,该膜平均厚约 1 μm，在脉搏的作用下可向外扩张，而后呈弹性回缩。内膜的内弹性膜与中膜的弹性膜相连，故内膜与中膜的分界不清楚。

2. 中膜（tunica media） 中膜特别厚，有明显的层状结构，即由数层弹性膜构成。弹性膜间有平滑肌细胞、胶原纤维和弹性纤维。弹性膜有 40～70 层，在血管横切面上，因为血管壁收缩，弹性膜呈波浪状。

3. 外膜（adventitia） 外膜较薄，由结缔组织构成，除弹性纤维和胶原纤维外，还有成纤维细胞、巨噬细胞和肥大细胞，没有明显的外弹性膜。外膜逐渐移行为周围的疏松结缔组织，外膜中含有淋巴管和神经束。

彩图——中动脉与中静脉

（二）中动脉（medium-sized artery）

除大动脉外，凡在人体结构中有名称的动脉大多属中动脉。中动脉管壁的平滑肌相当丰富，故又称肌性动脉（muscular artery）。中动脉管壁的结构特点如下（图 11-2）。

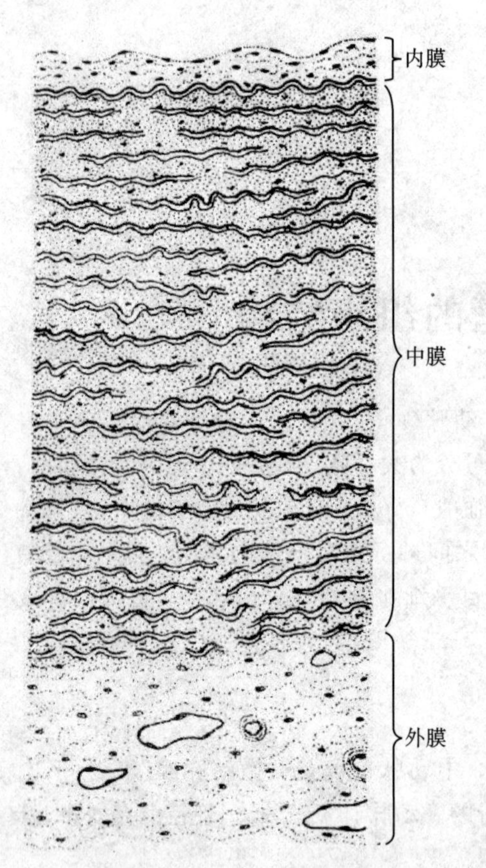

图 11-1 大动脉的微细结构

图 11-2 中动脉的微细结构

1. 内膜 内皮下层较薄，内弹性膜明显。

2. 中膜 中膜较厚，由 10～40 层环形排列的平滑肌细胞组成，肌纤维间有一些弹性纤维、胶原纤维和成纤维细胞。

3. 外膜 外膜厚度较中膜薄，除小血管外，还有许多神经纤维，其伸入中膜层的平滑肌，可调节血管的舒张与收缩。多数中动脉的中膜和外膜交界处有明显的外弹性膜。

（三）小动脉(small artery)

管径在0.3～1 mm间的动脉称小动脉。小动脉包括粗细不等的几级分支，也属于肌性动脉。较大的小动脉的内膜有明显的内弹性膜，中膜有几层平滑肌细胞，外膜厚度与中膜相近，一般没有外弹性膜。

彩图——小动脉与小静脉

（四）微动脉(arteriole)

管径在0.3 mm以下的动脉称微动脉。微动脉内膜无内弹性膜，中膜由1～2层平滑肌细胞组成，外膜较薄。

二、静脉管壁的组织结构

静脉管径由小变大，管壁由薄变厚，也有内膜、中膜、外膜三层膜，但三层膜分界不明显。与伴行动脉相比，静脉管壁薄，管腔大而不规则。管径2 mm以上的静脉管壁常有瓣膜，其内膜凸入管腔折叠形成彼此相对的两个半月形瓣膜，称静脉瓣。其游离缘朝向血流方向，瓣膜中心为含弹性纤维的结缔组织，表面覆以内皮，其作用是防止血液逆流。

（一）微静脉(venule)

微静脉的管腔不规则，管径50～200 μm，内皮外的平滑肌或有或无，无完整的平滑肌层，外膜薄。

（二）小静脉(small vein)

小静脉的管径达200 μm以上，内皮外有一层较完整的平滑肌细胞。较大的小静脉中膜有一至数层平滑肌细胞。外膜也渐渐变厚。

（三）中静脉(medium-sized vein)

除大静脉外，凡在人体结构中有名称的静脉都属中静脉。中静脉管径为2～9 mm，内膜薄，内弹性膜不发达或不明显。中膜比与其伴行的中动脉薄得多，环形平滑肌分布稀疏。外膜比中膜厚，由结缔组织组成(图11-3)。

（四）大静脉(large vein)

大静脉的管径在10 mm以上，上、下腔静脉，头臂静脉和颈内静脉等都属于此类静脉。内膜较薄，中膜很不发达，为几层排列疏松的环形平滑肌，有时甚至没有平滑肌。外膜则较厚，结缔组织内常有较多的纵行平滑肌束。

三、毛细血管

毛细血管是连接微动脉和微静脉的微细管道，是管径最细、管壁最薄、结构最简单、通透性最强、数量最多、分布最广的血管。它们的分支互相吻合成网。各器官和组织内毛细血管网的疏密程度差别很大，代谢旺盛的组织和器官，如骨骼肌、心肌、肺、肾和腺体，毛细血管网很密；代谢较慢的组织，如骨、肌腱和韧带等，毛细血管网较稀疏。

（一）毛细血管的结构

毛细血管管壁主要由一层内皮细胞和基膜组成(图11-4)。毛细血管管径一般为6～8 μm，只允许1～2个红细胞通过。内皮细胞基膜外有少许结缔组织。

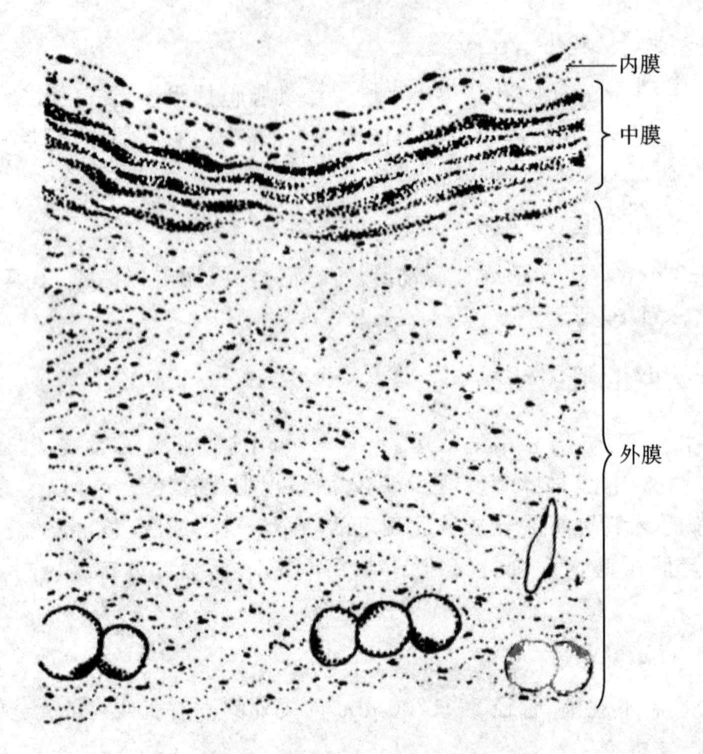

图 11-3　中静脉的微细结构

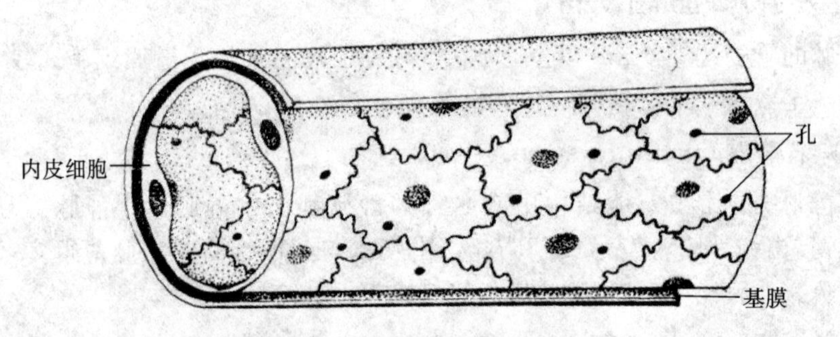

图 11-4　毛细血管结构模式图

（二）毛细血管的分类

在光镜下观察，各种组织和器官中的毛细血管结构均相似。在电镜下，根据内皮细胞等的结构特点，毛细血管可分为以下三类。

1. 连续毛细血管(continuous capillary)　在三类中最常见，其特点为内皮细胞薄，并相互延续，相邻内皮细胞之间有紧密连接、缝隙连接或桥粒。基膜完整，细胞质中有许多吞饮小泡。连续毛细血管分布于结缔组织、肌组织、肺和中枢神经系统等处。

2. 有孔毛细血管(fenestrated capillary)　其特点是内皮细胞不含核的部分较薄，且有许多贯穿细胞的内皮孔，许多器官的毛细血管孔有隔膜封闭，内皮细胞基底面有连续的基膜。此类血管主要存在于胃肠黏膜、某些内分泌腺和肾血管球等处。

3. 血窦(sinusoid)　血窦又称窦状毛细血管(sinusoidal vessel)，管腔大，管壁薄，形状不规则，血窦内皮细胞有孔，相邻内皮细胞之间有较宽的间隙，有的血窦有连续的基膜,有的基膜不连续或缺乏。此类毛细血管主要分布于大分子物质代谢旺盛的器官,如肝、脾、红骨髓和一些内分泌腺。

第二节　心壁的组织结构

心脏是肌性空腔器官。其壁由心内膜、心肌层和心外膜(即浆膜心包的脏层)构成(图 11-5),其中心肌层构成心壁的主要部分。

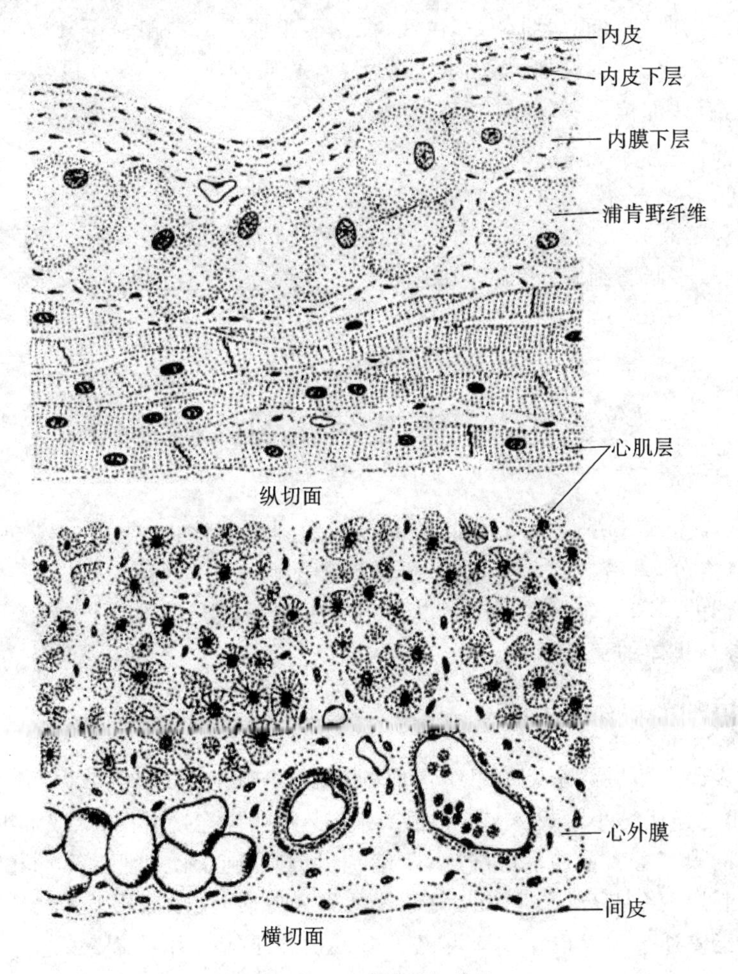

图 11-5　心壁的微细结构

一、心内膜

心内膜是被覆于心腔内面的一层滑润的膜。

1. 内皮　内皮薄而平整,为心腔表面的单层扁平上皮。

2. 内皮下层　内皮下层为一薄层较细密的结缔组织,染色较淡,胶原纤维和弹性纤维细而均匀,有时还可见散在的平滑肌纤维。

3. 内膜下层 内膜下层在内皮下层下方，由疏松结缔组织组成，内有毛细血管和束细胞（蒲肯野纤维）。束细胞比一般心肌纤维粗大，细胞中央有1～2个核，肌质较多、染色较淡，肌丝较少，多分布于细胞的周边部。细胞连接处闰盘较发达（若制片时未切到蒲肯野纤维，则切片上看不见）。

二、心肌层

心肌层构成心壁的主体，此层最厚，由心肌纤维和心肌间质组成。心肌包括心房肌和心室肌两个部分。心房肌和心室肌附着于心纤维支架上，被其分开而不延续，故心房和心室可不同时收缩。心房肌较薄，由浅、深两层组成。心室肌较厚，以左心室为甚，可分为浅、中、深三层。在心肌纵切面上可见闰盘，心肌纤维之间有少量结缔组织和丰富的毛细血管，有些部位还有较多的脂肪细胞。

三、心外膜

心外膜包裹在心肌表面，其表面覆盖一层间皮（扁平细胞）。间皮深面是薄层的结缔组织，内含较多脂肪细胞、小血管和神经束。在大血管与心相连处，结缔组织与血管外膜相连。

第三节 淋巴结的组织结构

淋巴结（lymph node）是灰红色的扁圆形或椭圆形小体，大小不一，常成群聚集，也有浅群、深群之分，多沿血管分布，位于身体屈侧活动较多的部位。胸、腹、盆腔的淋巴结多位于脏器的门和大血管的周围。淋巴结的主要功能是滤过淋巴液，产生淋巴细胞和浆细胞，参与机体的免疫反应。

一、淋巴结的微细结构

淋巴结表面有薄层致密结缔组织构成的被膜，被膜和门部的结缔组织伸入淋巴结实质，形成相互连接的小梁，小梁在淋巴结内分支并互相连接成网，构成淋巴结的支架。支架的网眼内填充着大量的淋巴细胞、浆细胞、巨噬细胞、肥大细胞等。淋巴结的实质分为皮质和髓质两个部分（图11-6），位于浅层的为皮质，位于深层的为髓质。皮质和髓质内都有淋巴窦通过。淋巴从输入淋巴管进入被膜下窦和小梁周窦，部分渗入皮质淋巴组织，然后渗入髓窦，而部分经小梁周窦直接注入髓窦，再汇入输出淋巴管。

（一）皮质（cortex）

皮质位于被膜下方，由以下三个部分构成。

1. 浅层皮质 主要为B细胞，其包含淋巴小结和弥散淋巴组织。淋巴小结位于皮质浅层，未经抗原刺激时体积较小，称初级淋巴小结，受到抗原刺激后即增大并产生生发中心，称次级淋巴小结。生发中心指次级淋巴小结中央着色较浅的区域，是B细胞受抗原刺激后，转化形成的较幼稚的大、中淋巴细胞，生发中心的一部分B细胞可向浆细胞转化，并逐渐移向髓质；弥散淋巴组织位于淋巴小结之间。

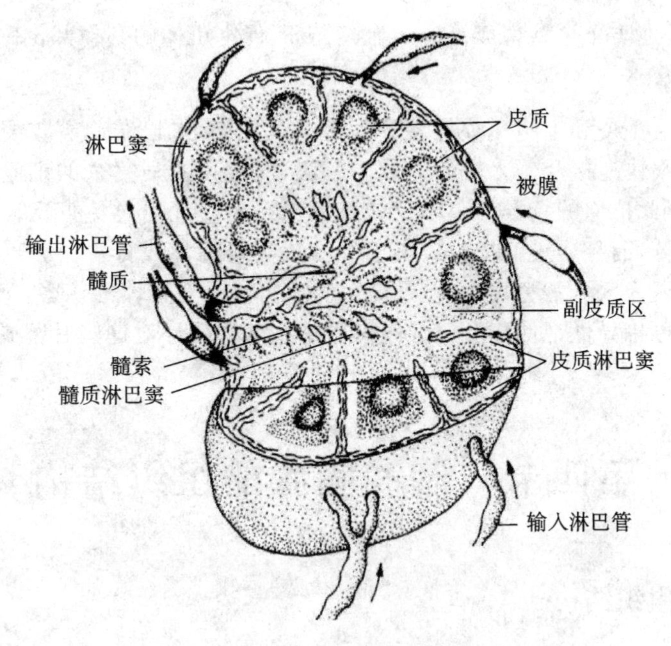

图 11-6 淋巴结的微细结构

2. 副皮质区 副皮质区位于皮质的深层，为大片的弥散淋巴组织，主要由 T 细胞聚集而成，如给新生动物切除胸腺后，该区域就不再发育，所以又称胸腺依赖区。

3. 皮质淋巴窦 皮质淋巴窦位于被膜、小梁与淋巴小结之间，分别称被膜下窦和小梁周窦。被膜下窦在被膜侧有多条输入淋巴管相通。其窦壁由内皮细胞围成，并有星状内皮细胞支撑，有许多巨噬细胞附着于内皮细胞。淋巴在窦内流动缓慢，有利于巨噬细胞清除抗原。

（二）髓质（medulla）

髓质位于淋巴结深部，由两个部分组成。

1. 髓索 髓索是相互连接成条索状的淋巴组织，主要含有浆细胞、B 细胞和巨噬细胞。髓索的浆细胞主要由皮质淋巴小结产生的幼小浆细胞在此转变形成，并分泌抗体。

2. 髓窦 髓窦是髓索与髓索之间的髓质淋巴窦，结构与皮质淋巴窦相似，但窦更宽，窦内巨噬细胞更多，具有较强的滤过功能。

（三）淋巴结内的淋巴通路

淋巴从输入淋巴管进入被膜下窦和小梁周窦，部分渗入皮质淋巴组织，然后渗入髓窦，而部分经小梁周窦直接注入髓窦，再汇入输出淋巴管。

二、淋巴结的功能

（一）滤过淋巴液

彩图——淋巴液流动示意图

淋巴结位于淋巴回流的通路上。当病原体等有害成分侵入机体内部浅层结缔组织时，这些有害成分很容易随组织液进入遍布全身的毛细淋巴管，随淋巴回流到达淋巴结。淋巴窦中淋巴体积大幅增大，淋巴的流速变得极为缓慢，使得淋巴中的有害成分在迂回曲折流动时，有与窦内的巨噬细胞充分接触的机会，绝大多数被清除或局限在淋巴结中,从而有效地防止了有害成分进入血液循环,侵害机体的其他部位。

（二）参与免疫反应

在机体体液免疫和细胞免疫等特异性免疫反应中,淋巴结起着重要作用。淋巴回流使淋巴结能很快地接受侵入机体的抗原刺激,经过一系列复杂的细胞和体液因子的作用,发动了对此抗原的特异性免疫反应。淋巴结不仅能通过免疫反应清除进入淋巴结内的抗原成分,而且通过输出效应淋巴细胞或免疫活性成分,发动身体其他部位,特别是有害成分侵入区域的免疫反应,及时解除有害成分对机体的伤害。免疫反应后,淋巴结产生的抗原特异性记忆细胞又通过淋巴细胞的再循环对这些有害成分的再次入侵进行监视。

第四节　脾和胸腺的组织结构

一、脾的组织结构

脾(图 11-7)的被膜由一层较厚的致密结缔组织构成,内含弹性纤维和少量平滑肌。被膜表面大部分覆有间皮。被膜的结缔组织伸入实质,形成相互连接的小梁,小梁互相连接成网,构成脾的支架。脾的实质由大量的淋巴组织构成,但不分为皮质和髓质,而分为白髓、红髓和边缘区三个部分。脾只有血窦,而没有淋巴窦。脾的表面除脾门外均被腹膜覆盖。

（一）白髓

白髓(white pulp)由密集淋巴组织构成,包括两种结构。

1. 动脉周围淋巴鞘　动脉周围淋巴鞘是围绕中央动脉的厚层弥散淋巴组织,由大量 T 细胞和少量巨噬细胞等构成,是胸腺依赖区,受抗原刺激时,动脉周围淋巴鞘的 T 细胞分裂、增殖。

2. 淋巴小结　淋巴小结又称脾小体,结构与淋巴结内的淋巴小结相同,主要由 B 细胞构成,还有少量巨噬细胞等,淋巴小结外周为 T 细胞。当抗原侵入时,淋巴小结数量剧增。

（二）红髓

红髓(red pulp)分布于被膜下、小梁周围、边缘区外侧,约占脾实质的 2/3,因为含大量红细胞,所以呈红色。红髓由脾索和脾血窦两个部分构成。

1. 脾索　脾索主要为 B 细胞,其次为浆细胞、巨噬细胞。

2. 脾血窦　脾血窦内充满血液,窦壁内皮细胞呈长杆状,内皮间有间隙,基膜不完整,有利于血细胞进出脾血窦。

（三）边缘区

白髓与红髓交界的狭窄区称边缘区,含有 T 细胞、B 细胞和较多的巨噬细胞。

二、胸腺的组织结构

胸腺(thymus)是中枢淋巴器官,具有培育并向周围淋巴器官(淋巴结、脾和扁桃

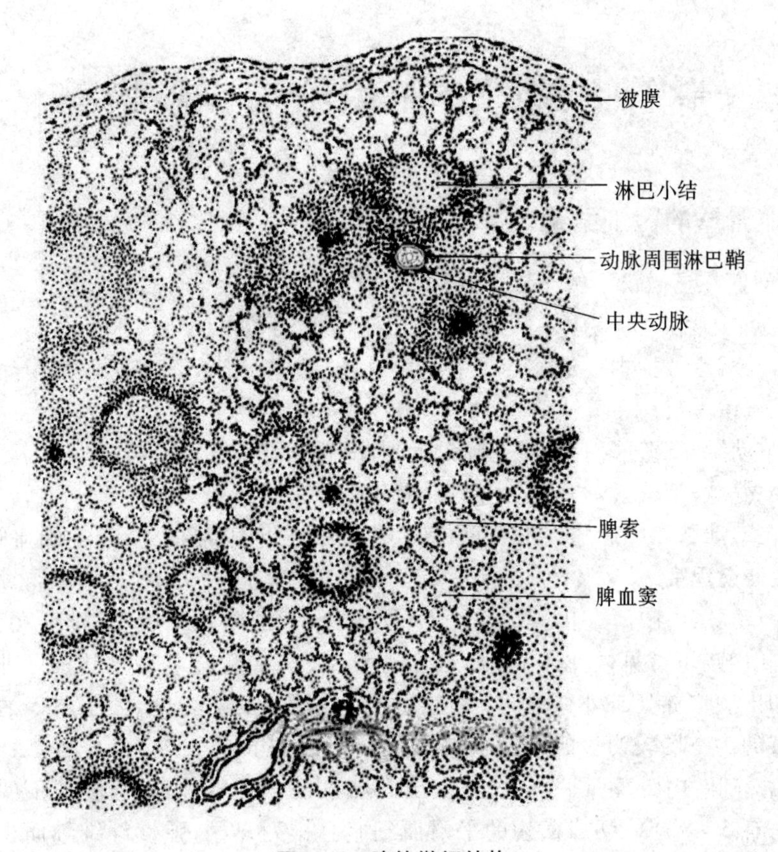

图 11-7 脾的微细结构

体)和淋巴组织输送 T 细胞的功能。被膜由结缔组织构成,其伸入胸腺内,将实质分隔成不完全的小叶,称胸腺小叶,每个小叶都分为浅部的皮质和深部的髓质。

胸腺是 T 细胞分化的场所,胸腺分泌的胸腺素和胸腺生成素促进胸腺细胞分化成为 T 细胞,T 细胞具有识别外来抗原的能力,进入周围淋巴器官。胸腺具有重要的免疫调节功能。

脉管系统器官组织结构实验指导

实验报告

一、血管壁的微细结构

请同学们在显微镜下指出以下结构。

中动脉、中静脉(人的中动脉、中静脉切面,HE 染色)。

1. 肉眼观察 标本上壁厚而圆的是中动脉,壁薄而形状不规则的是中静脉。

2. 低倍镜观察

(1) 中动脉:管壁厚而圆,中膜比外膜厚,管腔面呈波浪状。

(2) 中静脉:管壁薄,外膜比中膜厚,管腔面平整。

(3) 在中动脉和中静脉周围可见神经、疏松结缔组织、脂肪组织、毛细血管等。

3. 高倍镜观察

(1) 中动脉:内膜薄,内皮细胞衬于管腔内面,其细胞核呈紫色,排列在腔面,细胞分界不清。内皮下可见内弹性膜,为一层波浪形发亮的粉红色带状结构。外膜比中膜薄,外膜和中膜交界处有外弹性膜,多为纵行弹性纤维的横切面,大小不等的亮红色点状结构,有的为一层较明显的波浪状亮红色的带状结构。

(2) 中静脉:内膜薄而平整,仅见一层内皮,内皮下层和内弹性膜均不明显。中膜比外膜薄,有 5～6 层纵切或横切的平滑肌细胞且排列疏松,弹性纤维细而少。外膜较厚,由结缔组织构成,可见平滑肌束的横切面,无外弹性膜。

二、淋巴结的微细结构

请同学们在显微镜下指出以下结构。

淋巴结(猫淋巴结切面,HE 染色)。

1. 肉眼观察 切片呈圆形或椭圆形,一侧凹陷处为淋巴结门。最外面的粉红色结构为被膜,被膜下周围色深的是皮质,中央色浅的是髓质。

2. 低倍镜观察

(1) 外表是结缔组织被膜,并伸入实质形成小梁。

(2) 皮质周围的深紫色圆形结构是淋巴小结,其中央染色浅区为生发中心,淋巴小结间的少量弥散淋巴组织为结间区,淋巴小结深面的弥散淋巴组织为副皮质区。

(3) 副皮质区内可见由单层立方上皮围成的血管,此血管是毛细血管后微静脉。被膜与淋巴小结之间和小梁周围为皮窦。

(4) 髓质:由深紫色条索状的髓索和其周围的髓窦构成,髓索与皮质相连。

(5) 淋巴结门部有血管、输出淋巴管和脂肪组织。

3. 高倍镜观察 被膜和小梁由致密结缔组织构成,被膜上有输入淋巴管,有时可切到瓣膜。

(1) 皮质:淋巴小结在网状组织基础上,大量淋巴细胞密集成圆球形。其中网状细胞的细胞核较大,呈椭圆形,色浅。淋巴小结中央着色浅的部分是生发中心,其中的淋巴细胞较大。生发中心的深部着色深的部分为暗区，其上方着色较浅的部分为明区，由密集的小淋巴细胞形成的帽区呈新月形，覆盖于生发中心上方。皮窦为皮质的淋巴窦，窦壁衬以扁平的内皮细胞，窦腔中可见星形的网状细胞突起相连成网，网孔中有巨噬细胞和淋巴细胞。皮窦根据所处的位置不同可分为被膜下窦和小梁周窦。

(2) 髓质：髓索是淋巴细胞和网状细胞密集而成的条索状结构，且相互交织成网。髓窦位于髓索之间，结构与皮窦相同，但窦腔较大而不规则，窦壁内皮紧贴于髓索边缘，窦腔中可见星形内皮以突起相连成网，窦内巨噬细胞和网状细胞较多。

能力检测

第十二章　内脏器官组织结构

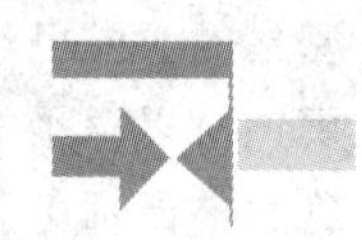

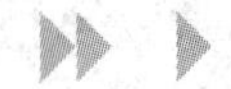

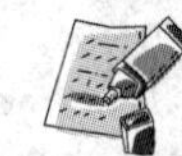

学习要点

思政元素

本章课件

1. 消化管壁的一般结构。

2. 食管、胃、小肠的组织结构；肝和胰的组织结构。

3. 气管管壁的组织结构；肺导气部和呼吸部的管壁结构变化规律，肺泡的组织结构与气-血屏障的概念。

4. 肾单位的组织结构与功能；滤过屏障的概念。

5. 睾丸的组织结构。

6. 卵巢的组织结构；子宫的组织结构与子宫内膜的周期性变化；输卵管的组织结构。

第一节　消化系统的组织结构

一、消化管壁的组织结构

除口腔与咽外，消化管壁一般可分为四层，由内到外依次为黏膜、黏膜下层、肌层和外膜（图 12-1）。

（一）黏膜

黏膜位于管壁的最内层，是消化、吸收的重要结构。黏膜由内向外又可分为上皮、固有层和黏膜肌层。

1. 上皮　上皮衬在消化管腔的内表面。胃肠道的上皮为单层柱状上皮，以消化、吸收功能为主。口腔、食管和肛管下部为复层扁平上皮，具有保护功能。

2. 固有层　固有层由疏松结缔组织构成，内含小腺体、血管、神经、淋巴管和淋巴组织。固有层内的淋巴组织构成了人体免疫系统的第一道防线。

3. 黏膜肌层　黏膜肌层由薄层平滑肌构成。黏膜肌层收缩时，其微弱的运动有助于血液运行、腺体分泌物的排出以及营养物质的吸收。

（二）黏膜下层

黏膜下层由疏松结缔组织构成，内含小血管、淋巴管和黏膜下神经丛。黏膜和黏膜下层共同向管腔内凸起，形成环行或纵行的皱襞，从而扩大了黏膜的表面积。

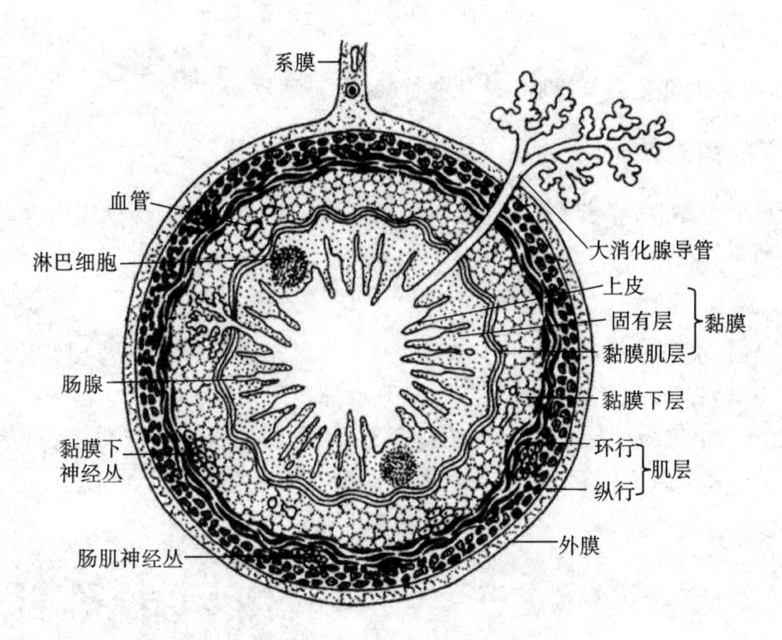

图 12-1 消化管的微细结构模式图

（三）肌层

肌层位于黏膜下层的外面，除口腔、咽、食管上段和肛门处的为骨骼肌外，其余部分均为平滑肌。一般分内环行、外纵行两层，两层间有肌间神经丛。

（四）外膜

外膜为消化管的最外层。咽、食管、直肠下段的外膜为纤维膜，由薄层结缔组织构成；胃、小肠和部分大肠的外膜为浆膜，由薄层结缔组织和间皮共同构成。

二、食管的组织结构

食管腔面有纵行皱襞，食物通过时皱襞消失。食管腔由内向外分为黏膜、黏膜下层、肌层和外膜。

（一）黏膜

黏膜上皮为复层扁平上皮，耐摩擦，具有保护作用。食管下端的复层扁平上皮与胃贲门部的单层柱状上皮骤然相接，是食管癌的易发部位。黏膜固有层为致密的结缔组织，形成乳头凸向上皮。黏膜肌层由纵行平滑肌束组成。

（二）黏膜下层

黏膜下层内含有食管腺，食管腺分泌物经导管穿过黏膜排入食管腔，具有湿润食团和润滑食管壁的作用。

（三）肌层

肌层分内环行与外纵行两层。食管上 1/3 段为骨骼肌，中 1/3 段由平滑肌和骨骼肌混合构成，下 1/3 段为平滑肌。

（四）外膜

外膜较薄，大部分为纤维膜，只有食管腹部为浆膜。

三、胃的组织结构

胃壁可分为黏膜、黏膜下层、肌层和外膜四层。其主要特点是黏膜内含具有分泌功能的上皮和胃腺。

（一）黏膜

胃空虚时，黏膜形成许多纵行皱襞（图 12-2），胃充盈时，皱襞减少、变低。胃黏膜表面有许多小窝，称胃小凹，其底部是胃腺的开口处。

1. 上皮　上皮为单层柱状上皮（图 12-3），能分泌黏液。黏液覆盖在胃黏膜表面，有重要保护作用，可防止胃酸损伤胃黏膜和胃蛋白酶对胃的自身消化。

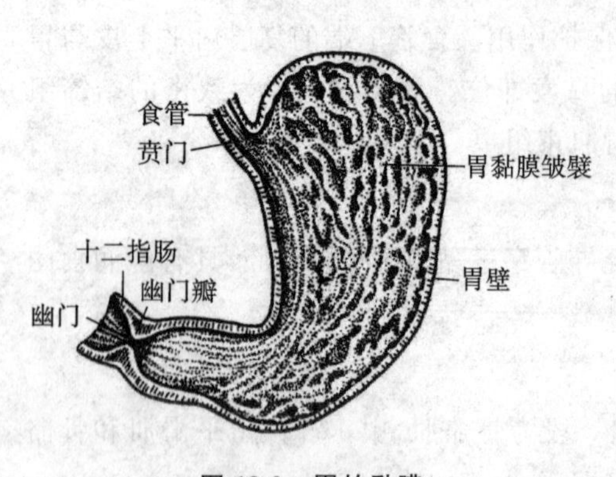

图 12-2　胃的黏膜

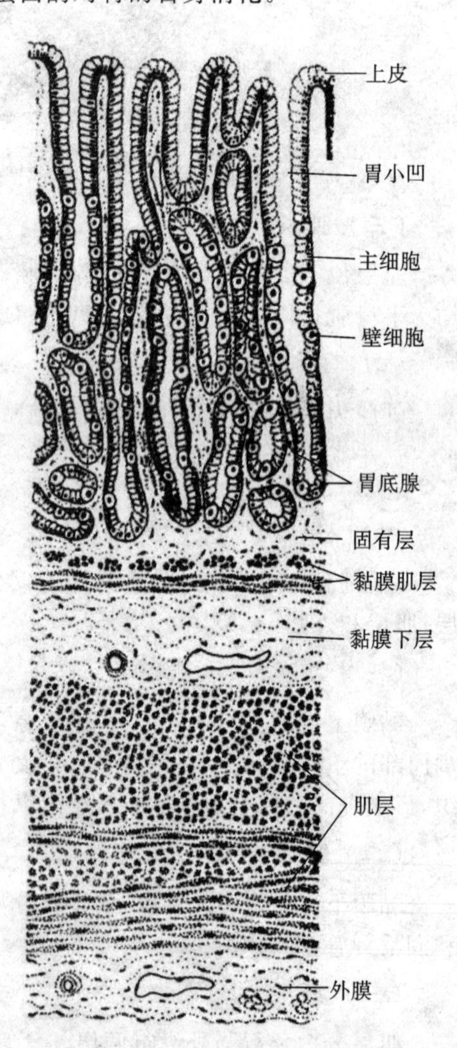

图 12-3　胃壁的微细结构

2. 固有层　固有层为结缔组织，含有大量管状的胃腺。胃腺能分泌胃液，按分布部位不同，胃腺可分为贲门腺、胃底腺和幽门腺三种。贲门腺和幽门腺以分泌黏液为主。

胃底腺(fundic gland)位于胃体和胃底，主要由壁细胞和主细胞构成。①壁细胞(parietal cell)：又称盐酸细胞，数量较少。胞体较大，多呈圆锥形，细胞质具有均匀而明显的嗜酸性，细胞核圆而深染，居中，可有双核。壁细胞内有极丰富的线粒体、少量粗面内质网和高尔基复合体。壁细胞能分泌盐酸及内因子。盐酸有激活胃蛋白酶原和杀菌等作用。内因子有助于肠上皮对维生素 B_{12} 的吸收。②主细胞(chief cell)：又称胃酶细胞，数量最多，主要分布于腺底部。细胞呈柱状，细胞核呈圆形，位于基部。细胞质基部具有强嗜碱性，顶部充满酶原颗粒。主细胞分泌胃蛋白酶原，胃蛋白酶原经盐酸激活转变成有活性的胃蛋白酶，参与蛋白质的分解。③颈黏液细胞(mucous neck cell)：数量少，位于胃底腺颈部，常呈楔形夹在其他细胞之间，细胞核扁平，居细胞基底，细胞核上方的细胞质内充满黏原颗粒，其分泌物为可溶性的酸性黏液。

视频——胃底腺

3. 黏膜肌层 黏膜肌层由内环行与外纵行两薄层平滑肌组成。

(二) 黏膜下层

黏膜下层为致密的结缔组织，内含较粗的血管、淋巴和神经，尚可见成群的脂肪细胞。

(三) 肌层

肌层较厚，由内斜行、中环行、外纵行三层平滑肌构成。中环行肌在贲门和幽门部增厚，分别形成贲门括约肌和幽门括约肌，其表面的胃黏膜凸向管腔，称幽门瓣，具有延缓胃内容物排空和防止肠内容物向胃内逆流的作用。

(四) 外膜

外膜为浆膜，表面光滑。

四、小肠的组织结构

视频——小肠的微细结构

小肠管壁可分为四层，由内到外依次为黏膜、黏膜下层、肌层和外膜(图 12-4)。

(一) 黏膜

小肠的结构特点是腔面有环行皱襞。在距幽门 3～5 cm 处开始出现，在十二指肠末段和空肠头段极发达，向下逐渐减少、变矮，至回肠中段以下基本消失。黏膜表面还有许多细小的绒毛，绒毛由上皮和固有层凸向肠腔而形成，长 0.5～1.5 mm，形状不一，以十二指肠和空肠头段较发达(图 12-5)。环行皱襞和绒毛使小肠内表面积扩大20～30 倍。

1. 上皮 上皮为单层柱状上皮。绒毛部上皮由吸收细胞、杯状细胞和少量内分泌细胞组成；小肠腺除上述细胞外，还有潘氏细胞和干细胞。①吸收细胞：最多，呈高柱状，细胞核呈椭圆形，位于基部。细胞游离面在光镜下可见纹状缘，电镜下可见它由密集而规则的微绒毛构成。②杯状细胞：散在于吸收细胞之间，分泌黏液，有润滑和保护作用。从十二指肠至回肠末端，杯状细胞逐渐增多。③潘氏细胞：小肠腺的特征性细胞，常三五成群，位于腺底部。细胞呈锥体形，顶部细胞质充满粗大嗜酸性的分泌颗粒。电镜下观察，该细胞具有蛋白质分泌细胞的特点。其分泌颗粒含有防御素，又称隐窝

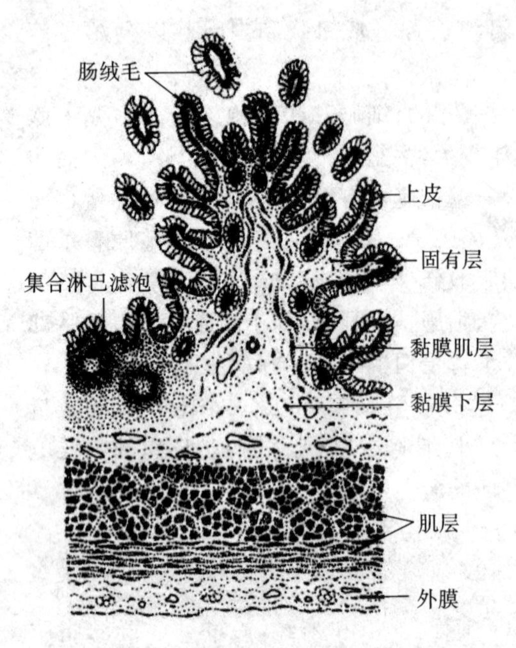

图 12-4　回肠的微细结构(纵切面)

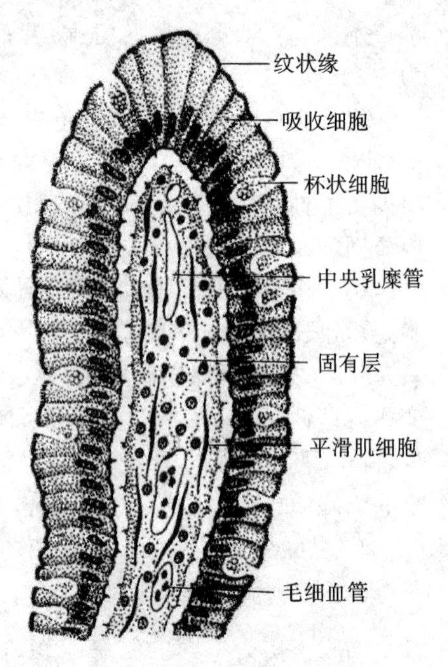

图 12-5　小肠绒毛

素、溶菌酶,释放后对肠道微生物有杀灭作用。④内分泌细胞:种类很多,其中 I 细胞和 S 细胞分布于十二指肠和空肠,酸性食糜从胃排入肠可刺激它们的分泌活动,其最终效果主要是促进了碱性的胆汁和胰液中和胃酸,并为胰酶的消化作用提供碱性环境。⑤干细胞:位于小肠腺下半部,胞体较小,呈柱状。细胞不断增殖、分化、向上迁移,补充从绒毛顶端脱落的吸收细胞和杯状细胞,也可分化为潘氏细胞和内分泌细胞。

2. 固有层　结缔组织中除有大量小肠腺外,还有丰富的淋巴细胞、浆细胞、巨噬细胞、嗜酸性粒细胞和肥大细胞。绒毛中央有 1～2 条纵行毛细淋巴管,称中央乳糜管,它以盲端起始于绒毛顶部,向下穿过黏膜肌层进入黏膜下层形成淋巴管丛。中央乳糜管管腔较大,内皮细胞间隙宽,无基膜,通透性大。吸收细胞释出的乳糜微粒进入中央乳糜管后输出。此管周围有丰富的有孔毛细血管,肠上皮吸收的氨基酸、单糖等水溶性物质主要经此入血。绒毛内还有少量平滑肌细胞,其收缩使绒毛变短,有利于物质吸收及淋巴和血液运行。固有层中除有大量分散的淋巴细胞外,尚有淋巴滤泡。在十二指肠和空肠处多为孤立淋巴滤泡,在回肠处(尤其是下段)多为若干淋巴小结聚集形成的集合淋巴滤泡(图 12-4),可穿过黏膜肌层抵达黏膜下层。

3. 黏膜肌层　黏膜肌层由内环行和外纵行两薄层平滑肌组成。

(二) 黏膜下层

致密的结缔组织中有较多血管、淋巴管和大量十二指肠腺。

(三) 肌层

肌层由内环行和外纵行两层平滑肌组成。

(四) 外膜

除部分十二指肠壁外膜为纤维膜外,其余外膜均为浆膜。

五、大肠的组织结构

大肠黏膜表面光滑，无绒毛；结肠袋之间的横沟处有半月形皱襞，在直肠下段有三个横行的皱襞（直肠横襞）。其黏膜上皮为单层柱状上皮，由吸收细胞和杯状细胞组成。固有层内有稠密的大肠腺，呈单管状，含吸收细胞、大量杯状细胞、少量干细胞和内分泌细胞，无潘氏细胞。分泌黏液、保护黏膜是大肠腺的重要功能。固有层内可见孤立淋巴滤泡。黏膜肌层同小肠。黏膜下层为结缔组织，内有小动脉、小静脉和淋巴管，可有成群脂肪细胞。肌层由内环行和外纵行两层平滑肌组成。内环行肌节段性局部增厚，形成结肠袋；外纵行肌局部增厚形成三条结肠带，带间的纵行肌菲薄，甚至缺如。外膜在盲肠、横结肠、乙状结肠处为浆膜；在升结肠和降结肠的前壁处为浆膜，后壁处为纤维膜；在直肠上 1/3 段的大部、中 1/3 段的前壁处为浆膜，余处为纤维膜。

六、肝的微细结构

视频——肝的微细结构

肝的表面覆以致密结缔组织被膜，除肝下面各沟窝处以及右叶上面后部为纤维膜外，其他均为浆膜。肝门部的结缔组织随肝门静脉、肝固有动脉、肝静脉和肝管的分支伸入肝实质，将肝实质分成许多肝小叶。肝小叶之间各种管道密集的部位为门管区。

（一）肝小叶

肝小叶（hepatic lobule）是肝的基本结构单位，呈多角棱柱状，长约 2 mm，宽约 1 mm，成人肝有 50 万～100 万个肝小叶。人的相邻肝小叶常连成一片，分界不清，动物（如猪）的肝小叶周围因结缔组织较多而分界明显。肝小叶中央有一条沿其长轴走行的中央静脉，肝索和肝血窦以中央静脉为中心向周围呈放射状排列（图 12-6、图 12-7）。肝细胞单层排列成凹凸不平的板状结构，称肝板。相邻肝板吻合形成迷路样结构，其断面呈索状，称肝索。肝板之间为肝血窦，肝血窦经肝板上的孔互相连通。肝细胞相邻面的质膜局部凹陷，形成微细的胆小管。

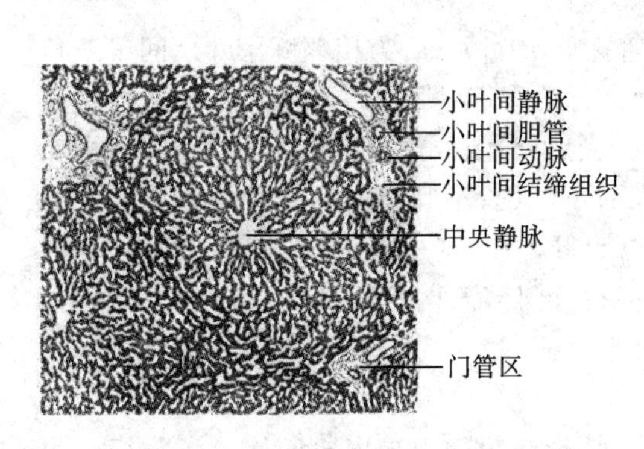

图 12-6　肝的微细结构（低倍镜下）

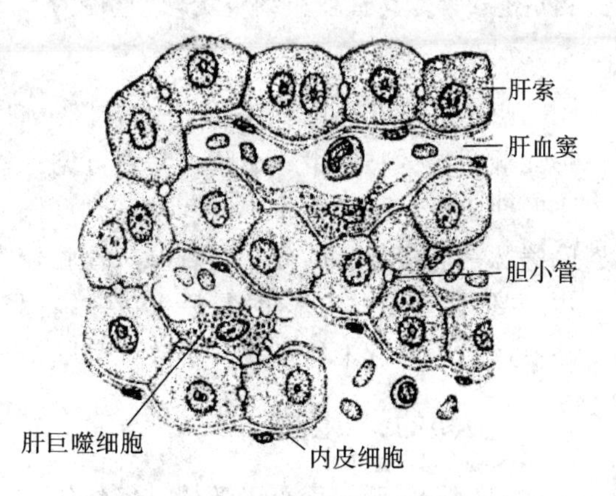

图 12-7　肝的微细结构（高倍镜下）

1. 肝细胞（hepatocyte）　肝细胞占肝内细胞总数的 80%。肝细胞呈多面体形，每个肝细胞有三种类型的功能面，即血窦面、胆小管面与肝细胞连接面。血窦面和胆小管面有许多微绒毛，借以扩大肝细胞的表面积。相邻肝细胞之间的连接有紧密连接、桥粒

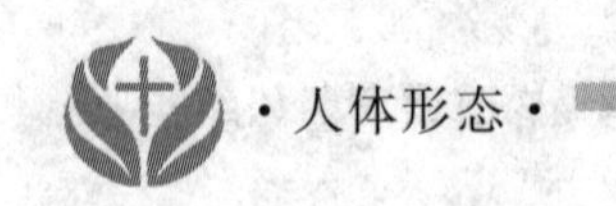

和缝隙连接等。

肝细胞的细胞质具嗜酸性，含有弥散分布的嗜碱性团块。电镜下，细胞质内各种细胞器均丰富，堪称体内细胞之最。肝细胞的主要细胞器如下：①粗面内质网成群分布，是合成多种蛋白质的基地，包括白蛋白、纤维蛋白原、凝血酶原、脂蛋白、补体等。②滑面内质网为散在的小管和小泡，膜上有多种酶系统分布。细胞摄取的有机物在其内进行连续的合成、分解、结合、转化等反应，包括胆汁合成、脂类代谢、糖代谢、激素代谢以及解毒等。③高尔基复合体与胆汁排泌相关。粗面内质网合成的蛋白质和脂蛋白中，一部分转移至高尔基复合体加工后，再经分泌小泡由血窦面排出。此外，肝细胞富含线粒体、溶酶体和过氧化物酶体。肝细胞中的糖原是血糖的储备形式，受胰岛素和胰高血糖素的调节，进食后增多，饥饿时减少。

2. 肝血窦(hepatic sinusoid) 肝血窦位于肝板之间，形状不规则，血液自肝小叶的周边经肝血窦汇入中央静脉。肝血窦壁由内皮细胞围成，窦内有肝巨噬细胞。①内皮细胞的细胞质内有大量内皮窗孔，无隔膜，其大小不等，构成筛板样结构。内皮细胞连接松散，常有 0.1～0.5 μm 的细胞间隙，有的甚至可达 1 μm 宽。内皮外无基膜，故肝血窦壁具有很高的通透性，除血细胞和乳糜微粒外，血浆的各种成分均可自由出入。②肝巨噬细胞又称库普弗细胞(Kupffer cell)，细胞体积较大，有突起，形状不规则。肝巨噬细胞由血液单核细胞分化而来，在清除从肝门静脉入肝的抗原异物、清除衰老的血细胞、监视肿瘤等方面发挥重要作用。

3. 窦周隙(perisinusoidal space) 窦周隙又称 Disse 间隙，为肝血窦内皮与肝板之间的狭小间隙，宽约 0.4 μm。因肝血窦内皮通透性大，故窦周隙充满血浆，肝细胞血窦面的微绒毛直接浸泡在血浆内，可与血浆进行充分而高效的物质交换。窦周隙内有贮脂细胞，其可储存脂肪和维生素 A 及产生细胞外基质，窦周隙内的网状纤维即由它产生。

4. 胆小管(bile canaliculus) 胆小管是相邻肝细胞的质膜局部凹陷而成的微细管道(图 12-7)，其管径粗细较均匀，直径为 0.5～1 μm，在肝板内连接成网。

(二) 门管区

每个肝小叶周围有 3～4 个门管区。门管区(portal area)为相邻肝小叶之间呈三角形或椭圆形的结缔组织小区。其中可见三种伴行的管道，即小叶间动脉、小叶间静脉和小叶间胆管(图 12-6)。小叶间动脉是肝固有动脉的分支，管壁相对较厚，管腔小；小叶间静脉是肝门静脉的分支，管壁薄，管腔较大而不规则；小叶间胆管管壁为单层立方上皮，它们向肝门方向汇集，最后形成左、右肝管出肝。在非门管区的小叶间结缔组织中，还有由中央静脉汇集形成的小叶下静脉，它们在肝门部汇集成肝静脉。

视频——胰

七、胰的组织结构

胰(图 12-8)表面覆以薄层结缔组织被膜，结缔组织伸入胰内将实质分隔为许多小叶。胰实质由内分泌部和外分泌部组成。内分泌部分泌激素，主要参与糖代谢的调节。外分泌部分泌胰液。胰液中含有多种消化酶，在食物消化中起重要作用。

(一) 内分泌部

胰岛(pancreas islet)是由内分泌细胞组成的球形细胞团，分布于腺泡之间。在 HE

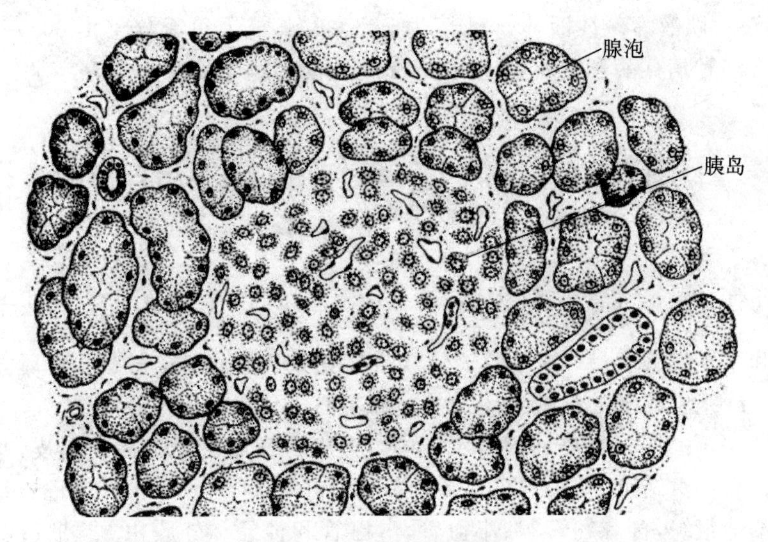

图 12-8 胰的微细结构

染色中，胰岛细胞着色较浅，极易鉴别。成人胰约有 100 万个胰岛，在胰尾部分布较多。胰岛大小不等，直径为 75～500 μm，小的仅由 10 多个细胞组成，大的有数百个细胞。胰岛细胞呈团索状分布，细胞间有丰富的有孔毛细血管。人胰岛主要有 A、B、D 和 PP 四种细胞，但在 HE 染色切片中不易区分。

1. A 细胞 A 细胞又称甲细胞或 α 细胞，细胞体积较大，多分布在胰岛周边部，约占胰岛细胞总数的 20%。A 细胞分泌胰高血糖素(glucagon)，胰高血糖素促进糖原分解为葡萄糖，并抑制糖原合成，使血糖水平升高。

2. B 细胞 B 细胞又称乙细胞或 β 细胞，多分布于胰岛的中央部，约占胰岛细胞总数的 70%。B 细胞分泌胰岛素(insulin)，胰岛素主要促进肝细胞、脂肪细胞等细胞吸收血液内的葡萄糖，合成糖原或转化为脂肪储存。故胰岛素的作用与胰高血糖素相反，可使血糖水平降低。胰岛素和胰高血糖素的协同作用能保持血糖水平处于动态平衡。

3. D 细胞 D 细胞又称丁细胞或 δ 细胞，散在于 A、B 细胞之间，约占胰岛细胞总数的 5%。D 细胞分泌生长抑素，其作用是抑制和调节 A、B 或 PP 细胞的分泌活动。

4. PP 细胞 PP 细胞主要存在于胰岛的周边部，数量很少，也可见于外分泌部的导管上皮内及腺泡细胞间。PP 细胞可分泌胰多肽，它有抑制胃肠运动和胰液分泌以及减弱胆囊收缩等作用。

（二）外分泌部

1. 腺泡 每个腺泡由 40～50 个腺泡细胞组成，腺泡细胞分泌多种消化酶，如胰蛋白酶原、胰糜蛋白酶原、胰脂肪酶、胰淀粉酶等，它们分别消化食物中的各种营养成分。胰蛋白酶原和胰糜蛋白酶原在进入小肠后，被肠致活酶激活，成为有活性的胰蛋白酶和胰糜蛋白酶。腺泡细胞还分泌一种胰蛋白酶抑制因子，其能防止这两种酶原在胰内被激活。

2. 导管 闰管较长，无分泌管。闰管汇合成小叶内导管，并在小叶间结缔组织内汇合成小叶间导管，最后汇合成一条主导管，贯穿胰全长，在胰头部与胆总管汇合，开口于十二指肠大乳头。

3. 胰液 胰液为碱性液体，pH 值为 7.8～8.4，成人每天分泌 1500～3000 mL 胰液。胰液含多种消化酶和丰富的电解质，是最重要的消化液。

第二节 呼吸系统的组织结构

一、气管、主支气管的组织结构

气管和主支气管由呈"C"形的气管软骨借韧带连接而成，气管软骨后方的缺口由平滑肌和结缔组织构成的膜壁封闭。气管和主支气管的管壁由黏膜、黏膜下层和外膜构成(图 12-9)。黏膜由上皮和固有层构成。上皮为假复层纤毛柱状上皮，其间夹有杯状细胞。固有层由结缔组织构成，含有较多弹性纤维、小血管和散在淋巴组织。黏膜下层为疏松结缔组织，含有气管腺、小血管、淋巴管和神经。外膜由"C"形透明软骨和结缔组织组成，软骨的缺口处由平滑肌和结缔组织封闭。

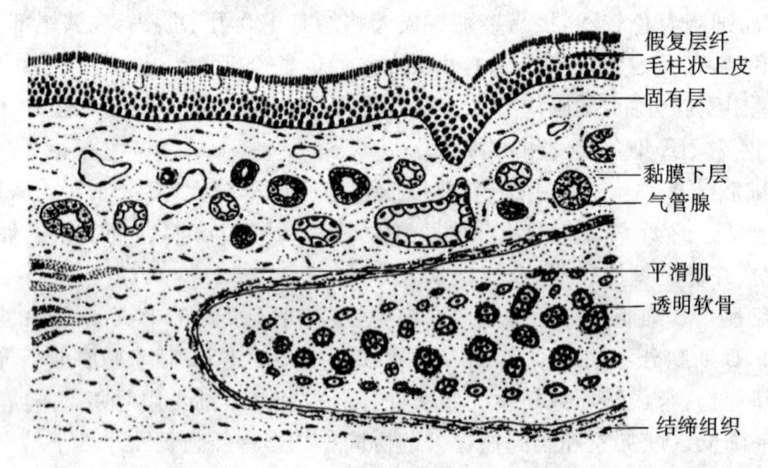

图 12-9 气管的微细结构(横切面)

视频——
肺的微细结构

二、肺的组织结构

肺的表面覆有一层浆膜。肺可分为实质和间质两个部分。肺实质由支气管树和肺泡构成(图 12-10)。肺间质为肺内的结缔组织、血管、神经和淋巴管。根据功能不同，肺实质又可分为导气部和呼吸部。

(一) 导气部

视频——
气管与
主支气管
大体与
微细结构

导气部具有传送气体的功能，不能进行气体交换，包括肺叶支气管、肺段支气管、小支气管、细支气管以及终末细支气管等。当小支气管分支的管径为 1 mm 左右时，称为细支气管，每条细支气管及其各级分支和其所属的肺泡构成一个肺小叶。导气部各级支气管管壁的微细结构与主支气管相似，但随着管腔逐渐变细，管壁逐渐变薄，上皮由假复层纤毛柱状上皮逐渐移行为单层纤毛柱状上皮，杯状细胞、腺体和软骨逐渐减少，然而平滑肌相对增多。到终末细支气管(管径约 0.5 mm)，其管壁的上皮为单层柱状上皮，杯状细胞、腺体和软骨均消失，平滑肌形成完整的环形。平滑肌的收缩或舒张可

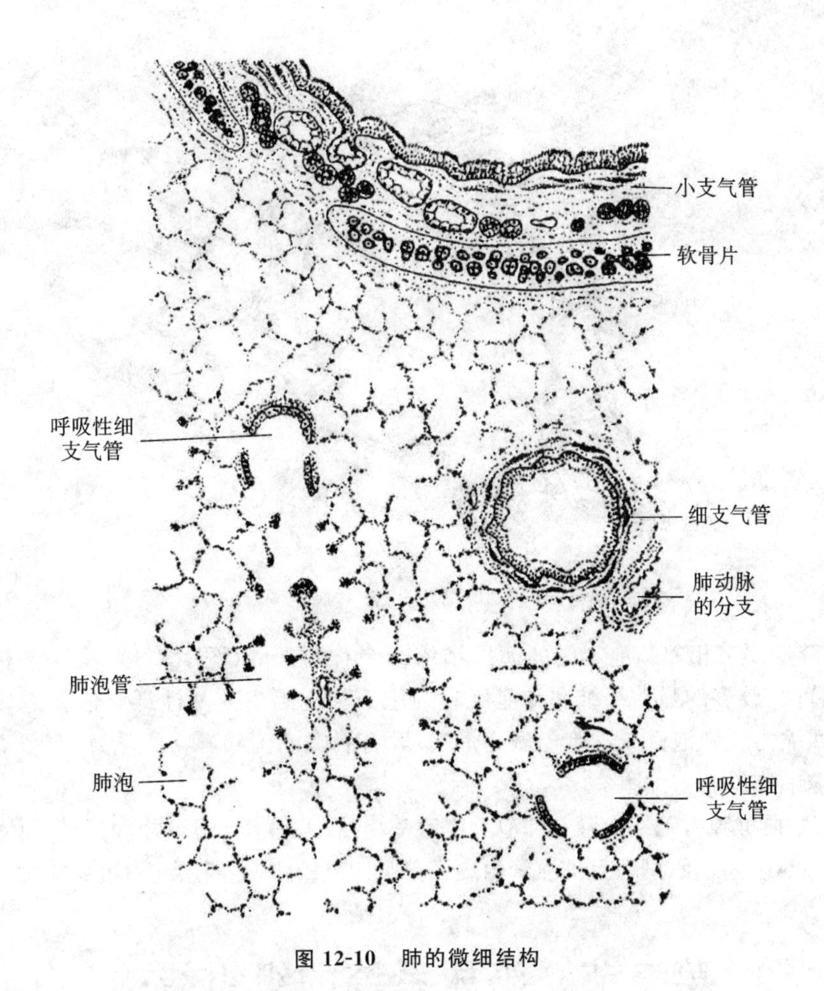

图 12-10 肺的微细结构

直接控制进入肺泡的气流量，从而调节出入肺泡的气流量。

（二）呼吸部

呼吸部包括呼吸性细支气管、肺泡管、肺泡囊和肺泡，是进行气体交换的部位。

1. 呼吸性细支气管(respiratory bronchiole) 上皮由单层柱状上皮移行为单层立方上皮，其外围有少量结缔组织和平滑肌。呼吸性细支气管是终末细支气管的分支，管壁上有少量肺泡的开口。

2. 肺泡管(alveolar duct) 肺泡管是呼吸性细支气管的分支，管壁上有许多肺泡的开口，所以没有完整的管壁，只在相邻肺泡开口之间存在小部分管壁，此处呈结节状膨大。

3. 肺泡囊(alveolar sac) 肺泡囊为多个肺泡的共同开口处，相邻肺泡开口之间无平滑肌，故无结节状膨大。

4. 肺泡(pulmonary alveolus) 每侧肺有3亿～4亿个肺泡，肺泡为多面形囊泡，是进行气体交换的场所。肺泡壁由肺泡上皮构成，极薄，周围有丰富的毛细血管网和少量的结缔组织。肺泡上皮有两种类型：一种是Ⅰ型肺泡细胞，是肺泡上皮的主要细胞，呈扁平形，其细胞表面构成气体交换的广大面积；另一种是Ⅱ型肺泡细胞，嵌在Ⅰ型肺泡细胞之间，呈圆形或立方体形，能分泌一种磷脂类的物质，铺展在肺泡上皮表面形成一层薄膜，称为表面活性物质，具有降低肺泡表面张力的作用，从而稳定肺泡的直径(图12-11)。

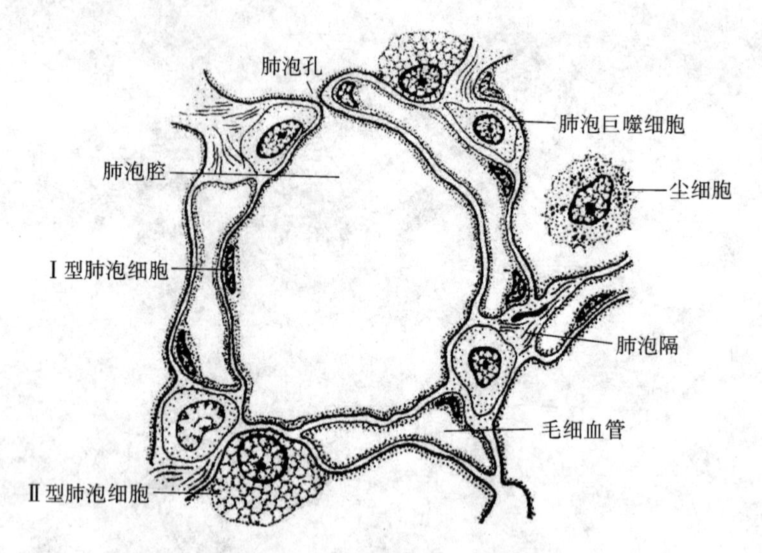

图 12-11　肺泡上皮和肺泡隔

5. 肺泡隔　相邻肺泡之间的薄层结缔组织称肺泡隔(图 12-11),其内含有丰富的毛细血管网、较多的弹性纤维和肺泡巨噬细胞。肺泡隔中的弹性纤维使肺泡具有良好的弹性回缩力。肺泡巨噬细胞能做变形运动,有吞噬病菌和异物的能力,吞噬了灰尘的肺泡巨噬细胞称为尘细胞。

6. 气-血屏障　毛细血管与肺泡上皮紧密相贴,当肺泡与血液之间进行气体交换时,气体经过肺泡上皮及基膜、毛细血管内皮及基膜四层结构,这四层结构组成气-血屏障。

第三节　泌尿系统的组织结构

视频——
肾的微细结构

视频——
肾单位动画

肾实质由大量泌尿小管和少量结缔组织、血管、神经、淋巴管等构成。泌尿小管(uriniferous tubule)包括肾单位和集合小管。

(一) 肾单位

肾单位(nephron)是肾结构和功能的基本单位,成人每个肾约有 100 万个肾单位,肾单位由肾小体和肾小管两个部分组成。

1. 肾小体(renal corpuscle)　肾小体位于肾皮质内,呈球形,由血管球和肾小囊组成(图 12-12)。每个肾小体有两个极,血管出入端为血管极,与近端小管曲部相连接的一极称尿极。①血管球(glomerulus)是一团盘曲成球状的毛细血管,由一层有孔内皮细胞及基膜构成。血管球的一侧连有一条较粗短的入球微动脉和一条较细长的出球微动脉。血管球毛细血管之间有血管系膜,又称球内系膜,由球内系膜细胞(intraglomerular mesangial cell)和系膜基质组成。②肾小囊(renal capsule)是肾小管起始部膨大凹陷而成的杯状双层囊,囊内有血管球。肾小囊外层由单层扁平上皮构成,内层由紧贴血管球毛细血管外面的足细胞(podocyte)构成(图 12-13)。两层之间的腔隙称肾小囊腔。足细胞面积较大,从细胞体伸出几个较大的初级突起,每个初级突起又伸出许多指状的次级突起，相邻的次级突起间的窄隙称裂孔。裂孔上盖有一层极薄的裂孔膜。毛细血管有孔内皮细胞、基膜和裂孔膜这三层结构合称滤过屏障(filtration barrier)或滤过膜(filtration membrane)。

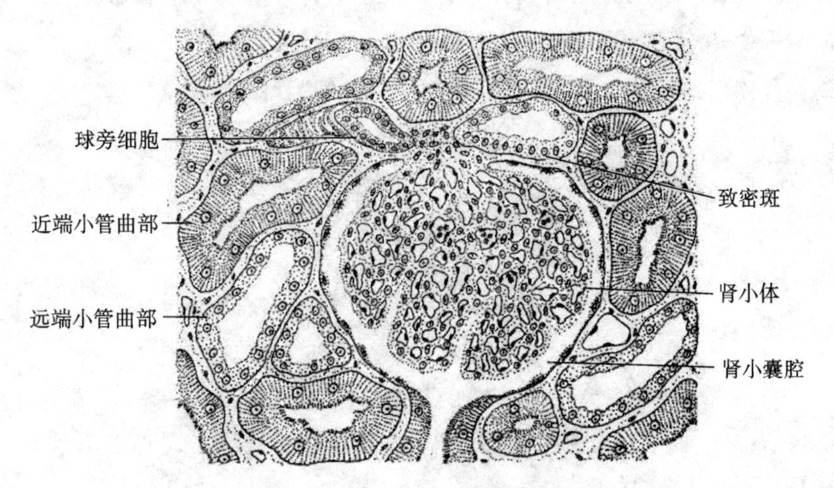

图 12-12 肾皮质的微细结构(高倍镜下)

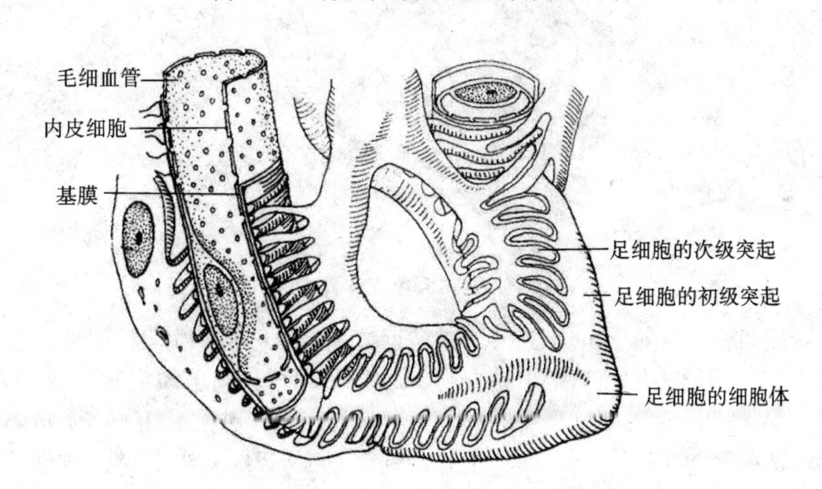

图 12-13 足细胞与毛细血管超微结构模式图

2. 肾小管(renal tubule) 肾小管是一条细长而弯曲的管道，与肾小囊相延续，行经肾皮质、肾髓质再返回肾皮质，终于集合小管。按其位置、形态、结构和功能，依次分为近端小管、细段、远端小管三个部分。肾小管由单层上皮构成。近端小管管壁的上皮细胞呈锥体形或立方体形，细胞界限不清。细胞的游离面有刷状缘，电镜下刷状缘为许多密集排列的微绒毛，其扩大了细胞的表面积，有利于尿液的重吸收。细段管径细，管壁薄，由单层扁平上皮构成。远端小管管腔较大，管壁上皮为单层立方上皮，细胞界限清楚，其游离面无刷状缘。远端小管有重吸收钠离子和水，以及排出钾离子、氢离子和铵离子的功能。近端小管和远端小管又都分为曲部和直部。近端小管曲部是近端小管的起始段，盘曲在肾小体的附近。近端小管直部、细段和远端小管直部三者构成的“U”形结构称髓袢。远端小管曲部也盘曲在肾小体的附近，末端连接集合小管。

（二）集合小管(collecting tubule)

集合小管管壁上皮由单层立方上皮逐渐移行为单层柱状上皮。续于远端小管末端，管径由细逐渐变粗，最后汇集成乳头管。集合小管有重吸收水分的功能。

（三）球旁复合体(juxtaglomerular complex)

球旁复合体包括球旁细胞、致密斑和球外系膜细胞(图 12-14)。

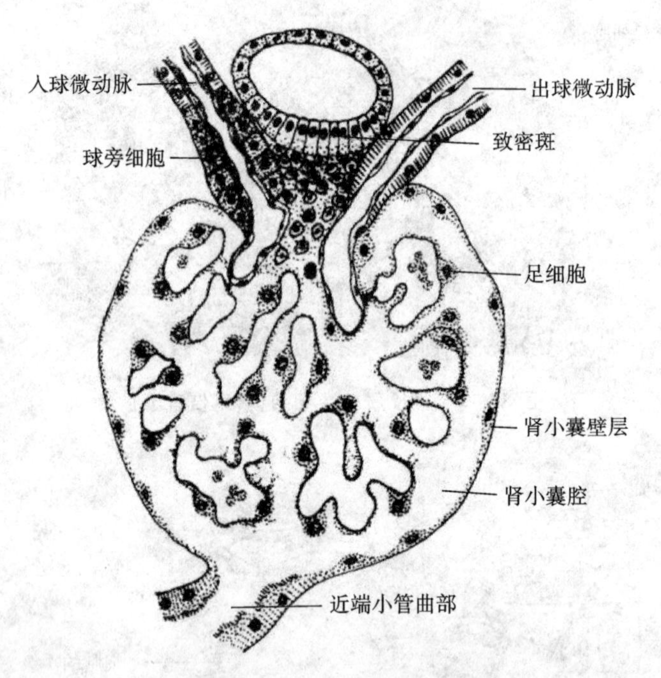

图 12-14　球旁复合体模式图

(1) 球旁细胞(juxtaglomerular cell)：靠近血管球处，入球微动脉管壁的平滑肌纤维演变成上皮样细胞。球旁细胞呈立方形，细胞核大而圆，细胞质内有分泌颗粒，能分泌肾素。

(2) 致密斑(macula densa)：远端小管曲部靠近血管球一侧，管壁上皮细胞由立方形变为柱状，排列紧密而形成椭圆形结构。致密斑是钠离子感受器，能影响球旁细胞分泌肾素。

(3) 球外系膜细胞(extraglomerular mesangial cell)：细胞形态结构与球内系膜细胞相似，并与球内系膜细胞相延续。球外系膜细胞位于致密斑、入球微动脉和出球微动脉组成的三角区内。

第四节　生殖系统的组织结构

视频——生殖系统组织结构

一、睾丸的组织结构

睾丸是男性生殖器官，其表面包被一层致密结缔组织构成的白膜，白膜在睾丸后缘形成睾丸纵隔。睾丸纵隔的结缔组织呈放射状伸入睾丸实质，将其分隔成许多锥体形的睾丸小叶，每个睾丸小叶内含 2～4 条生精小管。生精小管在近睾丸纵隔处变为短而直的直精小管，直精小管进入睾丸纵隔相互吻合形成睾丸网，最后在睾丸后缘发出十多条睾丸输出小管进入附睾(图 12-15)。生精小管之间的结缔组织称睾丸间质。

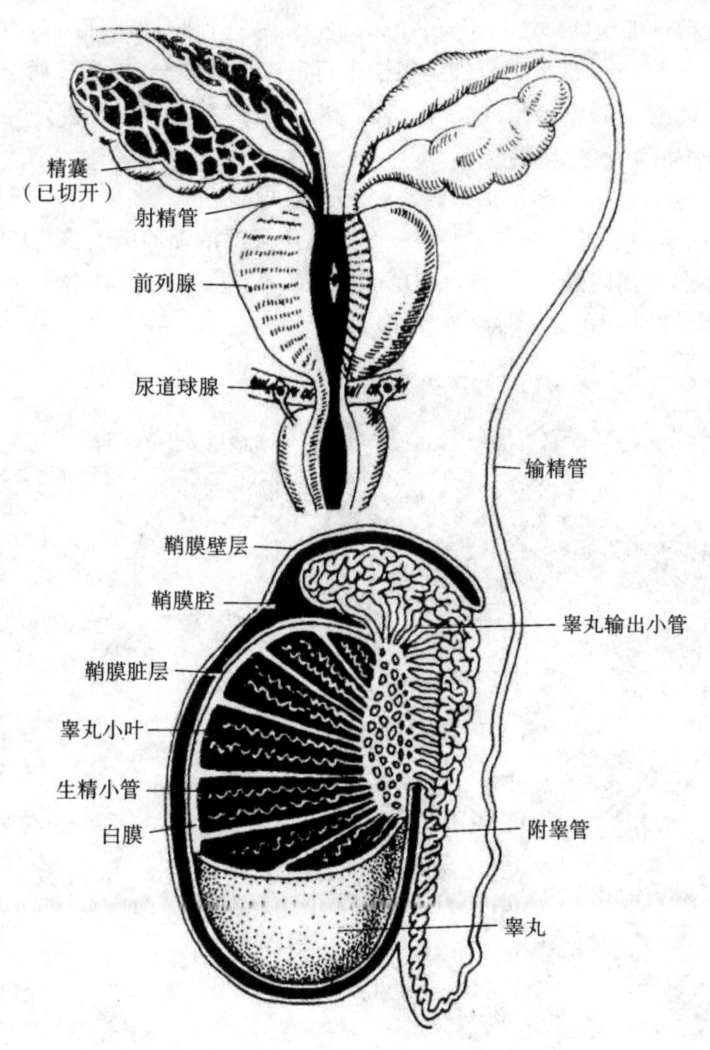

图 12-15　睾丸的结构和排精途经模式图

(一) 生精小管

生精小管(seminiferous tubule)是产生精子的场所。成人的生精小管长 30～70 cm，直径 150～250 μm，主要由生精上皮构成。生精上皮由支持细胞和 5～8 层生精细胞组成，生精上皮外有较厚的基膜。

1. 生精细胞(spermatogenic cell)　生精细胞包括精原细胞、初级精母细胞、次级精母细胞、精子细胞和精子。

(1) 精原细胞(spermatogonium)：紧贴基膜，圆形或椭圆形，细胞较小，核染色较深(图 12-16)。A 型精原细胞是生精细胞中的干细胞，B 型精原细胞经过数次分裂后，分化为初级精母细胞。

(2) 初级精母细胞(primary spermatocyte):位于精原细胞近腔侧,核大而圆,体积较大,染色体核型为46,XY。初级精母细胞经过DNA复制后,进行第一次成熟分裂,形成2个次级精母细胞。因第一次成熟分裂的分裂前期历时较长,故在生精小管的切面中可见到处于不同增殖阶段的初级精母细胞。

(3) 次级精母细胞(secondary spermatocyte):靠近管腔,核圆形,染色较深,染色体核型为23,X或23,Y。次级精母细胞很快进行第二次成熟分裂,形成两个精子细胞。

(4) 精子细胞(spermatid):位于管腔面,核小而圆,精子细胞不再分裂,经复杂的形态变化发育成精子。

(5) 精子(spermatozoon):形似蝌蚪,分头、尾两部,全长约60 μm(图12-17),尾部细长,是精子的运动装置。头内主要有一个染色质高度浓缩的细胞核,核的前2/3有顶体覆盖。顶体内含顶体酶,如顶体蛋白酶、透明质酸酶等。受精时精子释放顶体酶,溶解卵细胞外周的结构,在受精时起重要作用。

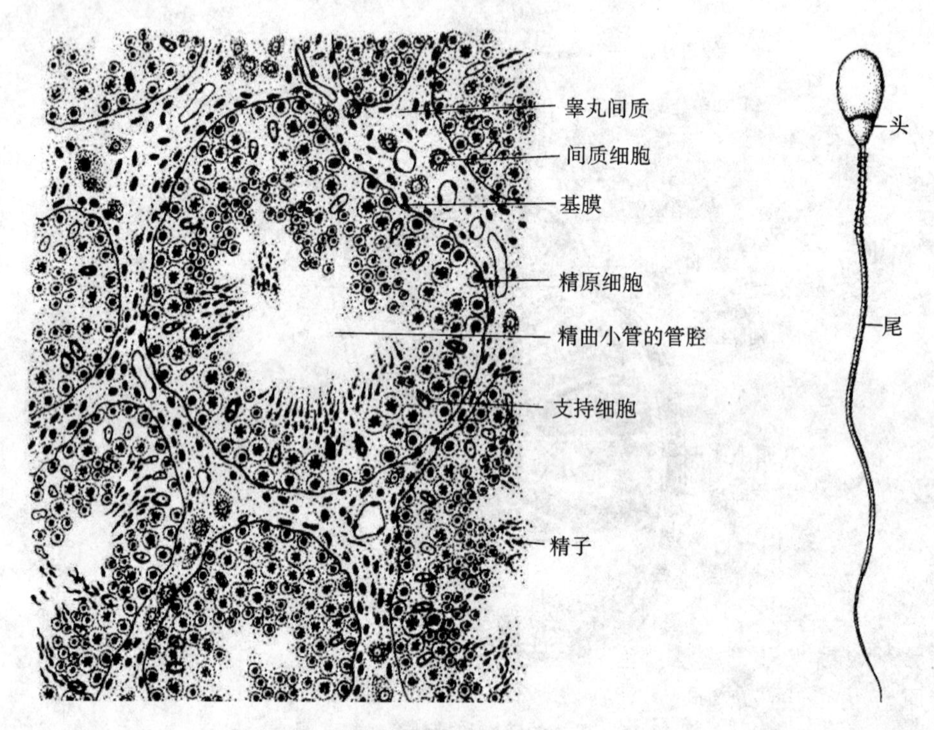

图12-16 睾丸的微细结构

图12-17 精子的形态

从精原细胞发育为精子的过程,在人类约需60天。染色体核型从46,XY变成23,X或23,Y。理化因素的刺激可影响精子的生成,如隐睾症、放射线的照射、抑制生精药物等都能使精子的质量和数量下降,导致不育。

2. 支持细胞(sustentacular cell) 支持细胞呈不规则的高柱状或长锥形,基部紧贴基膜,顶部伸达管腔面。相邻支持细胞间镶嵌着各级生精细胞。支持细胞参与血-生精小管屏障的构成,对生精细胞起支持、营养作用,促进精子的发生和成熟。

(二) 睾丸间质

睾丸间质是位于生精小管之间的疏松结缔组织,除含丰富的血管、淋巴管和一般的结缔组织细胞外，还含一种间质细胞(interstitial cell)，细胞成群分布，体积较大，圆形或多边形，细胞核圆、居中，细胞质具强嗜酸性(图 12-16)。间质细胞分泌的雄激素，有促进精子发生、促进男性生殖器官的发育与分化、维持第二性征和性功能等作用，还有促进体内蛋白质的合成和机体的生长发育及红细胞的生成等作用。

二、卵巢的组织结构

卵巢是女性生殖器官，为实质性器官，表面被覆单层扁平上皮或单层立方上皮，上皮深面为薄层致密结缔组织，称白膜。卵巢实质的外周部为皮质，含有不同发育阶段的卵泡、黄体、白体、闭锁卵泡及结缔组织等。中央部为髓质，由疏松结缔组织、血管和神经等构成(图 12-18)。

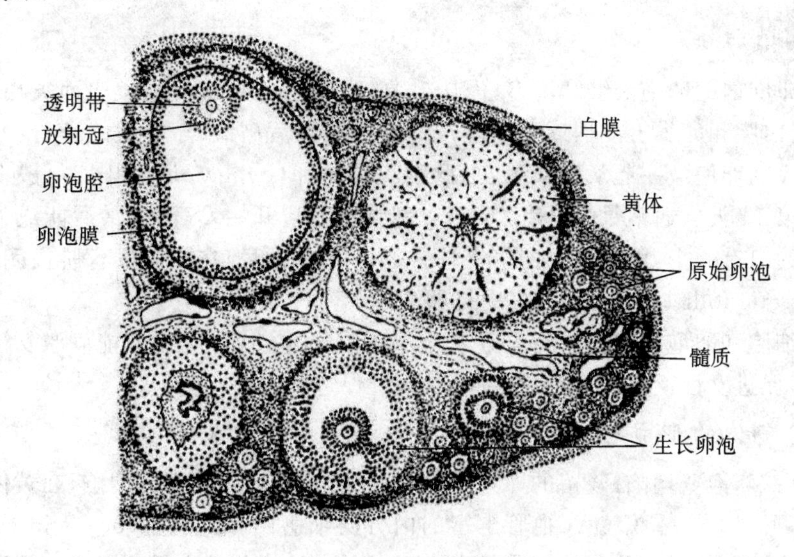

图 12-18　卵巢的微细结构

(一) 卵泡的发育及成熟

卵泡(follicle)由中央的一个卵母细胞和周围的许多卵泡细胞组成。卵泡发育从胚胎时期已经开始，出生时原始卵泡有 100 万～200 万个，青春期仅存 4 万个。卵泡的发育分为原始卵泡、生长卵泡和成熟卵泡三个阶段。

1. 原始卵泡(primordial follicle)　原始卵泡位于皮质浅层，体积小、数量多，由一个初级卵母细胞和其周围的一层扁平状的卵泡细胞组成。卵泡细胞对初级卵母细胞有营养和支持作用。

2. 生长卵泡(growing follicle)　生长卵泡分初级卵泡和次级卵泡两个阶段。

(1) 初级卵泡(primary follicle)：由初级卵母细胞及其周围单层或多层的立方或柱状卵泡细胞组成。从青春期开始，在垂体促性腺激素的作用下，每个月都有一些原始卵泡开始生长发育。初级卵母细胞体积增大，但仍停留于第一次成熟分裂的前期。这一时期，在初级卵母细胞与卵泡细胞之间出现一层含糖蛋白的嗜酸性膜，称透明带。当卵泡生长时，卵泡细胞周围的结缔组织形成卵泡膜。

(2) 次级卵泡(secondary follicle)：初级卵泡的卵泡细胞增多至十余层时，细胞之间出现一些含有液体的不规则腔,称次级卵泡。不规则腔相继融合形成一个新月形的卵泡腔,内含卵泡液。随着卵泡腔的形成,紧靠初级卵母细胞的卵泡细胞逐渐变成柱状,围绕透明带排列成放射状,称放射冠。其他的卵泡细胞构成卵泡的壁。随着卵泡液的增多,卵泡腔扩大,初级卵母细胞、透明带、放射冠及部分卵泡细胞突入卵泡腔内形成卵丘。此时卵泡膜分为两层,内层膜富含毛细血管和细胞,外层膜纤维较多,细胞、血管较少。

3. 成熟卵泡(mature follicle) 成熟卵泡为卵泡发育的最后阶段。卵泡细胞停止增殖,但卵泡液急剧增多而体积显著增大,直径可达 18 mm,并向表面突出,称成熟卵泡。在排卵前 36～48 h,初级卵母细胞完成第一次成熟分裂,形成一个次级卵母细胞和第一极体。

(二) 排卵

视频——卵子的产生与排出

成熟卵泡内的卵泡液继续增多,内压升高,致使卵泡更加向卵巢表面突出,使局部的卵泡壁、白膜和卵巢上皮均逐渐变薄,结构松散,最后破裂,于是次级卵母细胞、透明带和放射冠随卵泡液一起从卵巢排出,此过程称排卵(ovulation)。排卵一般发生在月经周期的第 14 天。通常每个月有 15～20 个原始卵泡开始发育,但最后能成为成熟卵泡并排卵的只有一个,而且双侧卵巢交替排卵,其余的卵泡在不同发育阶段闭锁,称闭锁卵泡(atretic follicle)。女性一生中排卵 400～500 个。

卵泡细胞和卵泡膜的细胞与雌激素的合成和分泌有关。雌激素能刺激女性生殖器官的发育,促进女性产生和维持第二性征,以及促进子宫内膜的增生。

(三) 黄体的形成与退化

排卵后,卵泡壁塌陷,残留的卵泡壁颗粒层细胞、卵泡膜及血管内陷,在黄体生成素的作用下,形成一个体积较大、血管丰富的内分泌细胞团,称黄体(corpus luteum)。由颗粒层细胞分化而成的粒黄体细胞呈多边形,胞体大,能分泌大量孕激素。来源于卵泡膜内层的膜黄体细胞体积较小,染色较深。两种黄体细胞共同作用,产生一定量的雌激素。孕激素能降低子宫平滑肌的兴奋性,促进子宫内膜的增生、子宫腺的分泌和乳腺的发育。黄体维持的时间,取决于排出的卵是否受精。若排出的卵未受精,黄体仅维持 2 周即退化,称月经黄体。若排出的卵已受精,黄体则继续发育,可维持 6 个月才退化,称妊娠黄体。黄体退化后,逐渐被结缔组织代替,称白体。

三、输卵管的组织结构

输卵管的管壁由黏膜、肌层和外膜三层结构构成。黏膜形成许多纵行皱襞,其上皮为单层柱状上皮,分为纤毛上皮和分泌上皮。肌层为平滑肌,呈内环行、外纵行排列。外膜为浆膜。

四、子宫的组织结构

子宫壁很厚,从内向外可分为三层,即子宫内膜、子宫肌层和子宫外膜(图 12-19)。

(一) 子宫内膜(endometrium)

子宫内膜即子宫黏膜,由单层柱状上皮和固有层组成,其中子宫颈阴道部为复层扁

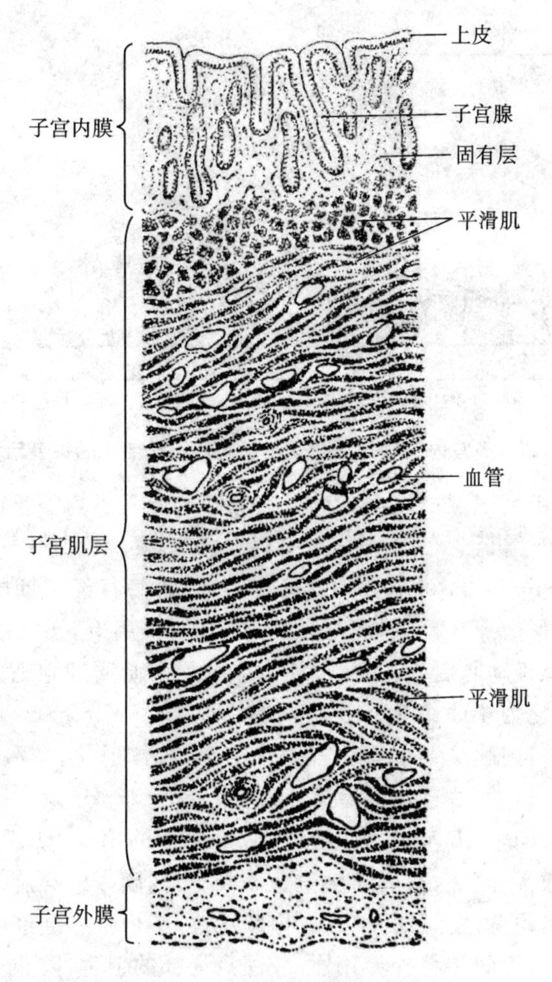

图 12-19 子宫壁的微细结构

平上皮。上皮向固有层内凹陷形成许多单管腺，称子宫腺。固有层由增殖能力较强的结缔组织构成，内有子宫腺、基质细胞和血管。子宫内膜固有层内血管丰富，子宫动脉分支进入子宫内膜后，先向子宫腔面垂直穿行，至功能层弯曲成螺旋状，称螺旋动脉。

子宫内膜可分为浅表的功能层和深部的基底层，功能层较厚，基底层较薄而致密。在月经周期中，功能层可发生周期性剥脱，而基底层不剥脱，并不断增生以修复功能层。

（二）子宫肌层和子宫外膜

子宫肌层(myometrium)很厚，由许多平滑肌束和结缔组织构成。肌束之间有较大的血管穿行。子宫外膜(perimetrium)大部分为浆膜，只有子宫颈以下是纤维膜。

（三）子宫内膜的周期性变化

从青春期开始，子宫内膜在卵巢分泌的雌激素、孕激素的作用下，出现周期性的变化，即每隔约 28 天发生一次子宫内膜的剥脱出血、增生及修复，称月经周期(menstrual cycle)。子宫内膜的周期性变化分为三期：增生期、分泌期和月经期(图 12-20)。

1. 增生期(proliferative phase) 增生期又称卵泡期，为月经周期的第 5～14 天。此期卵巢内的卵泡正处于生长发育阶段，雌激素的分泌量逐渐增多。在雌激素的作用

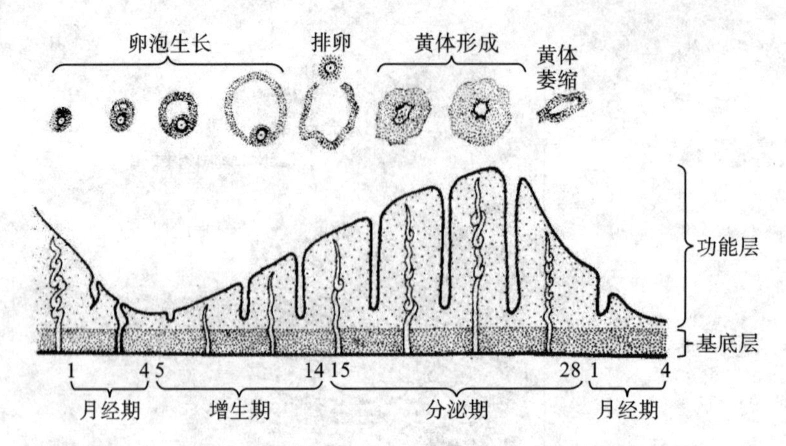

图 12-20　子宫内膜周期性变化与卵巢周期性变化的关系示意图

下，脱落的子宫内膜由基底层增生修补。子宫腺和螺旋动脉均增长而弯曲，基质细胞增多，子宫内膜从 1 mm 增至 3～4 mm。到此期末，卵泡发育已趋于成熟并排卵。

2. 分泌期(secretory phase)　分泌期又称黄体期，为月经周期的第 15～28 天。此期卵巢已排卵，黄体形成。在雌激素和孕激素的共同作用下，子宫腺腔增大，腺细胞分泌功能逐渐旺盛。螺旋动脉更增长、弯曲达内膜浅层。基质细胞肥大，细胞质内充满糖原和脂滴，妊娠时转化为蜕膜细胞。子宫内膜增厚，达 5～7 mm，组织液大量增加，内膜水肿。若卵已受精，内膜继续增厚。若卵未受精，黄体退化，孕激素和雌激素水平下降，内膜转入月经期。

3. 月经期(menstrual phase)　月经期为月经周期的第 1～4 天。由于排出的卵未受精，黄体退化，孕激素和雌激素的分泌量急剧减少，内膜中的螺旋动脉收缩，导致内膜功能层缺血、缺氧，组织变性坏死。坏死的内膜脱落，与血液一起经阴道排出体外，形成月经。月经期时，子宫腔间接与外界相通，应注意局部的卫生，防止炎症的发生。

内脏器官组织结构实验指导

一、消化管的微细结构

请同学们在显微镜下指出以下结构。

1. 胃底切片(HE染色)

(1) 肉眼观察:近管腔面染成紫蓝色的部分为黏膜,黏膜的深面依次是黏膜下层、肌层和外膜。

(2) 低倍镜观察:分辨胃的黏膜、黏膜下层、肌层和外膜,重点观察黏膜。①黏膜的上皮为单层柱状上皮,上皮细胞界限清楚,细胞质染色较淡,细胞核呈卵圆形,位于细胞基底部。上皮内陷处为胃小凹。固有层内含有大量的胃底腺,胃底腺之间有少量结缔组织,固有层的深面有平滑肌细胞构成的黏膜肌层。②黏膜下层为疏松结缔组织。③肌层为较厚的平滑肌,其层次不易分清。④外膜为浆膜。

(3) 高倍镜观察:胃底腺主要由主细胞和壁细胞构成。①主细胞:数量最多,分布在胃底腺的中下部,细胞呈柱状,细胞质嗜碱性,呈淡蓝色,细胞核呈圆形,位于细胞基底部。②壁细胞:多分布在胃底腺的中上部。细胞较大,呈圆锥形或圆形,细胞质嗜酸性,呈红色,细胞核呈圆形,位于细胞的中央。

2. 空肠或回肠横切片(HE染色)

(1) 肉眼观察:近管腔面被染成淡紫红色的部分为黏膜,其深面依次为黏膜下层、肌层和外膜。黏膜与黏膜下层向管腔突出形成皱襞。

(2) 低倍镜观察:①黏膜:游离面有许多肠绒毛,为黏膜的上皮和固有层呈指状突入肠腔形成的。在切片上,肠绒毛可呈纵切、横切或斜切面。肠绒毛为单层柱状上皮,上皮细胞之间夹有杯状细胞。杯状细胞呈空泡状。上皮的深面为固有层,主要由结缔组织构成,内有切成不同断面的肠腺。肠腺由单层柱状上皮构成,与肠绒毛的上皮相延续。肠绒毛基底部之间为肠腺开口处。在回肠的固有层内可见集合淋巴滤泡。②黏膜下层:为疏松结缔组织,含有小血管、神经等。③肌层:为平滑肌,分为两层,内层环行,外层纵行。④外膜:为浆膜。

(3) 高倍镜观察:选择一条清晰、典型的肠绒毛纵切面,观察绒毛表面的单层柱状上皮、杯状细胞,绒毛中轴内的固有层、中央乳糜管以及毛细血管和平滑肌纤维。

二、消化腺的微细结构

请同学们在显微镜下指出以下结构。

肝切片(HE染色)。

(1) 低倍镜观察:组织被结缔组织分隔成许多多边形的肝小叶,肝小叶间的结缔组织少,界限不清楚。小叶中央的圆形管腔是中央静脉,中央静脉周围的肝细胞呈放射状排列,肝板的断面称肝索。肝索之间的腔隙为肝血窦。在几个肝小叶邻接处,有较多的结缔组织,其内可见三种结构不同的管腔,分别为小叶间动脉、小叶间静脉和小叶间胆管,此处为门管区。

（2）高倍镜观察：选择典型的肝小叶和门管区观察。①肝小叶：中央静脉位于肝小叶中央，管壁不完整，周围与肝血窦相通。肝索由肝细胞排列成条索状。肝细胞体积较大，呈多边形，细胞质呈红色，细胞核圆形，居细胞中央，核仁明显，有的肝细胞有双核。肝血窦位于肝板之间。肝血窦的壁由不连续的内皮细胞组成，内皮细胞的核扁而小，染色深。在肝血窦腔内有时可见肝巨噬细胞。②门管区：小叶间动脉管壁厚，管腔圆而小，由一层内皮细胞和少量环行平滑肌构成，染成红色。小叶间静脉管壁薄，管腔较大，形状不规则，染成红色。小叶间胆管由单层立方上皮构成，细胞质染色淡，细胞核大而圆，被染成紫蓝色。

三、气管与肺的微细结构

请同学们在显微镜下指出以下结构。

1. 气管的组织切片（人的气管切片，HE染色）

（1）肉眼观察：标本为气管的横切面，管壁中呈“C”形被染成紫蓝色的是透明软骨环，缺口侧为气管壁的背侧的膜壁部。

（2）低倍镜观察：从腔面向外分辨管壁的三层结构。①黏膜：由上皮和固有层组成。上皮为假复层纤毛柱状上皮，夹有杯状细胞。基膜明显。固有层由疏松结缔组织构成，弹性纤维较多，呈亮红色，内含弥散的淋巴组织，此外还有腺体导管、血管断面。②黏膜下层：疏松结缔组织，含混合性腺，与固有层无明显界限，也含血管、淋巴管和神经。③外膜：由透明软骨环和疏松结缔组织构成。软骨环缺口处有致密结缔组织和平滑肌纤维，黏膜下层的腺体可伸至此处。

（3）高倍镜观察：①黏膜上皮假复层纤毛柱状上皮，着重观察黏膜上皮和腺体。纤毛清晰可辨，杯状细胞中黏液呈浅紫红色。②混合性腺泡由浆液性腺细胞和黏液性腺细胞组成。

2. 肺的组织切片（人的肺切片，HE染色）

（1）肉眼观察：标本为一小块组织，呈海绵样，是肺呼吸部。还有大小不等的管腔断面，是肺内支气管各级分支和肺动、静脉的断面。

（2）低倍镜观察：分辨导气部和呼吸部，注意支气管各级分支与血管的区别。导气部包括小支气管、细支气管和终末细支气管。①小支气管：管径粗，管壁厚，三层分界不明显。黏膜：上皮为假复层纤毛柱状上皮，有杯状细胞，固有层薄，其外有少量分散排列的环行平滑肌束。黏膜下层：疏松结缔组织，含混合性腺。外膜：由散在透明软骨片和结缔组织构成，内含小血管（支气管动、静脉）。在小支气管的一侧，有伴行的肺动、静脉分支断面，其管壁薄，管腔大。②细支气管：管径较小，管壁较薄。上皮为假复层或单层纤毛柱状上皮，杯状细胞减少或消失，环行平滑肌更多，腺体和软骨片很少或消失。③终末细支气管：管径细，黏膜形成明显皱襞，表面为单层柱状上皮，杯状细胞、腺体和软骨均消失，平滑肌形成完整的环行层。呼吸部：包括呼吸性细支气管、肺泡管、肺泡囊和肺泡。呼吸性细支气管和肺泡管的管壁不完整，直接与肺泡连通。

（3）高倍镜观察：重点观察呼吸部。①呼吸性细支气管：上皮为单层立方上皮。上皮下仅有少量的结缔组织和平滑肌。管壁上有肺泡的开口，开口处单层立方上皮移行为单层扁平上皮。②肺泡管：由许多肺泡组成，管壁结构很少，为位于肺泡之间突向管腔的部位,呈结节状膨大。表面的为单层立方上皮或扁平形上皮,其下为薄层结缔组织和少量平滑肌。③肺泡囊:几个肺泡共同开口而形成的囊腔。④肺泡:呈多边形或不规则形,肺泡壁很薄。相邻肺泡之间的薄层结缔组织为肺泡隔,内有丰富的毛细血管。

四、肾的微细结构

请同学们在显微镜下指出以下结构。

肾的组织切片(人的肾切片,HE染色)。

(1) 肉眼观察:标本呈扇形,表面染色较深为皮质,深部染色较浅为髓质(一个肾锥体)。有的肾锥体旁有染色深的肾柱,肾柱为深入肾锥体之间的皮质部分。

(2) 低倍镜观察。

①被膜:位于肾的表面,由致密结缔组织构成。

②皮质:位于被膜的深面,主要由密布的肾小管断面与散在分布的肾小体构成。皮质迷路:由肾小体和肾小管曲部构成,此处肾小管的断面呈圆形、弧形等。

③髓质:主要由大小不等的泌尿小管(肾小管直行部分、集合管)组成,其中有血管断面。

(3) 高倍镜观察:皮质中肾小体由血管球和肾小囊组成。血管球由毛细血管构成,肾小囊脏层(内层)细胞紧贴毛细血管外面。内皮、脏层细胞及系膜细胞不易分辨。肾小囊壁层(外层)为单层扁平上皮,脏、壁两层细胞之间是肾小囊腔。近端小管曲部(近曲小管):断面数目较多,管径较粗,管壁较厚,管腔小而不整齐。上皮细胞呈立方形或锥体形,界限不清,细胞质具有强嗜酸性,着红色,细胞游离面有刷状缘,细胞核圆,位于细胞基部,核间距离较大。远端小管曲部(远曲小管):断面较近曲小管少,管径较小,管壁较薄,管腔较大而规则,上皮细胞呈立方形,界限较清楚,细胞质具有弱嗜酸性,着色浅,细胞游离面无刷状缘,细胞核位于细胞中央,核间距离较小。

五、睾丸与卵巢的微细结构

请同学们在显微镜下指出以下结构。

1. 睾丸(人的睾丸切片,HE染色)

(1) 肉眼观察:标本中睾丸呈椭圆形。

(2) 低倍镜观察:表面有致密结缔组织构成的白膜,其内有很多不同断面的生精小管。管壁厚,由多层大小不一的细胞构成。生精小管之间的结缔组织中血管丰富,并含成群的间质细胞。

(3) 高倍镜观察。

①生精小管:管壁由生精上皮构成,分为生精细胞和支持细胞两种。生精细胞按发育过程有秩序地排列,从外向内可见:精原细胞位于基膜上,细胞较小,呈圆形或椭圆形,核圆、着色较浅;初级精母细胞位于精原细胞内侧,为数层体积较大的细胞,呈圆形,细胞核圆形,较大,呈分裂相,核内有粗大、着深蓝色的染色体;次级精母细胞位于初级精母细胞内侧,细胞较小,细胞核圆形,着色较深,由于次级精母细胞形成后,立即分裂为精子细胞,存在时间短,故不易见到;精子细胞靠近腔面,细胞更小,核圆且小,染色较深;精子的头呈锥体形,成群聚集在生精小管管腔,椭圆形(横切)紫蓝色为头部,丝状紫

红色为尾部。支持细胞:位于生精细胞之间,其形状难以分辨,细胞核呈不规则形,长轴与管壁垂直。染色质很细,着色浅,核仁明显。

②间质细胞:位于生精小管间的结缔组织内,细胞呈圆形或多边形,单个或成群分布;细胞核常偏位,着色浅,胞质嗜酸性,含小脂滴。

2. 卵巢(人的卵巢切片,HE 染色)

(1) 肉眼观察:标本为卵圆形,周围部分为皮质,内有大小不等的空泡,是发育中的卵泡。中央着色较浅的狭窄部分为髓质。

(2) 低倍镜观察。

①被膜:由表面的单层扁平或立方上皮及深面薄层结缔组织的白膜组成。

②皮质:占卵巢的大部分,含许多大小不一的各级卵泡,卵泡间为富含梭形基质细胞的结缔组织,即卵巢基质。

③髓质:狭小,由疏松结缔组织构成,血管较多,可与门部相通,皮质和髓质无明显界限。

(3) 高倍镜观察:重点观察各级卵泡。

①原始卵泡:位于皮质浅部,数量较多,体积小,由中央一个初级卵母细胞和周围一层扁平的卵泡细胞构成。卵母细胞较大,核大而圆,呈空泡状,核仁明显。卵泡细胞的界限不清楚,细胞核为扁圆形。

②初级卵泡:位于皮质深层,中央仍为初级卵母细胞,体积稍大,周围是单层立方上皮或矮柱状或多层的卵泡细胞,卵母细胞与卵泡细胞间有一层嗜酸性的透明带。

③次级卵泡:卵泡细胞间出现大小不一的腔隙或合并成一个大腔,此即卵泡腔,内含卵泡液。初级卵母细胞和周围的一些卵泡细胞被挤至卵泡一侧,形成卵丘。卵母细胞增大,围绕卵母细胞的一层卵泡细胞成为柱状,呈放射状排列,此即放射冠。另一部分多边形卵泡细胞分布在卵泡壁的腔面,称为颗粒层。卵泡壁外面为卵泡膜,由结缔组织构成。卵泡膜分内、外两层,内层含较多的膜细胞和小血管,外层由梭形的基质细胞和胶原纤维围成。

④成熟卵泡:体积增大至直径 18 mm 左右,向卵巢表面突出。切片中无成熟卵泡。

能力检测
测试一

能力检测
测试二

能力检测
测试三

能力检测
测试四

第十三章　内分泌系统器官组织结构

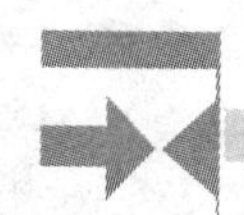

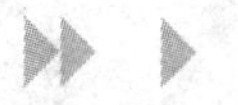

学习要点

1. 内分泌腺的组织结构特点。
2. 甲状腺和甲状旁腺的组织结构。
3. 肾上腺的组织结构。
4. 垂体的组织结构。

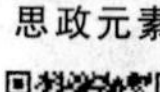

思政元素

本章课件

第一节　概　　述

视频——内分泌系统概述

内分泌腺在结构上是独立的器官，主要包括垂体、甲状腺、甲状旁腺、肾上腺等；内分泌组织是指分散在其他组织器官内的内分泌细胞团，如胰内的胰岛、睾丸内的间质细胞、卵巢内的卵泡和黄体等。此外，还有分散在胃肠道、前列腺、胎盘、心、肝、肺、肾、脑等器官内的内分泌细胞。

内分泌腺的组织结构特点如下：①腺细胞常排列成索状、团块状或囊泡状；②无导管，又称无管腺；③腺组织内有丰富的毛细血管和毛细淋巴管。内分泌腺的分泌物称激素(hormone)，激素通过毛细血管或毛细淋巴管进入血液或淋巴，作用于其他部位的器官、组织或细胞。对某种激素的刺激产生特定效应的器官、组织和细胞，称为该激素的靶器官、靶组织和靶细胞。

内分泌系统与神经系统关系密切。内分泌系统受神经系统控制和调节，神经系统通过对内分泌腺的作用，间接地调节人体各器官的功能，称为神经-体液调节。内分泌系统分泌的激素直接对机体的新陈代谢、生长发育和生殖等进行调节，称为体液调节。

第二节　甲状腺及甲状旁腺的组织结构

视频——甲状腺组织实验

一、甲状腺的组织结构

甲状腺表面覆有薄层结缔组织被膜，被膜发出小梁伸入实质内，将腺实质分成大小不等的小叶，每个小叶内含有大量滤泡。滤泡是由滤泡上皮细胞围成的囊泡状结构。

滤泡间有丰富的毛细血管和滤泡旁细胞(图 13-1)。滤泡旁细胞贴附在滤泡周围。

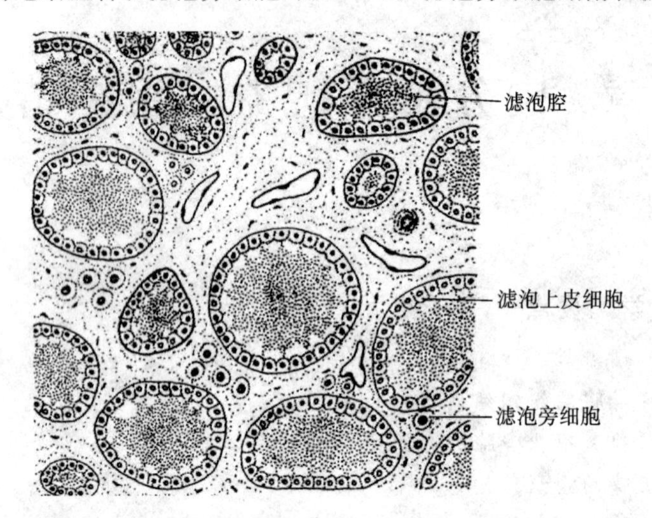

图 13-1　甲状腺的微细结构(高倍镜下)

(一) 滤泡上皮细胞

滤泡上皮细胞(follicular epithelial cell)又称甲状腺滤泡,由单层立方上皮细胞围成,细胞核圆形,位于中央。滤泡腔内充满透明的胶状质,其主要成分是碘化甲状腺球蛋白。滤泡腔大小随甲状腺的功能状态变化而发生变化。滤泡细胞的主要功能是合成甲状腺素。滤泡细胞从血液中摄取氨基酸,合成甲状腺球蛋白,并以胞吐的方式释放入滤泡腔内。同时滤泡细胞还从血液中摄取碘离子,进行活化后释放入滤泡腔。甲状腺球蛋白和活化的碘离子结合形成碘化甲状腺球蛋白。当机体需要时,在腺垂体分泌的促甲状腺激素的作用下,滤泡细胞把碘化甲状腺球蛋白吞入细胞质中,并水解释放出四碘甲腺原氨酸(T_4)和少量的三碘甲腺原氨酸(T_3),T_4、T_3经滤泡细胞基底面释放入毛细血管内。T_4和T_3都称为甲状腺激素。甲状腺激素的主要功能是提高机体代谢率和神经兴奋性、促进生长发育,特别是对婴幼儿的骨骼和中枢神经系统的发育影响较大,如婴幼儿甲状腺功能低下,甲状腺激素分泌过少,不仅身材矮小,而且脑发育障碍,智力低下,称呆小症。若成人甲状腺功能亢进,甲状腺激素分泌过多,则代谢率升高、耗氧量增加且体重减轻,严重时可导致突眼性甲状腺肿。

(二) 滤泡旁细胞

滤泡旁细胞(parafollicular cell)位于滤泡细胞与基膜之间或滤泡之间,以单个或多个形式存在。细胞体积较大,呈卵圆形,在 HE 染色切片中,细胞质着色较浅,故又称亮细胞,其主要功能是分泌降钙素(calcitonin),所以又称降钙素细胞或 C 细胞。降钙素能增强成骨细胞活性,使骨盐沉积,降钙素还能抑制胃肠道和肾小管对钙离子的吸收,使血钙浓度降低。

二、甲状旁腺的组织结构

甲状旁腺的表面有一薄层结缔组织被膜,实质内的腺细胞排列成索状或团块状,其间有丰富的毛细血管和少量结缔组织。腺细胞分为主细胞和嗜酸性细胞两种。

（一）主细胞

主细胞(chief cell)是构成腺实质的主体细胞，数量多，体积较小，呈圆形或多边形，能够合成和分泌甲状旁腺激素(parathyroid hormone)，其可增强破骨细胞的溶骨作用，使骨钙入血，并能促进肠和肾小管吸收钙，使血钙浓度升高。甲状旁腺功能亢进时，可导致骨质疏松，机体易发生骨折。

（二）嗜酸性细胞

嗜酸性细胞(oxyphil cell)体积较大，着色较深，胞质内含有许多嗜酸性颗粒，其功能尚不清楚。

第三节 肾上腺的组织结构

肾上腺表面包有结缔组织膜，其中有少量结缔组织伴随血管和神经深入腺实质内。肾上腺实质可分为周围的皮质和中央的髓质(图 13-2)，二者结构和功能均不同。

一、皮质

肾上腺皮质较厚，位于腺实质外周部分，占肾上腺的 80%～90%，根据细胞排列的形式不同，皮质由外向内分为三个带，依次为球状带、束状带和网状带(图 13-2)。

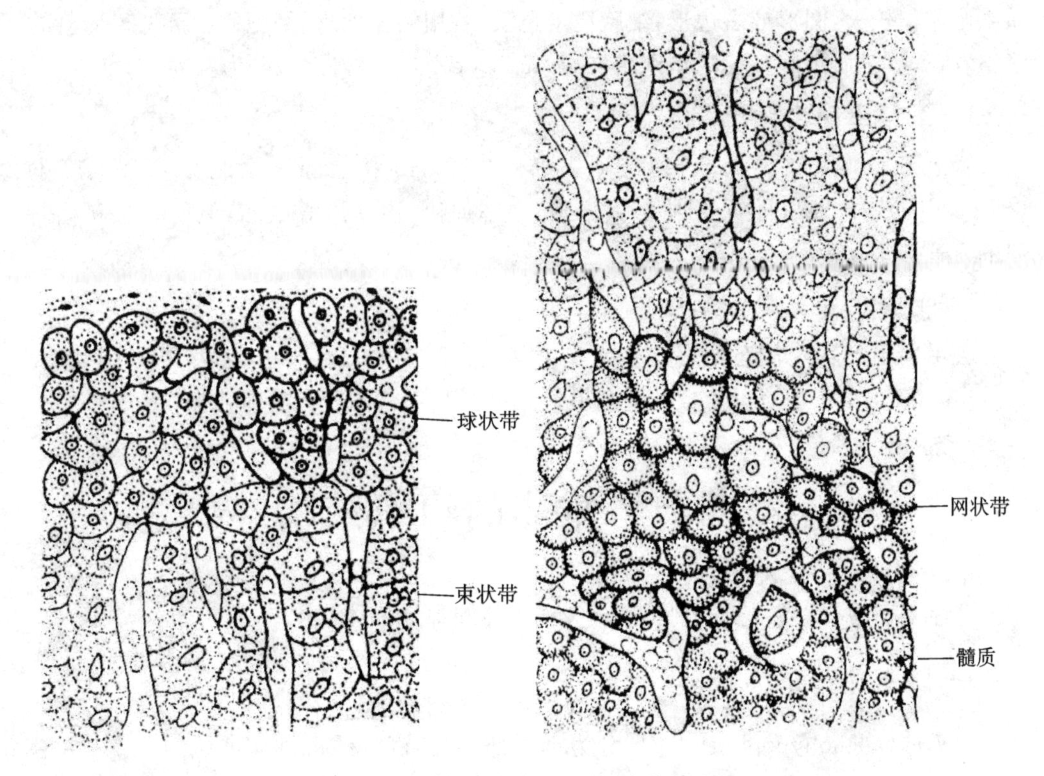

图 13-2 肾上腺的微细结构(高倍镜下)

(一) 球状带

球状带(zona glomerulosa)位于皮质浅层，较薄，占皮质体积的15%。细胞较小，呈矮柱状或多边形，排列成球状细胞团，细胞团之间有窦状毛细血管。球状带细胞分泌盐皮质激素，如醛固酮等。其主要作用是促进肾远曲小管和集合管重吸收钠和排出钾。

(二) 束状带

束状带(zona fasciculata)位于球状带深面，最厚，占皮质体积的78%。细胞体积较大，呈多边形，常由1～2行细胞排列成索。索间有纵行血窦。束状带分泌糖皮质激素，如氢化可的松等。其主要作用是促进蛋白质和脂肪分解并转化为糖，即糖异生。此外，还能降低免疫反应和炎症反应。

(三) 网状带

网状带(zona reticularis)位于皮质深层，占皮质体积的7%。细胞呈多边形，细胞索相互吻合成网，细胞较小，形状不规则，界限不清。网状带分泌性激素，以雄激素为主，也有少量雌激素。

二、髓质

肾上腺髓质位于肾上腺的中央，占肾上腺的10%～20%，主要由髓质细胞构成，髓质细胞体积较大，圆形或多边形，细胞质染色淡，若用铬盐处理，细胞质内可见黄褐色的嗜铬颗粒，故髓质细胞又称嗜铬细胞(chromaffin cell)。嗜铬细胞分为两种。

(一) 肾上腺素细胞

肾上腺素细胞数量较多，约占嗜铬细胞的80%，肾上腺素细胞分泌肾上腺素(adrenaline)，肾上腺素使心肌收缩力增强，心率加快，皮肤血管收缩，但使心脏和骨骼肌的血管扩张。

(二) 去甲肾上腺素细胞

去甲肾上腺素细胞数量较少，约占嗜铬细胞的20%，分泌去甲肾上腺素(noradrenaline)，去甲肾上腺素使血压升高，心脏、脑和骨骼肌内的血流加快。

第四节　垂体的组织结构

垂体表面覆有结缔组织被膜，可分为腺垂体和神经垂体。

视频——垂体

一、腺垂体

腺垂体(adenohypophysis)主要分为远侧部和结节部，约占垂体体积的75%，由腺上皮构成，细胞排列成索状或团状，细胞索之间有丰富的窦状毛细血管。根据HE染色性质，腺垂体中的细胞分为嗜酸性细胞、嗜碱性细胞和嫌色细胞三种。

（一）嗜酸性细胞

嗜酸性细胞数量较多，约占腺垂体细胞总数的 35%，胞体大，圆形或多边形，细胞质内充满粗大的嗜酸性颗粒。根据所分泌激素不同，嗜酸性细胞分为两种。

1. 生长激素细胞 数量较多，分泌生长激素(growth hormone，GH)，其能促进肌肉、内脏的生长及多种代谢过程，尤其是刺激骺软骨生长，促进骨骼增长。在未成年时期，若分泌过多，可引起巨人症，分泌过少则可引起侏儒症；成人分泌过多可引起肢端肥大症。

2. 催乳素细胞 男、女性均有此种细胞，但女性较多，在分娩前期和哺乳期功能旺盛。此细胞分泌催乳素(prolactin，PRL)，其能促进乳腺发育和乳汁分泌。

（二）嗜碱性细胞

嗜碱性细胞数量较少，约占腺垂体细胞总数的 15%。胞体大小不一，为椭圆形或多边形，细胞质内充满嗜碱性颗粒。根据所分泌的激素不同，嗜碱性细胞可分为三种细胞。

1. 促甲状腺激素细胞 能分泌促甲状腺激素(thyroid-stimulating hormone，TSH)，该激素可促进甲状腺滤泡的增生和甲状腺素的合成和释放。

2. 促肾上腺皮质激素细胞 能分泌促肾上腺皮质激素(adrenocorticotropic hormone，ACTH)和促脂素(lipotropic hormone，LPH)，前者促进肾上腺皮质束状带细胞分泌糖皮质激素，后者作用于脂肪细胞，使其产生脂肪酸。

3. 促性腺激素细胞 能分泌卵泡刺激素(follicle-stimulating hormone，FSH)和黄体生成素(luteinizing hormone，LH)，男、女性均有。卵泡刺激素在女性促进卵泡发育，在男性则刺激生精小管的支持细胞合成雄激素结合蛋白，以促进精子发生。黄体生成素在女性促进排卵和黄体形成，在男性则刺激睾丸间质细胞分泌雄激素，故又称间质细胞刺激素。

（三）嫌色细胞(chromophobe cell)

嫌色细胞数量最多，约占腺垂体细胞总数的 50%，胞体较小，可能是脱颗粒的嗜酸性细胞、嗜碱性细胞，或是未分化的储备细胞，能分化成其他腺细胞。

二、神经垂体

神经垂体(neurohypophysis)由大量无髓神经纤维、垂体细胞和丰富的有孔毛细血管构成。无髓神经纤维是下丘脑视上核和室旁核的神经内分泌细胞的轴突，形成神经束，经漏斗进入神经部。视上核和室旁核内的神经内分泌细胞的细胞质内有颗粒，该颗粒沿轴突运输至神经部，在神经部，该颗粒聚集成团，光镜下呈均质状嗜酸性小体，称为赫林体(Herring body)。颗粒内的激素以胞吐方式释放入毛细血管，可见神经垂体本身无内分泌功能，只是储存和释放视上核和室旁核所分泌的激素。视上核和室旁核的神经内分泌细胞合成抗利尿激素(antidiuretic hormone，ADH)和催产素(oxytocin，OXT)。

抗利尿激素主要促进肾远曲小管和集合管重吸收水分，浓缩尿液，若其分泌过量，可导致小动脉平滑肌收缩，血压升高，故又称升压素(vasopressin)；若其分泌减少，会导致尿崩症。催产素能使子宫平滑肌收缩，并促进乳腺分泌。

内分泌系统器官组织结构实验指导

一、甲状腺的微细结构

请同学们在显微镜下指出以下结构。

甲状腺切片(HE染色)。

(1) 低倍镜观察:被膜很薄,实质内有许多圆形或椭圆形的甲状腺滤泡,泡腔内充满染成深红色的胶状物质,滤泡之间为结缔组织。

(2) 高倍镜观察:滤泡由单层立方上皮构成,细胞界限不清,细胞核圆形。在滤泡上皮细胞之间或滤泡之间的结缔组织内,有呈圆形或多边形、体积较大、细胞质染色较浅的滤泡旁细胞。

二、肾上腺的微细结构

请同学们在显微镜下指出以下结构。

肾上腺切片(HE染色)。

(1) 低倍镜观察:肾上腺表面有被膜,分为表面的皮质和深层的髓质。皮质由外向内分为球状带、束状带和网状带。

(2) 高倍镜观察:球状带较薄,位于皮质浅层,细胞较小,呈矮柱状或多边形,排列成球状细胞团,细胞团之间有窦状毛细血管。束状带位于球状带深面,最厚,细胞体积较大,呈多边形,常由1~2行细胞排列成索,索间有纵行血窦。网状带位于髓质交界处,细胞呈多边形,细胞索相互吻合成网,细胞较小,形状不规则,界限不清。髓质细胞体积较大,呈圆形或多边形,胞质染色淡。

第十四章　人体胚胎学概要

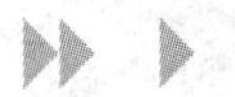

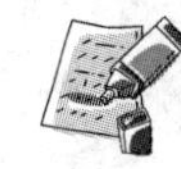

学习要点

思政元素

本章课件

1. 受精的部位和意义。
2. 卵裂与胚泡的形成，胚泡植入过程，胚盘及三个胚层的分化。
3. 蜕膜的分部。
4. 胎膜、胎盘的结构与功能。
5. 胎儿血液循环的特点。
6. 双胎、多胎、联胎及先天性畸形的原因。
7. 人工授精与试管婴儿。

人体胚胎学(human embryology)是研究人胚胎发育过程的科学。其研究内容包括生殖细胞形成、受精、胚胎发育、胚胎与母体的关系、先天畸形等。胚胎在母体子宫中发育经历38周(约266天)，成为成熟胎儿后娩出。通常可将胚胎发育分为三个时期：①胚前期：从受精到第2周末二胚层。②胚期：从第3周至第8周末，此期末，胚(embryo)的各器官、系统与外形发育初具雏形。③胎期：从第9周至出生，此期内的胎儿逐渐长大，各器官、系统继续发育成形，部分器官出现一定的功能活动。

第一节　胚胎早期发生

人体胚胎早期发生，是指从受精至第8周末的发育时期，包括胚前期和胚期。此时期的胚胎发育变化较大，并易受内、外环境因素的影响，内容包括生殖细胞和受精，卵裂和胚泡形成，植入和胚层形成，胚体形成和胚层分化，胎膜和胎盘。

一、生殖细胞

生殖细胞(germ cell)包括精子和卵子，它们均为单倍体细胞，即仅有23条染色体，其中1条是性染色体。

(一) 精子的获能

射出的精子虽有运动能力，却无穿过卵子周围放射冠和透明带的能力。这是由于精子头的外表有一层能阻止顶体酶释放的糖蛋白。精子在子宫和输卵管中运行的过程中，该糖蛋白被女性生殖管道分泌物中的酶降解，从而获得受精能力，此现象称获能。

精子在女性生殖管道内的受精能力一般可维持 24 h。

（二）卵子的成熟

从卵巢排出的卵子处于第二次成熟分裂的中期，并随输卵管伞的液流进入输卵管，在受精时才完成第二次成熟分裂（图 14-1）。若未受精，则于排卵后 12～24 h 退化。

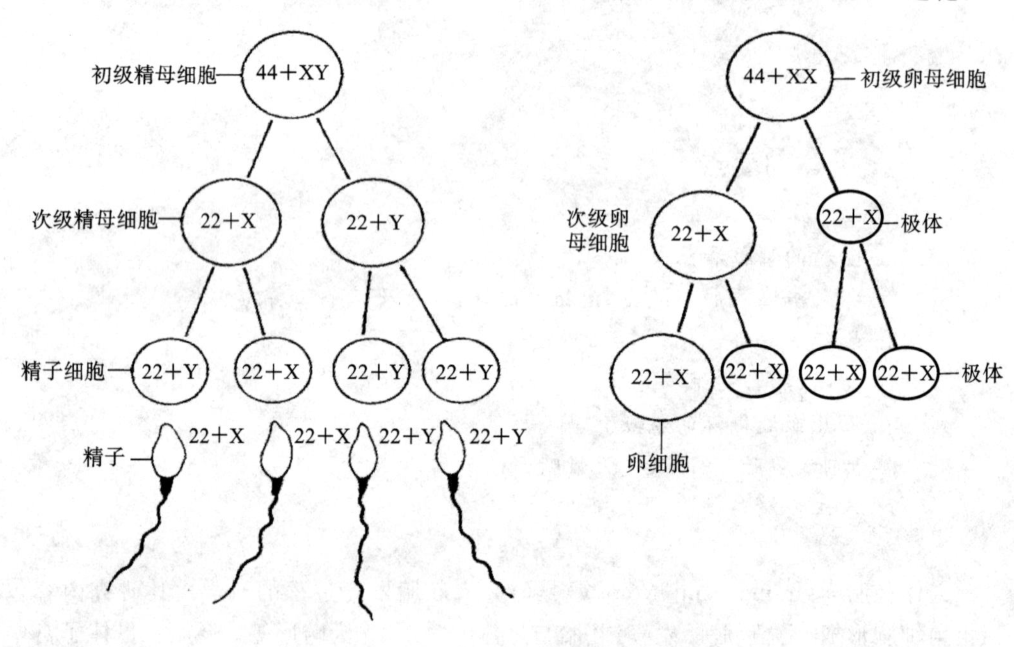

图 14-1　精子和卵子发生过程示意图

视频——受精

二、受精

精子与卵子结合形成受精卵的过程称受精（fertilization），受精始于精子细胞膜与卵子细胞膜的接触，终于两者细胞核的融合（图 14-2）。受精一般发生在输卵管壶腹部。应用避孕套、输卵管黏堵或输精管结扎等措施，可以阻止精子与卵子相遇，从而阻止受精。

受精的意义：①受精标志着新生命的开始。受精卵的染色体来自父母双方，加上生殖细胞在成熟分裂时曾发生染色体联合和片段交换，遗传物质重新组合，使新个体具有与亲代不完全相同的性状；②精子与卵子的结合，恢复了二倍体，维持物种的稳定性；③受精使卵子的缓慢代谢转入旺盛代谢，从而开始不断地分裂；④受精决定性别，带有 Y 染色体的精子与卵子结合发育为男性，带有 X 染色体的精子与卵子结合则发育为女性。

视频——卵裂和胚泡形成

三、卵裂和胚泡形成

受精卵由输卵管向子宫运行过程中，不断进行细胞分裂，此过程称卵裂（cleavage）。卵裂产生的细胞称卵裂球。随着卵裂球数目的增加，细胞逐渐变小，到第 3 天时形成由 12～16 个卵裂球组成的桑椹胚（morula）（图 14-3）。受精卵一边卵裂一边逐渐向子宫腔移动，形成桑椹胚时，已到达子宫腔。

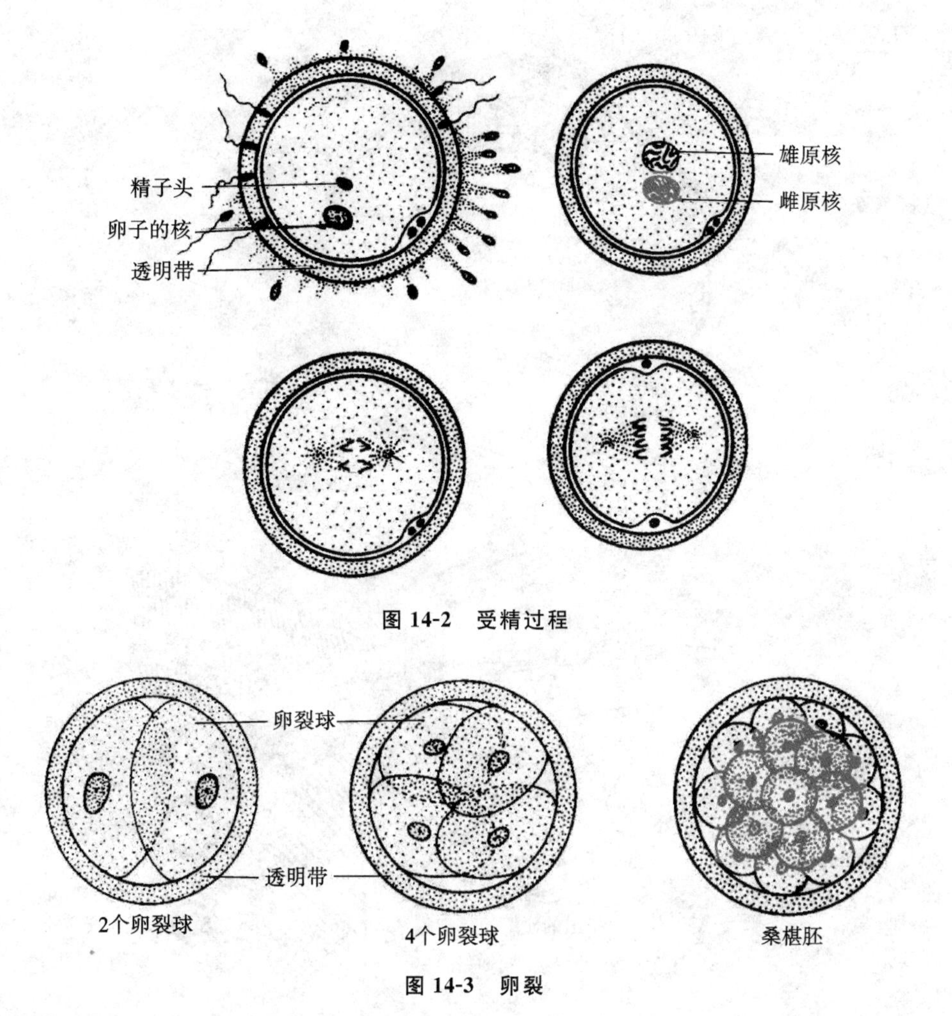

图 14-2 受精过程

图 14-3 卵裂

桑椹胚进入子宫腔后继续分裂，细胞间逐渐出现小的腔隙，它们最后汇合成一个大腔，形成囊泡状的胚泡。胚泡(blastocyst)于受精的第4天形成并进入子宫腔。胚泡中心的腔称胚泡腔(blastocyst cavity)，腔内一侧的一群细胞，称内细胞群(inner cell mass)，外表为一层扁平细胞，称滋养层(trophoblast)(图 14-4)。胚泡逐渐长大，透明带变薄而消失，胚泡与子宫内膜接触，开始植入。

四、植入和胚层形成

视频——植入和胚层形成

胚泡植入子宫内膜，获得进一步发育的适宜环境和充足的营养供应；内细胞群分化为由内、中、外三个胚层构成的胚盘，它是人体各器官和组织的原基；胎膜与胎盘也逐渐形成和发育。

(一) 植入

胚泡逐渐埋入子宫内膜的过程称植入(implantation)，又称着床(nidation)。植入于受精后第5～6天开始，于第11～12天完成。植入(图 14-5、图 14-6)时，内细胞群侧的滋养层先与子宫内膜接触，并分泌蛋白酶消化与其接触的子宫内膜组织，胚泡则沿着被消化组织的缺口逐渐埋入内膜功能层。在植入过程中，与内膜接触的滋养层细胞迅

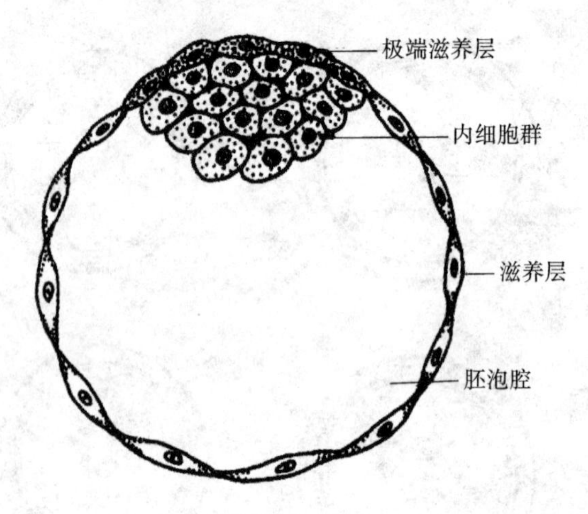

图 14-4 胚泡

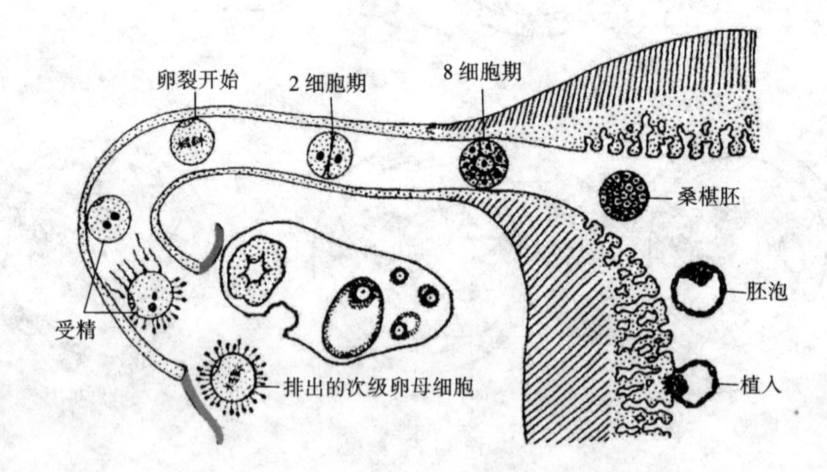

图 14-5 排卵、受精、卵裂和植入示意图

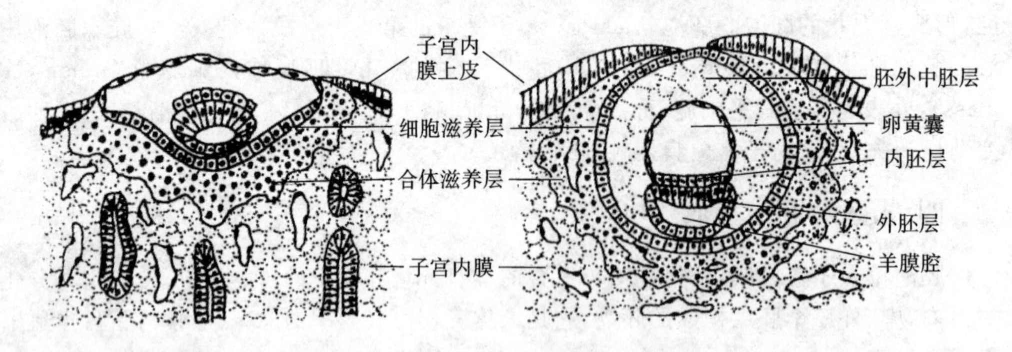

图 14-6 植入过程

速增殖,并分化为内、外两层。外层细胞相互融合,称合体滋养层;内层由单层立方细胞组成,称细胞滋养层。胚泡全部植入子宫内膜后,缺口修复,植入完成。

胚泡的植入部位通常在子宫体部和底部,多见于后壁。若植入部位在近子宫颈处,在此形成胎盘,称前置胎盘,分娩时胎盘可堵塞产道,导致胎儿娩出困难。若植入部位在子宫以外部位,称宫外孕,常发生在输卵管,偶见于子宫阔韧带、肠系膜,甚至卵巢表面等处。宫外孕胚胎多早期死亡。

植入时的子宫内膜处于分泌期，植入后血液供应更丰富，内膜进一步增厚。子宫内膜的这些变化称蜕膜反应，此时的子宫内膜称蜕膜(decidua)，胎儿分娩时脱落。根据蜕膜与胚的位置关系(图 14-7)，蜕膜可分为三个部分：①位于胚深部的为基蜕膜，它随着胚胎的发育，参与胎盘的形成；②包在胚泡表面的部分称包蜕膜；③胚泡植入处以外的部分称壁蜕膜。

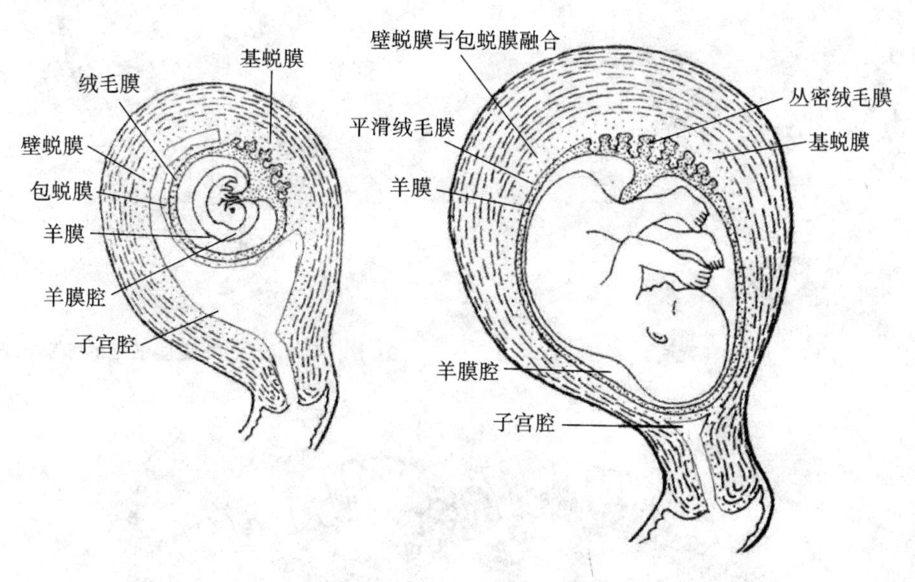

图 14-7 蜕膜与胚的位置关系

（二）胚层形成

在第 2 周胚泡植入时，内细胞群的细胞也增殖分化，逐渐形成一个圆盘状的胚盘，此时的胚盘有内、外两个胚层。外胚层(ectoderm)为邻近滋养层的一层柱状细胞，内胚层(endoderm)是位居胚泡腔侧的一层立方细胞，两层紧贴在一起。继之，在外胚层的近滋养层侧出现一个腔，为羊膜腔，腔壁为羊膜。羊膜与外胚层的周缘相延续，故外胚层构成羊膜腔的底。内胚层的周缘向下延伸形成另一个囊，即卵黄囊，故内胚层构成卵黄囊的顶。羊膜腔的底(外胚层)和卵黄囊的顶(内胚层)紧密相贴构成的胚盘是人体的原基。至第 3 周初，胚盘外层细胞增殖，在胚盘外胚层尾侧正中线上形成一条增厚区，称原条(图 14-8、图 14-9)。原条的头端略膨大，为原结。原条出现后，胚盘即可区分出头尾端和左右侧。原条两侧的间充质细胞继续向侧方扩展，形成胚内中胚层(图 14-10)，它在胚盘边缘与胚外中胚层相延续。从原结向头侧迁移的间充质细胞，形成一条单独的细胞索，称脊索。

（三）三胚层的早期分化

1. 外胚层的早期分化及神经管的形成 脊索形成后，其表面的外胚层细胞增殖形成神经板，其中央凹陷形成神经沟，沟两侧愈合形成神经管。神经管的前端发育成脑，后端形成脊髓。与神经管连接的外胚层发育成皮肤的表皮及其衍生物。

2. 中胚层的早期分化及脊柱等的形成 中胚层分化为上、中、下三段，上段中胚层

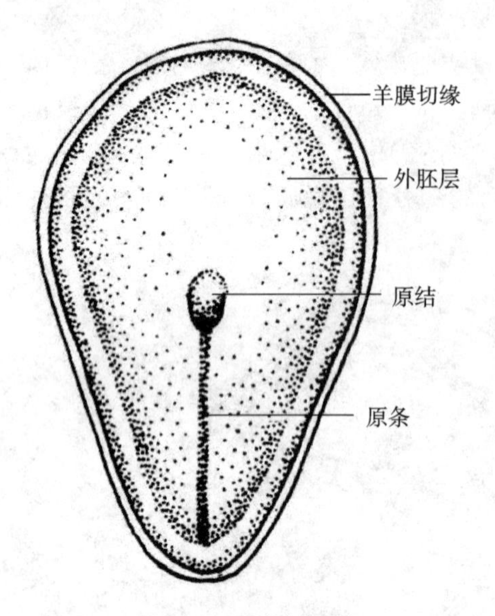

图 14-8　胚盘(背面)

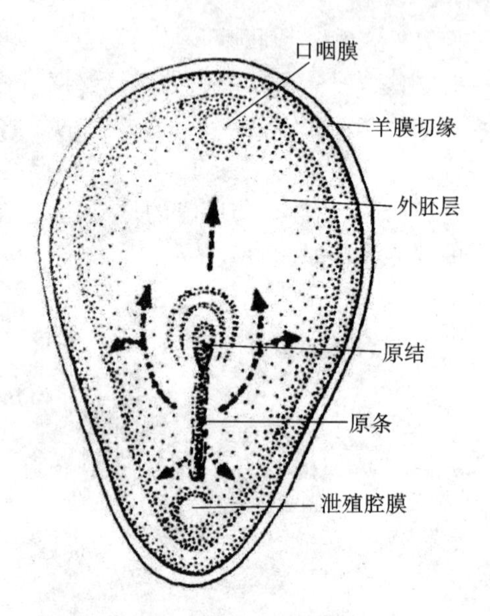

图 14-9　胚盘外胚层细胞的迁移示意图

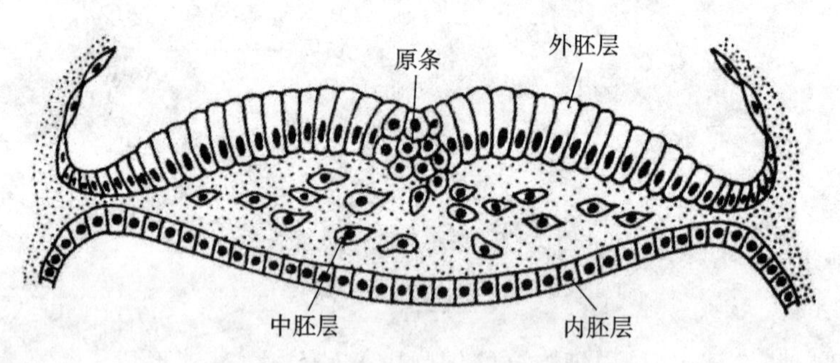

图 14-10　胚盘横切(示中胚层的发生)

位于脊索两侧,在其诱导下形成体节(即神经沟两侧的隆起部分)。上段中胚层分化为脊柱、肌肉和皮肤的真皮等。中段中胚层为泌尿、生殖器官原基,分化为泌尿、生殖系统。下段中胚层分为靠近外胚层的体壁中胚层和靠近内胚层的脏壁中胚层,其间的腔为体腔,在胚盘内的为胚内体腔,其分化为胎儿的胸膜腔、腹膜腔和心包膜腔。

3. 内胚层的早期分化和消化管等的形成　随着平板状胚胎逐渐卷曲成圆筒状的胚体,内胚层卷折形成原始消化管。原始消化管分化为消化管、消化腺和下呼吸道与肺的上皮。

第二节　胎膜和胎盘

胎膜和胎盘属于胎儿的附属结构,由受精卵发育而来。在妊娠期对胚胎起保护、营养、呼吸和排泄等作用,有的还有一定的内分泌功能。胎儿娩出后,胎膜、胎盘与子宫蜕膜一并排出,总称胞衣。

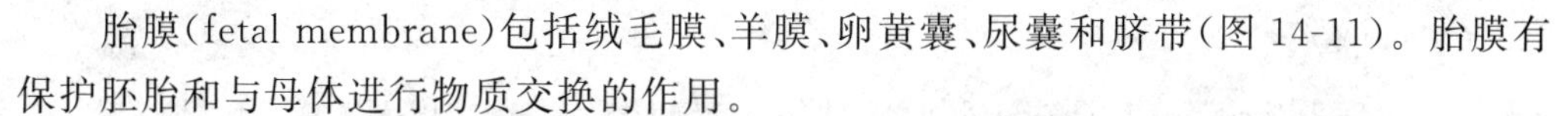

一、胎膜

胎膜(fetal membrane)包括绒毛膜、羊膜、卵黄囊、尿囊和脐带(图 14-11)。胎膜有保护胚胎和与母体进行物质交换的作用。

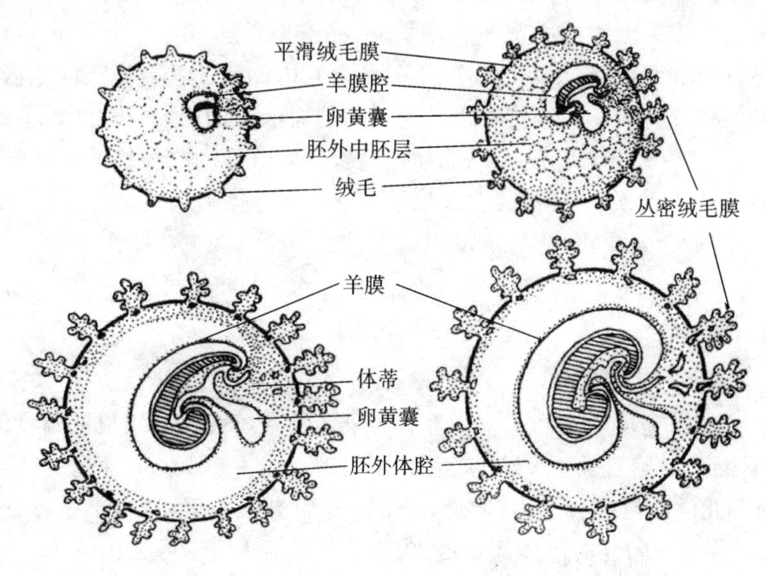

图 14-11 胎膜的形成

(一) 绒毛膜

绒毛膜(chorion)由滋养层和衬于其内面的胚外中胚层组成。植入完成后,滋养层已分化为合体滋养层和细胞滋养层两层,继之细胞滋养层的细胞局部增殖,形成许多伸入合体滋养层内的隆起,这时,表面有许多突起的滋养层和内面的胚外中胚层合称为绒毛膜。由于包蜕膜侧的血供匮乏,绒毛逐渐退化、消失,形成表面无绒毛的平滑绒毛膜。基蜕膜侧血供充足,该处绒毛反复分支,生长茂密,称丛密绒毛膜,它与基蜕膜组成胎盘。

(二) 羊膜

羊膜(amnion)为半透明薄膜,羊膜腔内充满羊水,胚胎在羊水中生长发育。羊膜和羊水在胚胎发育中起重要的保护作用,如胚胎在羊水中可较自由地活动,有利于骨骼肌的正常发育,并防止胚胎局部粘连或受外力的压迫与震荡。临产时,羊水还具有扩张宫颈、冲洗产道的作用。随着胚胎的长大,羊水也相应增多,分娩时有 1000～1500 mL。羊水过少(500 mL 以下),易引起羊膜与胎儿粘连,影响正常发育。羊水过多(2000 mL 以上),也可影响胎儿正常发育。羊水含量不正常,与某些先天畸形有关。

(三) 卵黄囊

卵黄囊(yolk sac)位于原始消化管腹侧。人类的造血干细胞和原始生殖细胞分别来自卵黄囊的胚外中胚层和内胚层。

(四) 尿囊

尿囊(allantois)随着胚体的形成而开口于原始消化管尾段的腹侧,即与后来的膀胱通连。人胚胎的气体交换和废物排泄由胎盘完成，尿囊仅为遗迹器官，但其壁的胚外中胚层形成脐血管。

（五）脐带

脐带（umbilical cord）是连于胚胎脐部与胎盘间的索状结构（图 14-12）。脐带外被羊膜，结缔组织内除有闭锁的卵黄蒂和尿囊外，还有脐动脉和脐静脉。脐动脉有两条，将胚胎血液运送至胎盘绒毛内，在此，绒毛毛细血管内的胚胎血与绒毛间隙内的母血进行物质交换。脐静脉仅有一条，将胎盘绒毛汇集的血液送回胚胎。胎儿出生时，脐带长 40～60 cm，粗 1.5～2 cm，透过脐带表面的羊膜，可见内部盘曲缠绕的脐血管。脐带过长，易缠绕胎儿肢体或颈部，可致局部发育不良，甚至引起胎儿窒息死亡；脐带过短，胎儿娩出时易引起胎盘过早剥离，造成出血过多。

视频——胎盘

二、胎盘

（一）胎盘的形态结构

胎盘（placenta）是由胎儿的丛密绒毛膜与母体的基蜕膜共同组成的圆盘形结构（图 14-12）。足月胎儿的胎盘重约 500 g，直径 15～20 cm，中央厚，周边薄，平均厚约 2.5 cm。胎盘的胎儿面光滑，表面覆有羊膜，脐带附于中央或稍偏，透过羊膜可见呈放射状走行的脐血管分支。胎盘的母体面粗糙，为剥离后的基蜕膜，可见 15～30 个由浅沟分隔的胎盘小叶。

在胎盘垂直切面上，可见羊膜下方为绒毛膜的结缔组织，脐血管的分支行于其中。绒毛膜发出 40～60 根绒毛干。绒毛干又发出许多细小绒毛，绒毛干的末端以细胞滋养层壳固着于基蜕膜上。脐血管的分支沿绒毛干进入绒毛内，形成毛细血管（图 14-13、图 14-14）。绒毛干之间为绒毛间隙，由基蜕膜构成的短隔伸入间隙内，称胎盘隔（placental septum）。胎盘隔将绒毛干分隔到胎盘小叶内，每个小叶含 1～4 根绒毛干。子宫螺旋动脉与子宫静脉开口于绒毛间隙，故绒毛间隙内充以母体血液，绒毛浸在母体血液中。

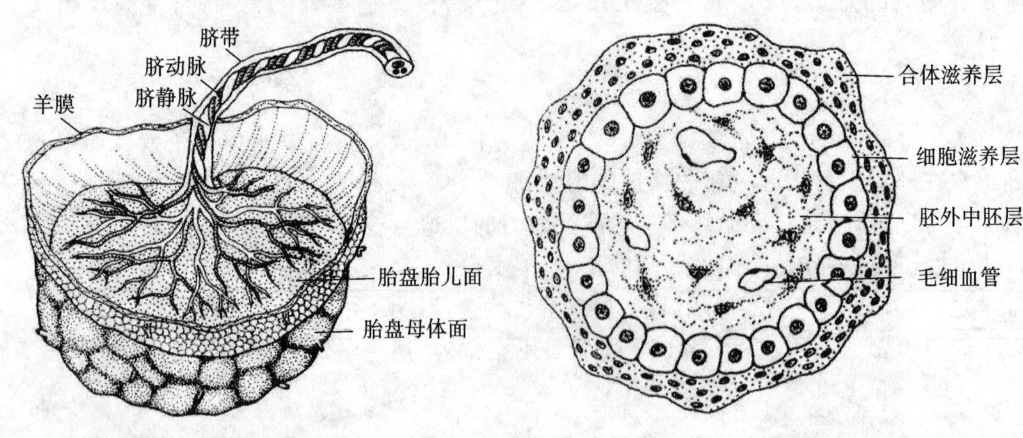

图 14-12　胎盘整体观

图 14-13　早期绒毛的断面

（二）胎盘的功能

1. 物质交换　进行物质交换是胎盘的主要功能，胎儿通过胎盘从母血中获得营养

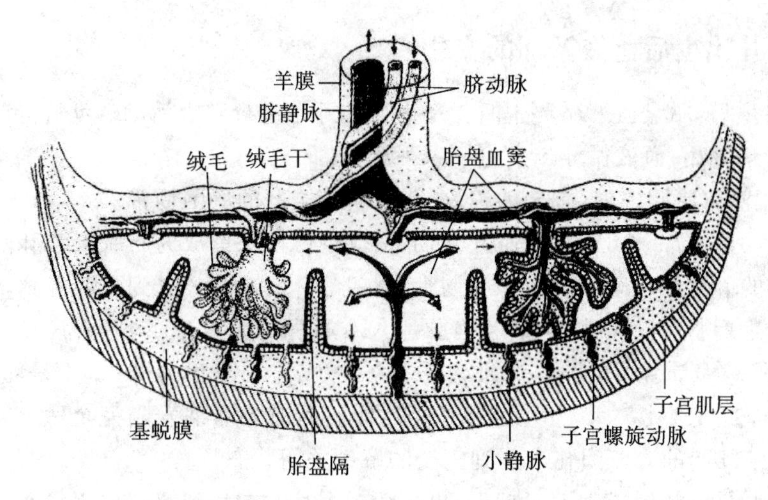

图 14-14 胎盘结构模式图

物质和 O_2，排出代谢产物和 CO_2。

2. 内分泌功能 胎盘的合体滋养层能分泌数种激素，对维持妊娠起重要作用。

(1) 人绒毛膜促性腺激素(HCG)：作用与黄体生成素类似，能促进母体黄体的生长发育，以维持妊娠，HCG 在妊娠第 2 周开始分泌，第 8 周达高峰，以后逐渐下降。

(2) 人绒毛膜促乳腺生长激素：能促使母体乳腺生长发育，于妊娠第 2 个月开始分泌，第 8 个月达高峰，直到分娩。

(3) 孕激素和雌激素：于妊娠第 4 个月开始分泌，以后逐渐增多。

第三节 胎儿血液循环和出生后血液循环的变化

一、胎儿血液循环途径

彩图——胎儿血液循环途径

脐静脉从胎盘经脐带至胎儿肝。脐静脉血富含氧气和营养物质，大部分血液经静脉导管直接注入下腔静脉，小部分经肝血窦进入下腔静脉。下腔静脉还收集由下肢和盆腔、腹腔器官来的静脉血，下腔静脉将混合血(主要是含氧量高和营养丰富的血液)送入右心房。从下腔静脉导入右心房的血液，小部分与上腔静脉来的血液混合，大部分血液通过卵圆孔进入左心房，与由肺静脉来的小部分血液混合后进入左心室。左心室的血液大部分经主动脉弓及其三大分支分布到头、颈部和上肢，以充分供应胎儿头部发育所需的营养和氧气；小部分血液流入降主动脉。从头、颈部及上肢回流的静脉血经上腔静脉进入右心房，与下腔静脉来的小部分血液混合后经右心室进入肺动脉。胎儿肺无呼吸功能，故肺动脉血仅小部分(5%～10%)入肺，再由肺静脉回流到左心房。肺动脉大部分血液(90%以上)经动脉导管注入降主动脉。降主动脉血液除经分支分布到盆腔、腹腔器官和下肢外，还经脐动脉将血液运送到胎盘，在胎盘处与母体血液进行气体和物质交换后，再由脐静脉送往胎儿体内。

二、胎儿出生后血液循环的变化

胎儿出生后，胎盘血液循环中断。新生儿肺开始进行呼吸活动。动脉导管、静脉导管和脐血管均废用，血液循环遂发生一系列改变。

(1) 脐静脉(腹腔内的部分)闭锁，成为由脐部至肝的肝圆韧带。

(2) 脐动脉大部分闭锁成为脐外侧韧带，仅近侧段保留成为膀胱上动脉。

(3) 肝的静脉导管闭锁成为静脉韧带，从门静脉的左支经肝到下腔静脉。

(4) 出生后脐静脉闭锁，从下腔静脉注入右心房的血液减少，右心房压力降低，同时肺开始呼吸，大量血液由肺静脉回流进入左心房，左心房压力增高，于是卵圆孔瓣紧贴于继发隔，使卵圆孔关闭。出生后约 1 年，卵圆孔瓣才与继发隔完全融合，达到解剖关闭，但约有 25%的人卵圆孔未达到完全的解剖关闭状态。

(5) 动脉导管闭锁成为动脉韧带，出生后 3 个月左右达到解剖关闭状态。

第四节　双胎、多胎和联体双胎

一、双胎

双胎(twins)又称孪生，可分为单卵双胎和双卵双胎。

(一) 单卵双胎

单卵双胎(monozygotic twins)是指一个受精卵发育为两个胎儿的双胎(图14-15)。单卵双胎的成因：①一个受精卵发育出两个胚泡，它们分别植入，两个胎儿有各自的羊膜腔和胎盘；②一个胚盘上出现两个原条和脊索，发育为两个胚胎，孪生儿位于同

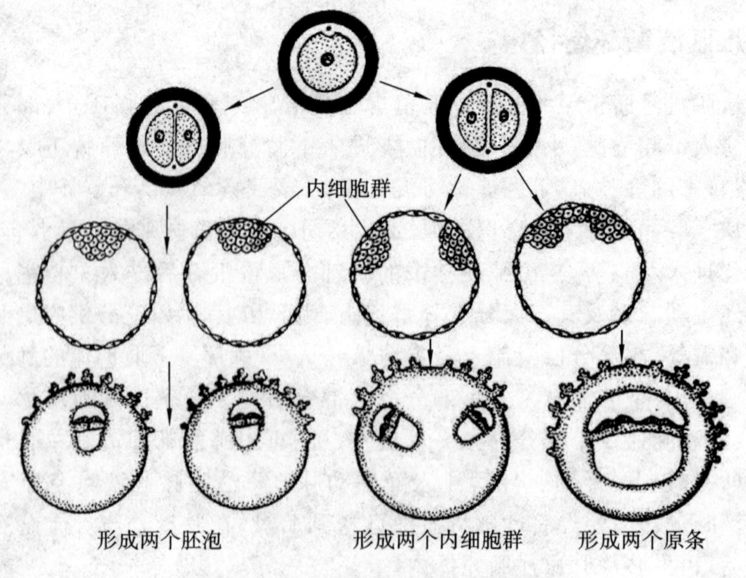

图 14-15　单卵双胎形成示意图

一个羊膜腔内，也共有一个胎盘；③一个胚泡内出现两个内细胞群，各发育为一个胚胎，它们位于各自的羊膜腔内，但共有一个胎盘。这种双胎遗传基因完全相同，性别一致，相貌生理特征极相似、血型和组织相容性抗原也相同，组织器官可互相移植而不被排斥。

（二）双卵双胎

双卵双胎(dizygotic twins)是指一次排出两个卵细胞分别受精后发育成两个胎儿的双胎，它们有各自的胎盘、胎膜，性别相同或不同，相貌和生理特征的差异如同一般兄弟姐妹。

二、多胎

一次娩出两个以上新生儿称多胎(multiple birth)。多胎的原因有单卵性、多卵性和混合性的。三胎以上的多胎很少见。

三、联体双胎

在单卵孪生中，一个胚盘出现两个原条并发育成两个胚胎时，如胚胎分离不完全，两个胚胎发生局部的连接，称联胎(conjoined twins)。根据胎儿连接的部位不同，可分为头联胎、臀联胎和腹联胎等。若联胎中一个胎儿大一个胎儿小，小者发育不良，可形成寄生胎，或胎内胎。

第五节　先天畸形与致畸因素

一、先天畸形与致畸因素

在胚胎发育过程中出现的外形和内部结构的异常，称先天畸形。能干扰胚胎正常发育过程、诱导胎儿出现畸形的因素，称致畸因素。近年来，随着工业的发展和环境污染日趋严重，先天畸形的发生率有逐渐上升的趋势。在人类的各种先天畸形中，约25%主要由遗传因素导致，10%由环境因素引起，遗传因素与环境因素相互作用和原因不明者占65%。受致畸因子作用后最易发生畸形的阶段称致畸敏感期。一般受精后2周内正值卵裂或胚泡植入时期，此时致畸因素可损伤整个胚胎或大部分细胞，造成胚胎死亡而流产。孕第3～8周为各器官原基分化时期，最易受致畸因子的干扰而产生器官形态异常，属于致畸高度敏感期。孕9周以后，胎儿生长发育快，各器官进行组织分化和功能分化，受致畸因素影响减少，一般不会出现器官畸形。

二、心血管系统的常见畸形

心血管系统发生过程的变化较大，因而先天畸形的发生也较多见，常见的有以下几种。

图片——房间隔缺损

（一）房间隔缺损

房间隔缺损最常见的为卵圆孔未闭，可由下列原因产生。

（1）卵圆孔瓣出现许多穿孔。

（2）原发隔在形成继发孔时过度吸收，形成短的卵圆孔瓣，不能完全遮盖卵圆孔。

（3）继发隔发育不全，形成异常大的卵圆孔，正常发育的原发隔形成卵圆孔瓣时未能完全关闭卵圆孔。

（4）原发隔过度吸收，同时继发隔形成大的卵圆孔，导致更大的房间隔缺损。此外，心内膜垫发育不全，原发隔不能与其融合，也可造成房间隔缺损。

（二）室间隔缺损

室间隔缺损分室间隔膜性缺损和室间隔肌性缺损两种情况。室间隔膜性缺损较为常见，是由心内膜垫组织扩展时不能与球嵴和室间隔肌部融合所致。室间隔肌性缺损较为少见，是由肌性隔形成时心肌膜组织过度吸收所致，可出现在肌性隔的各个部位，呈单发性或多发性。

（三）动脉干分隔异常

图片——主动脉和肺动脉错位

1. 主动脉和肺动脉错位　主动脉和肺动脉发生过程中相互错位，以致主动脉位于肺动脉的前面，由右心室发出，肺动脉干则由左心室发出。此种畸形发生的原因是在动脉干和心动脉球分隔时，主动脉肺动脉隔不呈螺旋方向，而成直隔。此种畸形常伴有隔缺损或动脉导管开放，使肺循环和体循环之间出现多处直接交通。

2. 主动脉或肺动脉狭窄　由于动脉干分隔时不均等，以致形成一侧动脉粗大，另一侧动脉狭小，即肺动脉或主动脉狭窄。此时的主动脉肺动脉隔常不与室间隔呈一直线生长，因而还易造成室间隔膜部缺损，较大的动脉（主动脉或肺动脉）骑跨在膜的缺损部。

图片——法洛四联症

3. 法洛四联症　法洛四联症是指肺动脉狭窄（或右心室出口处狭窄）、室间隔缺损、主动脉骑跨和右心室肥大。这种畸形发生的主要原因是动脉干分隔不均，致使肺动脉狭窄和室间隔缺损，肺动脉狭窄造成右心室肥大，粗大的主动脉向右侧偏移而骑跨在室间隔缺损处。

（四）动脉导管未闭

此种畸形多见于女性，女性发生率为男性的2～3倍，发生原因可能是出生后的动脉导管壁肌组织不能收缩。

第六节　生殖工程

人类辅助生殖技术又称助孕技术，近十几年来治疗不孕症的助孕技术有了很大的发展。

一、人工授精技术

人工授精技术是指人工将精液注入女性生殖管道以达到妊娠目的的技术，分夫精人工授精和供精人工授精。确定授精时间是人工授精成功的关键之一，其最佳时间是排卵前后 24 h，即围排卵期。B 型超声波检查是确定围排卵期的最为直观、可靠的方法。成熟卵泡的直径一般为 18 mm，当测得其直径为 18 mm 时，预示排卵即将发生。应用促排卵药物诱发排卵，将准备好的精子直接注入女性生殖管道而使之受孕，这是治疗某些不孕症的一种最为简单有效的方法。

二、体外受精-胚胎移植技术

体外受精-胚胎移植技术（IVF-ET 技术）是指精子与卵子在体外受精，经人工培养，当受精卵分裂成 2～8 个卵裂球时，将其移植到母体子宫内发育直到分娩。由于这个过程的最早阶段是在体外试管内进行的，俗称试管婴儿。1988 年 3 月在北京医科大学第三医院诞生了我国第一例试管婴儿。

三、卵细胞浆内单精注射-胚胎移植技术

卵细胞浆内单精注射-胚胎移植技术又称第二代试管婴儿，是利用显微镜操作器及显微注射仪，在体外直接将精子注入卵细胞的细胞质内，使其受精，经胚胎移植至母体子宫直到分娩。该技术是治疗男性不育的主要生殖工程技术，可优选精子，提高受精率，特别是解决了精子不能主动进入卵子而自然受精的问题。

四、早胚优选-胚胎移植技术

早胚优选-胚胎移植技术是种植前的遗传学诊断技术，它是指从体外受精的胚胎早期阶段（4～8 个卵裂球），取部分胚胎细胞进行基因检测，排除带致病基因的胚胎后进行移植，由此诞生的婴儿称第三代试管婴儿。随着临床的需要，人类自我控制的生殖调节将不断向新一代技术发展。

人体胚胎学概要实验指导

一、胎膜

请同学们结合挂图、模型等指出以下结构。

在挂图、模型上找到羊膜、平滑绒毛膜、包蜕膜、壁蜕膜、羊膜腔、脐带等。

绒毛膜:由滋养层和衬于其内的胚外中胚层发育而成。绒毛膜包在胚胎和其他附属结构的最外边,直接与子宫蜕膜接触,与包蜕膜相邻接的绒毛逐渐退化,称平滑绒毛膜,与底蜕膜相邻接的绒毛则生长茂密,称丛密绒毛膜。

羊膜:单层上皮细胞互相连接构成的薄膜,羊膜在胚胎的腹侧包裹体蒂,形成原始脐带。

脐带:外被覆羊膜,内含黏液性结缔组织,结缔组织内有闭锁的卵黄囊、脐尿管、两条脐动脉,一条脐静脉。

二、胎盘

请同学们结合挂图、模型等指出以下结构。

胎盘是由胎儿的丛密绒毛膜与母体的基蜕膜共同组成的圆盘形结构。弄清绒毛主干、绒毛、胎盘隔、绒毛间隙的位置和相互关系。

足月胎盘为圆盘状,直径 15～20 cm,中央厚,周边薄,平均厚约 2.5 cm,母体面粗糙,呈暗红色,凹凸不平,分 15～30 个胎盘小叶。胎儿面呈灰白色,表面光滑有羊膜覆盖。近中央有脐带附着,脐带内含一对脐动脉,一条脐静脉。

能力检测

· 第三篇 ·

病理学基础

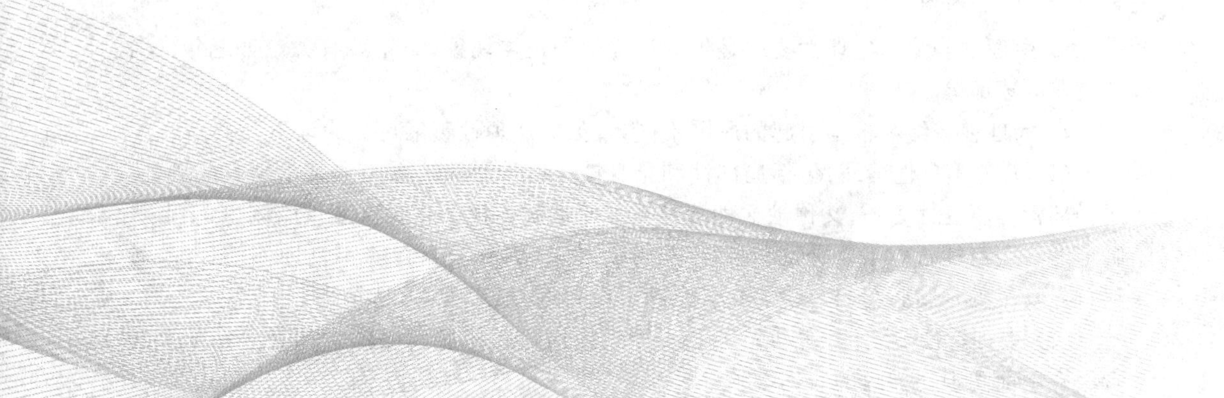

第十五章　细胞、组织的适应、损伤与修复

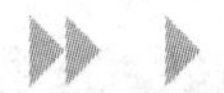

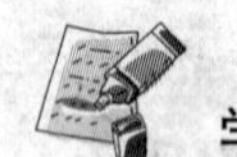

学习要点

思政元素

本章课件

1. 基本概念:萎缩、肥大、增生、化生、变性、坏死、肉芽组织。
2. 萎缩的原因,变性的类型及病理变化。
3. 坏死的类型、病理变化及结局。
4. 肉芽组织的结构和作用。
5. 创伤愈合的类型。

第一节　细胞和组织的适应

细胞的生命活动是在体内、外环境的动态平衡中进行的,当体内、外各种刺激因子作用和环境改变时,组织细胞可通过改变自身的代谢、功能和结构以避免环境改变所引起的损伤,此过程称为适应(adaptation)。形态结构上主要表现为萎缩、肥大、增生、化生。

一、萎缩

萎缩(atrophy)是指发育正常的组织、器官体积的缩小。通常体积缩小是由构成该器官或组织的实质细胞体积缩小或细胞数目减少所致。发育不全和未发育引起的体积小于正常值,不属于萎缩的范畴。

(一) 原因及分类

1. 生理性萎缩　生理性萎缩是生命过程中的正常现象,与年龄有关。如老年人各种脏器的萎缩等。

2. 病理性萎缩　根据引起的原因不同,常见的病理性萎缩可分为以下几类。

(1) 营养不良性萎缩:包括局部性和全身性。由于局部缺血而致某个器官的萎缩,属局部营养不良性萎缩,又称缺血性萎缩。如脑动脉粥样硬化时血液供应减少,引起大脑萎缩。全身性营养不良导致全身组织、器官的萎缩,称全身营养不良性萎缩,此类萎缩首先发生的是脂肪组织,其次为肌肉、脾、肝、肾等,最后为心、脑。

(2) 去神经性萎缩:由运动神经元或神经损伤引起的肌肉萎缩。如脊髓灰质炎患者因脊髓前角损伤导致的肢体萎缩。

(3) 废用性萎缩:由长期不活动引起的肢体、器官的萎缩。如骨折后肢体长期被固

定，可使局部肌肉和骨组织发生萎缩。

(4) 压迫性萎缩：组织、器官长期受压而发生的萎缩。如尿路阻塞形成肾盂积水，可压迫肾实质引起萎缩。

(5) 内分泌性萎缩：由内分泌腺功能低下引起的相应靶器官的萎缩。如垂体损害引发的肾上腺萎缩。

（二）病理变化

肉眼观可见萎缩的组织、器官体积缩小、重量减轻，质地常变得较坚韧，颜色变深。镜下可见实质细胞体积缩小或数量减少，间质纤维组织、脂肪组织增生，而造成器官的假性肥大。萎缩的组织、器官代谢下降，功能减退。

（三）影响和结局

萎缩为可恢复性变化，原因去除后，萎缩的细胞可恢复正常。但长时间持续性萎缩可导致细胞死亡。

二、肥大

彩图——心肌肥大

肥大(hypertrophy)是指实质细胞体积增大而致组织、器官体积增大。通常伴有细胞数量的增多。

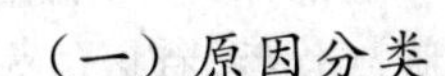

（一）原因分类

1. 内分泌性肥大 如哺乳期的乳腺肥大、妇女妊娠期子宫的肥大等。

2. 代偿性肥大 如高血压引起的左心室心肌肥大，以及一侧肾切除后另一侧肾的肥大等，称代偿性肥大。

（二）影响与结局

肥大的细胞功能增强，通常具有代偿意义。但任何器官细胞的代偿有一定限度，负荷超过一定的限度就会使器官功能发生衰竭。如心肌细胞过度肥大，引起代偿失调，而发生心力衰竭。

三、增生

增生(hyperplasia)是指由实质细胞数量增多而引起的组织、器官体积增大。

（一）原因及分类

1. 生理性增生 如妊娠期的乳腺增生。

2. 病理性增生 见于下列情况：①炎性增生，多见于慢性炎症，如慢性子宫颈炎而形成炎性息肉；②内分泌性增生，因内分泌激素紊乱而致组织细胞增生，如老年人前列腺腺体的增生和肥大，引起前列腺增大。

（二）影响与结局

增生通常具有可恢复性，原因去除后可复原，但过度增生有可能演变为肿瘤。

四、化生

化生(metaplasia)是指一种已分化的组织转化为另一种分化成熟组织的过程。化生通常见于再生能力较强的同类组织间，是对环境变化发生的一种适应性反应。

（一）常见化生类型

1. 鳞状上皮化生 常见于气管和支气管黏膜，如慢性支气管炎或长期吸烟的人，支气管黏膜原来的纤毛柱状上皮转化为鳞状上皮（图 15-1），也可见于其他器官，如慢性子宫颈炎时子宫颈黏膜上皮的鳞状化生等。

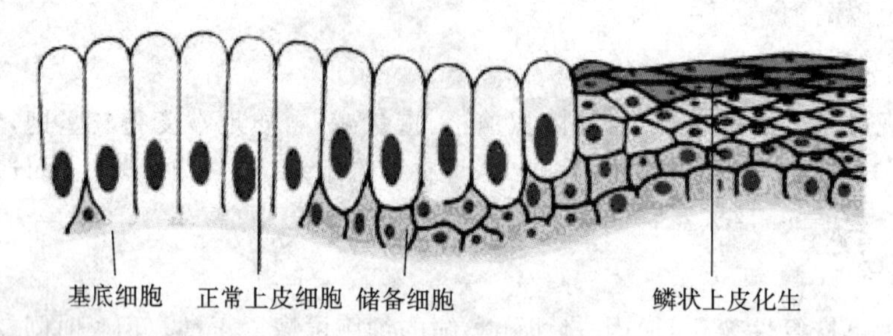

图 15-1 鳞状上皮化生示意图

2. 肠上皮化生 常见于慢性萎缩性胃炎时，胃腺上皮转变为肠腺上皮等。

3. 间叶组织的化生 见于骨化性肌炎时，肌组织内可形成骨。

（二）化生的意义

化生对机体的利害兼而有之。化生是一种适应性改变，具有一定的保护作用，但同时丧失了原有组织的功能，可产生一定的不利影响。如支气管黏膜鳞化后，有可能发生支气管鳞状细胞癌。

第二节 细胞和组织的损伤

机体的组织和细胞在受到各种较强有害因子的刺激后，可出现不同程度的损伤。引起细胞、组织损伤的原因包括缺氧、化学物质和药物、物理因素、免疫反应、营养失衡、内分泌因素、衰老和医源性因素等。组织、细胞损伤的形态学表现为变性和细胞死亡。

一、变性

变性（degeneration）是指在损伤因子的作用下，由细胞物质代谢障碍所引起的一类形态学改变。变性一般是可复性损伤，当原因消除后，细胞的形态和功能可恢复正常。常见的变性有以下三类。

1. 细胞水肿 细胞水肿（cellular swelling）又称为水样变性（hydropic degeneration），是指水盐代谢障碍使细胞内水和钠离子沉积过多。

（1）原因和发生机制：细胞水肿的常见原因为感染、中毒、缺氧、高热等。其发生机制是线粒体受损使 ATP 生成减少，细胞膜的钠-钾泵功能发生障碍，导致细胞内钠、水潴留。

（2）病理变化：细胞水肿好发于线粒体丰富的实质性器官的细胞。如肝细胞、肾小管上皮细胞、心肌细胞等。肉眼观，病变器官体积增大，包膜紧张，切面隆起，边缘外翻，颜色苍白、混浊而无光泽。镜下观，细胞因水、钠增多而体积增大，重度细胞水肿时，细胞体积明显增大，细胞质淡染、清亮，则又称为气球样变性。

（3）影响和结局：细胞水肿是最常见、最轻的细胞变性，可引起组织器官的功能降低。如心肌细胞肿胀时，其收缩力减弱。但原因消除后，大部分细胞的结构和功能恢复正常。严重的细胞水肿可发展为细胞坏死。

2. 脂肪变性 脂肪变性(fatty degeneration)是指脂肪代谢障碍，脂肪细胞以外的实质细胞内出现脂肪异常积蓄，常发生于肝细胞、心肌细胞、肾小管上皮细胞，以肝细胞最常见。

彩图——脂肪变性

(1) 原因：常见原因为严重感染、贫血、营养障碍、酒精中毒等。肝细胞是脂肪代谢的重要场所，因此常发生脂肪变性。

(2) 病理变化：肝脂肪变性时，肉眼观，肝体积增大，质软，色淡黄，触之有油腻感。重度肝细胞脂肪变性称脂肪肝。镜下观，肝细胞的细胞质内出现大小不等的空泡，严重时可融合为一个大空泡，将细胞核挤到一侧。

(3) 影响和结局：轻度脂肪变性是可复性损伤，病因消除后，细胞可逐渐恢复正常。严重的脂肪变性可使器官功能降低，甚至发展为细胞坏死。

3. 玻璃样变性 玻璃样变性(hyaline degeneration)是指在结缔组织、血管壁或细胞内，出现红染(伊红染色)均匀半透明状蛋白性物质的沉积，又称透明变性。常见的有三种类型。

彩图——玻璃样变性

(1) 结缔组织玻璃样变性：多见于瘢痕组织、纤维化的肾小球和动脉粥样硬化的纤维斑块等。肉眼观，病变处呈灰白色半透明状，质地坚韧，缺乏弹性。镜下观，结缔组织的细胞成分明显减少，胶原纤维增粗，互相融合成片状、均质的玻璃样物质。

(2) 血管壁玻璃样变性：常见于缓进型高血压病患者的肾、脑、脾及视网膜的细动脉。由于细动脉持续痉挛，血管内膜通透性增高，血浆蛋白渗入血管内膜并沉积，管壁增厚变硬，管腔狭窄甚至闭塞，称为细动脉硬化。细动脉硬化可引起血压增高及相应器官缺血。

(3) 细胞内玻璃样变性：常见于肾脏疾病伴有大量蛋白尿时，血浆蛋白经肾小球滤出又被肾小管上皮细胞吞饮，并在细胞质内融合成大小不等的圆形嗜伊红小滴。细胞内玻璃样变性一般不影响细胞功能。

二、细胞死亡

细胞受到严重损伤时，出现代谢停止、结构破坏和功能丧失等不可逆性变化称细胞死亡。细胞死亡包括坏死和凋亡两种类型。

(一) 坏死

活体局部组织、细胞的死亡称为坏死(necrosis)。坏死多由变性发展而来。但当致病因子极为强烈时，坏死也可直接发生。坏死的组织或细胞代谢停止、功能丧失，还可引起周围组织的炎症反应。

1. 坏死的基本病变 细胞坏死数小时后，由于溶酶体膜破裂，释放出大量水解酶，组织、细胞自溶而出现细胞核、细胞质及间质的一系列形态变化。细胞坏死的主要形态学标志是细胞核的改变(图 15-2)。表现如下。①核固缩：染色质浓缩，染色变深，核体积缩小。②核碎裂：核膜破裂，染色质崩解为小碎片，分散在细胞质中。③核溶解：染色质的 DNA 分解，核染色变淡，只能见到核的轮廓，甚至完全消失。随着病变的进展，坏死细胞膜破裂，整个细胞轮廓消失，间质崩解，最后形成一片颗粒状、无结构的红染物质。

扫码看彩图

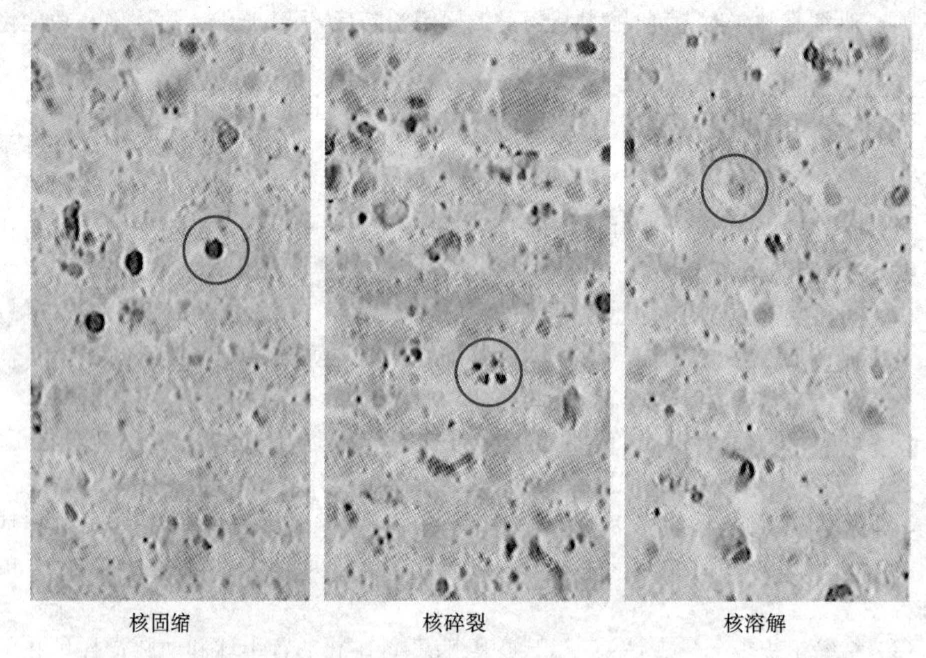

图 15-2 坏死细胞核的变化

临床上将已失去生活能力的组织称为失活组织。失活组织一般较苍白,无光泽,缺乏弹性,无血管搏动,切割时无血液流出,正常感觉和运动功能消失等。这种组织已不能复活,但却是细菌生长与繁殖的良好基地,为防止感染,促进愈合,在治疗中常需将其清除。

彩图——坏死

2. 坏死的类型 根据原因、病理过程和形态特点的不同,坏死可分为下列几种类型。

(1) 凝固性坏死:组织坏死后呈灰白色、干燥的凝固状,称凝固性坏死。凝固性坏死可见于心、肝、脾、肾等实质器官。如心肌梗死为典型的凝固性坏死。坏死组织呈灰白色或灰黄色,较干燥、坚实。结核病时的干酪样坏死也是凝固性坏死。干酪样坏死由于坏死组织分解比较彻底,镜下观,坏死组织结构消失,呈一片颗粒状红染物。肉眼观,因结核分枝杆菌含有较多的脂质,色淡黄,质地松软,状如奶酪而得名。

(2) 液化性坏死(liquefaction necrosis):组织坏死后经酶性分解而呈液状,称为液化性坏死。主要发生于可凝固的蛋白质和含脂肪多的组织,如脑、胰等。化脓性炎症时脓液的形成、脑组织坏死软化灶的形成等均属于液化性坏死。

(3) 坏疽:当大块组织坏死,伴有不同程度的腐败菌感染时,称为坏疽。坏疽的组织呈黑色,有硫化氢气味。根据原因、病理变化不同,坏疽可分为干性坏疽、湿性坏疽和气性坏疽三种类型(表 15-1)。

表 15-1 三类坏疽的比较

类　型	好发部位	病变特点	对机体的影响
干性坏疽	四肢(特别是下肢)	坏死组织干燥,质硬,与正常组织分界清晰	全身中毒症状轻
湿性坏疽	与外界相通的内脏器官(如肠、肺及子宫等)	坏死区湿润,肿胀污秽,与正常组织分界不清	全身中毒症状重

续表

类　型	好发部位	病变特点	对机体的影响
气性坏疽	深部肌肉	坏死区湿润，肿胀污秽，呈蜂窝状，按之有捻发音	全身中毒症状严重

3. 坏死的结局

(1) 溶解吸收：较小的坏死组织可被坏死组织本身和中性粒细胞释放的蛋白水解酶溶解液化，再经淋巴管、小血管吸收或被巨噬细胞吞噬清除。

(2) 分离排出：较大的坏死组织不易完全吸收，其周围发生炎症反应，使坏死组织与健康组织逐渐分离、脱落排出，可形成以下几种情况：①糜烂：皮肤、黏膜坏死脱落后形成的浅表性缺损。②溃疡：皮肤、黏膜坏死脱落后形成的较深缺损(图 15-3)。③空洞：内脏器官组织坏死液化后通过自然管道(支气管或输尿管)排出，形成的空腔(图 15-3)。④窦道：深部组织坏死液化排出后，形成的开口于皮肤或黏膜表面的病理性盲管。⑤瘘管：深部组织坏死液化排出，形成的两端开口的病理性管道。

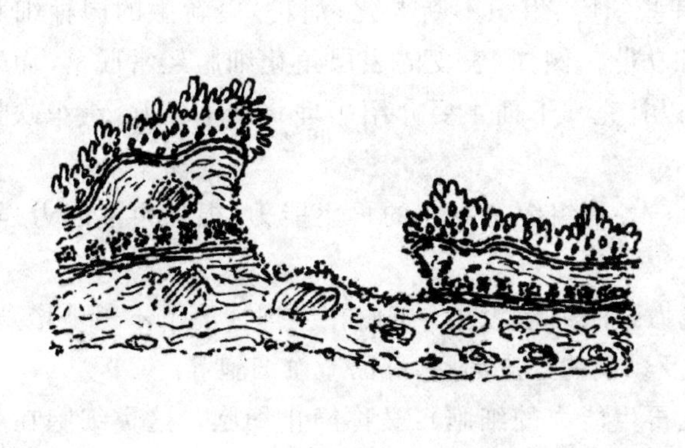

溃疡

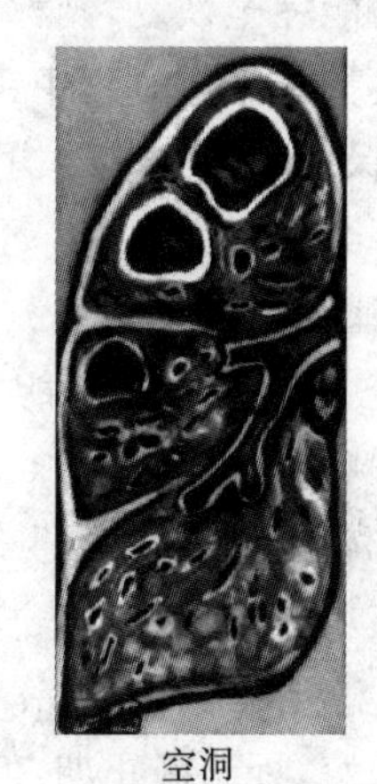

空洞

图 15-3　坏死组织分离排出形成缺损模式图

(3) 机化：新生的肉芽组织逐渐取代坏死物的过程称为机化，最后形成瘢痕组织。

(4) 包裹：较大的坏死灶不能完全机化时，则由周围增生的纤维组织将其包裹。

(5) 钙化：有时坏死组织内有固体性钙盐沉积，而发生病理性钙化。

4. 坏死对机体的影响　组织坏死对机体的影响，取决于坏死的范围、累及的部位以及坏死的类型。大范围的坏死若发生在心、脑等重要器官的坏死可造成严重的后果，甚至危及生命。

(二) 凋亡

凋亡(apoptosis)是在有关基因调控下，自身启动的程序性死亡过程，是机体内无用的、老化的或某些损伤的细胞死亡的一种方式。

1. 凋亡的形态　凋亡的特征性改变是形成凋亡小体，通常表现为单个细胞的坏死，细胞核解裂，而后细胞膜下陷，包绕核碎片和细胞器，形成凋亡小体。凋亡与坏死不同，死亡细胞的质膜不破裂，细胞不自溶，周围无炎症反应。

2. 细胞凋亡的生物学意义 凋亡是清除个别不需要的细胞的过程。凋亡可确保机体正常细胞发育、生长，清除多余的、失去功能价值的细胞，可保持内环境稳定，清除受损、突变或衰老的细胞，是发挥积极的防御功能。

第三节 损伤的修复

组织和细胞损伤后，机体对所形成的缺损进行修补恢复的过程，称为修复(repair)，修复后原组织的结构和功能可完全或部分恢复。修复由其周围健康细胞分裂增生来完成。修复过程可概括为再生和纤维性修复两种不同的形式。在多数情况下，由于有多种组织发生损伤，故上述两种修复过程常同时存在。

(一) 再生

由损伤处周围的同种细胞来修复的过程，称为再生(regeneration)，如果原组织的结构及功能完全恢复，则称为完全再生。再生可分为生理性再生及病理性再生。生理性再生是指在生理过程中，有些细胞、组织不断老化、消耗，由新生的同种细胞不断补充，始终保持着原有的结构和功能。例如，表皮的表层角化细胞经常脱落，而表皮的基底细胞不断地增生、分化，予以补充。下面主要介绍病理状态下细胞、组织缺损后发生的再生，即病理性再生。

1. 各种组织的再生能力 各种组织有不同的再生能力，根据再生能力强弱，人体的组织细胞分为三类。

(1) 不稳定细胞(再生能力强的细胞)：这类细胞在生理情况下不断地增殖，以代替衰老或破坏的细胞。如表皮及黏膜的上皮细胞、淋巴造血细胞等。

(2) 稳定细胞(具有潜在再生能力的细胞)：又称静止细胞。这类细胞在生理情况下很少增殖，处于静止期，但当受到损伤时，表现出较强的再生能力。如成纤维细胞和毛细血管内皮细胞，肝、胰、唾液腺和肾小管上皮细胞等。平滑肌细胞也属于稳定细胞，但一般情况下其再生能力很弱。

(3) 永久性细胞(缺乏再生能力的细胞)：这类细胞的再生能力很弱或缺乏再生能力。这类细胞有神经细胞、心肌细胞和骨骼肌细胞。神经细胞(不包括神经纤维)缺乏再生能力，一旦破坏就造成永久性缺失。心肌、骨骼肌细胞虽有微弱的再生能力，但对于损伤后的修复几乎没意义，基本上通过纤维进行修复。

2. 各种组织的再生过程

(1) 上皮细胞的再生：鳞状上皮受损后，边缘或底部的基底层细胞分裂增生，向缺损中心伸展，先形成单层上皮，以后增生分化为鳞状上皮。腺体的上皮受损后，如果腺体的基底膜未被破坏，则由残留的腺上皮细胞分裂补充，恢复原来的结构与功能。

(2) 纤维组织的再生：由成纤维细胞分裂、增生来完成再生。成纤维细胞停止分裂后，开始合成和分泌前胶原蛋白，进而在间质中形成胶原纤维，自身逐渐成熟为纤维细胞。

(3) 毛细血管的再生:由原有的血管以出芽的方式进行,即由原有的毛细血管内皮细胞分裂增生,形成突起的幼芽,幼芽伸展为实心的内皮细胞条索,并彼此连接,条索在血流的冲击下,逐渐出现管腔,形成新的毛细血管,并互相吻合构成毛细血管网。

视频——毛细血管的再生

(4) 神经纤维的再生:外周神经纤维离断后,如果与其相连的神经细胞仍然存活,则可通过神经鞘膜细胞增生来完成再生。若离断的两端相距太远,或截肢失去远端,近端长出的轴突不能到达远端,而与增生的结缔组织混杂,卷曲成团,形成创伤性神经瘤,临床上可发生顽固性疼痛。

视频——周围神经的再生

(二) 纤维性修复

纤维性修复,首先肉芽组织增生,溶解、吸收损伤局部的坏死组织及其他异物,并填补组织缺损,以后肉芽组织转化成以胶原纤维为主的瘢痕组织,修复完成。

1. 肉芽组织(granulation tissue) 由新生薄壁毛细血管以及增生的成纤维细胞构成,并伴有炎性细胞浸润。肉眼观,呈鲜红色,颗粒状,柔软湿润,触之易出血,无痛觉,形似鲜嫩的肉芽,故而得名。

(1) 肉芽组织的成分及形态:镜下可见大量由内皮细胞增生形成的实性细胞索及扩张的毛细血管,对着创面垂直生长,并以小动脉为轴心,在周围形成袢状弯曲的毛细血管网。此外常有大量渗出液及炎性细胞(图 15-4)。炎性细胞中常以巨噬细胞为主,也有多少不等的中性粒细胞及淋巴细胞。巨噬细胞及中性粒细胞能吞噬细菌及组织碎片,这些细胞破坏后释放出各种蛋白水解酶,能分解坏死组织及纤维蛋白。

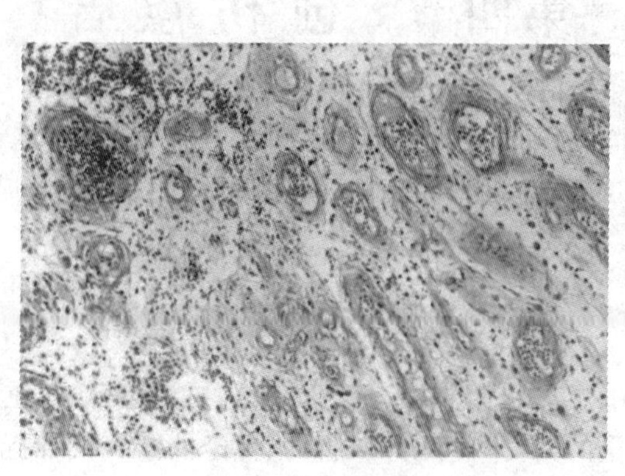

图 15-4 肉芽组织

肉芽组织中一些成纤维细胞具有平滑肌的收缩功能,因此称其为肌成纤维细胞(myofibroblast)。肌成纤维细胞产生基质及胶原,早期基质较多,以后则胶原越来越多。

视频——成纤维细胞

(2) 肉芽组织的作用及结局:肉芽组织在组织损伤修复过程中有以下重要作用:①填补创口及其他组织缺损;②抗感染,保护创面;③机化或包裹坏死组织、血栓、炎性渗出物及其他异物。

肉芽组织在组织损伤后 2～3 日即可出现,自下向上(如体表创口)或从周围向中心生长推进填补创口或机化异物。组织损伤后 1～2 周,肉芽组织按其生长的先后顺序,逐渐成熟。其主要形态标志如下:间质的水分逐渐吸收减少;炎性细胞减少并逐渐消

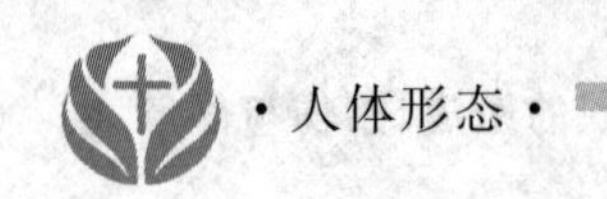

失;部分毛细血管管腔闭塞、数目减少,或改建为小动脉和小静脉;成纤维细胞产生越来越多的胶原纤维,最后变为纤维细胞。至此,肉芽组织成熟为纤维结缔组织,并且逐渐转化为老化阶段的瘢痕组织。

2. 瘢痕组织 瘢痕(scar)组织是指肉芽组织经改建成熟形成的纤维结缔组织。此时,组织由大量平行或交错分布的胶原纤维束组成。肉眼观,局部呈收缩状态,颜色苍白或灰白半透明,质硬韧并缺乏弹性。镜下观,呈均质性红染,即玻璃样变性。瘢痕组织对机体的影响可概况为以下两个方面。

(1) 对机体有利的一面:它能把损伤的创口或其他缺损长期地填补并连接起来,可使组织器官保持完整。瘢痕组织含大量胶原纤维,虽然没有正常皮肤的抗拉力强,但比肉芽组织的抗拉力要强得多,因而这种填补及连接也是相当牢固的,可使组织器官保持其坚固性。

(2) 对机体不利的一面:瘢痕收缩,可引起关节挛缩或活动受限,当其发生于胃肠道、泌尿道等腔室器官时,则可引起管腔狭窄,如胃溃疡瘢痕可引起幽门梗阻。可引起瘢痕性粘连,特别是在各器官之间或器官与体腔壁之间发生的纤维性粘连,常常不同程度地影响其功能。瘢痕组织增生过度,又称肥大性瘢痕。如果肥大性瘢痕突出于皮肤表面并向周围无规则地扩延,则称瘢痕疙瘩(keloid),也可使器官发生广泛纤维化、玻璃样变性,导致器官硬化。

第四节 创伤愈合

创伤愈合(wound healing)是指机体遭受外力作用,导致皮肤等组织出现离断或缺损后的愈合过程,包括各种组织的再生和肉芽组织增生、瘢痕形成的复杂过程,表现出各种过程的协同作用。

一、皮肤创伤愈合的基本过程

彩图——皮肤创伤愈合过程模式图

最轻度的创伤仅限于皮肤表皮层,可通过上皮再生愈合;稍重者有皮肤和皮下组织断裂,并出现伤口;严重的创伤可有肌肉、肌腱、神经的断裂及骨折。

(一) 伤口的早期变化

伤口局部有不同程度的组织坏死和血管断裂出血,数小时内便出现炎症反应,表现为充血、浆液渗出及白细胞游出,故局部出现红肿。早期白细胞浸润以中性粒细胞为主,3 日后则以巨噬细胞为主。伤口中的血液和渗出液中的纤维蛋白原很快凝固形成凝块,有的凝块表面干燥形成痂皮,凝块及痂皮起着保护伤口的作用。

(二) 伤口收缩

2 日后,创缘的整层皮肤及皮下组织向中心移动,于是伤口迅速缩小,至 14 日左右停止。伤口收缩的意义在于缩小创面。不过在各种具体情况下,伤口缩小的程度因伤口部位、伤口大小及形状而不同。伤口收缩是由伤口边缘新生的肌成纤维细胞的牵拉作用引起的,而与胶原无关。因为伤口收缩的时间正好是肌成纤维细胞增生的时间。

（三）肉芽组织增生和瘢痕形成

约第3日开始，伤口底部及边缘长出肉芽组织填平伤口。毛细血管速度增长，其方向垂直于创面，并呈袢状弯曲。肉芽组织中没有神经，故无感觉。第5日起成纤维细胞产生胶原纤维，其后1周，胶原纤维形成甚为活跃，以后逐渐变慢。随着胶原纤维越来越多，机体开始形成瘢痕，大约在伤后1个月，瘢痕完全形成。可能由于局部张力的作用，瘢痕中的胶原纤维最终与皮肤表面平行。

（四）表皮及其他组织再生

创伤发生后24 h，伤口边缘的基底细胞就开始增生，并在凝块下面向伤口中心迁移，形成单层上皮，覆盖于肉芽组织的表面。这些细胞彼此相遇时，则停止迁移，并增生、分化成为鳞状上皮。健康的肉芽组织对表皮再生十分重要，因为它可提供上皮再生所需的营养及生长因子。如果肉芽组织长时间不能将伤口填平，并形成瘢痕，则上皮再生将延缓；在另一种情况下，由于异物及感染等刺激而过度生长的肉芽组织高出皮肤表面，也会阻止表皮再生，因此临床上常需将其切除。若伤口过大（一般认为直径超过20 cm），则再生表皮很难将伤口完全覆盖，往往需要植皮。皮肤附属器（毛囊、汗腺及皮脂腺）如遭完全破坏，则不能完全再生，而出现瘢痕修复。肌腱断裂后，初期也是瘢痕修复，但随着功能锻炼而不断改建。胶原纤维可按原来肌腱纤维的方向排列，达到完全再生。

二、皮肤创伤愈合的类型

根据损伤程度及有无感染，创伤愈合可分为以下两种类型。

（一）一期愈合

一期愈合（primary healing）见于组织缺损少、创缘整齐、无感染、经黏合或缝合后创缘对合严密的伤口（如手术切口）。这种伤口只有少量的血凝块，炎症反应轻微，愈合时间短，形成的瘢痕少（图15-5）。

（二）二期愈合

二期愈合（secondary healing）见于组织缺损较大、创缘不整齐、哆开、无法整齐对合，或伴有感染的伤口。这种伤口的炎症反应明显，要感染被控制、坏死组织被清除，再生才能开始，伤口大，愈合的时间较长，形成的瘢痕也大（图15-6）。

三、影响皮肤创伤愈合的因素

损伤的程度、组织的再生能力、伤口有无坏死组织和异物以及有无感染等因素决定创伤修复的方式、愈合的时间及瘢痕的大小。因此，治疗原则应是缩小创面（如对合伤口）、防止再损伤和感染以及促进组织再生。影响创伤愈合的因素包括全身因素和局部因素两个方面。

（一）全身因素

1. 年龄 青少年的组织再生能力强，愈合快。老年人则相反，组织再生能力差，愈

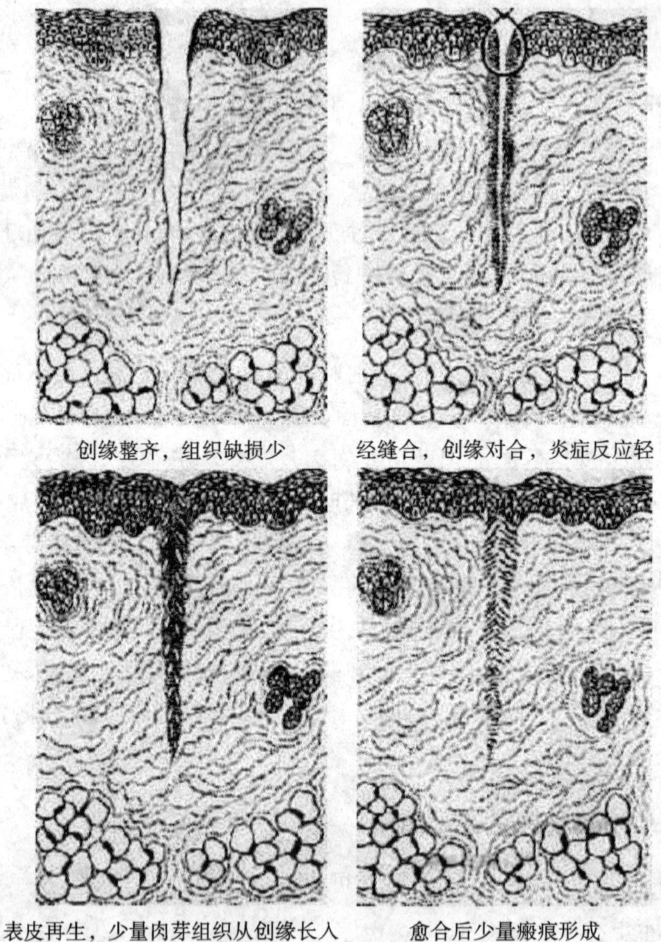

图 15-5　创伤一期愈合模式图

合慢，这与老年人血管硬化、血液供应减少有很大关系。

2. 营养　严重的蛋白质缺乏，尤其是含硫氨基酸（如甲硫氨酸、胱氨酸）缺乏时，肉芽组织及胶原形成不良，伤口愈合延缓。维生素中维生素 C 对愈合最重要。在微量元素中锌对创伤愈合有重要作用，手术后伤口愈合迟缓的患者，皮肤中锌的含量大多比愈合良好的患者低，因此补锌能促进伤口愈合。

（二）局部因素

1. 感染与异物　感染对再生修复的妨碍甚大。许多化脓性细菌会产生一些毒素和酶，能引起组织坏死，溶解基质或胶原纤维，加重局部组织损伤，妨碍创伤愈合；伤口感染时，渗出物很多，可增加局部伤口的张力，常使正在愈合的伤口或已缝合的伤口裂开，或者导致感染扩散加重损伤；坏死组织及其他异物也妨碍愈合并易发生感染。

2. 局部血液循环　局部血液循环不但保证组织再生所需的氧气和营养，而且对坏死物质的吸收及控制局部感染也起重要作用。因此，局部血液供应良好时，再生修复较为理想。相反，如下肢有动脉粥样硬化或静脉曲张等病变，局部血液循环不良，则该处伤口愈合迟缓。

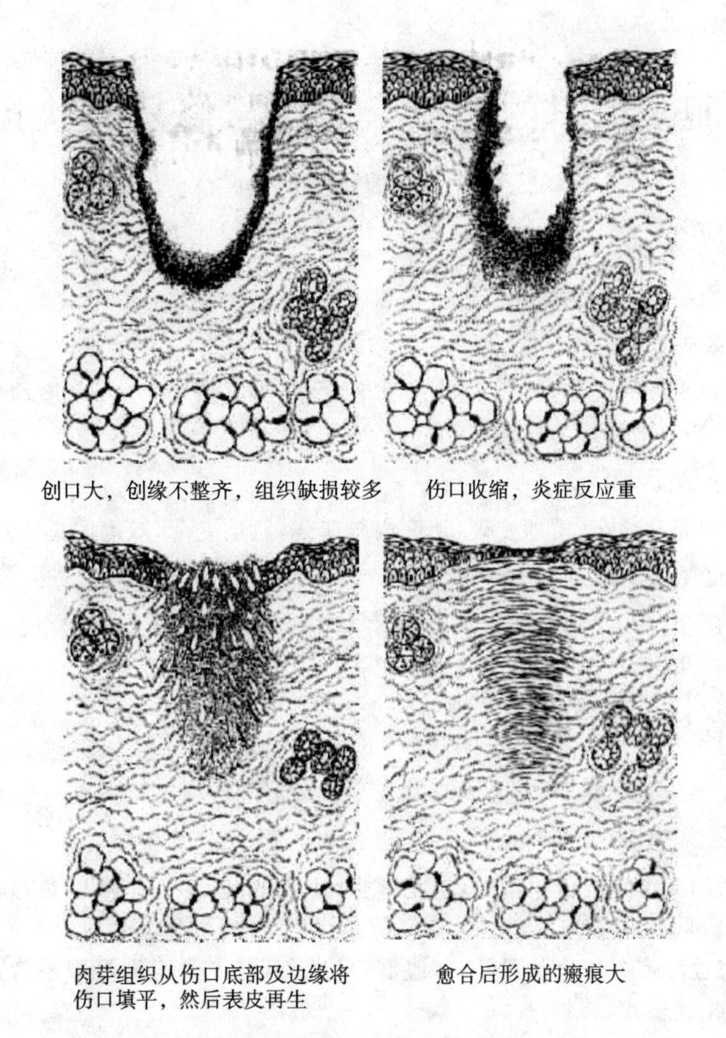

图 15-6 创伤二期愈合模式图

3. 神经支配 完整的神经支配对组织再生有一定的作用。例如麻风引起的溃疡不易愈合，是神经受累致使局部神经性营养不良的缘故。植物神经的损伤使局部血液供应发生变化，对再生的影响更为明显。

4. 电离辐射 电离辐射能破坏细胞，损伤小血管，抑制组织再生，因此影响创伤的愈合。

细胞、组织的适应、损伤与修复实验指导

实验报告

一、适应

请同学们结合大体病变标本进行描述。

（一）心肌肥大

高血压病患者的心脏，体积明显大于正常心脏，重量增加，各房室均扩大，心肌肥厚，尤其以左心室增厚最为显著，厚度>2 cm。

（二）子宫萎缩

子宫体积明显缩小，质地变硬，切面内膜菲薄，肌层变薄，双侧卵巢、输卵管亦萎缩。

（三）大脑萎缩

两侧大脑半球及小脑均因积水而呈"囊状"，脑回扁平增宽，脑沟变浅，脑皮质变薄，侧脑室高度扩张，第三脑室、第四脑室亦扩张。

二、变性与坏死

请同学们结合大体病变标本及切片在显微镜下进行描述与观察。

（一）异常大体标本

1. 肝脂肪变性　肝体积增大，包膜紧张，边缘变钝，切面呈淡黄色，新鲜时有油腻感，边缘略外翻。

2. 肠湿性坏疽　坏疽肠段肿胀，湿润，呈黑色，与正常组织界限不清，浆膜面可有纤维素性渗出物覆盖。

3. 足干性坏疽　脚趾及脚跟坏疽区呈黑褐色，组织干燥，皮肤皱缩，胫前皮肤坏死脱落，坏疽区与正常组织界限清楚。

（二）异常组织切片（HE 染色）

1. 肝脂肪变性

（1）低倍镜：肝小叶结构比较模糊，小叶中央静脉受压，小叶中央静脉周围见大小不等的空泡，部分区域有淤血。

（2）高倍镜：小叶中央静脉周围肝细胞的细胞质内见大小不等的空泡（脂肪空泡），细胞核被挤压，周围肝细胞水肿，部分肝血窦内有淤血。

（3）辨别要点：①肝小叶结构存在；②小叶中央静脉周围见大小不等的脂肪空泡，部分肝细胞水肿。

2. 脾凝固性坏死　慢性淤血性脾大，表面较光滑。脾的一侧表面及切面见一灰白色坏死区，较干燥，呈三角形或锥形，界限清楚，边缘充血，出血带较明显。

三、修复

请同学们在显微镜下进行观察。

肉芽组织切片(HE 染色)。

(1) 肉芽组织低倍镜观察:组织疏松,染色不均(渗出液),大量向创面垂直生长的实性细胞索及扩张的毛细血管,在毛细血管周围有许多新生的成纤维细胞及炎性细胞。

(2) 肉芽组织高倍镜观察:新生毛细血管的内皮细胞核大,呈椭圆形,突向腔内;新生的成纤维细胞散在分布于毛细血管网络之间,细胞体积较大,呈多形性;炎性细胞常以巨噬细胞为主,伴有多少不等的中性粒细胞及淋巴细胞。

能力检测

第十六章　局部血液循环障碍

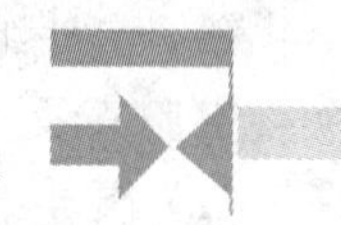

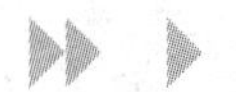

学习要点 ▌…

思政元素

本章课件

1. 基本概念：充血、淤血、血栓形成、栓塞、梗死、心力衰竭细胞。
2. 充血的类型；常见器官淤血的病理变化及淤血的结局；血栓形成的过程和形态。
3. 栓塞、梗死的类型以及贫血性梗死的病理表现。

血液循环是维持机体生命活动的基本条件。通过血液循环输送氧气和营养物质给组织细胞，同时运走各种代谢产物，以保证组织细胞代谢和功能活动的正常运行。一旦血液循环发生障碍，将引起各种组织器官的代谢紊乱、形态改变和功能异常，严重者可危及生命。

血液循环障碍可分为全身性和局部性两种。全身血液循环障碍指整个心血管系统功能发生紊乱，如心力衰竭、休克等。本章主要介绍局部血液循环障碍，包括充血和缺血、血栓形成、栓塞、梗死、出血等。

第一节　充血与出血

一、充血

器官或局部组织血管内血液含量增多称为充血(hyperemia)。根据发生部位、原因与机制不同，充血可分为动脉性充血和静脉性充血。

(一) 动脉性充血

视频——动脉性充血

器官或局部组织由于输入过多动脉血，引起局部组织的血量增多，称为动脉性充血(arterial hyperemia)，简称充血。

1. 原因和类型　任何引起小动脉扩张的原因，都可引起局部组织或器官的充血。动脉性充血在生理和病理情况下都很常见，可分为生理性和病理性两种。

(1) 生理性充血：通常在器官功能活动增强时发生，以保证氧气及营养物质的供应。如进食后的胃肠道充血，情绪激动时的面颈部充血，以及运动时的骨骼肌充血等。

(2) 病理性充血：包括炎性充血和减压后充血。炎性充血指炎症早期因致炎因子刺激及炎症介质的作用，局部细动脉扩张，引起的充血。减压后充血是由于局部组织、器官长期受压，血管壁张力降低，一旦压力突然解除，小动脉即可发生充血。

2. 病理变化 动脉性充血时，病变组织器官体积增大，颜色鲜红，局部温度升高，同时局部代谢和功能活动增强。镜下观，组织器官内的小动脉和毛细血管扩张，动脉血量增多。

3. 结局 动脉性充血一般对机体有利，可使局部氧气及营养物质增加，促进代谢。临床常运用动脉性充血来治疗疾病，如热敷。但有时也对机体造成一些不利影响，如脑充血可引起头痛。

（二）静脉性充血

视频——静脉性充血

由于静脉回流受阻，血液淤积于小静脉和毛细血管内，使组织或器官内静脉血含量增加，称静脉性充血（venous hyperemia），简称淤血（congestion）。

1. 原因

（1）静脉受压：静脉受压使其管腔发生狭窄或闭塞，血液回流受阻，使局部组织、器官淤血。如妊娠子宫压迫髂静脉，引起下肢淤血水肿。

（2）静脉阻塞：静脉内血栓形成以及瘤栓或其他栓子，可阻塞静脉血液回流，使局部出现淤血。由于组织内静脉有较多的分支相互吻合，静脉淤血不易发生，只有在侧支循环不能有效建立的情况下，静脉腔的阻塞才会引起淤血。

（3）心功能不全：心功能不全时，心脏不能正常排血，心腔内血液滞留，压力增高，阻碍了静脉血液的回流，造成淤血。右心衰竭导致腔静脉回流受阻引起体循环淤血，左心衰竭则导致肺静脉回流受阻引起肺淤血。

2. 病理变化

（1）基本病变：淤血器官体积增大，包膜紧张，重量增加，质地变实。由于静脉血内氧合血红蛋白少，脱氧血红蛋白多，局部呈暗红色，皮肤、黏膜则发绀。发生在体表部位的淤血，由于血流缓慢，代谢降低，该处的温度降低。镜下观，小静脉、毛细血管扩张，管腔内充满血液。有时伴有水肿或小出血灶。

（2）重要脏器淤血

彩图——肺淤血

①慢性肺淤血：左心衰竭时，肺静脉血回流受阻，发生肺淤血。肉眼观察可见肺体积增大，重量增加，呈暗红色，质地变实。切开时可流出粉红色泡沫状液体。镜下可见肺泡壁毛细血管扩张充血，肺泡腔内充满水肿液及数量不等的红细胞和巨噬细胞。当肺泡腔内的红细胞被巨噬细胞吞噬后，红细胞内的血红蛋白被降解成棕黄色的含铁血黄素颗粒，这种当左心衰竭时肺泡腔内含有的吞噬含铁血黄素的巨噬细胞被称为“心力衰竭细胞”。长期慢性肺淤血可引起肺间质的纤维组织增生及网状纤维胶原化，质地变硬，由于含铁血黄素广泛沉着，肺组织呈棕褐色，称为肺褐色硬化。肺淤血时，由于淤血、水肿及肺硬化影响肺的通气与换气功能，患者常出现呼吸困难。

彩图——肝淤血

②慢性肝淤血：右心衰竭时可发生肝淤血，肉眼观察可见肝体积增大，重量增加，包膜紧张。长期慢性肝淤血可在肝表面及切面见红（淤血）、黄（脂肪变性）相间的花纹，状似中药槟榔的切面，故称“槟榔肝”。镜下可见小叶中央静脉及附近肝窦扩张淤血，小叶中央的肝细胞发生萎缩甚至消失，小叶周边的肝细胞发生脂肪变性。长期慢性肝淤血患者，由于结缔组织增生可发展为淤血性肝硬化。

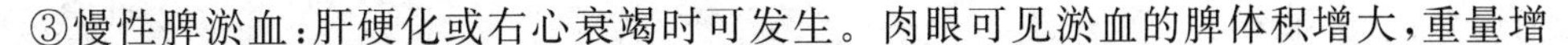

③慢性脾淤血：肝硬化或右心衰竭时可发生。肉眼可见淤血的脾体积增大，重量增

加，包膜紧张，质实，呈暗红色，切面色暗红。镜下可见脾窦扩张、淤血，脾索纤维化、增粗，脾小结受压而萎缩变小。

3. 影响与结局 淤血的影响取决于静脉阻塞发生的速度、程度、部位以及持续的时间等因素。若淤血时间短，则对机体影响不大。若淤血时间长，机体缺氧及酸性代谢产物堆积，可引起毛细血管通透性增高，血浆由血管进入组织间隙，引起淤血性水肿。严重时红细胞也漏出而发生淤血性出血，可使实质细胞发生不同程度的萎缩、变性，甚至坏死。同时局部纤维结缔组织增生，间质网状纤维变为胶原纤维（网状纤维胶原化），发生脏器淤血性硬化。

二、出血

血液由心脏或血管内逸出称为出血（hemorrhage）。血液流出或排出到体外称为外出血，如肺或支气管的出血（咯血）、消化道出血（呕血、便血）、泌尿道出血（血尿）等；血液流入组织间隙或体腔内称内出血。血液聚积于体腔内称积血，组织内的局限性大量出血称血肿，皮肤、黏膜、浆膜等处有少量点状出血称瘀点或瘀斑。

（一）出血的类型

出血分为破裂性出血和漏出性出血两种。

1. 破裂性出血 由心脏或血管壁破裂引起，一般出血量较大。引起心血管破裂的原因很多，如切割、刺伤、撞击等机械性损伤，此外，血管壁或心脏的病变也会引起破裂出血。

2. 漏出性出血 由毛细血管及微静脉管壁通透性增高所致。引起的原因包括血小板减少或功能障碍及凝血因子缺乏等导致的血液凝固障碍，导致出血倾向，缺氧、感染、中毒等引起的毛细血管内皮细胞及血管壁的损害。

（二）病理变化

新鲜的出血为红色，以后随红细胞降解形成含铁血黄素而转为棕黄色。镜下可见出血部位的组织内有大量红细胞，以及含铁血黄素沉积于巨噬细胞内或细胞外。

（三）出血的后果

出血对机体的影响取决于出血量、出血速度和出血部位。急性大出血：如在短时间内失血量达全身血量的20%～25%，可发生失血性休克。重要脏器的出血，如心脏破裂、脑出血，虽量不多但常可危及生命。慢性少量出血可引起贫血，如溃疡病、钩虫病等。

第二节 血栓形成

在活体心血管内的血液成分析出、凝固成固体质块的过程，称为血栓形成（thrombosis）。所形成的固体质块称为血栓（thrombus）。

血液中存在着相互拮抗的凝血系统和抗凝血系统，两者保持着动态平衡。然而，有时在某些促进凝血过程的因素作用下，动态平衡被打破，激发凝血过程，血液便可在心血管腔内凝固，导致血栓形成。

一、血栓形成的条件和机制

1. 心血管内膜损伤 心血管内膜损伤是血栓形成的最重要和最常见的原因。因此，任何引起心血管壁损伤的原因均可导致血栓形成。临床上，当严重动脉粥样硬化溃疡引起动脉内膜损伤，反复静脉穿刺引起内膜损伤，风湿性和细菌性心内膜炎引起内膜损伤，都有可能导致血栓形成。当心血管内皮细胞受损后，促凝作用增强，导致血栓形成。其主要影响因素有以下几个方面。

（1）黏集血小板：①内皮细胞坏死脱落，暴露内皮下的胶原纤维，可迅速吸附血小板；②受损的内皮细胞释出二磷酸腺苷（ADP）与血小板膜上的 ADP 受体结合，促进血小板黏附，黏附的血小板释放出内源性 ADP 和血栓素 A_2（TXA_2），促使更多的血小板黏附及凝集，并使血小板发生释放反应，释出各种促凝物质，促进凝血；③受损的内皮细胞合成前列环素（PGI_2）减少，对 TXA_2 的抑制降低，使 TXA_2 引起血小板黏集的作用增强。

（2）激活内源性凝血系统：损伤的内皮细胞可活化血液中的Ⅻ因子，使内源性凝血系统激活。

（3）激活外源性凝血系统：内皮细胞损伤，释放出组织因子，使外源性凝血系统激活。

2. 血流状态改变 由于力学作用，血液在血管内正常流动时，血液中的有形成分在血流中呈轴流，其外周边流为血浆，阻止血小板和内膜接触。当血流缓慢或产生涡流时，轴流消失，血小板易与受损的血管内膜接触而黏附。血流缓慢还可使活化的凝血因子在局部堆积，促进内源性和外源性凝血系统的激活，导致血栓形成。

临床上下肢静脉较上肢静脉多 3 倍，静脉血栓较动脉血栓多 4 倍。静脉血栓多见的原因如下：①静脉内血液的流速比动脉慢；②静脉内有静脉瓣，血流易形成漩涡；③静脉壁较薄易受压；④临床上多进行静脉输液，易引起内皮细胞损伤，引起血流不规则；⑤流入静脉的血液黏性有所增加。这些因素都有利于血栓形成。

3. 血液性质改变 血小板与凝血因子的增多，以及纤维蛋白溶解系统活性降低，均可导致血液凝固性增高而发生血栓。严重创伤、妊娠、分娩、大手术，均可引起血液凝固性增高，这时血液中补充了大量幼稚的血小板，这种血小板易于黏集；血液浓缩使黏性增高。

在血栓形成的过程中，上述三个方面的因素往往同时存在，且相互影响，协同作用，或以其中某一因素为主。如术后静脉内的血栓形成，既有手术创伤出血使血液凝固性增高，又有手术后卧床、血流缓慢等因素共同作用。

二、血栓形成的过程和血栓形态

视频——
血栓形成过程

血栓是在一定条件下通过血小板的黏附聚集和血液凝固两个基本过程形成的（图 16-1）。根据血栓形成的部位以及阶段不同，血栓可有不同的类型。

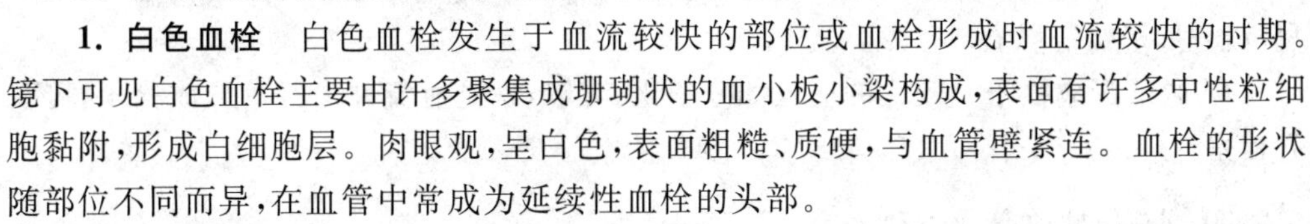

1. 白色血栓 白色血栓发生于血流较快的部位或血栓形成时血流较快的时期。镜下可见白色血栓主要由许多聚集成珊瑚状的血小板小梁构成，表面有许多中性粒细胞黏附，形成白细胞层。肉眼观，呈白色，表面粗糙、质硬，与血管壁紧连。血栓的形状随部位不同而异，在血管中常成为延续性血栓的头部。

2. 混合血栓 混合血栓是延续性血栓的体部。镜下可见血小板小梁呈珊瑚状，表面有许多中性粒细胞黏附，小梁间纤维蛋白呈网状，内含大量红细胞和白细胞。肉眼观察呈

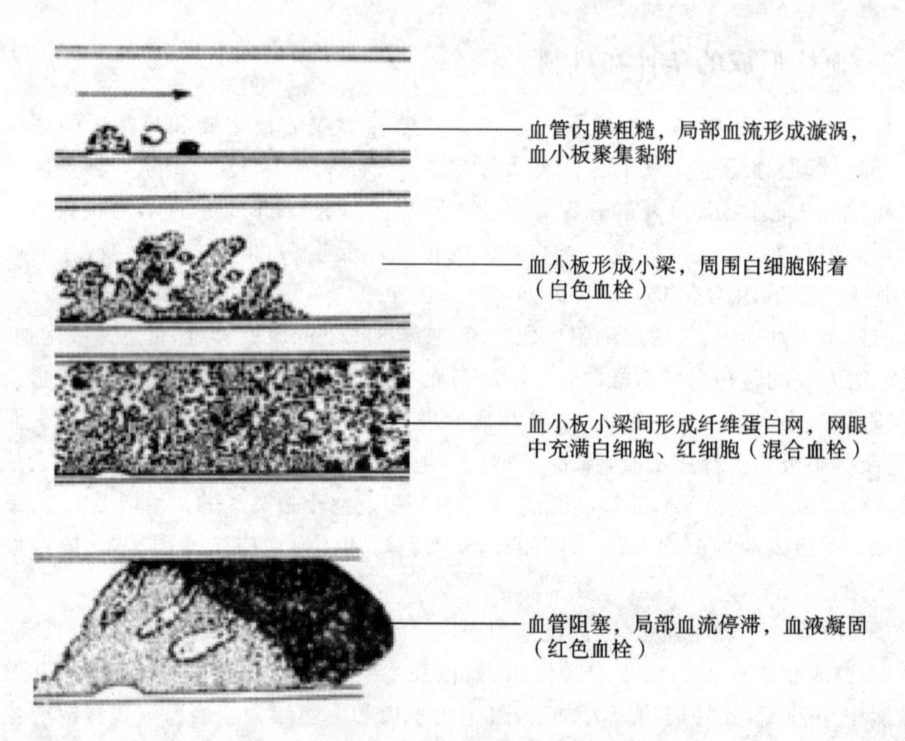

图 16-1 血栓形成过程示意图

粗糙干燥的圆柱状，与血管壁黏着，可见灰白色与褐色相间的结构，又称为附壁血栓。

3. 红色血栓 红色血栓发生在血流极度缓慢或停止之后。主要见于静脉内，往往构成延续性血栓的尾部。镜下可见在纤维蛋白网眼内充满血细胞，肉眼观察呈暗红色。

4. 透明血栓 透明血栓发生于微循环的小血管内。主要由纤维蛋白构成的称纤维蛋白性血栓，镜下观察呈均质红染透明状。因其只能在显微镜下见到，又称微血栓。常见于弥散性血管内凝血(DIC)。

三、血栓的转归

1. 溶解、吸收 血栓形成后，血栓中的白细胞崩解、释放蛋白水解酶，血液中的纤维蛋白溶解酶被激活，使血栓发生软化溶解。较小的血栓可完全溶解吸收不留痕迹。

2. 机化与再通 当血栓不能溶解及脱落时，血栓在其附着处的血管内膜下长入肉芽组织，并逐渐取代血栓，此过程称为血栓机化，使血栓不易脱落。在血栓机化时，血栓干燥收缩，可出现许多裂隙，新生的内皮细胞长入并被覆在裂隙表面，形成新的相互沟通的管道，使一定量的血液能从此通过，这种现象称为再通。

3. 钙化 陈旧的血栓内发生钙盐沉积而钙化。如发生在静脉内的血栓，有大量钙盐沉积时，形成静脉石。

4. 脱落形成栓子 较大的血栓部分软化、溶解，易受血流冲击脱落形成栓子，可引起栓塞。

四、血栓对机体的影响

1. 有利方面 血栓形成对破裂出血的血管起到止血及防止出血的作用，是一种防御措施。如胃或十二指肠溃疡的底部血管内常有血栓形成，可防止血管被病变侵蚀而破裂出血。炎症灶周围血管内血栓形成可防止病原菌蔓延扩散。

2. 不利方面

(1) 阻塞血管：血栓形成主要引起血管阻塞，影响相应组织、器官的血供。

(2) 栓塞：血栓发生部分或全部脱落，形成栓子，随血流运行，形成栓塞。

(3) 心瓣膜变形：发生在心瓣膜上的血栓，机化后可引起瓣膜粘连、增厚、变硬，导致瓣膜狭窄或关闭不全。

(4) 出血和休克：微循环内广泛的微血栓形成，可引起全身广泛出血和休克，见于 DIC。

第三节　栓　　塞

血管内出现不溶于血液的异常物质，随血液运行阻塞血管腔的过程称为栓塞(embolism)。阻塞血管的异常物质称为栓子(embolus)。栓子可以是固体(如血栓栓子、细胞栓子、细菌栓子、寄生虫成虫及虫卵栓子等)、液体(如羊水栓子、脂肪栓子)或气体(如空气、氮气栓子)。其中最常见的是血栓栓子。

视频——栓子运行途径

一、栓子的运行途径

栓子的运行途径(图 16-2)一般与血流方向一致。其主要途径如下：①来自左心和大循环动脉内的栓子，栓塞于口径相当的动脉分支，常见于脑、脾、肾、下肢；②来自右心和大循环静脉内的栓子，栓塞于肺动脉主干或其分支；③门静脉内的栓子，可引起肝内门静脉分支的阻塞。

此外，还有两种特殊类型的栓塞：①交叉性栓塞：偶发于房、室间隔缺损患者，心腔内的栓子可由压力高的一侧通过缺损处进入压力低的一侧，即动、静脉系统的栓子发生交叉运行称交叉性栓塞。②逆行性栓塞：偶见于下腔静脉内的栓子，由于胸、腹腔压力骤然升高(如咳嗽、便秘等)，可逆血流方向运行，栓塞于下腔静脉所属的分支。

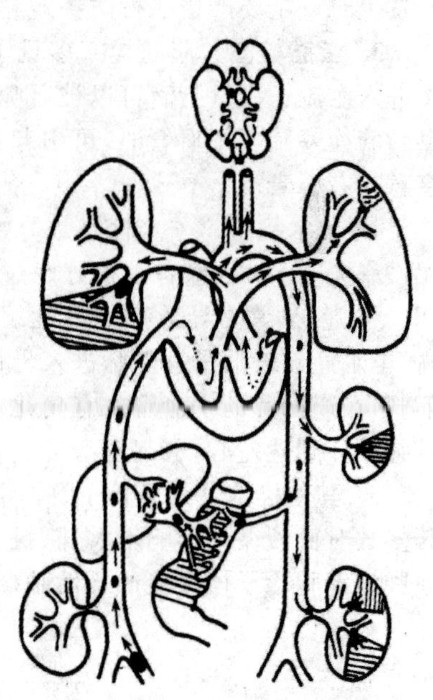

图 16-2　栓子运行途径示意图

二、栓塞的类型及其对机体的影响

1. 血栓栓塞　由脱落的血栓造成的栓塞称为血栓栓塞，血栓栓塞是最常见的栓塞类型。

(1) 肺动脉栓塞：约 95%的血栓栓子来自下肢静脉，尤其是下肢深静脉。其栓塞的后果取决于栓子的大小、数量和患者有无心肺疾病。

①少量小栓子的栓塞，由于肺具有肺动脉和支气管动脉双重血液供应，并有丰富的吻合支，常不引起严重后果。

②左心衰竭时，由于肺淤血，肺动脉栓塞时，侧支循环不能充分发挥效应，可引起肺出血性梗死。

③大的栓子阻塞于肺动脉主干，或虽未阻塞主干，但使肺循环血量减少50%以上时，可引起患者猝死。

(2) 大循环动脉栓塞：栓子大多来自左心，栓塞多见于脑、肾、脾和下肢动脉。栓子栓塞于较大动脉，又缺乏有效的侧支循环时，可发生缺血，甚至引起梗死。

视频——空气栓塞

2. 气体栓塞 正常的血液内仅能溶解很少量的气体。若大量空气(多于100 mL)迅速进入血液循环或溶解于血液中的气体迅速游离，均可形成气体栓塞。气体栓塞多见于颈部或胸部外伤和手术时，因为靠近心脏的大静脉处于负压状态，破裂后，在负压的吸引下，空气即通过静脉破裂处进入血液循环。子宫静脉破裂(如胎盘早期剥离时)，有时亦可发生气体栓塞。空气随血流进入右心后，由于心脏不断搏动，空气与血液混合形成大量小气泡。气泡具有压缩性和弹性，可随心脏收缩而缩小，随心脏的扩张而扩大，使血液在心脏舒张期不能有效地回流，收缩期不能有效地射血，造成严重的血液循环障碍，可发生急性心力衰竭而死亡。此外，当体外大气压力骤然降低时，如潜水员由水底迅速升至水面，或飞行员从地面迅速飞向高空时，由于气压突然降低，原来溶解于血液中的气体(主要为氮气)便立即游离出来，形成无数小气泡，亦可造成气体栓塞，称为氮气栓塞或减压病。因此，潜水升浮、飞向高空以及任何可导致大气压突然降低的情况发生时一定要严格执行防护规程，以预防气体栓塞的发生。

3. 脂肪栓塞 脂肪栓塞多见于长骨骨折或脂肪组织严重挫伤时，脂肪细胞释出脂滴进入血流。少量脂滴可以被巨噬细胞吞噬或血中脂酶分解，对机体影响不大。当大量脂滴栓塞肺毛细血管时，可引起肺循环血量减少3/4，机体出现肺水肿、出血，可发生窒息或右心衰竭。

4. 羊水栓塞 羊水栓塞是分娩过程中一种罕见的严重并发症，发病急，后果严重，死亡率大于80%，患者常在分娩过程中或分娩后突然出现呼吸困难、发绀、抽搐、休克、DIC、昏迷等，常常导致产妇死亡。分娩时羊膜破裂，由于子宫强烈收缩，子宫内压增高，羊水经破裂的子宫静脉进入母体肺循环，在肺动脉分支及毛细血管内引起栓塞。镜下观，在产妇肺的小血管内有角化上皮、胎脂、胎毛、胎粪等羊水成分。少量羊水也可通过肺循环到达左心，引起全身各器官的栓塞。

5. 其他栓塞 细菌栓子、肿瘤细胞栓子、寄生虫成虫及虫卵栓子，亦可造成栓塞。其多数对血液循环影响不大，除机械性阻塞血管外，还可在局部造成继发性病变。如恶性肿瘤细胞栓子栓塞造成恶性肿瘤的转移，细菌栓子栓塞引起炎症的扩散。

第四节 梗 死

局部组织由于动脉血液供应迅速中断，侧支循环不能建立而引起的缺血性坏死称梗死(infarct)。

一、梗死的原因和条件

1. 动脉内血栓形成 血栓形成是引起器官和组织梗死最常见的原因。如冠状动脉和脑动脉粥样硬化合并血栓形成，可分别引起心肌梗死和脑梗死。

2. 动脉栓塞 各种栓子(大多为血栓栓子)引起的动脉栓塞也是梗死的常见原因。如肾、脾和肺的梗死多由动脉血栓栓塞引起。

3. 动脉痉挛 在心冠状动脉硬化时,若发生强烈和持久的冠状动脉痉挛,可引起心肌严重缺血而发生梗死。

4. 动脉血管受压闭塞 如肿瘤压迫,肠扭转、肠套叠和嵌顿性疝时,肠系膜动、静脉受压,可引起局部血液循环障碍,引起肠梗死。

血管阻塞是否造成梗死主要取决于血管供应情况、血流阻断的速度和组织对缺氧的耐受性、含氧量等。血管阻塞是否引起梗死的发生,还与组织缺血后是否有充分的侧支循环建立等因素有关。如脾、肾为终末动脉供血器官,最易发生梗死;心、脑吻合支小而少,也易发生梗死;肺、肝有双重血供,不易发生梗死;脑对缺氧的耐受性最低,在同等缺血条件下比其他组织更快发生梗死。

二、梗死的类型及病理变化

梗死灶的形状,取决于该器官的血管分布。如肠系膜血管呈扇形分布,故肠梗死呈节段性;脾、肾、肺的血管呈锥形分布,其梗死灶呈锥形,尖端指向被阻塞的动脉(图16-3),底部靠近器官的表面;冠状动脉分支不规则,心肌梗死呈不规则形(地图形)。根据梗死灶内含血量的多少,梗死可分为贫血性梗死和出血性梗死。

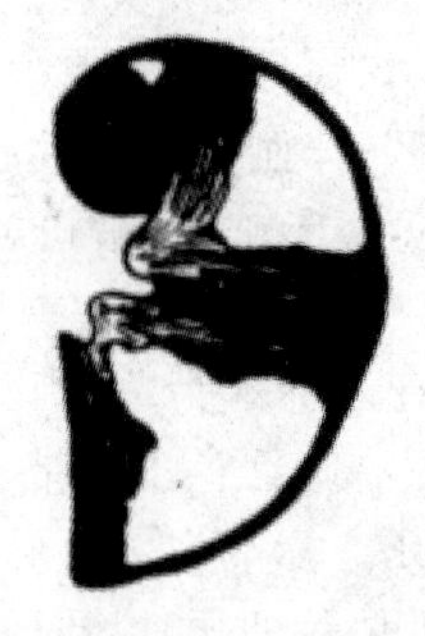
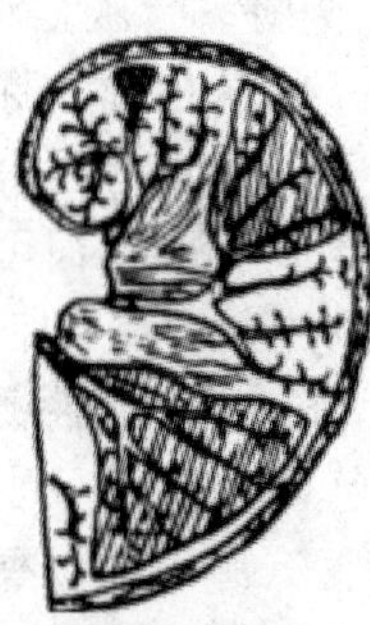

图 16-3 肾贫血性梗死模式图

1. 贫血性梗死(anemic infarct) 贫血性梗死发生于侧支循环不丰富而组织结构比较致密的器官,如心、肾、脾、脑。肉眼观察可见梗死灶呈灰白色,与正常组织分界清晰,梗死灶周围可见暗红色的充血出血带。发生在心、肾、脾的贫血性梗死属凝固性坏死,镜下可见实质细胞坏死、结构消失,但组织轮廓尚能辨认,梗死灶外周有中性粒细胞为主的炎性细胞浸润带和充血出血带。发生在脑的贫血性梗死常为液化性坏死。

2. 出血性梗死(hemorrhagic infarct) 出血性梗死常发生于侧支循环丰富及有双重血供、组织疏松,并伴有严重淤血的脏器,如肺、肠等器官。病变的特点是梗死灶内有明显出血,呈暗红色。

(1) 肺出血性梗死:常在肺淤血的基础上发生,肉眼可见梗死灶多位于肺下叶,呈暗红色,锥体形,尖端指向肺门,底部靠近肺膜,相应胸膜面常有纤维素渗出。镜下可见梗死灶内充满红细胞,肺泡壁结构模糊。

(2) 肠出血性梗死:多见于肠扭转、肠套叠和嵌顿性疝时。肠出血性梗死多发生在肠系膜上动脉的分布区,尤多见于小肠段,若不及时处理,可发生肠穿孔,引起急性弥漫性腹膜炎。

三、梗死对机体的影响

梗死对机体的影响,与梗死的部位和梗死灶的大小有关。一般脏器小范围梗死,通过组织的代偿,不危及生命,以后梗死灶被肉芽组织机化,最后形成小瘢痕。肾梗死有腰痛、血尿等症状,对肾功能影响不大。肺梗死可出现胸痛、咯血等症状。脾梗死可出现左季肋区疼痛。重要器官的梗死常危及生命,如脑梗死患者可出现瘫痪、昏迷甚至死亡,心肌梗死严重者可出现急性心力衰竭,甚至猝死。

局部血液循环障碍实验指导

实验报告

请同学们结合大体病变标本及切片在显微镜下进行描述与观察。

（一）异常大体标本观察

1. 慢性肝淤血 肝体积增大，包膜紧张，重量增加，切面可见红黄相间的花纹，极似槟榔，故称“槟榔肝”。

2. 慢性脾淤血 标本为一片脾，被膜增厚。切面脾小体消失，有散在灶性出血。

3. 大脑出血 标本为大脑冠状切面。左内囊外（丘脑与豆状核、尾状核之间）出血、侧脑室受压。对侧颞叶见一囊腔。内壁有含铁血黄素沉着，为陈旧性出血区。

4. 脾出血 标本为一片脾。脾被膜下及实质内均有大片出血。

5. 主动脉弓“瘤”，伴血栓形成 心脏、主动脉标本，主动脉弓呈巨大球形隆起，直径达 12 cm，表面可见较大破口，破口内见巨大血栓形成，并阻塞主动脉弓。引起原因：梅毒性主动脉炎伴主动脉瘤。

6. 脾贫血性梗死 标本为一片脾。伴慢性淤血，于脾脏一侧切面见一梗死灶，灰白色，质地较实，周围有暗红色出血带。

7. 肺出血性梗死 标本为一叶肺组织。肺组织肿胀，包膜紧张。切面灰褐色，肺边缘处见一紫红色锥体状梗死灶，质较实，病灶尖端指向肺门，基底靠近肺胸膜。

8. 肠出血性梗死 标本为套叠肠段的剖面。肠段呈黑褐色，肠壁因淤血、水肿出血而明显增厚，黏膜皱襞消失，与正常肠壁界限不清楚。

（二）异常组织切片观察（HE 染色）

1. 慢性肺淤血

（1）低倍镜观察：不同区域肺泡腔内积有粉红色液体或巨噬细胞，肺间质不同程度纤维化。

（2）高倍镜观察：肺泡腔及肺间质内见大量吞噬含铁血黄素的巨噬细胞，部分肺泡腔内大量淡红色浆液积聚使肺泡腔扩大，部分肺泡壁毛细血管网轻度扩张充血，部分肺泡壁纤维组织增生。

（3）辨别要点：①肺泡壁毛细血管扩张、充血；②肺泡腔内水肿液积聚；③“心力衰竭细胞”。

2. 慢性肝淤血

（1）低倍镜观察：肝小叶结构完整，中央静脉及周围肝窦大片扩张，充血，小叶周围肝窦扩张，充血不明显。

（2）高倍镜观察：中央静脉及周围肝窦扩张，其内充满红细胞，该处肝细胞萎缩、消失，小叶周围肝细胞体积增大，胞内充满红染细颗粒，部分肝细胞内有大小不一的脂滴空泡。

（3）辨别要点：①中央静脉及肝窦扩张充血；②肝细胞萎缩和脂肪变性。

能力检测

第十七章　炎　　症

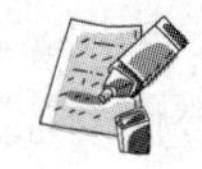

学习要点 ‖…

1. 基本概念：炎症、炎症介质、渗出、炎性假瘤、炎性细胞浸润、脓肿。
2. 炎症的病因，炎症的临床表现和结局。
3. 炎症的基本病理变化。
4. 炎症类型及病理表现。

思政元素

本章课件

炎症(inflammation)是具有血管系统的活体组织对各种致炎因子引起的损伤所发生的防御性反应。许多疾病(各种传染病)属于炎症性疾病，创伤修复的基本病理过程也是炎症。炎症的主要局部临床表现有红、肿、热、痛和功能障碍，全身反应有发热、白细胞增多、单核-巨噬细胞系统增生和实质器官病变等。炎症基本病理变化包括变质(alteration)、渗出(exudation)和增生(hyperplasia)。

第一节　炎症概述

一、炎症的原因

炎症的原因很多，任何能够引起组织和细胞损伤的因素都可为炎症的原因(即致炎因子)。致炎因子可归纳为以下几类。

(一) 物理性因子

如高温、低温、机械性创伤、放射线和紫外线等。

(二) 化学性因子

外源性化学物质，如强酸、强碱等腐蚀性物质；内源性化学物质，如坏死组织的分解产物；某些病理条件下堆积于体内的代谢产物，如尿酸等，也可成为炎症的原因。

(三) 生物性因子

细菌、病毒、立克次体、支原体、真菌、螺旋体和寄生虫等都可引起炎症。生物性因子是最常见的致炎因子，尤其是细菌和病毒较为常见。由生物性因子引起的炎症称为感染。

(四) 坏死组织

缺氧等原因可引起组织坏死，坏死组织是潜在的致炎因子。如新鲜梗死灶边缘出现出血充血带实为炎症反应。

（五）变态反应或异常免疫反应

当机体免疫状态异常时发生免疫反应，可造成组织损伤形成炎症，如过敏性鼻炎、肾小球肾炎、类风湿性关节炎等。

二、炎症的基本病理变化

变质、渗出和增生是炎症局部组织的基本病理变化。在炎症过程中，早期常以变质和渗出为主，后期常以增生为主。急性炎症以变质或渗出性病变为主，慢性炎症以增生性病变为主。一般来说，变质属于损伤过程，而渗出与增生属于抗损伤过程。

（一）变质

变质是由致炎因子的直接损伤作用或由炎症局部血液循环障碍和炎症反应产物的间接作用引起的。炎症局部组织发生的变性和坏死称为变质。

1. 形态变化 在致炎因子作用下，变质的形态变化可表现为实质细胞的水肿、脂肪变性、凝固性坏死或液化性坏死等。间质的结缔组织发生黏液样变性、纤维素样坏死等。

2. 代谢变化 炎症区内还可发生一系列代谢变化。主要表现如下。

(1) 分解代谢增强：糖、脂肪、蛋白质分解代谢增强，组织耗氧量增加。但由于局部血液循环障碍和细胞酶系统受损，局部氧化代谢迅速降低，各种氧化不全产物（如乳酸、脂肪酸、酮体等）在局部堆积，使炎症病灶内氢离子浓度升高，出现局部酸中毒。在急性化脓性炎症局部，酸中毒较明显。

(2) 组织渗透压升高：由于分解代谢增强，以及坏死组织崩解，氢离子浓度升高，炎症区内盐类解离过程也增强，表现为钾离子、磷酸根离子等浓度升高，导致炎症区胶体和晶体渗透压均升高。炎症区的酸中毒和渗透压升高，为渗出提供了重要的条件。

3. 炎症介质(inflammatory mediator) 炎症介质是指在致炎因子作用下，局部细胞释放或体液中产生的，参与炎症反应的化学活性物质。炎症介质种类多，主要来自细胞释放和体液中形成。炎症介质的主要作用是使血管扩张、血管壁通透性增加及对炎性细胞的趋化作用，有的炎症介质还可引起发热、疼痛和组织损伤等。炎症介质在炎症形成和发展过程中发挥重要的介导作用。

(1) 细胞释放的炎症介质。

①血管活性胺：包括组胺和5-羟色胺(5-HT)。组胺主要存在于肥大细胞中，也存在于嗜碱性粒细胞的颗粒和血小板中。5-羟色胺存在于血小板和肠道嗜铬细胞内。它们能引起细动脉扩张和细静脉通透性增加。

②花生四烯酸代谢产物：包括前列腺素(PG)、白细胞三烯(LT)，可导致血管扩张，血管通透性升高，前列腺素还可引起发热和疼痛等。

③白细胞产物：主要由中性粒细胞和单核细胞产生，包括活性氧代谢产物和溶酶体成分。活性氧代谢产物可损坏血管内皮细胞，导致血管通透性升高，破坏红细胞和实质细胞，增加对细胞基质的破坏；溶酶体成分是吞噬细胞死亡后及吞噬过程中释放的物质。溶酶体酶的主要作用是破坏组织，也可增加血管通透性和增强趋化作用。

④细胞因子:由免疫和炎症反应过程中被激活的淋巴细胞和单核细胞产生,并通过与靶细胞上特异性受体结合而发挥作用。除参与免疫反应外,还可以影响和调节其他炎性细胞的功能,从而在急、慢性炎症中发挥重要作用。

⑤一氧化氮:由内皮细胞、巨噬细胞和特异性神经细胞产生,主要作用于血管平滑肌,使血管扩张,还有抑制血小板黏着和聚集的作用。

(2) 体液中产生的炎症介质有以下几种。

①激肽系统:其激活的最终产物是缓激肽。缓激肽的主要作用为扩张血管,增加血管通透性,并在炎症局部引起疼痛。

②补体系统:存在于血浆中的一组具有酶活性的糖蛋白,在炎症或免疫反应过程中被激活,使 C3 和 C5 裂解为 C3a 和 C5a,是补体重要的炎症介质,其作用是引起血管扩张,血管通透性升高,并对中性粒细胞、单核细胞有强烈的趋化作用,也可增强巨噬细胞的吞噬作用。

③凝血系统和纤维素溶解系统:炎症中血管壁受损,激活Ⅻ因子,从而启动一系列凝血过程和纤维素溶解过程。凝血过程中产生的纤维素多肽可使血管通透性增高,并对白细胞有趋化作用。纤维素溶解系统激活后形成的纤维素降解产物具有增加血管通透性的作用。

(二) 渗出

视频——
炎症渗出过程

渗出是炎症最具有特征性的变化,在炎症反应中起着重要的防御作用。炎症局部组织血管内的液体和细胞成分,通过血管壁渗透到组织间隙、体腔、黏膜表面和体表的过程称为渗出。渗出包括血流动力学改变和血液成分的渗出两个基本过程。

1. 血流动力学改变 炎症过程中局部组织发生损伤后,很快发生血流动力学变化,引起炎性充血。一般按下列顺序发生(图 17-1)。

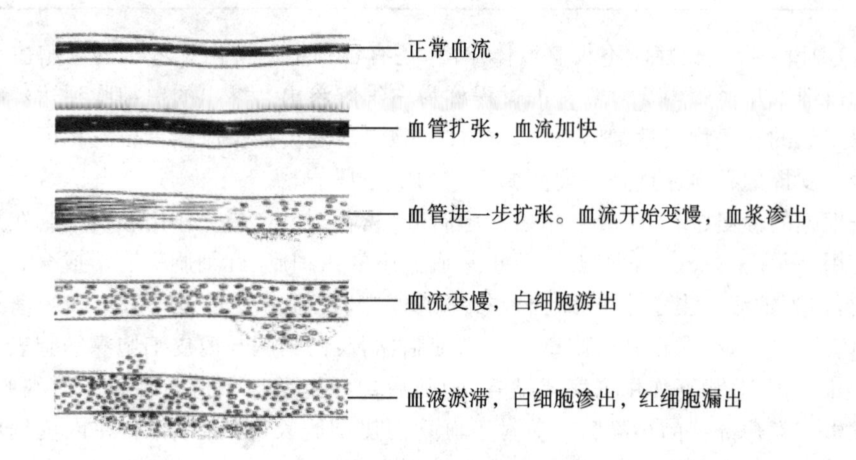

图 17-1 血流动力学改变模式图

首先通过神经反射迅速引起细动脉短暂痉挛,时间很短,随后动脉血管扩张,血流加速,这就是急性炎症早期血流动力学改变的标志,称动脉性充血,出现发红、发热的体征。炎症晚期,毛细血管和细静脉显著扩张,血流速度减慢,发生静脉性淤血,引起血管通透性升高,血管内的成分就通过血管壁渗到血管外。

2. 血液成分的渗出 在上述变质和血流动力学改变的基础上,血液内的液体成分和细胞成分可溢出血管外,渗透到组织间隙、体腔、黏膜表面或体表,引起炎性渗出。

视频——液体渗出

(1) 液体渗出:血管内含大量蛋白质的液体通过血管壁到血管外的过程,称为液体渗出。液体进入组织间隙,使组织间隙内含水量增多,称为炎性水肿。液体潴留在体腔内称为积液。液体渗出的意义:液体渗出具有重要的防御作用。①渗出液可稀释毒素,减轻毒素对局部的损伤,为局部浸润的白细胞带来营养物质和带走代谢产物;②渗出液中所含的抗体、补体、药物等有利于消灭病原体;③渗出液中的纤维蛋白原所形成的纤维蛋白(纤维素)交织成网,可限制病原微生物的扩散,还有利于白细胞的吞噬作用。但过多的渗出液会对机体产生不利影响。如渗出液过多压迫周围组织和器官,渗出物中的纤维素不能完全溶解吸收,则发生机化,引起脏器或组织间粘连。

炎症时,渗出的液体和细胞成分总称为渗出液。炎症渗出液不同于心力衰竭、低蛋白血症或其他原因形成的漏出液。区别渗出液和漏出液(表 17-1),对临床某些疾病的诊断与鉴别诊断有一定帮助。

表 17-1 渗出液与漏出液的区别

比较项目	渗出液	漏出液
原因	炎症	循环障碍,如淤血
蛋白含量	30 g/L 以上	30 g/L 以下
凝固	能自凝	不能自凝
比重	>1.018	<1.018
细胞数	$>0.50\times10^9/L$	$<0.10\times10^9/L$
黏蛋白定性试验	阳性	阴性
透明度	混浊	澄清

(2) 细胞渗出:炎症时不仅有液体渗出,还有各种细胞渗出。渗出的细胞主要是白细胞。白细胞从血管内穿过管壁的过程称为白细胞渗出。渗出的白细胞到达炎症局部的组织间隙的现象称炎性细胞浸润。炎性细胞浸润是炎症反应最重要的特征。白细胞在炎症灶发挥的吞噬作用是炎症防御反应的中心环节。

白细胞的渗出过程:主要包括白细胞附壁、黏着、游出、趋化作用和白细胞在局部的吞噬作用(图 17-2)。①白细胞附壁:正常血流中的白细胞、红细胞等有形成分在血流中心流动,称为轴流。当血管扩张、血流缓慢或停滞时,轴流变宽、消失,白细胞离开轴流到达血管边缘部,称为白细胞附壁。②白细胞黏着:白细胞与内皮细胞靠细胞表面的黏附分子相互识别、相互作用来完成黏着,为随后白细胞游出创造条件。③白细胞游出:主要发生于炎症部位的小静脉。黏附于血管内皮细胞表面的白细胞,在内皮细胞连接处伸出伪足,以阿米巴样的运动方式从内皮细胞缝隙中溢出,进入周围组织。④白细胞的趋化作用:白细胞游出血管后向化学刺激物所在部位做定向移动,这种现象称为趋化作用(chemotaxis),这些化学刺激物称为趋化因子,趋化因子能吸引白细胞。

视频——炎性细胞吞噬过程

白细胞在局部的作用:聚集于炎症灶的白细胞在防御反应中发挥吞噬作用(phagocytosis)和免疫作用,但白细胞过多会对局部组织造成损伤和破坏。①吞噬作用:炎症灶中聚集的白细胞将微生物和组织崩解产物吞噬、消化的过程为吞噬作用。具

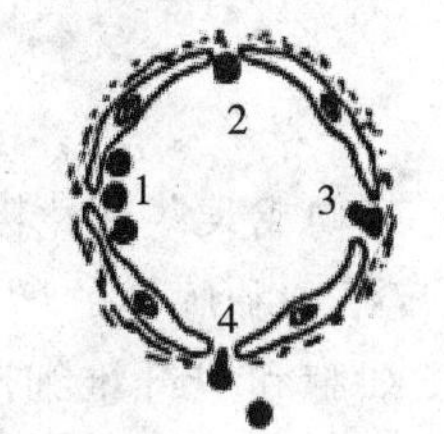

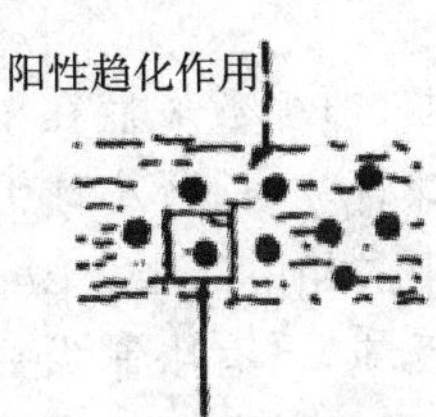

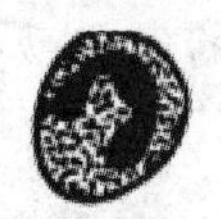

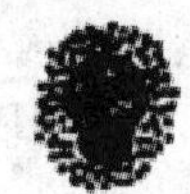

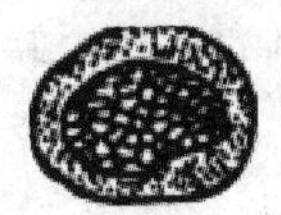

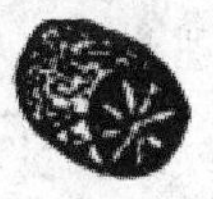

图 17-2 炎性细胞渗出过程及各种白细胞形成示意图

有吞噬作用的白细胞称为吞噬细胞。人体的吞噬细胞主要有中性粒细胞和巨噬细胞，这两种细胞的吞噬过程基本相同，包括识别及附着、吞入、杀伤及降解三个阶段(图 17-3)。细菌在吞噬细胞溶酶体内被杀伤、降解。此外，嗜酸性粒细胞也有较弱的吞噬能力，能吞噬抗原-抗体复合物。吞噬作用是炎症防御反应极其重要的环节。②免疫作用：发挥免疫作用的细胞主要有巨噬细胞、淋巴细胞和浆细胞。抗原进入机体后，被巨噬细胞吞噬处理，并将抗原信息传递给 T 细胞或 B 细胞。免疫活化的淋巴细胞分别产生淋巴因子或抗体，发挥其杀伤病原微生物的作用。

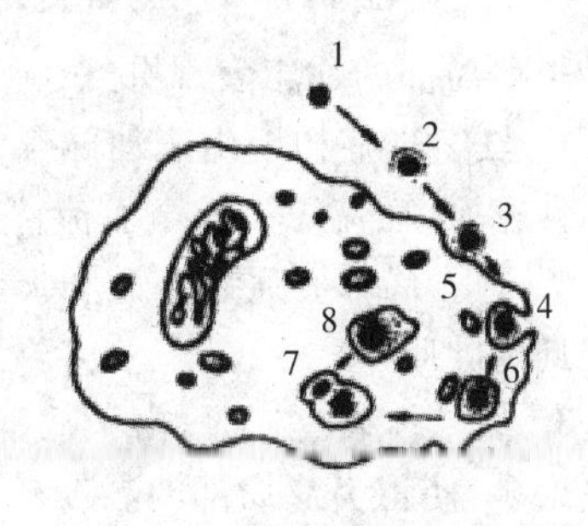

图 17-3 白细胞吞噬过程示意图

1. 异物或细菌 2. 被调理素包被 3. 附着 4. 包围吞入 5. 溶酶体 6. 吞噬体 7. 吞噬溶酶体 8. 杀伤降解

(3) 炎性细胞的种类和功能

①中性粒细胞：数量最多，具有活跃的运动能力和较强的吞噬作用，主要能吞噬细菌和组织碎片，特别能吞噬化脓性细菌，常出现在急性炎症早期及化脓性炎症灶。

②巨噬细胞：来自血液的单核细胞和组织内的巨噬细胞，具有较强的吞噬能力，能吞噬较大病原体、组织碎片，还可形成多核巨细胞。

③嗜酸性粒细胞：运动能力弱，有一定的吞噬能力。在变态反应性炎或寄生虫感染时数量增多。

④淋巴细胞和浆细胞：淋巴细胞来自血液及淋巴组织，分为 T 细胞和 B 细胞。淋

巴细胞有较弱游走能力，无吞噬作用，常见于慢性炎症或病毒感染。T细胞具有细胞免疫功能，B细胞在抗原刺激下形成浆细胞。浆细胞能产生免疫球蛋白，参加体液免疫过程。

（三）增生

炎症局部由于致炎因子、组织崩解产物或某些理化因子的刺激，实质细胞和间质细胞增生。实质细胞的增生如鼻黏膜上皮细胞和腺体的增生，慢性肝炎中肝细胞的增生。间质细胞增生包括巨噬细胞、血管内皮细胞和成纤维细胞的增生。成纤维细胞明显增生时可产生大量胶原纤维。

增生常发生在慢性炎症或炎症后期，但少数炎症在早期也可有明显的增生。如伤寒初期，大量巨噬细胞增生；急性肾小球肾炎时，肾小球毛细血管内皮细胞和系膜细胞明显增生。实质细胞和间质细胞的增生与相应的生长因子作用有关。

多数情况下炎症增生是一种防御反应，具有限制炎症扩散和组织修复的作用。但过度的增生会使原有的组织遭受破坏，影响器官的功能。任何炎症都具有变质、渗出和增生三种基本病理改变，三者既有区别，又互相联系，构成复杂的炎症反应过程。但由于致炎因子不同，机体反应不同，炎症的部位和炎症发展的阶段不同，故可形成炎症的各种各样的变化。

视频——炎症血管变化

三、炎症局部的临床表现和全身反应

（一）炎症局部的临床表现

炎症局部的临床表现有红、肿、热、痛和功能障碍，主要见于急性炎症。

1. 红 炎症初期由于动脉性充血，局部氧合血红蛋白增多，呈鲜红色，以后发展为静脉性充血，血流缓慢甚至血流停滞，脱氧血红蛋白增多而呈暗红色。

2. 肿 局部炎症性充血和炎症水肿使局部肿胀；慢性炎症时，细胞和组织的增生引起局部肿胀。

3. 热 体表炎症时，由于局部动脉性充血，血流量增多，血流加快，组织代谢增强，产热增多，使得炎症局部的温度较周围组织高。

4. 痛 炎症局部肿胀，压迫或牵拉感觉神经末梢，以及局部钾离子、氢离子的聚积和某些炎症介质（前列腺素、缓激肽等）的刺激可引起疼痛。

5. 功能障碍 炎症时局部细胞变性、坏死、代谢异常和炎性渗出物所造成的机械性阻塞、压迫以及局部疼痛等，都可能引起炎症局部组织和器官的功能障碍。如肝炎时，肝细胞变性坏死可引起肝功能障碍。

（二）全身反应

炎症病变主要在局部，局部病变也可影响到全身。较严重的炎症性疾病，常可引起明显的全身反应。

1. 发热 发热在感染性炎症中十分常见。发热是发热激活物（如革兰阴性菌内毒素）作用于机体，激活产内生致热原细胞产生和释放内生致热原，进而引起体温调节中枢调定点上移，体温升高。一定程度的发热使机体代谢增强，有利于抗体的形成和促进吞噬细胞的吞噬作用，并加强肝的解毒功能，提高机体防御功能，但过高或持续过久的发热会影响机体的代谢，可引起各系统尤其是中枢神经系统的功能紊乱，给机体带来不良后果。

2. 白细胞变化 急性炎症，尤其是细菌性感染时，患者外周血白细胞数量增多，总数常为(15～20)×10^9/L，甚至更高。白细胞增高是机体重要防御机制之一。严重感染时，外周血中出现较不成熟的杆状核中性粒细胞，即临床所谓的“核左移”现象。不同的炎症，外周血白细胞类型不同，如急性化脓性炎，以中性粒细胞增多为主；一般慢性炎症和病毒性感染，常以淋巴细胞增多为主；寄生虫感染和变态反应性疾病时，则以嗜酸性粒细胞增多为主。在感染特别严重或机体抵抗力差时，血中白细胞无明显增加，反而减少。

3. 单核-巨噬细胞系统的增生 主要表现为局部淋巴结肿大、脾大、肝大。这些器官的单核-巨噬细胞有不同程度的增生，使其吞噬能力增强，抗体形成增多，是机体防御反应的表现。

4. 实质器官病变 炎症较严重时，心、肝、肾等实质器官的细胞可发生变性、坏死，进而引起器官功能障碍。

第二节 炎症的类型

根据炎症的基本病理变化，炎症可分为变质性炎、渗出性炎和增生性炎。

一、变质性炎

变质性炎(alteration inflammation)多见于急性炎症，病变以变质为主，渗出和增生轻微。变质性炎常引起实质器官的功能障碍。变质性炎主要发生于肝、肾、心、脑等实质器官，常由某些重症感染和中毒引起。如急性重型肝炎，肝细胞广泛坏死，而渗出和增生轻微。流行性乙型脑炎以神经细胞变性坏死为主，并形成软化灶。

二、渗出性炎

渗出性炎(exudative inflammation)多为急性炎症，病变以渗出为主。根据渗出物的主要成分和病变特点，一般将渗出性炎分为浆液性炎、纤维素性炎、化脓性炎、出血性炎和卡他性炎等。

(一) 浆液性炎

浆液性炎(serous inflammation)以浆液渗出为特征。常发生于皮肤、黏膜、浆膜。渗出物的主要成分为血清，含有白蛋白、少量中性粒细胞和纤维素。如皮肤二度烧伤形成的水疱，结核性渗出性胸膜炎引起的胸腔积液等。

浆液性炎一般较轻，易吸收消退。但渗出物过多可产生不利影响，甚至引起严重后果，如喉头严重水肿可引起窒息，胸腔和心包腔大量积液可影响心、肺功能。

(二) 纤维素性炎

纤维素性炎(fibrinous inflammation)以渗出物中含大量纤维素为特征，病变好发于黏膜、浆膜和肺。血浆中处于溶解状态的纤维素原渗出血管进入局部组织后形成纤维素。

(1) 黏膜的纤维素性炎：炎症时渗出的纤维素、中性粒细胞和坏死组织形成膜状物，覆盖于黏膜的表面；因此，又称为假膜性炎，如白喉、细菌性痢疾。

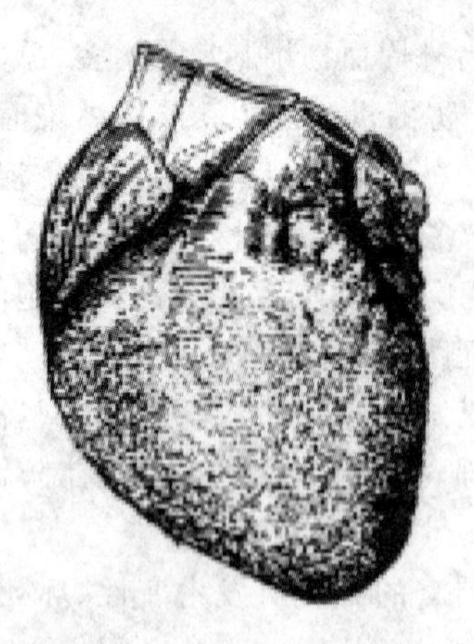

图 17-4　纤维素性心外膜炎（"绒毛心"）

（2）浆膜的纤维素性炎：浆膜的纤维素性炎常见于胸腔和心包腔，纤维素性心包炎时，心脏的搏动使渗出在心外膜上的纤维素形成无数绒毛状物，覆盖于心脏表面，称"绒毛心"（图 17-4）。

（3）肺的纤维素性炎：见于大叶性肺炎，肺泡腔内充满纤维素及红细胞或中性粒细胞。渗出的少量纤维素可被中性粒细胞释放的蛋白溶解酶溶解吸收。若纤维素渗出过多，纤维素不能完全溶解吸收，则发生机化，引起浆膜增厚和粘连等，如胸膜粘连。

（三）化脓性炎

化脓性炎（purulent inflammation）以中性粒细胞大量渗出为主，并伴有不同程度的组织坏死和脓液形成为特征。化脓性炎多由葡萄球菌、链球菌、脑膜炎双球菌、大肠杆菌等化脓性细菌引起。炎症区内坏死组织被中性粒细胞和坏死组织释放的蛋白溶解酶溶解、液化的过程称化脓。脓液是一种灰黄色或黄绿色、混浊、黏稠的液体，主要成分为大量变性、坏死的中性粒细胞，称为脓细胞。根据化脓性炎发生的原因和部位不同，其可分为三类。

（1）表面化脓和积脓：浆膜和黏膜的化脓性炎。黏膜的化脓性炎又称脓性卡他。深部组织没有明显的炎性细胞浸润。如化脓性尿道炎或化脓性支气管炎。若脓液在浆膜腔、胆囊和输卵管腔内蓄积，称为积脓。

（2）蜂窝织炎（cellulitis）：疏松结缔组织的弥漫性化脓性炎称为蜂窝织炎，常见于皮肤、肌肉和阑尾。病变组织内大量中性粒细胞弥漫性浸润，与周围组织分界不清。严重者病变扩展快，范围大，局部淋巴结肿大，全身中毒症状明显。

彩图——脓肿

（3）脓肿（abscess）：脓肿是局限性化脓性炎，主要特征为组织发生溶解坏死，形成充满脓液的腔。脓肿主要由金黄色葡萄球菌引起。发生在皮肤、黏膜的脓肿可向表面破溃，形成溃疡，如皮肤的疖、痈，肺脓肿，肝脓肿等。深部脓肿穿破后可形成窦道或瘘管，如肛门周围组织的脓肿，可向皮肤穿破，形成肛旁窦道或肛瘘。

（四）出血性炎

当炎症灶内血管壁损伤较重时，渗出物中含有大量红细胞，称为出血性炎（hemorrhagic inflammation）。主要由某些毒力很强的病原微生物引起，常见于流行性出血热、钩端螺旋体病等急性传染病。

（五）卡他性炎

卡他性炎（catarrhal inflammation）是黏膜组织发生的一种不引起组织明显破坏的渗出性炎。根据渗出物的不同，卡他性炎又分为浆液性卡他、黏液性卡他和脓性卡他。卡他性炎在发展过程中，可由一种类型转变为另一种类型，如感冒引起的鼻炎，开始为浆液性卡他，以后转为脓性卡他。

上述各类渗出性炎，在炎症的发展过程中可单独发生，亦可合并存在，如浆液纤维素性炎。在炎症发展过程中，一种炎症可转变为另一种类型，如浆液性炎可转变为纤维素性炎或化脓性炎。

三、增生性炎

增生性炎是指以组织、细胞增生为主的炎症，多为慢性炎症。增生性炎一般分为非特异性增生性炎和特异性增生性炎（肉芽肿性炎）。

1. 非特异性增生性炎

（1）一般增生性炎：一般增生性炎常呈现慢性炎症的特点。炎症灶内浸润的炎性细胞主要是淋巴细胞、浆细胞和单核细胞，成纤维细胞、血管内皮细胞和被覆上皮细胞、腺上皮细胞等实质细胞增生常较明显。变质和渗出病变轻微。

（2）炎性息肉：炎性息肉（inflammatory polyp）是指在致炎因子的长期刺激下，局部黏膜上皮、腺体和肉芽组织同时增生，形成向表面突出带蒂的炎性肿物。常见的有鼻息肉、子宫颈息肉、肠息肉等。

（3）炎性假瘤：炎性假瘤（inflammatory pseudotumor）常发生于眼眶和肺，是由局部组织的炎性增生，形成的一个界限清楚的瘤样团块。肺的炎性假瘤较易与肺的肿瘤混淆，部分病例只有通过病理检查才能确诊。

2. 肉芽肿性炎 肉芽肿性炎（granulomatous inflammation）多见于慢性炎症，以肉芽肿形成为特点。肉芽肿性炎以巨噬细胞增生为主，形成界限清楚的结节状病灶。肉芽肿性炎的组织结构大多具有一定的规律性，一般在肉芽肿的中央处为坏死组织或残留的异物，周围为巨噬细胞或由巨噬细胞演化而来的多核巨细胞和类上皮细胞，最外周为增生的成纤维细胞和胶原纤维，以及数量不等的淋巴细胞浸润。肉芽肿性炎分为两类。

彩图——肉芽肿性炎

（1）感染性肉芽肿：常由生物因素引起，如结核性肉芽肿（结核结节）、风湿性肉芽肿（风湿小体）、血吸虫慢性虫卵结节（假结核结节）等均属感染性肉芽肿。这些肉芽肿有特殊的结构特点，可根据肉芽肿的形态做出疾病诊断，如根据典型的结构性肉芽肿诊断结核病等。

（2）异物性肉芽肿：由异物（如手术缝合线、滑石粉等）引起的肉芽肿性病变称为异物性肉芽肿。

第三节 炎症的经过和结局

一、炎症的经过

根据炎症持续时间长短及病变特征，炎症经过可分为四种类型。

1. 超急性炎症 超急性炎症（peracute inflammation）起病急，呈暴发性经过，病程为数小时至数天。炎症反应剧烈，以变质、渗出为主，多属于变态反应性疾病，短期内引起组织器官的严重损害，甚至死亡，如异体器官移植时的超急性排斥反应。

2. 急性炎症 急性炎症（acute inflammation）起病较急，病程短，为几天到1个月，症状明显。局部病变常以变质、渗出为主，炎症灶内以中性粒细胞浸润为主，如急性阑尾炎等。

3. 慢性炎症 慢性炎症（chronic inflammation）病程较长，一般为几个月到几年，临床症状不明显。慢性炎症可由急性炎症转变而来，但多数慢性炎症是单独发生的。局部病变以增生为主，渗出过程轻微。浸润的细胞主要为淋巴细胞、浆细胞和单核-巨噬细胞。

4. 亚急性炎症　亚急性炎症（subacute inflammation）的临床经过介于急性炎症与慢性炎症之间，病程为1个月至数个月。多数亚急性炎症由急性炎症转变而来，如急性重型肝炎度过急性期转变为亚急性重型肝炎。也可一开始病变就较缓和，呈亚急性经过，如亚急性感染性心内膜炎。

二、炎症的结局

炎症的结局与致炎因子的强弱、机体抵抗力、病变部位及范围大小有关。炎症的结局主要有下列三种情况。

1. 痊愈　大多数炎症能够痊愈。组织损伤小，机体抵抗力较强，经过适当治疗，病因消除，组织再生修复，可以完全恢复原来组织的结构和功能，称完全痊愈。如组织损伤范围较大，或渗出物不能被完全吸收，则肉芽组织增生，最后发生机化形成瘢痕，称为不完全痊愈。

2. 迁延不愈　如果机体抵抗力较低下或治疗不彻底，致病因子不能被清除而持续损伤机体，反复不断地损伤组织，造成炎症迁延不愈，使急性炎症转变为慢性炎症，如急性阑尾炎转为慢性阑尾炎。

3. 蔓延扩散　在机体抵抗力弱，病原微生物毒力强、数量多的情况下，病原微生物可不断繁殖，向四周组织间隙或淋巴管、血管播散，引起严重后果。

视频——炎症局部蔓延

(1) 局部蔓延：炎症局部的病原微生物经组织间隙或自然管道向周围组织或器官蔓延。如肾结核可经泌尿道下行蔓延至膀胱，引起输尿管和膀胱结核。

(2) 淋巴管播散：病原微生物可随炎性渗出液回流或直接侵入淋巴管，随淋巴液播散到局部淋巴结，引起淋巴管炎和局部淋巴结炎，如足部感染引起同侧腹股沟淋巴结炎。

视频——炎症淋巴道播散

(3) 血管播散：炎症灶内的病原微生物及其毒素，可经血管或淋巴管侵入血液循环或被吸收入血，引起菌血症、毒血症、败血症和脓毒血症，严重者可引起死亡。

①菌血症：细菌由局部病灶入血，在血液中可检出细菌，但全身无中毒症状。一些炎症性疾病的早期就有菌血症存在，如大叶性肺炎和流行性脑脊髓膜炎。

②毒血症：细菌的毒素或毒性产物被吸收入血。临床上可出现高热、寒战等全身中毒症状，同时伴有心、肝、肾等器官实质细胞的变性或坏死，严重时出现中毒性休克。

③败血症：毒力强的细菌入血，在血中大量繁殖并产生毒素，引起全身中毒症状。患者除有毒血症的临床表现外，还常出现皮肤和黏膜的多发性出血点或瘀斑，脾和全身淋巴结肿大等。血培养常可检出病原菌。

④脓毒血症：化脓性细菌引起的败血症进一步发展成为脓毒血症。除有败血症的表现外，血中的细菌可随血流到达全身各处，在皮下、软组织及肺、肾、肝等脏器形成多发性小脓肿。这些小脓肿由细菌栓子栓塞于器官或组织的毛细血管而引起，故又称栓塞性脓肿。

炎症实验指导

请同学们结合大体病变标本及切片在显微镜下进行描述与观察。

实验报告

（一）异常大体标本观察

1. 纤维素性心包炎 心脏标本，心包已剪开，心包表面粗糙，为大量灰黄色纤维素所覆盖，部分区域心包膜增厚，粘连，部分区域表面呈絮状或粗绒毛状，故又称“绒毛心”。

2. 缩窄性心包炎 标本可见心包脏层与壁层粘连，增厚，心包腔几乎完全闭塞。增厚的心包与肺、膈肌紧密粘连。

3. 细菌性痢疾 标本为一段结肠，黏膜面见一层灰白色或污灰黄色糠皮样膜状物覆盖，称为假膜，部分已脱落，形成大小不等、形态不一的小溃疡。

4. 化脓性阑尾炎 切除的阑尾标本，病变程度不同，注意比较其病变特点。

（1）单纯性阑尾炎，阑尾肿胀不明显，表面血管扩张充血，迂曲，有少量炎性渗出物覆盖。

（2）蜂窝织炎性阑尾炎，阑尾肿胀增粗，表面有大量脓性渗出物覆盖。

（3）坏疽性阑尾炎，阑尾显著肿胀，表面有大量脓性渗出物覆盖，部分呈暗黑色。

5. 小脑脓肿 标本为一侧大脑，在小脑切面见一脓肿，界限清楚，脓液流失，形成空腔，腔内面可见少量脓液附着。周围小脑组织及侧脑室可见到不同程度的受压萎缩。

6. 慢性肺脓肿 标本为一侧肺组织，肺叶组织质地变实，呈黑色（长期吸烟引起），肺叶中部见一脓肿，脓肿壁很厚、不规则，切面脓肿内脓液已流失，留下空腔，有少量脓液附着。

7. 急性化脓性脑膜炎 标本为大脑组织，脑膜血管扩张充血，脑膜表面有灰黄色脓性渗出物覆盖，渗出显著处脑表面结构（脑沟，脑回与血管）模糊不清，渗出物少的区域，软脑膜略混浊。

8. 急性重症肝炎 标本为肝脏组织，体积显著缩小，被膜皱缩，质软，切面呈黄色或红褐色，故又称为急性黄色肝“萎缩”，并有充血、出血小区，血管相对集中，管腔扩大。

注：如肝显著充血出血而呈紫红色，则称为急性红色肝“萎缩”。

（二）异常组织切片观察（HE 染色）

炎性肉芽组织：试描述炎性肉芽组织的镜下表现，并注意其中的炎性细胞成分。

能力检测

第十八章　肿　　瘤

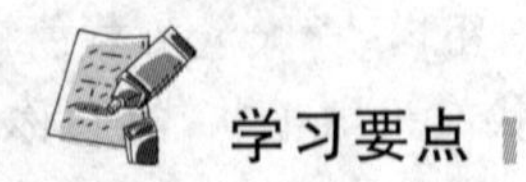

学习要点

思政元素

本章课件

1. 基本概念：肿瘤、癌前病变、非典型性增生、原位癌、肿瘤异型性、癌、肉瘤。
2. 肿瘤的一般形态和结构特点。
3. 肿瘤的生长方式和扩散途径。
4. 良性肿瘤与恶性肿瘤的区别；癌与肉瘤的区别。
5. 肿瘤的命名原则。
6. 良、恶性肿瘤对机体的影响。
7. 癌前病变的常见类型。

肿瘤是一种常见病、多发病。尤其恶性肿瘤是目前严重危害人类健康和生命的一类疾病。

第一节　肿瘤的概念

肿瘤(tumor)是在致瘤因素的长期刺激下，机体局部组织的细胞在基因水平上失去了对其生长和分化的正常调控，而发生的克隆性异常增生所形成的新生物(neoplasm)，常表现为局部肿块。

肿瘤组织细胞的异常增生可表现出不同程度的异型性(分化不成熟性)、失控性(无限制增殖、生长)、侵袭性和遗传性，恶性肿瘤还具有转移性等特性。与整个机体不相协调，由此而造成严重的损害性破坏，甚至引起患者死亡。

肿瘤性增生与机体在组织损伤、炎症等情况下，所发生的再生修复和非肿瘤性增生有着本质的不同。后者是针对一定刺激所产生的反应性增生，细胞分化成熟，基本上具有原组织的细胞形态、功能和代谢特点，一旦刺激因素消失，增生停止，与机体的生命活动是相协调的。但肿瘤性增生完全不同，即使消除致瘤因素，肿瘤细胞依旧继续增生，肿瘤是细胞克隆的产物。

第二节 肿瘤的形态特点

一、肿瘤的肉眼观形态

肿瘤的肉眼观形态多种多样，往往与肿瘤的生长部位、组织来源及生物学特征有关。因此肿瘤的肉眼观形态，在一定程度上可反映肿瘤的良、恶性。

1. 肿瘤的形状 皮肤或黏膜表面的肿瘤常呈息肉状、蕈状、乳头状、菜花状、溃疡状，生长在深部组织或实质性器官内的肿瘤可呈结节状、分叶状、囊状、树根状（蟹足状）、不规则块状。一般良性肿瘤以息肉状、蕈状、乳头状、结节状、分叶状、囊状多见，恶性肿瘤以溃疡状、菜花状、树根状（蟹足状）、不规则块状多见（图 18-1）。

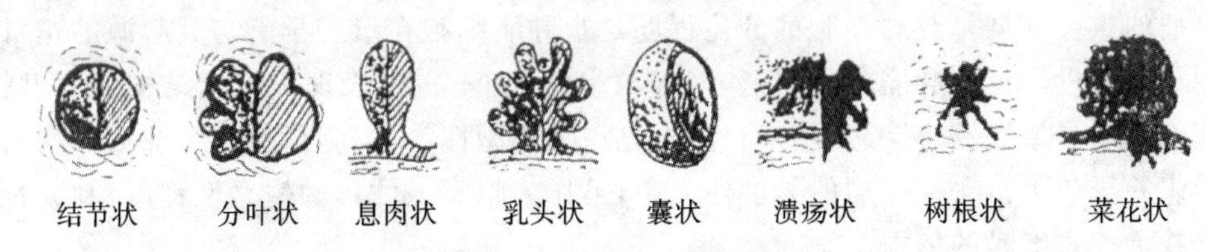

图 18-1 肿瘤常见形状模式图

2. 肿瘤的大小 肿瘤的大小取决于肿瘤的性质、部位和时间。肿瘤早期常很小，有时甚至在显微镜下才被发现，如原位癌。有的肿瘤可长到数十千克，生长几十年，如卵巢囊腺瘤。

3. 肿瘤的颜色 多数肿瘤的切面呈灰白色或灰红色。但根据肿瘤组织来源的不同，颜色有所不同。如脂肪瘤呈淡黄色，血管瘤呈红色。

4. 肿瘤的硬度 肿瘤的硬度与组织来源、肿瘤的实质和间质比例，以及有无变性、坏死、出血等因素有关。

5. 肿瘤的数目 机体所发生的肿瘤一般为单个，但也可以多发（图 18-2）。

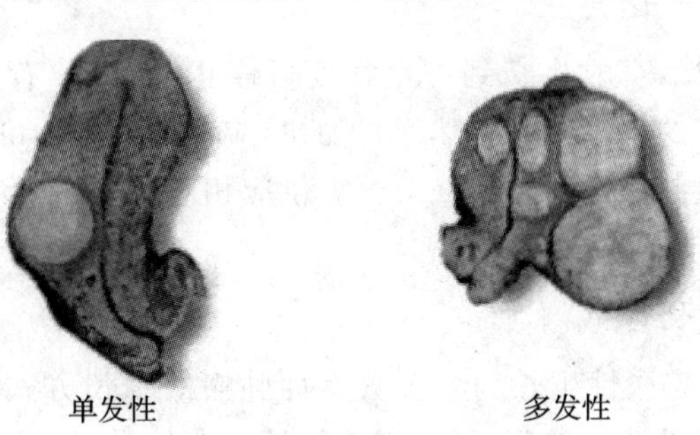

图 18-2 子宫平滑肌瘤

二、肿瘤的镜下观形态

1. 肿瘤的基本组织结构 肿瘤的结构可以多种多样，但任何一个肿瘤的组织成分都可分为实质和间质两个部分。

(1) 肿瘤的实质：肿瘤的实质是肿瘤细胞的总称，是肿瘤的主要成分，决定肿瘤的生物学特点和各种肿瘤的特异性。

(2) 肿瘤的间质：肿瘤的间质对肿瘤的实质起营养和支持作用，有时可限制肿瘤实质的生长，由纤维结缔组织和血管构成。

彩图——肿瘤的异型性

2. 肿瘤的异型性 肿瘤组织无论在细胞形态还是组织结构上与其起源的正常组织有不同程度的差异，称为肿瘤的异型性。肿瘤的异型性表现在以下两个方面。

(1) 肿瘤细胞的异型性：肿瘤细胞的异型性表现为瘤细胞大小不等、形态各异，有时可见瘤巨细胞。细胞核大、深染、形态各异，核膜增厚，核仁增大，并可出现病理性核分裂，肿瘤细胞的异型性一般只出现在恶性肿瘤，良性肿瘤细胞异型性很小。

(2) 肿瘤组织结构的异型性：肿瘤组织结构的异型性主要是指肿瘤细胞排列紊乱、极性丧失，组织结构的异型性在良、恶性肿瘤都可出现。

异型性是肿瘤细胞分化障碍在形态学上的表现。肿瘤的异型性大小是区别良、恶性肿瘤的重要依据。肿瘤细胞的分化程度是指肿瘤细胞在形态学上与其起源的正常细胞的相似程度。良性肿瘤分化成熟，与起源组织相似，一般表现为组织结构的异型性、肿瘤细胞的异型性较小。恶性肿瘤分化不成熟，异型性大，细胞形态和组织结构均与正常组织差异较大。恶性肿瘤的异型性大小，可作为临床上估计肿瘤恶性程度、判断预后及选择治疗方案时的依据。

第三节　肿瘤的生长、扩散与分期

一、肿瘤的生长特点

肿瘤的生长以肿瘤细胞不断分裂增生为基础。良、恶性肿瘤在生长速度、生长方式上有很大的差异，对判断肿瘤的良、恶性有一定的意义。

(一) 肿瘤的生长速度

良性肿瘤生长缓慢，有时生长到一定程度可停止生长，常有几年甚至几十年的病史。临床上，长期存在的良性肿瘤突然生长加快，应考虑恶变的可能。恶性肿瘤生长迅速，短期内即形成明显肿块。由于血液及营养供应相对不足，易发生变性坏死、出血、溃疡、感染等继发性改变。

(二) 肿瘤的生长方式

1. 膨胀性生长 膨胀性生长为大多数良性肿瘤的生长方式。肿瘤在组织内逐渐增大，将四周正常组织推开或挤压，常有完整的纤维性包膜，与周围界限清楚。因此，临床检查时瘤体活动度大，手术易于切除干净，术后很少复发。

2. 浸润性生长 浸润性生长为大多数恶性肿瘤的生长方式。肿瘤细胞不断分裂增生，侵入周围组织间隙，如树根长入泥土并浸润破坏周围组织，故肿瘤没有包膜，界限不清。临床检查时肿瘤常固定不活动，手术范围大，且不易彻底切除，术后易复发。

3. 外生性生长 发生在体表或有腔器官的肿瘤，常向表面或腔内生长，形成息肉状、乳头状或菜花状的肿物。良、恶性肿瘤均可呈外生性生长。但恶性肿瘤外生性生长的同时，伴有基底部的浸润性生长，并由于生长迅速、血供不足，肿瘤表面常有坏死脱落，形成边缘隆起的恶性溃疡(图 18-3)。

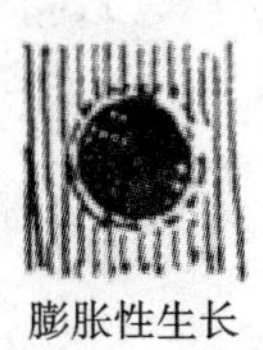
膨胀性生长

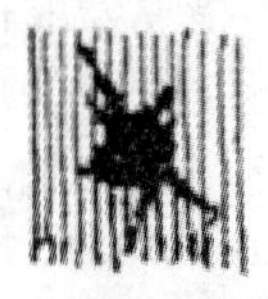
浸润性生长

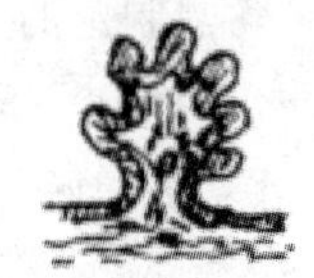
外生性生长

图 18-3 肿瘤的生长方式模式图

二、肿瘤的扩散

良性肿瘤仅在原发部位不断生长，并不扩散。而恶性肿瘤由于浸润性生长，可向周围组织浸润蔓延，并可通过转移向身体其他部位扩散。扩散的方式有以下两种。

（一）直接蔓延

恶性肿瘤细胞沿组织间隙、淋巴管、血管或神经束衣侵入邻近组织或器官，并继续生长，称为直接蔓延。如晚期宫颈癌可直接蔓延至阴道、膀胱和直肠，晚期乳腺癌可穿过胸肌和胸壁，甚至到达肺。

（二）转移

恶性肿瘤细胞从原发部位侵入淋巴管、血管或体腔，被带到他处而继续生长，形成与原发瘤性质相同的肿瘤的过程称肿瘤转移(tumor metastasis)。所形成的肿瘤，称为转移瘤或继发瘤。常见的转移途径有以下三种。

1. 淋巴道转移 恶性肿瘤细胞侵入淋巴管后，随淋巴液首先到达局部淋巴结，先聚集于淋巴结的边缘窦继续增殖，进而累及整个淋巴结，此过程称为淋巴道转移。转移的淋巴结常肿大，质地变硬，晚期可相互融合成团块状。有时早期转移的淋巴结不一定明显肿大，肿大的淋巴结也未必都是转移瘤灶，要确定是否发生肿瘤转移，可靠的方法是病理活检。

视频——肿瘤淋巴道转移

2. 血道转移 恶性肿瘤细胞可直接侵入毛细血管和小静脉，也可以侵入淋巴管后进入血流，随血流到达远处器官继续生长，形成转移瘤的过程称为血道转移。血道转移的运行途径与血栓栓塞过程相似，侵入体静脉的肿瘤细胞经右心转移到肺，在肺内形成转移瘤；侵入门静脉系统的肿瘤细胞可发生肝转移；侵入肺静脉的原发性肺肿瘤细胞，以及肺内转移瘤，可经左心随主动脉血流到达全身各器官，常转移到脑、骨、肾等处。肉瘤间质内富含薄壁的小血管，易被肿瘤侵入，故早期可发生血道转移，肿瘤晚期也常发生血道转移。

视频——肿瘤血道转移

3. 种植性转移 体腔内器官的恶性肿瘤蔓延至器官表面后，肿瘤细胞可以脱落并像播种一样种植在其他脏器的表面，继续生长形成转移瘤，称为种植性转移。种植性转移常见于腹腔脏器的癌症。如晚期胃癌破坏胃壁、累及浆膜时，癌细胞脱落，可种植到大网膜、腹膜、腹腔内器官表面，甚至卵巢等处。种植性转移常形成多数结节，并可引起浆膜腔积液。

三、肿瘤的分期

肿瘤的分期主要依据是肿瘤的大小、侵袭深度、扩散范围及转移情况。目前普遍应用国际抗癌联盟制定的 TNM 分期法。T 指原发瘤的大小，用 T_1～T_4 表示，T_1 指肿瘤Ⅰ期，T_4 指肿瘤Ⅳ期等；N 指局部淋巴结转移情况，N_0 表示无淋巴结内转移，N_1～N_3 表示有淋巴结转移；M 指血道转移情况，M_0 表示无血道转移，M_1～M_2 表示已发生血道转移。

第四节　肿瘤对机体的影响

肿瘤的发生对机体可造成一定的影响，且与肿瘤的性质、生长部位及生长速度等有关，特别是恶性肿瘤对机体的影响较大。

一、良性肿瘤对机体的影响

良性肿瘤因分化较成熟，生长缓慢，停留于局部，一般不浸润、不转移，故对机体的影响相对较小。主要引起局部压迫或阻塞；内分泌腺的良性肿瘤，可产生过多的激素，引起内分泌紊乱。

二、恶性肿瘤对机体的影响

恶性肿瘤由于分化不成熟、生长快，可发生转移，因而对机体的影响较大。

1. 局部影响　除压迫及阻塞外，易出现以下情况。

(1) 感染、坏死引起发热。

(2) 出血、溃疡甚至穿孔。

(3) 疼痛：当肿瘤侵犯局部神经时，可引起顽固性疼痛。

(4) 恶病质：晚期肿瘤患者常可表现为进行性消瘦、贫血和全身衰竭状态，最后可危及生命。

2. 全身影响

视频——
恶病质

(1) 异位内分泌综合征：一些非内分泌腺肿瘤能产生和分泌多种激素或激素类物质，而出现内分泌紊乱的临床症状。

(2) 副肿瘤综合征：少数癌症患者，由于肿瘤的产物或异常免疫反应或其他不明原因的毒物的作用，可引起神经、消化、造血系统及骨关节、肾、皮肤等发生病变，出现相应的临床表现，但这些表现不是由肿瘤所在部位直接引起的，称为副肿瘤综合征。

第五节　良性肿瘤与恶性肿瘤的区别

在形态学和生物学方面，良性肿瘤与恶性肿瘤的特点有明显的不同，因而对机体的影响也不同。正确认识和区别良、恶性肿瘤，对正确诊断和治疗具有重要的临床意义。良性肿瘤与恶性肿瘤的区别见表 18-1。

表 18-1 良性肿瘤与恶性肿瘤的区别

项　目	良性肿瘤	恶性肿瘤
异型性	分化程度高，异型性小，与起源组织形态相似，核分裂少	分化程度低，异型性大，与起源组织形态不相似，核分裂多见，可出现病理性核分裂
生长速度	缓慢	迅速，不协调性生长
生长方式	膨胀性生长或外生性生长，常有包膜形成，边界清楚，可推动	浸润性生长或外生性生长，无包膜，边界不清楚，比较固定
转移	不转移	常发生转移
复发	术后很少复发	术后较易复发
继发改变	一般较少见	常发生坏死、出血、溃疡形成及感染等
对机体的影响	较小，主要为局部压迫、阻塞或分泌激素造成的影响	严重，除压迫、阻塞外，可广泛破坏组织器官，甚至造成恶病质，最后引起死亡

良性肿瘤与恶性肿瘤的根本区别在于肿瘤细胞的异型性(即分化程度)。一般通过活体组织检查，结合临床表现可进行鉴别。某些肿瘤良、恶性之间无明显的界限，介于良、恶性之间，又具有潜在恶性生物学行为的肿瘤，称为交界性肿瘤，如卵巢交界性囊腺瘤。

第六节　肿瘤的命名与分类

一、良性肿瘤的命名

良性肿瘤的命名原则是在起源组织名称后加“瘤”字。如脂肪组织发生的良性肿瘤称为脂肪瘤，腺上皮发生的良性肿瘤称为腺瘤。有的肿瘤还结合形态特点命名，如乳头状瘤、囊腺瘤等。

二、恶性肿瘤的命名

1. 癌　来源于上皮组织的恶性肿瘤统称为癌(carcinoma)。其命名原则是在起源组织名称后加上“癌”字，如鳞状细胞癌、腺癌等；有时也附有肿瘤的形状，如乳头状鳞状细胞癌。

2. 肉瘤　来源于间叶组织的恶性肿瘤统称为肉瘤(sarcoma)。其命名原则是在起源组织名称后加“肉瘤”两字，如纤维肉瘤、骨肉瘤等。

癌多见于中老年人。肉眼观，癌组织质地较硬，切面灰白色，较干燥。镜下观，癌细胞呈巢状排列(癌巢)，与间质分界清楚。癌多经淋巴道转移，晚期可发生血道转移。

肉瘤比癌少见，好发于青少年。肉瘤生长迅速。肉眼观，体积常较大，质地软，切面呈粉红色，细腻如鱼肉状。镜下观，肉瘤细胞弥散排列，无巢状结构，细胞与间质分界不清。间质结缔组织少而血管丰富，易发生血道转移。掌握癌与肉瘤的特点对临床诊断、治疗都有实际意义。癌与肉瘤的区别见表 18-2。

表 18-2　癌与肉瘤的区别

项　目	癌	肉　瘤
组织来源	上皮组织	间叶组织
发病率年龄	较常见,约为肉瘤的 9 倍,多发生于 40 岁以上中老年人	较少见,多发生于青少年
大体特点	质较脆,灰白色,干燥,切面多呈粗颗粒状,常伴有坏死	质较软,灰红色,湿润,切面细腻呈鱼肉状,常伴有出血
组织学特点	癌细胞呈实性条索状、片块状(癌巢),实质与间质分界清,间质中常有淋巴细胞浸润	肉瘤细胞弥散分布,实质与间质分界不清,间质中血管丰富,纤维组织较少
转移	多经淋巴道转移	多经血道转移
网状纤维染色	癌细胞间无网状纤维	肉瘤细胞间有网状纤维

3. 癌肉瘤　恶性肿瘤内既含有恶性的上皮成分,也含有间叶组织的恶性成分,两者混合在一起构成的肿瘤则称为癌肉瘤(carcinosarcoma)。

三、少数其他肿瘤的命名

有些来源于幼稚组织及神经组织的恶性肿瘤称为“母细胞瘤”,如神经母细胞瘤。少数恶性肿瘤沿用习惯名称或冠以人名。以“病”命名的恶性肿瘤,如白血病,以人名命名的恶性肿瘤,如霍奇金(Hodgkin)淋巴瘤等。

第七节　癌前疾病(或病变)和原位癌

一、癌前疾病(或病变)

癌前疾病(或病变)是指具有潜在恶变可能的某些独立性疾病或良性病变,如不经积极的治疗,发展为恶性的可能性较大,这类疾病(或病变)称为癌前疾病(或病变)。

常见的癌前疾病有黏膜白斑、乳腺囊性增生病、大肠腺瘤及腺瘤病、慢性萎缩性胃炎、皮肤慢性溃疡、慢性溃疡性结肠炎等。这类疾病如不经积极的治疗,可经上皮细胞非典型增生而恶变。

二、非典型增生

非典型增生又称异型增生,增生的细胞具有一定的异型性,表现为大小不一、形态多样、核大深染,可出现核分裂。细胞排列较乱,层次增多,极性消失。

根据累及范围,其可分为轻、中、重三度。轻度:非典型增生累及上皮下部的 1/3。中度:非典型增生累及上皮下部的 2/3。轻、中度非典型增生在病因消除后可恢复正常。重度非典型增生累及上皮的 2/3 以上并很难逆转,常转变为癌。必须指出,癌的形成往往经历一个漫长而逐渐演进的过程,并非所有的癌前疾病都必然转变为癌,也不是所有的癌都由癌前疾病发展而来。

三、原位癌

原位癌是指癌细胞累及黏膜上皮或皮肤表皮全层，但尚未突破上皮基底膜的癌（图18-4）。原位癌属早期癌，上皮层内无血管及淋巴管，故原位癌不会发生转移。如果早期发现和积极治疗，可防止其发展为浸润性癌。

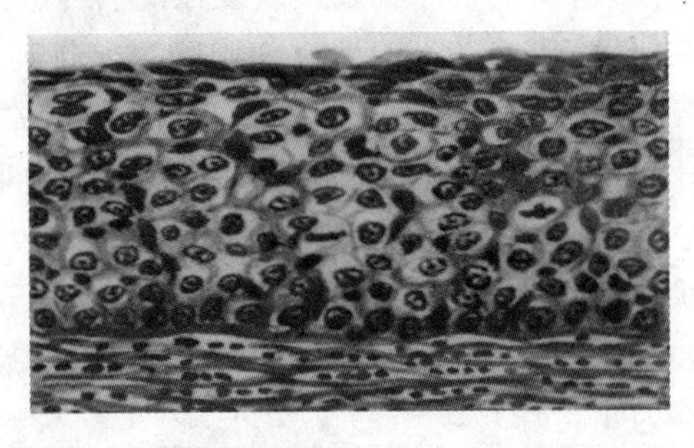

图 18-4 原位癌（上皮全层癌变，基底膜完整）

近年来有学者提出上皮内瘤变的概念，即将上皮非典型增生至原位癌这一系列癌前病变的连续过程统称为上皮内瘤变（intraepithelial neoplasia，IN）。上皮内瘤变Ⅰ级、Ⅱ级分别相当于轻、中度非典型增生，上皮内瘤变Ⅲ级相当于重度非典型增生及原位癌。

第八节 常见肿瘤

一、上皮组织肿瘤

（一）上皮组织良性肿瘤

1. 乳头状瘤 好发于皮肤、外耳道、阴茎、声带、膀胱、肾盂、胃、肠等处（图18-5）。瘤细胞起源于鳞状细胞、柱状上皮、移行上皮，呈乳头状结构向表面外生性生长，形如绒毛或菜花。瘤的根部常为蒂状，与基底部正常组织相连。

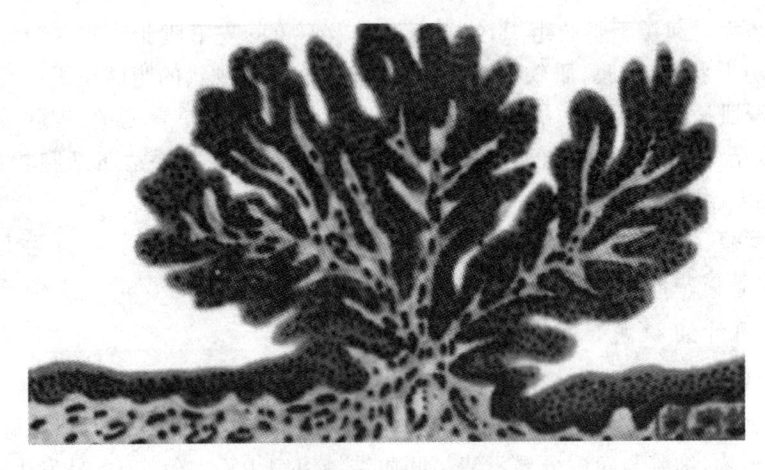

图 18-5 乳头状瘤

2. 腺瘤 好发于乳腺、甲状腺、唾液腺、胃、肠道、卵巢等处。起源于腺上皮，肿瘤多呈结节状，有完整的纤维性包膜。

（二）上皮组织恶性肿瘤

上皮组织发生的恶性肿瘤多见于中老年人。发生于实质器官内的癌常为不规则结节状，或呈蟹足状向周围浸润；发生于黏膜或皮肤表面的癌常呈菜花状或溃疡状。癌组织一般质地较硬，切面灰白色，较干燥。镜下癌细胞呈巢状排列（癌巢），与间质分界清楚。癌多经淋巴道转移，晚期可发生血道转移。癌有以下几种常见类型。

1. 鳞状细胞癌 简称鳞癌，起源于鳞状细胞。常发生于被覆鳞状上皮的部位。也可发生在原缺乏鳞状上皮的部位（如支气管、膀胱等），在鳞状上皮化生的基础上发展而来。肿瘤呈蕈状、菜花状或溃疡状。瘤组织和细胞异型性明显，根据异型性的大小，可分为高、中、低分化鳞癌。高分化鳞癌可见细胞间桥和癌珠（在癌细胞巢的中央部出现层状排列的角化物，亦称为角化珠）。

2. 基底细胞癌 起源于表皮的基底细胞层，好发于老年人面部。此癌生长缓慢，肿瘤表面常形成溃疡，呈局部浸润性生长，破坏深层组织。恶性程度低，很少发生转移。

3. 移行细胞癌 起源于移行上皮，好发于膀胱、肾盂等处。肿瘤呈多发性乳头状，瘤细胞似移行上皮细胞，具有异型性，多层排列，易复发。

4. 腺上皮癌 简称腺癌，起源于腺上皮。好发于胃肠道、乳腺、肺、甲状腺、子宫等脏器。根据其形态和分化程度可分为管状腺癌、实体癌和黏液性癌。

5. 未分化癌 起源于上皮组织，但因分化程度低，不能辨认起源于何种上皮组织的恶性肿瘤，则称为未分化癌。其恶性程度甚高，一般预后较差。

二、间叶组织肿瘤

（一）间叶组织良性肿瘤

1. 纤维瘤 起源于纤维组织，好发生于四肢。肿瘤常呈结节状，边界清，有完整包膜，切面灰白，质硬韧，瘤细胞与正常纤维细胞和成纤维细胞相似，排列成束，并呈纵横交错的编织状。

2. 脂肪瘤 起源于脂肪组织，好发于四肢及躯干的皮下脂肪组织。肿瘤呈常分叶状，或结节分叶状，有包膜，质软，色淡黄。瘤细胞似分化成熟的脂肪组织。

3. 平滑肌瘤 起源于平滑肌组织，常发生在子宫，其次是胃肠道、皮肤等处。肿瘤多呈球状或结节状，切面灰白色，呈编织状。瘤细胞与正常的平滑肌细胞相似，紧密排列成束，互相交织。

4. 血管瘤 由血管先天性发育畸形而引起，故属错构性肿瘤。可分为毛细血管瘤和海绵状血管瘤两种类型。

（二）间叶组织恶性肿瘤

间叶组织发生的恶性肿瘤统称为肉瘤。肉瘤比癌少见，好发于青少年。肉瘤生长迅速，体积常较大，质地软，切面呈粉红色，细腻如鱼肉状。镜下，肉瘤细胞弥漫分散排列，无巢状结构，细胞与间质分界不清。间质结缔组织少而血管丰富，易发生血道转移。常见的肉瘤有以下几种。

1. 纤维肉瘤 起源于纤维组织,是成人最常见的软组织肉瘤,以四肢皮下组织为多见。肉瘤细胞明显异常,瘤巨细胞和病理性核分裂多见。

2. 脂肪肉瘤 起源于原始间叶组织,好发于软组织深部,以大腿及腹膜后常见。瘤体通常较大,呈结节状或分叶状,无包膜,切面浅黄色或黄白色,可呈黏液样。

3. 横纹肌肉瘤 起源于横纹肌组织或多能性原始间叶组织的化生处或胎儿早期移位的横纹肌母细胞。成人横纹肌肉瘤好发于头颈部及腹膜后,儿童的横纹肌肉瘤好发于鼻腔、眼眶、泌尿生殖道等有腔器官。横纹肌肉瘤的恶性程度很高,易早期发生血道转移,如不及时治疗,预后很差。

4. 平滑肌肉瘤 起源于平滑肌细胞或向平滑肌细胞分化的间叶细胞,好发于子宫、胃肠道。瘤细胞有轻重不等异型性,核分裂的多少对判断其恶性程度有重要意义。

5. 骨肉瘤 骨组织最常见的恶性肿瘤,多发生于青少年的四肢长骨,尤以股骨下端、胫骨或肱骨上端为好发部位。骨肉瘤为高度恶性肿瘤,常早期发生血道转移,预后较差。

(三) 淋巴造血组织恶性肿瘤

1. 恶性淋巴瘤 原发于淋巴结内或淋巴组织的恶性肿瘤,为我国较为常见的恶性肿瘤。受累淋巴结呈无痛性肿大,相互融合成巨大肿块。组织学上可分为霍奇金淋巴瘤和非霍奇金淋巴瘤两类。

2. 白血病 造血组织发生的恶性肿瘤,居儿童及青少年恶性肿瘤的第一位。表现为骨髓内异常的幼稚白细胞弥漫性增生并取代正常骨髓组织,常侵入周围血液中,使白细胞数异常增加。白血病根据其细胞类型不同可分为粒细胞性白血病和淋巴细胞性白血病两类,根据其病情缓急又分为急性白血病和慢性白血病。

第九节 肿瘤的病因学与发病学

一、肿瘤的病因学

肿瘤的原因包括环境致瘤因素和机体内部因素,肿瘤往往是多种因素相互作用的结果。同一类肿瘤可由不同的因素引起,同一因素又可通过不同途径引起不同部位的肿瘤。

(一) 环境致瘤因素

1. 化学致瘤因素 目前已发现有1000多种化学致瘤物质可不同程度引起动物肿瘤的发生。其中导致人类肿瘤发生的主要化学致瘤物质如下:煤烟、烟草及烟熏和烧烤的鱼肉等食品中的多环芳烃(3,4-苯并芘等);芳香胺类与氨基偶氮染料中的乙萘胺、联苯胺、4-氨基联苯等;腌制食物中的亚硝酸盐(亚硝胺);霉变花生、玉米及谷类中的黄曲霉毒素;某些金属元素,如镍、铬、镉、铍等。

对化学致瘤物质的研究表明,各种化学致瘤物质在结构上是多种多样的,有的为直接作用的化学致瘤物质,如烷化剂;有的为间接作用的化学致瘤物质或前致瘤物质,如

3,4-苯并芘是间接致瘤物质。

2. 物理致瘤因素 已证实的物理致瘤因素主要是离子辐射,如X射线、γ射线、紫外线、热辐射等。长期接触放射性同位素,可以引起各种不同的恶性肿瘤。日本长崎、广岛受原子弹袭击后,当地居民白血病的发病率明显增高。另外异物及慢性炎症的长期刺激亦可能与肿瘤的发生有关。如慢性皮肤溃疡、慢性胆囊炎、慢性子宫颈炎和子宫内膜增生等病变有时可发生癌变。

3. 生物致瘤因素 现已知上百种病毒可引起从青蛙到灵长目动物的肿瘤。在人类,越来越多的证据显示某些肿瘤与病毒感染有关,如人类嗜T细胞病毒-1(HTLV-1)引起淋巴瘤、人乳头瘤病毒(HPV)引起乳头状瘤、乙型肝炎病毒(HBV)引起肝癌等。

(二)机体内部因素

肿瘤的发生和发展十分复杂,除环境致瘤因素的作用外,机体内部因素也起着重要作用,后者包括宿主对肿瘤的反应,以及肿瘤对宿主的影响。这些机体内部因素是复杂的,许多问题至今尚未明了,还有待进一步研究。机体内部因素可分为以下几个方面。

1. 遗传因素 人类肿瘤是否有遗传性,是人们普遍关注并不断深入研究的课题。目前较为公认的与直接遗传有关的只有少数肿瘤,如视网膜母细胞瘤、肾母细胞瘤、肾上腺或神经节的神经母细胞瘤等(常染色体显性遗传)。而人类大部分肿瘤并不是肿瘤本身的直接遗传,而是遗传因素与环境因素协同作用的结果,以环境因素为主。如乳腺癌、胃肠癌、食管癌、肝癌、鼻咽癌、白血病、子宫内膜癌、前列腺癌、黑色素瘤等,往往有家族史,可能与人体对遗传因素的易感性和倾向性,以及生活环境的相似性有关。

2. 免疫因素 肿瘤的发生与机体的免疫状态密切相关,尤其是免疫监视机制在肿瘤的发生和发展中起十分重要的作用。机体免疫反应低下时易患肿瘤,如免疫缺陷患者,恶性肿瘤的发病率明显增高。相反,有些肿瘤,如神经母细胞瘤、恶性黑色素瘤和绒毛膜上皮癌等肿瘤患者,由于机体免疫功能增高,肿瘤可自行消退。

3. 内分泌因素 内分泌系统在某些因素的作用下可能会发生内分泌功能紊乱,激素失调,导致某些组织的细胞发生癌变。如乳腺癌的发生、发展可能与患者体内雌激素水平过高或雌激素受体异常有关。

4. 性别和年龄因素 肿瘤的发生在性别上有很大的差异,如生殖器官肿瘤及乳腺癌的发生率为女性高于男性。肺癌、食管癌、肝癌、胃癌、鼻咽癌和结肠癌等则以男性为多见。年龄在肿瘤的发病上也有一定的意义。如癌多发生于中老年人,肉瘤多发生于青少年,视网膜母细胞瘤、肾母细胞瘤和神经母细胞瘤等多发生于幼儿和儿童。

二、肿瘤的发病学

肿瘤的形成或癌变是一个复杂的多因素、多步骤的过程,是环境因素与遗传物质相互作用的结果,既有遗传因素的作用,也有环境因素(化学、物理、生物等)的作用。近年来,学者已经初步揭示了某些肿瘤的病因与发病机制,从本质上说,肿瘤是基因病,即肿瘤的发生是细胞中多种基因突变累积的结果。这些突变主要发生在癌基因(一段能引起细胞恶性转化的核苷酸序列,如erb-B2、myc、ras等)、抑癌基因(一些在细胞增殖、分化等过程中起负调节作用的野生型等位基因,如p53、Rb等)和DNA修复基因(核苷酸切除修复基因、错配修复基因等)上。

当癌基因被激活和(或)抑癌基因失活时,细胞的增殖、分化平衡失调,促使细胞发生转化,并获得浸润和转移的能力,形成恶性肿瘤。根据多阶段突变学说,肿瘤的发生、发展分为激发、促进和演进三个阶段,每个阶段都涉及一系列的基因突变积累。①激发阶段:在致瘤因素的作用下,细胞内的某些大分子如脱氧核糖核酸(DNA)在结构上发生了不可逆转的改变,使得这个细胞具有发展成为癌细胞的潜能,并且这种改变在细胞分裂时遗传给子代细胞。②促进阶段:被激活的突变细胞在促进因子或辅助致瘤物质的作用下,呈多克隆性增生和分化障碍。③演进阶段:其中一个克隆可相对无限制地扩增,通过附加突变,选择性地形成具有不同特点的亚克隆(异质性),从而获得浸润和转移的能力(恶性转化),形成恶性肿瘤。恶性肿瘤发生的三阶段学说,使我们对癌变的形成有了进一步的认识,对人类环境、职业致癌的发生与预防也有重要意义。

肿瘤实验指导

实验报告

请同学们结合大体病变标本及切片在显微镜下进行描述与观察。

（一）异常大体标本观察

1. 乳房纤维腺瘤 标本为切除后的乳房，已对剖，切面见一椭圆形（圆形）肿块，淡红色，有裂隙，包膜完整，周围乳腺有增生。

2. 甲状腺腺瘤 标本为次全甲状腺腺叶组织，切面见一椭圆形结节，淡红色，均质，伴出血，包膜完整。

3. 子宫平滑肌瘤 标本为切除的子宫（带有一侧附件），子宫增大变形，肌间和浆膜下见多个灰白色结节，编织状，边界清楚。

4. 皮肤鳞状细胞癌 标本为切除的部分皮肤，表面见菜花状或蕈状肿块，中央破溃，伴溃疡形成。

5. 脂肪瘤 分叶状，标本为圆形或分叶状肿物，包膜完整。切面黄色，有油腻感，似正常脂肪。

6. 卵巢浆液性囊腺瘤 标本均为单房性囊性肿物，内含澄清液体，囊壁薄而光滑，囊的一侧附有输卵管。

7. 恶性黑色素瘤 标本为截除的中指，表面见一黑色肿物突起，另一标本为切除的腋下淋巴结，切面见多个黑色结节。

8. 乳腺癌 标本为乳腺癌根治标本，肿块大上不等，质软，边界尚清楚（髓样癌），亦可不清（单纯癌），注意肿瘤的部位、大小、边界和质地；同侧腋窝淋巴结均显著肿大，并融合成大块状，切面与乳房肿块相似。

9. 肺转移性肝癌 标本均为肺组织，切面布满圆形结节，灰白色，直径 0.1～1.0 cm（注意转移癌的分布、数目、形状）。

10. 胃癌溃疡型 标本为次全胃切除标本。切开胃壁，见溃疡位于贲门部或幽门窦，多位于小弯侧，溃疡直径均大于 2.5 cm，形状不规则，边缘隆起，底部粗糙，切面呈灰白色，胃壁各层均被破坏。

11. 纤维肉瘤 标本为脚根部半圆形或分叶状结节，界限尚清楚，切面淡红色或灰白色，均质，鱼肉状，中央有坏死。

12. 骨肉瘤 标本为截肢后骨骼对剖标本，股骨下端骨皮质及髓腔均被瘤组织破坏，肿瘤组织呈淡红色或灰白色，质细腻，其表面的骨外膜常被肿瘤掀起，形成梭形肿块。

13. 脂肪肉瘤 标本为后腹膜巨大脂肪肉瘤，肿瘤呈扁圆形，直径 21 cm，呈淡黄色，部分区域呈黏液样，均质细腻，与周围界限清楚。

14. 卵巢囊性成熟型畸胎瘤 皮样囊肿型，标本均为切除的卵巢肿瘤，囊状，充满皮脂、毛发，含有牙齿。有的含皮脂球，乍看似黄豆，这是畸胎瘤中一种罕见的奇特形态，推测是由皮脂相互搓磨而成。

（二）异常组织切片观察（HE 染色）

1. 鳞状细胞乳头状瘤

（1）低倍镜观察：鳞状上皮呈乳头状增生，上皮下为随乳头增生的结缔组织（间质），其中富含毛细血管，并有数量不等的炎性细胞浸润。

（2）高倍镜观察：鳞状上皮细胞分化成熟，与起源组织鳞状上皮相似。

2. 鳞状细胞癌

（1）低倍镜观察：癌细胞向下浸润性生长，形成大小、形状不一的癌巢，部分癌巢中心有坏死，实质与间质分界清楚。

（2）高倍镜观察：癌细胞仍保留鳞状上皮的分化特征，癌巢外围的细胞相当于基底细胞，癌巢中央细胞的细胞质较丰富，红染，逐渐角化，形成角化珠。

能力检测

参考文献

[1] 张岳灿，应志国. 人体形态学[M]. 北京：人民军医出版社，2008.
[2] 倪晶晶，张玉琳. 人体形态[M]. 浙江：浙江大学出版社，2014.
[3] 吴建清，徐冶. 人体解剖学与组织胚胎学[M]. 8 版. 北京：人民卫生出版社，2018.
[4] 丁文龙，刘学政. 系统解剖学[M]. 9 版. 北京：人民卫生出版社，2018.
[5] 步宏，李一雷. 病理学[M]. 9 版. 北京：人民卫生出版社，2018.